Joachim-F. Grätz

Klassische Homöopathie für die junge Familie

Kinderwunsch, Schwangerschaftsbegleitung und Geburt,
Kleinkindbetreuung, Entwicklungsstörungen
und Behinderungen, natürliche Entwicklung

Band 1 – Grundlagen und Praxis

2. Auflage 2001

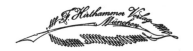

F. Hirthammer Verlag

Im gleichen Verlag sind zum Thema Impfungen bisher folgende sich ergänzende Bücher erschienen:

H. L. Coulter: Impfungen – der Großangriff auf Gehirn und Seele

F. und S. Delarue: Impfungen – der unglaubliche Irrtum

S. Delarue: Impfschutz – Irrtum oder Lüge?

J.-F. Grätz: Sind Impfungen sinnvoll?
                        Ein Ratgeber aus der homöopathischen Praxis

V. Scheibner: Impfungen, Immunschwäche und Plötzlicher Kindstod

G. Kneißl: Impfratgeber aus ganzheitlicher Sicht

Zur Homöopathie:

C. Bernhardt: Grundlagen und Prinzipien der klassischen Homöopathie

Dr. med. Gerhard Buchwald schrieb für die 3 erstgenannten Bücher jeweils Vorwort und Anhang für die deutschen Ausgaben.

2. Auflage August 2001

ISBN 3-88721-157-X
1999 © F. Hirthammer Verlag GmbH
Frankfurter Ring 247, D-80807 München
Telefon 089/323 33 60, Telefax 089/324 17 28

Alle Rechte vorbehalten, insbesondere das der Vervielfältigung, der Verbreitung sowie der Übersetzung. Ohne schriftliche Genehmigung des Verlages oder des Autors ist es nicht gestattet, das Buch oder Teile davon in irgendeiner Form zu reproduzieren.

Gewidmet meiner lieben Frau Andrea und meinen lieben Kindern
Christina Elisabeth, Sarah Irina und Jan-Niklas,
die gesund und im Einklang mit den Naturgesetzen aufwachsen dürfen
und die mir durch ihre Liebe jederzeit Kraft und Unterstützung geben,
sowie meinen lieben Patienten,
die mir ihr Vertrauen geschenkt haben und
von denen ich so viel lernen durfte.

„Die Natur wird nie dem Menschen folgen,
sondern der Mensch hat die Gesetze der Natur zu befolgen."
Dioskurides (griechischer Arzt im 1. Jh. n. Chr.)

„Es gibt keinen Zufall! Hinter jedem Ereignis steht ein Gesetz.
Nicht immer können wir dieses Gesetz auf Anhieb erkennen.
Dies berechtigt uns jedoch nicht, seine Existenz zu leugnen."
Jan van Helsing

„Ein Gesetz kann nicht beiseite geschoben werden,
man kann keine Kompromisse mit ihm schließen, es unbefugt ändern oder
Hinzufügungen machen, ohne die ganze Wissenschaft zu verderben."
John Henry Allen in ‚Die Chronischen Krankheiten – Die Miasmen'

„Eine Wissenschaft, die den Geist nicht in ihr Denken miteinbezieht,
kann nicht zur Wahrheit vordringen.
Die Existenz einer Schöpferkraft muß in den Wissenschaften
als eine unanzweifelbare Tatsache akzeptiert werden."
Max Planck

„So mächtig ist das sanfte Gesetz,
daß es überall, wo es immer bekämpft worden ist,
doch endlich allzeit siegreich geblieben ist."
Adalbert Stifter

„Die heutige Medizin ist am Ende ihres Weges angelangt.
Sie läßt sich nicht mehr umformen, modifizieren, neu anpassen.
Das ist allzu oft versucht worden.
Die heutige Medizin muß sterben, um wiedergeboren zu werden.
Wir müssen uns auf ihre vollständige Erneuerung gefaßt machen."
Prof. Dr. Maurice Delort
bei der Einweihung der Akademie von Bourges, 1962

Inhaltsverzeichnis

Vorwort zur 2. Auflage zu Band 1

Mit Freude kann ich feststellen, daß die beiden Bücher *„Klassische Homöo-pathie für die junge Familie"* sowohl in der Fachwelt als auch bei interessierten Familien so viel Anklang gefunden haben und unter aller Voraussicht zu einem wegweisenden Klassiker avancieren. Aus diesem Grunde möchte ich als Vorwort für die 2. Auflage aus der Vielzahl der dankbaren Zuschriften einige wenige Auszüge zitieren:

„Diese beiden Bücher sind genial. Sie schließen erfolgreich eine weitere Lücke der homöopathischen Literatur und werden sich als wichtiges Basiswerk unserer Zeit etablieren."
Dr. med. Otto Eichelberger, München, großer Homöopath unserer Zeit

„Dr. Grätz versteht es wieder einmal meisterhaft, selbst komplizierte Vorgänge jedermann leicht verständlich zu machen."　　　　AEGIS, Schweiz

„Ihr Buch ‚Klassische Homöopathie für die junge Familie' hat mich sehr betroffen gemacht und läßt mich ahnen, worauf manche meiner ‚Therapieversager' zurückgeführt werden können."
Dr. med. M. G. aus O., Ärztin mit Zusatzbezeichnung Homöopathie

„Es ist erfreulich, daß es Menschen wie Sie gibt, die so gut und übersichtlich die Wirkung (Behandlung) der Homöopathie beschreiben."
Herr W. D. aus H.

„…hat meine Bewunderung gefunden, weil es intelligent und dabei für Patienten klar und gut verständlich geschrieben ist. Es ist doch immer wieder die Genialität in der Einfachheit zu finden."
Frau I. R., Heilpraktikerin in H.

„Die einzige wahre Heilweise ist die Homöopathie. Wieso habe ich dies nur nie bemerkt? Rückblickend muß ich feststellen, mit welchen Mitteln Leute wie ich während der Ausbildung und später bei der Arbeit immer wieder bewußt von solchen Dingen ferngehalten werden!"
Dr. sc. nat. A. K., Genforscher (Biologe)

„Danke, daß Sie diese Bücher für uns geschrieben haben."
Herr B. R. aus E.

Dr.-Ing. Joachim-F. Grätz, Oberhausen i. Obb., im Juli 2001

11

Vorwort zur 1. Auflage zu Band 1

Das vorliegende Werk „*Klassische Homöopathie für die junge Familie*" mit dem Untertitel „*Kinderwunsch, Schwangerschaftsbegleitung und Geburt, Kleinkindbetreuung, Entwicklungsstörungen und Behinderungen, natürliche Entwicklung*" entstand aus meiner homöopathischen Praxisarbeit heraus in Starnberg und einer Vielzahl von Vorträgen, Veröffentlichungen und Gesprächen mit Patienten, Therapeuten und interessierten Menschen. Es umfaßt die beiden Teile „*Band 1 – Grundlagen und Praxis*" sowie „*Band 2 – Fallbeispiele aus der Praxis*" und ist als ein in sich konsistentes Werk mit Theorie, Praxis und lehrreicher Kasuistik zur Verifikation der erörterten Zusammenhänge und Naturgesetzmäßigkeiten zu betrachten. Beide Bände bauen aufeinander auf, so daß es sich empfiehlt, sie sukzessive zu lesen bzw. zu studieren. Allerdings sind sie auch weitgehend in sich abgeschlossen, so daß sich der Leser durchaus nur den einen oder anderen Einzelband vornehmen kann. Aus meiner Sicht ist es jedoch – für Therapeut und/oder homöopathischen Laien gleichermaßen – ratsam, mit der Entwicklung und Darstellung der Grundlagen zu beginnen, also ganz von vorne mit Band 1, da die vorgestellten komplexen Fallbeispiele in Band 2 anderweitig kaum in ihrer *gesamten* Tragweite verstanden werden können. Erst so werden Sie – für sich und Ihre Familie oder für sich als Homöotherapeut – den optimalen Nutzen aus diesem Werk ziehen können. – Ich wünsche Ihnen viel Freude.

Dr.-Ing. Joachim-F. Grätz, Starnberg/See, im August 1999

Einleitung

„Die Homöopathie beruht auf einer Täuschung des Patienten und einer Selbsttäuschung des Homöopathen." So wurde vor ein paar Jahren die Universität Marburg in der Apothekerzeitung zitiert. Behauptungen wie diese sind nicht neu; sie hört man seit langem immer wieder aus schulmedizinischen Kreisen und von seiten der Pharmaindustrie. Man muß sich allerdings fragen, warum sie so penetrant lanciert werden, denn auch durch ständiges Wiederholen werden sie nicht wahrer! Darüber hinaus wird von den Gegnern der Homöopathie immer wieder suggeriert, man müsse an die Wirkung der Potenzen glauben; diese seien nicht mehr als reine Placebos.

Diese Mediziner bleiben in ihrem materialistischen Denkmodell gefangen und nehmen überhaupt nicht wahr, daß ihre Argumentation kläglich versagt, wenn man sich mehr und mehr mit den eigentlichen Zusammenhängen dieser sanften Heilkunde beschäftigt. Oder wie ist es zu erklären, daß beispielsweise die bei 9 Monate alten Säuglingen – seit etwa der Hälfte ihres Lebens – dauerhaft bestehenden, schweren epileptischen Krampfanfälle mit ausgeprägter Hypsarrhythmie – sog. BNS-Krämpfe – aufgrund sorgfältig ausgewählter Hochpotenzen gänzlich verschwinden, ja daß sogar die vergesellschaftete Entwicklungsretardierung komplett aufgehoben wird und die betroffenen Babys eine – im Sinne der Medizin – völlig unauffällige Entwicklung nehmen können (Kontaktaufnahme, Sitzen, Krabbeln, Laufen, Lautieren, Sprechen etc.!)? – Oder – einem Neugeborenen auf der Intensivstation wurde von der Nachtschwester versehentlich Muttermilch in den gelegten venösen Zugang geträufelt anstatt in die Magensonde, mit dem Resultat eines augenblicklichen Kreislaufkollapses. Daraufhin wurde der Kleine sofort künstlich beatmet; jedoch lautete die ärztliche Prognose, da könne man nichts mehr machen, „das Kind werde wohl an einer Lungenembolie sterben". Man könne höchstens den Brustkorb aufstemmen, um die Todesursache festzustellen! Trotz all dieser düsteren Prognosen brachte hoch-potenziertes Opium den Fall schnell zur Lösung. „Innerhalb nur eines Tages hat sich unser Kleiner erholt, was für die Ärzte völlig unverständlich war", so der besorgte Vater. Heute, ca. 3 Jahre später, erfreut sich der Bub guter Gesundheit und entwickelt sich prächtig. – Oder – ein seit 4 Jahren bettlägeriger und gesundheitlich schwer angeschlagener Großvater von mehreren Enkelkindern erkrankte plötzlich an einer beidseitigen (!) Lungenentzündung mit über 40 °C Fieber, vollgestopft mit Antibiotika und fiebersenkenden Mitteln, jedoch ohne den annähernden Erfolg einer Linderung. Im Gegenteil, seine Augen waren schon nach oben verdreht und er war bei

13

weitem viel zu kraftlos und schwach, die beträchtlichen Mengen an Schleim hochzubringen und abzuhusten, so daß es „mit ihm rapide bergab ging". Demzufolge lautete die traurige Prognose des behandelnden Arztes: „Keine Chance; er wird nicht mehr durchkommen." Doch bereits nach nur 2 Tagen Phosphorus LM18 und begleitendem Antimonium tartaricum in Tiefpotenz konnte sich der schon fast tot Geglaubte wieder eines guten Allgemeinzustandes erfreuen, so daß dem ungläubigen Arzt nach eingehender Untersuchung nichts anderes übrigblieb, als „Er ist wieder vollständig gesund." zu konstatieren. – Oder oder oder… Die Liste der Beispiele ließe sich endlos fortsetzen!

Hier versagt jegliche Suggestion sowie jegliche Täuschung bzw. Selbsttäuschung! Ganz besonders auch dann, wenn nicht das jeweilig passende individuelle Arzneimittel verabreicht wurde und – deshalb gar nichts „passiert", also keinerlei Verbesserungen eintreten und Krampfneigung sowie psychomotorische Entwicklungshemmung bestehen bleiben, ganz zu schweigen von den dazukommenden immensen Nebenwirkungen herkömmlicher Antiepileptika; oder das Neugeborene an der Lungenembolie elendig zugrunde geht; oder der Großvater an seiner beidseitigen Lungenentzündung förmlich erstickt. – Aus diesem Grunde müssen sich jene Mediziner eher die Frage gefallen lassen, warum sie vor der Homöopathie Angst haben und warum man dieser so unsachlich gegenübertritt.

Trotzdem ist zu beobachten, daß sich zunehmend mehr Menschen – Patienten wie Therapeuten – für die Homöopathie interessieren. Sie erkennen und begreifen mit der Zeit, daß die Homöopathie die wahre *Krone der Medizin* ist, die Medizin der Zukunft. Und zwar aus mehrerlei Gründen: Zum einen, weil sie *sanft, schnell und dauerhaft heilt*, ohne sog. Nebenwirkungen ihrer Arzneimittel, und zum anderen, weil sie *chronische Beschwerden* wirklich *heilen* kann. Krankheiten, die mit Hilfe keiner anderen Therapieform ausgeheilt werden können und an denen sich die orthodoxe Medizin bislang die Zähne ausbeißt. Im Gegenteil; diese Krankheiten werden durch Anwendung der modernen Hochschulmedizin – über Jahre hinweg gesehen – i. d. R. geradezu dramatisch verschlimmert, so daß man durchaus den Eindruck bekommen kann, die heutigen Menschen stürben länger (manchmal 20 bis 30 Jahre lang).

Dieses Werk – bestehend aus den beiden Bänden *Grundlagen und Praxis* und *Fallbeispiele aus der Praxis* – ist aus der Praxis heraus entstanden und für die junge Familie gedacht. Es richtet sich vor allem an junge Eltern, um ihnen die *Gesetzmäßigkeiten der Klassischen Homöopathie* allgemeinverständlich näherzubringen. Es geht im wesentlichen um den *roten Faden*, der sich durch alles hindurchzieht (sogar durch die verschiedenen Generationen

14

„vom Säugling bis hin zur Großmutter"). Besonderer Wert wurde dabei auf die Darstellung der *chronischen Zusammenhänge* gelegt, welche mit mehr als 38 nachvollziehbaren interessanten Fallbeispielen untermauert und verifiziert werden. Aber auch Therapeuten werden nützliche Informationen und Praxiserfahrungen aus diesem Werke ziehen können, um sie zunächst in ihrer eigenen Praxis zu überprüfen und später dann bei Bedarf integrieren zu können.

Ich habe dieses Werk bewußt schwerpunktmäßig dem jungen, noch im Werden begriffenen Leben gewidmet, da ihm die Zukunft gehört. Wenn wir wieder in der Lage sein werden, unsere Kinder gesund – im Sinne von (fast) absoluter Gesundheit – und im Einklang mit der Natur aufzuziehen, werden wir große Chancen haben, über Generationen hinweg „chronisch gesund" zu sein und zu bleiben sowie geistig zu wachsen und zu reifen. Auf diese Weise steuern wir nicht nur einen aktiven Beitrag zum Fortbestand der Menschheit bei, sondern wir werden auch mit der Zeit unsere Erde positiv verändern können und damit unseren uns anvertrauten „blauen Planeten" wieder bewohnbarer machen – im Sinne von „*mit* der Natur" –, was schon in meinem Buch „*Sind Impfungen sinnvoll? – Ein Ratgeber aus der homöopathischen Praxis*" recht deutlich geworden sein dürfte.

Es geht im Prinzip um die globale Bewußtseinserweiterung, welche wir seit einigen Jahren mit dem Eintritt in das Wassermannzeitalter beschleunigt erfahren. Deshalb sollten wir immer für das Positive eintreten und *aufklären*. – In diesem Sinne war es an der Zeit, daß dieses Werk geschrieben wurde. – Wer die kosmischen Gesetze kennt, weiß, daß *jeder Gedanke den Drang hat, sich zu manifestieren!* Folglich lohnt es sich nicht, gegen etwas zu sein (Das würde genau das Gegenteil dessen bewirken, was man eigentlich erreichen möchte; denn wenn wir unsere Aufmerksamkeit ständig auf das Bekämpfen von Problemen richten, werden diese weiter genährt! Halten wir uns stets vor Augen, daß alles, was wir ablehnen, nicht nur weiterhin hartnäckig bestehen bleibt, sondern sich sogar in dem Maße verstärkt, wie wir uns dagegen sträuben!), sondern *für* etwas. *Für eine positive Sache!* Nur dadurch wird die Energie positiv verstärkt, so daß sich mit der Zeit viel verändern wird! Also nie gegen etwas kämpfen! Das zöge unweigerlich das Negative nach sich! – Bezogen auf unsere Thematik hinsichtlich Gesundheit und Krankheit bedeutet dies: *Sachliche Aufklärung!* Wenn die Zusammenhänge erkannt und verstanden werden, wird kein Mensch etwas Schädliches für sich und seine Kinder wollen. Somit werden moderne Errungenschaften wie Impfungen, Antibiotika, Cortisone, Inseminationen und IVF (in vitro Fertilisation, künstliche Befruchtung), routinemäßige Ultraschalluntersuchungen und Fruchtwasserpunktionen, „voreilige" Intubationen und künstliche Ernährung per Sonde sowie viele unnötige Operationen und Eingriffe und ähnliches mehr von selber verschwinden, da immer offenbarer wird, daß diese Dinge schwer schädigen können und deshalb von den meisten abgelehnt werden. Und es wird automatisch Schluß sein mit der Panikmache seitens der Ärzte und Pharmaindustrie, denn der Patient wird gut informiert sein und mündig. Er kennt die *Naturgesetze* und kann nun aktiv mitwirken, und er wird in die Therapie mit einbezogen, ja er kann sogar selbst entscheiden.

1. Einführung in die Homöopathie

Bevor wir in die eigentliche Thematik tiefer einsteigen, lassen Sie uns zunächst einige Grundbegriffe und Zusammenhänge der Homöopathie kurz umreißen, damit auch diejenigen unter Ihnen, die sich noch nicht sonderlich mit dieser Heilkunde beschäftigt haben, die Nomenklatur der folgenden Kapitel besser verstehen. Dabei soll hier nicht allzu ausführlich vorgegangen werden, denn es sind bereits gute Lehrbücher verfügbar. Allen voran ist an dieser Stelle das Buch *„Homöopathik – Die Heilmethode Hahnemanns"* von Gerhard Risch zu empfehlen, welches meines Erachtens das mit Abstand beste Lehrbuch ist, da es als einziges auch ausführlich, kompetent und allgemeinverständlich über die Miasmen berichtet. Bevor wir nun im folgenden mit den Zusammenhängen der chronischen Krankheiten aus homöopathischer Sicht beginnen – insbesondere hinsichtlich Schwangerschaftsbegleitung, Säuglingsbetreuung sowie der Therapie von Kindern und der jungen Familie inclusive entwicklungsgestörten und behinderten Kindern, lassen Sie uns zunächst die Grundlagen systematisch zusammenfassen.

1.1 Individualisierung und Naturgesetz

Schon in § 1 des *Organon der Heilkunst, 6.* Auflage, der sog. „Homöopathie-Bibel", dem Hauptwerk bezüglich der homöopathischen Gesetzmäßigkeiten und der daraus abgeleiteten Vorgehensweise für die Therapie, befaßt sich der Begründer der Homöopathie, *Dr. med. Christian Friedrich Samuel Hahnemann (1755–1843),* mit dem Begriff des Heilens: „Des Arztes höchster und einziger Beruf ist, *kranke Menschen* gesund zu machen, was man Heilen nennt." (Hervorhebung durch den Verfasser)

Dies klingt auf den ersten Blick wie ein Allgemeinplatz, ist bei näherem Hinsehen jedoch viel tiefsinniger. Hier ist die Rede von *kranken Menschen* und nicht von Krankheiten schlechthin. Schon in diesem ersten Paragraphen weist uns Hahnemann auf die *Individualisierung* hin, die einer der zentralen Pfeiler der Homöopathie ist. Es geht also nicht um eine grobe Klassifizierung der Beschwerden durch einen Krankheitsnamen (entspricht unserer heutigen schulmedizinischen Diagnose), welcher schon zu damaligen Zeiten sehr gelehrt klingen sollte, um den Patienten vordergründig zufriedenzustellen, im Grunde genommen aber nur die Übersetzung der Beschwerden des Kranken ins Lateinische (oder Griechische) ist, ohne daß ihm damit auch nur ein bißchen geholfen wurde. Voltaire bringt dies treffend auf den Punkt: „Wenn die Ärzte eine Krankheit nicht heilen können, geben sie ihr wenigstens einen schönen Namen."

Im nächsten Paragraphen beschreibt dann Hahnemann, was er genauer unter Heilen versteht: „Das höchste Ideal der Heilung ist *schnelle, sanfte, dauerhafte* Wiederherstellung der Gesundheit, oder Hebung und Vernichtung der Krankheit in ihrem ganzen Umfange auf dem kürzesten, zuverlässigsten, unnachtheiligsten Wege, *nach deutlich einzusehenden Gründen."* (Hervorhebung durch den Verfasser)

Gemeint ist hier die *komplette Ausheilung* der Beschwerden und nicht etwa das Coupieren oder „Wegdrücken" von Symptomen und Erscheinungen (wie heutzutage beispielsweise durch Anwendung von modernen heroischen Medikamenten, z.B. Antibiotika). Darüber hinaus handelt es sich um eine *Kausaltherapie*, die auf *Gesetzmäßigkeiten* beruht und deshalb nicht nur für jedermann nachvollziehbar sein muß, sondern auch in jedem einzelnen Fall zum selben Ergebnis führt.

1.2 Die fundamentale Trias der Homöopathie

Die grundlegenden Pfeiler der Homöopathie sind im wesentlichen charakterisiert aus einer Trias, die gebildet wird durch
- die *geistartige Lebenskraft*, die im Krankheitsfalle aus dem Gleichgewicht geraten ist
- das *Ähnlichkeitsgesetz (similia similibus)* und
- die *entmaterialisierten Arzneimittel*, die aufgrund des Ähnlichkeitsprinzips verabreicht werden und die Lebenskraft veranlassen, wieder in Harmonie zu schwingen.

Dies gilt vor allem bei akuten Krankheiten; bei den chronischen kommt noch zusätzlich dem Begriff der *Miasmen* eine zentrale Rolle zu.

1.2.1 Die Lebenskraft

„Wenn der Mensch erkrankt, ist seine Lebenskraft verstimmt." Das ist Hahnemanns Definition von Krankheit.

Diese *Lebenskraft* – Hahnemann nennt sie auch „Lebensprinzip" oder „Dynamis" – ist *geistartig, dynamisch, energetisch.* Sie umfaßt das immaterielle Steuerungszentrum des Organismus, ohne die ein lebendiges Wesen – ganz gleich ob menschlich, tierisch oder pflanzlich – undenkbar wäre, da es nicht existieren kann. Sie ist die Kraft, welche die gesamte „Körperchemie" dirigiert, koordiniert und überwacht und das Materielle zu einem belebten Wesen macht. Somit ist sie Voraussetzung für alle biochemischen Vorgänge. In unsere heutige technische Welt übersetzt, ist die Lebenskraft vergleichbar mit dem Funksignal, das eine tonnenschwere Raumstation im All von der Erde aus steuert. Auch in diesem Funksignal ist kein einziges Teilchen Materie enthalten; es ist aber notwendig, um überhaupt etwas im Materiellen zu bewirken; beispielsweise das Zünden und Wiederabschalten der Antriebsaggregate für eine Kurskorrektur.

Im gesunden Zustand schwingt die Lebenskraft harmonisch und im Einklang mit der Natur. Im Krankheitsfalle dagegen ist sie verstimmt; d.h., wenn der Mensch erkrankt, ist ursprünglich nur *diese geistartige Lebenskraft durch den dem Leben feindlichen, dynamischen Einfluß eines krankmachenden Agens verstimmt**, kann also nicht mehr harmonisch schwingen. Hahnemann fand in seinen über 50jährigen Forschungen heraus, daß die örtlichen Krankheitserscheinungen, die *Symptome und Zeichen*, gar nicht die eigentliche Krankheit selber sind, sondern ihr *nach außen gerichteter sicht- und fühlbarer Ausdruck*. Sie repräsentieren die *äußere Manifestation dieser Verstimmung* und fungieren somit als einziger Indikator für die Erkrankung selber.** Organische Veränderungen sind als Ergebnisse langjähriger (vielfach auch deutlich kürzerer) Fehlfunktionen des immateriellen Zentrums aufzufassen. Da die Krankheit im Zentrum sitzt und nur ihre Manifestationen nach außen hin sichtbar sind, nützt es nichts, diese Resultate einfach zu beseitigen. So kann man die Tonsillen (Mandeln), die sog. Polypen oder die Appendix (Wurmfortsatz, sog. Blinddarm) entfernen, ohne daß damit die eigentliche Fehlfunktion in Ordnung gebracht würde. Die vorläufige vermeintliche Ruhepause (bzgl. der vorherigen Krankheitserscheinungen) existiert nur deshalb, weil das derzeitige Zielorgan der Fehlfunktion nicht mehr vorhanden ist; vielfach ist es jedoch nur eine Frage der Zeit, wann der Organismus mit anderen, u.U. lebenswichtigeren Organen

---

 * Ansteckung ist bei Hahnemann etwas Immaterielles, etwas Geistartiges, Energetisches. Erst wenn die Lebenskraft aus dem Gleichgewicht geraten ist, beginnt die Krankheit. Die Empfänglichkeit der Lebenskraft gehört also mit dazu, denn viele Menschen stecken sich an (im schulmedizinischen Sinne mit Mikroben), werden aber nicht krank.

** Ein hilfreicher Vergleich aus dem Bereich der Ingenieurwissenschaften: Auch hier wird hauptsächlich in Kräften und Spannungen (Quotient aus Kraft und Fläche) gedacht bzw. gerechnet, ja die gesamten Ingenieurwissenschaften bauen auf ihnen auf. Obwohl diese Kräfte selbst für niemanden sicht- oder greifbar sind, würde kein Mensch auf die Idee kommen, ihre Existenz zu leugnen! Nur anhand ihrer Auswirkungen, wie Verformungen (beispielsweise in Form von Durchbiegungen), wird explizit deutlich, daß es sie gibt. Jene sind gewissermaßen die Manifestation der innewohnenden Kraftflüsse.

reagiert und damit signalisiert, daß vom Energetischen her immer noch nicht alles in Ordnung ist, ja daß alles u. U. sogar verschlimmert wurde. *Krankheit ist also nichts Materielles! Krankheit ist etwas Energetisches! Etwas Nicht-Sichtbares, etwas Nicht-Substantielles! Und Krankheit ist auch kein Zustand, sondern ein dynamischer Vorgang. Nur bei fortdauernder Krankheit entstehen pathologische Gewebsveränderungen, sogenannte End-zustände, welche dann selbstverständlich auch objektiv sicht- und meßbar sind.*

Echte *Heilung* kann es demnach *nur auf dynamischen Wege* geben; nur durch einen immateriellen Einfluß auf die Lebenskraft. Das bedeutet, daß auch jegliche Arzneimittel energetisch wirken müssen; sie haben die Steuerungszentrale in subtiler Weise direkt anzusprechen, d. h. feinstofflich, nicht etwa chemisch-grobstofflich, wie es sonst überall praktiziert wird. Die fehllaufende Körperchemie in einem ganz bestimmten Organ kann und darf nicht Hauptansatzpunkt therapeutischer Maßnahmen sein, da sie einerseits nicht die eigentliche Krankheit ist, sondern nur deren Auswirkung, und andererseits nicht völlig autonom ist. Vielmehr regelt das energetische Zentrum alle Vorgänge des Körpers, und unser Gehirn ist sozusagen Mittler bzw. Schaltzentrale zwischen Psyche und Organ. An ihm vorbei kann es keine Therapie und Heilung geben.

1.2.2 Das Fundamentalgesetz der Homöopathie – Similia similibus

„Wähle, um sanft, schnell, gewiß und dauerhaft zu heilen, in jedem Krankheitsfall eine Arznei, welche ein ähnliches Leiden für sich erregen kann, als sie heilen soll." – oder in lateinischer Kurzfassung – *„Similia similibus curentur."* (Ähnliches soll durch Ähnliches geheilt werden). *Hahnemann hat dieses Ähnlichkeitsgesetz vor ziemlich genau 200 Jahren wiederentdeckt, an sich selbst und seiner Familie ausprobiert, studiert sowie an unzählig vielen Patienten verifiziert und über die Jahre hinweg nahezu bis zur Perfektion weiterentwickelt und in seinem Organon der Heilkunst schriftlich niedergelegt.*

Auch in seinem gewähltem Begriff *Homöopathie* wird dieses Fundamentalgesetz knapp und treffend zusammengefaßt. Homöopathie leitet sich aus dem Griechischen (homoios – ähnlich, pathos – Leiden) ab und bedeutet soviel wie „ähnliches Leiden". Demnach soll dem kranken Organismus ein ähnliches Leiden, eine „Kunstkrankheit", aufgeprägt werden, die, wenn sie hinreichend ähnlich ist, die ursprüngliche Krankheit löscht und auf diese Weise die vollkommene Gesundheit wiederherstellt. Also kein selektives

Bekämpfen von einzelnen Krankheitserscheinungen wie beispielsweise Fieber, Husten, Kopfschmerzen, Schlaflosigkeit oder Bronchitis mit vielen verschiedenen Medikamenten, sondern ein *ganzheitliches Vorgehen*, wie es in kaum einer anderen Medizindisziplin gibt. Der Homöopath sucht immer das *Simile* (ähnliches Mittel) für die Gesamtsymptomatik.

Schon hier wird der krasse Unterschied zu herkömmlichen Denkansätzen deutlich. In der Homöopathie wird immer der *kranke Mensch* (und nicht die diagnostizierte Krankheit!) mit einem solchen Arzneimittel behandelt, welches am gesunden Menschen ähnliche Erscheinungen, d. h. ähnliche Symptome und Zeichen, hervorruft, wie sie bei dem kranken Menschen derzeit vorhanden sind. Die Heilung erfolgt *ohne Nebenwirkungen*, schnell und bleibend; die Störung wird nicht unterdrückt und kommt deshalb auch nicht wieder. Dies gilt sowohl für Akutkrankheiten als auch – in leicht abgewandelter Form – für chronische Krankheiten.

1.2.3 Die entmaterialisierten Arzneien – die Potenzen

Da Krankheit nichts Materielles ist, darf diese auch nicht mit materiellen, grobstofflichen Arzneimitteln behandelt werden, vorbei am Gehirn und vorbei am energetischen Zentrum. Wenn *Krankheit* in Wirklichkeit *etwas Inneres, zentral Gesteuertes* ist und sich nur bei längerer Dauer anhand einiger Symptome objektiv außen an der Peripherie zeigt, wird jedem schnell klar, daß es sich *aufs strengste verbietet, gegen körperliche Störungen lokal vorzugehen*. (Bei diesen Betrachtungen sind selbstverständlich Verletzungen ausgeschlossen, da diese keine Krankheiten im eigentlichen Sinne sind!) *Jegliche Therapie hat nur die Lebenskraft, das energetische Steuerungszentrum, anzusprechen. Allein die Verstimmung der Lebenskraft muß rückgängig gemacht werden.*

Mit dem Erfassen derartiger Gedankengänge tun sich die heutigen Mediziner der orthodoxen Schule schwer! Sie frönen immer noch unkritisch ihren alten Vorbildern Pasteur, Vater der Mikrobiologie, und Virchow, Begründer der Zellularpathologie („Die Krankheit sitzt in der Zelle"), und sehen in den Mikroben* die Hauptverursacher von Erkrankungen, die es mit aller Gewalt – mit mehr oder weniger schweren chemischen Mitteln – zu bekämpfen gilt. Sie sind der Ansicht, daß, wenn die lokalen organischen Erscheinungen „weg" und keine Mikroben mehr nachzuweisen seien, auch die Krankheit nicht mehr bestünde.

Dies kann jedoch ein folgenschwerer Irrtum sein. *Mit dem Verschwinden*

---

* Mikroorganismen; Kleinlebewesen wie Bakterien, Viren, Kleinpilze etc.

der äußerlichen Symptome wird in vielen Fällen die Krankheit ins Innere getrieben. Sie manifestiert sich nun an lebenswichtigeren Stellen des Organismus und ist bei weitem schwerer zu therapieren! So wird häufig aus einer vermeintlich geheilten Neurodermitis ein handfestes Asthma, aus einer Fieberunterdrückung mittels Zäpfchen eine chronisch spastische Bronchitis, aus einem „erfolgreich" bekämpften grippalen Infekt eine Neigung zu epileptischen Krampfanfällen, und dergleichen mehr.

Daß diese Zusammenhänge so eindeutig genannt werden können, liegt an den *natürlichen Gesetzmäßigkeiten (insbesondere hinsichtlich der chronischen Krankheiten),* die der Homöopathie zugrunde liegen. Heilung in keiner Weise! Der Patient ist von einer „leichteren" Krankheit befreit; dafür hat er sich eine schwerere zugezogen, ohne daß er sich dieser Zusammenhänge überhaupt bewußt wird, da der zeitliche Bezug oft im Monats- bis Jahresbereich liegt. Und dies zumeist durch das heutige Unverständnis hinsichtlich des Krankheitsbegriffes und den daraus abgeleiteten Arzneimitteln und Therapieverfahren!

Um Krankheit wahrhaftig begegnen zu können, bedarf es also energetischer Arzneimittel! – Die Lebenskraft ist verstimmt – etwas Immaterielles! Nur sie gilt es zu korrigieren! Dies kann und darf nicht über grobstoffliche chemische Arzneimittel erfolgen, sondern hat ausschließlich mittels *entmaterialisierter, dynamisierter Arzneimittel* zu geschehen.

Genau dies passiert in der Homöopathie und charakterisiert eine weitere Säule dieser sanften Heilweise! In den stufenweise dynamisierten Arzneimitteln ist, je nach Potenz – das heißt nach Verdünnungsstufe und Dynamisierung – statistisch gesehen, fast kein oder überhaupt kein Molekül der Ausgangssubstanz mehr enthalten. *Die Arznei ist entmaterialisiert; die energetische, geistartige Information hat sich auf die Trägersubstanz (Alkohol oder Michzuckerstreukügelchen) übertragen (geistartige Imprägnation).* Ein chemischer Nachweis kann die Ausgangssubstanz in dem Arzneiträger nicht mehr ausmachen. Rein chemisch gesehen, unterscheidet sich das Arzneimittel nicht von einem ganz normalen Alkohol oder einem anderen Homöopathikum. Und trotzdem besteht ein Riesenunterschied in seiner Wirkung! – Nur mittels Kirlianfotografie ließe sich ein Nachweis führen; diese wird jedoch von der heutigen „Wissenschaft"* abgelehnt, da das

---

* Prof. Dr. Julius Hackethal in „Der Meineid des Hippokrates": „Mit dem Wort ‚Wissenschaft' wird allzuoft Mißbrauch getrieben, ganz besonders im Bereich der Medizin. Es wurde zum Machtwort der Intellektuellen, die sie als Alleinbesitz beanspruchen.
Als ‚wissenschaftlich' gilt nur das, was aus dem Kopf eines Akademikers stammt und den Segen der Fakultätsmajestäten hat. Dieses Monopol muß durchbrochen werden, damit

belebte Wesen Voraussetzung dafür ist und für den Geist in unserer orthodoxen (materialistischen) Wissenschaft kein Platz ist.

Durch stufenweises Verdünnen und begleitendes obligatorisches Ver-
schütteln oder Verreiben (Potenzieren) werden die Arzneien in einen besonderen Zustand versetzt, der zur Entfaltung neuer Kräfte führt, welche
über den materiellen chemischen Wirkungsgrad des eigentlichen Mittels
weit hinausgehen und von *primär physikalischer Natur* sind. Aus diesem
Grunde nannte Hahnemann seine Verdünnungen „*Potenzen*" (lateinisch:
potentia – Kraft).

All dies ist für die Anhänger der heute weit verbreiteten agnostischen
Weltanschauung schwer nachzuvollziehen. So wurde der Homöopathie von
Anfang an vorgeworfen, sie basiere auf Suggestion und habe etwas Okkultes
an sich. Man müsse eben daran glauben! In den homöopathischen Arzneimitteln sei nachweislich „nichts mehr drin" („Heilung mit Nichtsen", wie es
oft so schön heißt) – reiner Alkohol könne nicht arzneilich wirken! – Rein
chemisch betrachtet, haben die Neider der Homöopathie sogar recht!
Ab einer bestimmten Potenzhöhe ist wirklich kein einziges Stück Materie
mehr in dem Mittel enthalten (rein rechnerisch ab ca. 10^{-23}, in etwa dem
reziproken Wert der Avogadro'schen Zahl). Und trotzdem ist in einem
homöopathisch aufbereiteten Arzneimittel doch etwas drin, wodurch sich
dieses von reinem Alkohol sehr wohl unterscheidet: *Energie, die konzen-
trierte geistartige Information eines ganz bestimmten entmaterialisierten
Stoffes!* (physikalische Natur des Potenzierungsphänomens)

neue Erkenntnisse – von Außenseitern, aber auch von Schulmedizinern, die gegen die
herrschende Lehre verstoßen – nicht blockiert werden.
‚*Wissenschaft* – (griech.) episteme, (lat.) scientia – ist gründlich geordnetes Wissen in
Vielzahl.'
‚*Wissen* heißt, Erfahrungen und Einsichten besitzen, die subjektiv und objektiv *gewiß* sind
und aus denen Urteile und Schlüsse gebildet werden können, die ebenfalls sicher genug
erscheinen, um als Wissen gelten zu können' (Philosophisches Wörterbuch).
Gewiß ist hier gleichbedeutend mit *wahr* bzw. *richtig*.
Wissenschaft ist immer *Erfahrungswissenschaft*, beruht also auf Erlebnissen und Beobachtungen. Insoweit widerspricht es jeglicher Logik, Erfahrungswissen als Empirie rangmäßig
niedriger einzustufen als das auf Versuchen beruhende, nach Prinzipien bzw. Hypothesen
geordnete Wissen. Genau das aber geschieht von seiten der Schulmedizinlehrer, um all das
abzuwerten, was nicht auf den von ihnen abgesegneten Lehrsätzen beruht.
Kurz und knapp: Als ‚medizinwissenschaftlich' gilt zur Zeit nur das, was die Schulmedizinlehrer mit dem Prädikat ‚wissenschaftlich allgemein anerkannt' versehen haben. Dieses
Prädikat wurde der Naturmedizin, Homöopathie und weiten Bereichen der Psychosomatik
bis heute nicht zuerkannt."

1.3 Arzneimittelprüfung und Arzneimittelbilder

Hahnemann hat vor circa 200 Jahren entdeckt, daß bestimmte Naturstoffe, in kräftigen Dosen regelmäßig eingenommen, am gesunden Menschen Krankheitserscheinungen erzeugen, welche für den eingenommenen Stoff charakteristisch sind. So, wie wir aus dem täglichen Leben wissen, daß Kaffee Herzklopfen und Schlaflosigkeit, die Küchenzwiebel beim Schneiden Augentränen und Fließschnupfen erzeugen, so kann man für sehr viele Substanzen beobachten, daß sie bestimmte Symptome hervorbringen, die nach dem Absetzen innerhalb einer bestimmten Zeit wieder von selbst verschwinden.

Als Geburtsstunde der Homöopathie wird das Jahr 1790 gefeiert, als Hahnemann seinen berühmten Selbstversuch mit der Chinarinde unternahm, um die damit erzielten Erscheinungen zu untersuchen. Nach der Einnahme wurde er „krank" und produzierte malariaähnliche Symptome. Setzte er die Chinarinde ab, verschwanden diese wieder, um sich nach erneuter Einnahme wiedereinzustellen. – Seither gilt die Chinarinde bei einer bestimmten Form der Malaria als gutes homöopathisches Simile.

Durch systematisches „Prüfen" derartiger Substanzen am gesunden Menschen und genaues Beobachten und Notieren der aufgetretenen Symptome entstanden so die *Homöopathischen Arzneimittelbilder*, die in den *Arzneimittellehren* schriftlich festgehalten sind. Diese Arzneimittelbilder sind lebendige Beschreibungen, welche die Wirkungen der jeweiligen Substanz auf den menschlichen Organismus aufzeigen.

Dieser sich weltweit eingebürgerte Begriff ist allerdings ein wenig unglücklich gewählt und irreführend, da er den Eindruck erweckt, es handele sich um einen bestimmten Typ, der in einem Arzneimittelbild beschrieben wird. Das ist jedoch nicht der Fall. Es handelt sich vielmehr um *pathologische Zustände von vielen verschiedenen Prüfern.* Hahnemann spricht auch nur von *Symptomenreihen* (niemals von Arzneimittelbildern!), was viel zutreffender ist, da diese „Bilder" keine echten Bilder sind und sich, wie gesagt, aus den Ergebnissen vieler Prüfer zusammensetzen, keinesfalls aber einen gemeinsamen Typ beschreiben. Für Sulfur beispielsweise, Schwefel in potenzierter Form, einem der „allergrößten" homöopathischen Arzneimittel besonders hinsichtlich chronischer Leiden, werden im Kent-Repertorium circa 8960 Symptome angeführt; hier von einem Sulfur-Typ zu sprechen wäre wirklich töricht und an den eigentlichen Zusammenhängen und Tatsachen vorbei, da dieses Mittel „auf fast jeder Hochzeit mittanzt"! Schon der berühmte amerikanische Homöopath Kent räumte seinerzeit (vor ca. 100 Jahren!) mit derartigen Ansichten auf, indem er bzgl. der Küchenschelle, welche gerne blauäugigen, blonden Mädchen mit weinerlichem Gemüt verschrieben wird, treffend und drastisch formulierte: „Pulsatilla hat niemals bei einer Arzneimittelprüfung blonde Haare und blaue Augen erzeugt."

Die Symptome sind keineswegs nur objektive, das heißt mit wissenschaftlich anerkannten Methoden nachprüfbare oder sichtbare, fühlbare Symptome, sondern es spielen auch die rein subjektiven Empfindungen und Gefühle des Patienten eine gewichtige Rolle. Oder besser gesagt: Gerade diese subjektiven Symptome haben für die Arzneimittelwahl häufig einen viel höheren Stellenwert als die objektiven! Durch sie wird der Patient *individualisiert*; er unterscheidet sich von seinen Leidensgenossen in ganz kleinen, für den gewöhnlichen Arzt unscheinbaren Dingen. So spielen individuelle Empfindungen, signifikante Gemütssymptome, Verlangen und Abneigungen hinsichtlich bestimmter Nahrungsmittel, Einbildungen und vieles mehr oft eine zentrale Rolle.

Das Ähnlichkeitsgesetz besagt nun, daß nur derjenige Stoff in der Lage ist, einen kranken Menschen zu heilen, dessen Arzneimittelbild dem Symptomenbild des Patienten am ähnlichsten ist. Mit dem Symptomenbild des kranken Menschen sind nun nicht nur die organischen Läsionen und sichtbareren Erscheinungen gemeint, sondern auch alle subjektiven Dinge, wie das Verlangen nach kalter Milch oder das Gefühl eines Abwärtsdrängens im Unterleib der Frau, als ob „alles heraustreten wollte". Gerade bei diesem letzten Symptom, das recht häufig anzutreffen und sehr ernst zu nehmen ist, würde jeder Schulmediziner lächeln und nach negativem Befund die Patientin als „spinnert" abtun.

Homöopathie ist Individualtherapie! 10 Grippepatienten bekommen mit ziemlicher Sicherheit 10 verschiedene Arzneimittel. Sie alle haben Grippe, das heißt Symptome, welche die Art der Krankheit katalogisieren – grob schematisieren. Aber jeder Grippepatient unterscheidet sich in ganz individuellen Punkten von allen anderen: Der eine hat einen linksseitigen Kopfschmerz, der andere einen rechtsseitigen; ein weiterer hat Schweißausbrüche während des Fiebers, ein anderer schwitzt überhaupt nicht, hat nur trockene Hitze; ein dritter mag nichts trinken, und das, obwohl er sehr viel schwitzt; ein weiterer verlangt nur nach eisgekühlten Getränken, erbricht sie aber sofort wieder. Ein anderer möchte etwas Warmes bzw. Heißes zu trinken haben und trinkt immerfort in kleinen Schlucken, während ein nächster ständig das ganze Glas auf einmal hinunterstürzt, und so weiter. Sie sehen: Kein Fall gleicht dem anderen! Und doch haben sie alle Grippe! Erhält jeder Kranke sein individuelles Mittel, wird baldige Besserung eintreten. Die durch dieses Mittel ausgelöste *Kunstkrankheit*, die dem Körper aufgrund der richtigen Simile-Wahl – der Wahl des ähnlichen Arzneimittels – aufgeprägt wird, verbindet sich mit der Lebenskraft, bringt diese wieder in ihre „richtige Schwingung", so daß sie die Krankheit aus eigenem Antrieb schrittweise zurücknehmen kann – ohne jegliche Nebenwirkung! Nur auf Basis des ernergetischen Prinzips!

Eine Arznei ist also nicht homöopathisch, weil sie verdünnt und dynamisiert ist und in kleinsten Dosen eingenommen wird, sondern sie ist homöopathisch, weil sie aufgrund des Ähnlichkeitsprinzips ausgewählt wurde! Ein himmelweiter Unterschied, der leider nur von den wenigsten verstanden wird!

Ein dynamisiertes Arzneimittel zeigt bei einem Patienten immer Wirkung, sofern nach dem Ähnlichkeitsprinzip verordnet wird. Und das auch ohne Suggestion, ohne daran zu glauben! Es wirkt sogar bei Säuglingen, Kindern, Pflanzen und Tieren; selbst bei Ohnmächtigen oder Feten im Mutterleib! Auch bei ahnungslosen Menschen, die gar nicht wissen, daß sie – vielleicht heimlich im Kaffee – von ihrer Frau therapiert werden; derartige Fälle sind in der homöopathischen Literatur zuhauf dokumentiert. Außerdem kommt es häufig auch zu mehr oder weniger ausgeprägten Erstverschlimmerungen, welche sich der Patient nun wirklich nicht gewünscht hat! Kent sagt es ganz prägnant: „Jegliche Suggestion versagt, wenn das Mittel nicht paßt", wenn es also nicht das Simile des Menschen war, sondern etwa nur organotrop (organbezogen) ausgesucht wurde.

1.4 Abgrenzung akute – chronische Krankheiten

Das bisher Gesagte gilt vom Prinzip her gleichermaßen für akute wie für chronische Krankheiten und alle Prozesse, die dazwischen liegen. *Die Basis für die Homöopathie ist das richtige Simile!*

Das bedeutet für den Behandler einen recht großen Aufwand und viel Aufmerksamkeit. Bei akuten Krankheiten läuft dies verhältnismäßig überschaubar ab; hier werden alle *Veränderungen seit Bestehen der Krankheit* eruiert und für die Arzneimittelbestimmung herangezogen. Dabei sind selbstverständlich nicht alle Symptome als gleichwertig zu betrachten! Es gibt immer eine strenge *Hierarchisierung*, die in jedem individuellen Fall vom Therapeuten zu erkennen ist! So spielen etwaige Krankheitauslöser (Causa) – wie eine Verkühlung, Durchnässung, Luftzug, Ärger, Schreck, Kummer, Überanstrengung oder etwa eine Unterdrückung durch schwere Medikamente – eine zentrale Rolle. Die Aufgabe des Homöotherapeuten besteht nun darin, dasjenige Mittel zu bestimmen, das in seinen charakteristischen Symptomen dem Wesen der Krankheit am nächsten kommt, die

Idee der Krankheit also erfaßt. Nur dieses Mittel wird die Krankheit in kurzer Zeit zurücknehmen können. – Für die chronischen Erkrankungen gilt Analoges, jedoch in abgewandelter und komplexerer Form, worauf wir an anderer Stelle ausführlicher zu sprechen kommen.

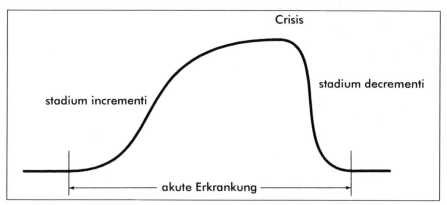

Bild 1.1: Akute Erfahrungen

Das wesentliche Merkmal von *akuten Krankheiten* liegt in ihrer *Tendenz, von selber zu heilen.* Sie haben ein *Ziel* und somit einen definitiven Anfang und ein definitives Ende (Bild 1.1); mit und ohne Arzneimittel. *Bei den chronischen Krankheiten dagegen ist eine Selbstheilung nicht möglich.* Die Lebenskraft läßt ihnen ungehindert Zutritt zum Organismus; sie kann sich von ihnen nicht selbständig befreien. Die chronischen Krankheiten verlaufen in Phasen und Schüben mit dazwischenliegenden Latenzzeiten und kommen immer wieder „in einer mehr oder weniger abgeänderten Gestalt

Inf.	Stadium 1	Stadium 2	Stadium 3

Latenz 1   Latenz 2   Latenz 3

Latenzstadien:
- Zeiten der Ruhe bzw. vermeintlicher Gesundheit
- weniger gut erkennbar
- nicht mehr infektiös, aber vererbbar
- Causa reicht oft aus, um Miasma zu aktivieren!

Bild 1.2: Chronische Erkrankungen

27

und mit neuen Symptomen ausgestattet" zum Vorschein; das heißt, es gibt „alle Jahre" einen Zuwachs an Beschwerden (Bild 1.2). Die chronische Krankheit endet quasi erst mit dem Ableben des Patienten.

Die Schulmedizin sieht zwischen den beiden Begriffen Akutkrankheit und chronische Krankheit nur einen zeitlichen Unterschied. Laut klinischem Wörterbuch Pschyrembel bedeutet akut „plötzlich, schnell, heftig verlaufende Krankheit", während unter chronischer Krankheit „langsam sich entwickelnde und langsam verlaufende Krankheit" verstanden wird. Die Homöopathie sieht jedoch nicht nur die zeitliche Dimension, sondern auch den *Charakter und das Wesen der Erkrankung!* Der Unterschied zwischen akut und chronisch liegt in der *Art und Weise der Reaktion der Lebenskraft!* Hier kommt der Begriff der *Miasmen,* der *chronischen Grundkrankheiten,* ins Spiel, der uns im nächsten Kapitel ausführlich beschäftigen wird.

1.5 Das Wesen der akuten Krankheiten

Schon die Behandlung der akuten Krankheiten braucht gute medizinische Kenntnisse sowie eine fundierte homöopathische Ausbildung, denn Akutkrankheit ist nicht gleich Akutkrankheit. Wir dürfen *die akute Erkrankung nicht vollständig isoliert sehen* und müssen ständig hinterfragen, welche Wechselwirkungen zu den chronischen Hintergrundprozessen und einer etwaigen chronischen antimiasmatischen Behandlung bestehen. Im Prinzip lassen sich *vier verschiedene Typen von Akutkrankheit* unterscheiden: die „einfache" akute Krankheit, die akute Exacerbation, die interkurrente akute Krankheit und die epidemische Krankheit.

1.5.1 Die „einfache" akute Krankheit

Die einfachste Form der Akutkrankheit ist die Form, die keinerlei Bezug zu irgend etwas anderem hat. Dies festzustellen ist i. d. R. nicht ganz einfach (Ausschlußdiagnose); wir wollen es jedoch an dieser Stelle als gegeben voraussetzen. Die Symptomatik der akuten Krankheit ist klar umrissen: Das, was vor dieser Erkrankung noch nicht da war und nun dem Patienten zu schaffen macht, wird aufgenommen, nach Wichtigkeit hierarchisiert und führt dann zum heilenden Arzneimittel, dem Simile. Zur Behandlung werden also *nur die akuten (neuen) Symptome herangezogen.* Das gilt auch dann, wenn der Patient schon seit längerem chronisch krank ist. Es lassen sich selbst dann immer noch objektive und subjektive deutliche Änderungen feststellen, die zur Mittelwahl eines Akutmittels führen.

Trotzdem ist auch bei diesem Typ von Krankheit ein genaues Beobachten geboten, da es durchaus *Wechselwirkungen zu den chronischen Krankheiten* geben kann. Aufgrund der Gesetzmäßigkeit, daß während einer akuten Krankheit die Symptome der chronischen schweigen – es handelt sich quasi um eine *natürliche Unterdrückung** –, wird klar, daß nur die neue Symptomatik für die Mittelfindung wichtig ist. Reicht allerdings ein chronisches Symptom deutlich in die akute Krankheit hinein und verstärkt sich seitdem, so handelt es sich um etwas Auffallendes und muß bei der Mittelfindung als gutes Symptom der Akutkrankheit mitberücksichtigt werden.

Auf der anderen Seite ist auch gegen Ende einer akuten Erkrankung besonders achtzugeben, da oftmals Symptome der chronischen Krankheit, an der der Patient leidet, „deutlicher sprechen", so daß man häufig sehr gute Hinweise hinsichtlich der Arneimittelwahl für die weitere chronische Behandlung erhalten kann (Mittelbestätigung oder Mittelwechsel). Dies gilt vor allem dann, wenn die chronische Krankheit vorher relativ unklar war – z. B. bei sog. einseitigen Krankheiten – und man sich mit der Similewahl „zunächst in den Fall hineintasten mußte".

1.5.2 Die akute Exacerbation

Ein anderer Typ von Akutkrankheit ist die *akute Exacerbation*. Sie bedeutet eine *Verschlimmerung oder Steigerung der Symptome einer tief im Inneren fortschreitenden chronischen Krankheit*. Die akute Exacerbation ist also kein eigenständiges Geschehen, sondern die *akute Ausprägung einer Neigung, immer wieder an derselben Krankheit zu erkranken.* Hierhin gehören z. B. häufig auftretende Anginen, Mittelohrentzündungen, Krupphustenanfälle, grippaler Infekt, Durchfälle, Brechdurchfälle, Blasenentzündungen, Bronchitiden, epileptische Krampfanfälle und vieles mehr.

Während eines akuten Anfalls wird man selbstverständlich mit dem entsprechenden Akutmittel (palliativ) behandeln; jedoch – die Neigung zu erkranken wird hierdurch in keiner Weise genommen. *Eine echte Heilung ist nur dann zu erzielen, wenn die zugrundeliegenden chronischen Grundkrankheiten, die Miasmen, mittels einer chronischen antimiasmatischen Behandlung beseitigt werden.* Erst dann wird sich mit der Zeit echte Gesundheit einstellen, so daß es zu keinen weiteren Akutbehandlungen in dieser Hinsicht kommen muß.

Wenn in diesen akuten „Schüben" der chronischen Krankheit bestimmte Symptome immer wieder deutlich hervortreten, so sind diese für die Arznei-

---

* siehe Kapitel 2.4.1.1 *Das Phänomen der Unterdrückung*

mittelwahl des chronischen Similes von großer Wichtigkeit. Wenn beispielsweise eine eitrige Angina oder eine Eierstockentzündung immer auf derselben Seite beginnt, um dann auf die andere Seite überzugreifen und später wieder zurückzuwandern (Pingpongphänomen), dann kann dies ein deutlicher Hinweis auf das Mittel Lac caninum (Hundemilch) als chronisches Heilmittel sein. Die Symptome müssen allerdings deutlich, regelmäßig und auffallend sein; erst dann charakterisieren sie die typische Reaktionsweise des Patienten.

1.5.3 Die interkurrente akute Erkrankung

Die sogenannte *interkurrente akute Krankheit* kann nur im Verlaufe einer chronischen Kur auftreten, wenn also schon ein antimiasmatisches Arzneimittel gegeben wurde. Sie ist eine „zwischenlaufende" oder „dazukommende" Krankheit, und der Homöotherapeut muß zunächst erst einmal beurteilen, ob es sich um eine von außen herantretende neue Krankheit handelt oder ob es alte, dem Patienten bereits von früher vertraute Erscheinungen sind.

Im letzteren Fall handelt es sich um einen *Rückspulungsprozeß*, denn das Wesen der chronischen Therapie besteht darin, daß mit dem homöopathischen Simile schrittweise alte, noch nicht vollständig ausgeheilte Krankheitszustände wieder an die Oberfläche gebracht werden, um diese dann im Sinne der Biologie komplett und dauerhaft auszuheilen (siehe Hering'sche Regel). In diesem Sinne handelt es sich um einen völlig normalen biologischen Vorgang, in den nach Möglichkeit nicht eingegriffen werden sollte (Ausnahmen bestätigen die Regel, wenn z. B. der Schweregrad der Erkrankung dies erforderlich macht.).

Handelt es sich dagegen um vollständig neue Symptome, die nichts mit Rückspulung zu tun haben, so müssen wir unterscheiden, ob die Symptome zum Bild des gegebenen chronischen Arzneimittels gehören oder nicht. Tun sie dies, so handelt es sich wohl um eine *Form von Prüfungssymptomatik*, die zum heilenden Mittel gehört und durchaus als normal angesehen werden kann. In diesem Fall wäre bei Einnahme von LM-Potenzen diese zu reduzieren oder zwischenzeitlich auszusetzen. (Bei hohen C- oder D-Potenzen kann man diese „Überreaktionen" im Prinzip nicht abstellen, da man mit der Gabe den Wirkungen und der Intensität des Homöopathikums „auf Gedeih und Verderb" ausgeliefert ist und Korrekturen in dieser Hinsicht nicht durchführbar sind. Das sog. Antidotieren mit einem anderen Arzneimittel ist nicht immer erfolgreich und kann durchaus zu weiteren Mittelreaktionen führen.) Im anderen Fall handelt es sich wirklich um eine neue Krankheit, die separat

30

zu behandeln ist, sofern es die Schwere der Erkrankung erforderlich macht.

Die chronische Behandlung wird dann so lange ausgesetzt, bis die Akutkrankheit vorüber ist. Danach kann dann mit dem chronischen Simile wieder fortgefahren werden, sofern sich das chronische Krankheitsbild nicht vollständig verändert hat und beispielsweise ein Miasmenwechsel ein anderes Arzneimittel verlangt.

In diesem Zusammenhang ist auch das Zitat von John Henry Allen sehr aufschlußreich: „Keine akute Krankheit tritt jemals auf, die nicht eine Anstrengung von seiten der Lebenskraft wäre, die Wirkungen innerer Krankheiten oder das innere Wirken eines chronischen Miasmas auf die Oberfläche zu werfen." – *Bei den akuten Krankheiten besteht also in jedem Falle eine Wechselwirkung zu den Miasmen!* Dies bestätigt auch Dr. Eichelberger mit seinem „Ein Gesunder wird nicht krank." Gesundheit in diesem Sinne ist absoluter betrachtet und gleichzusetzen mit *frei von Miasmen.*

1.5.4 Die epidemische Krankheit

Last (but) not least die epidemische Krankheit. Dieser Typ von Akutkrankheit ist laut Pschyrembel durch ihr „gehäuftes Auftreten in örtlicher und zeitlicher Begrenzung" definiert (wie z. B. Schnupfen, Durchfall, Grippe, Masern, Cholera, Typhus, Pocken etc.). Die Schulmedizin macht die „Erreger" dafür verantwortlich (absichtlich in Anführungszeichen geschrieben, da später auf die sog. Erreger noch gesondert eingegangen wird). Das besondere bei den epidemischen Erkrankungen in homöopathischer Hinsicht ist, daß es sich bei dieser Art von Erkrankungen quasi um eine *Kollektivkrankheit* handelt, der die individuellen Symptome und Zeichen fehlen. Gesucht wird deshalb das Commune, nicht das Individuelle. Mit anderen Worten: *Das epidemische Heilmittel ist die Arznei für die Krankheit, nicht für den einzelnen Kranken.* Dieser sog. *Genius epidemicus* prägt ein uniformes Krankheitsbild und repräsentiert die Seuche im ganzen. Allen sagt: „Der Genius epidemicus ist genau dasjenige Mittel, das die Gesamtheit der vorhandenen Erkrankungen deckt und nicht nur die Symptome, die in irgendeinem einzelnen Patienten gefunden werden."

Schon Hahnemann hat damals bei einer bestimmten Scharlachepidemie Belladonna als das heilende Arzmittel herausgefunden und öffentlich empfohlen, so daß damit glänzende Erfolge erzielt werden konnten. Auch für eine Choleraepidemie, von der ihm von seinen Schülern detailliert berichtet wurde, empfahl er, je nach Symptomatik, sehr treffsicher drei verschiedene Heilmittel – Camphora, Cuprum und Veratrum album –, ohne je einen

31

Kranken zu Gesicht bekommen zu haben. Diese Gegebenheiten und die Möglichkeit, bei einer ausgebrochenen Epidemie auch noch nicht betroffene Menschen mit dem dem Genius epidemicus entsprechenden Arzneimittel vorsorglich zu schützen, sind von vielen Homöopathen der Neuzeit *irrtümlich als „homöopathische Impfung" interpretiert* worden. Dies geht jedoch deutlich an den eigentlichen Zusammenhängen vorbei, da die Homöopathie nur in einer Similebeziehung möglich ist. Wenn heute beispielsweise „homöopathisch gegen Polio geimpft" werden sollte, woher will der Homöopath wissen, welches Arzneimittel dem zukünfigen Genius epidemicus entsprechen wird? Für Polio, wie für alle anderen Erkrankungen, kommt in der Homöopathie immer eine Vielzahl von Arzneimitteln in Betracht, je nach Ausprägung und Symptomatik der Erkrankung. Auch die *Nosode* (ein aus einem Krankheitsprodukt gewonnenes Homöopathikum) kann hier nicht prophylaktisch gegeben werden, da diese zum einen nicht vollständig geprüft ist und zum anderen nach denselben Gesetzmäßigkeiten zu verabreichen ist, wie andere homöopathische Mittel auch. Und ‚Nosode gleich Krankheitsvorbeugung' hat nichts mit echter Homöopathie zu tun; derartiges Schubladendenken hat hier keinen Platz.

Wir sehen, daß schon bei der Behandlung von akuten Krankheiten viele Fragen geklärt werden müssen und nicht nur oberflächlich nach dem einfachen Simileprinzip verfahren werden darf, ohne sich dessen bewußt zu werden, wie diese akute Krankheit einzuordnen ist. *Es sind demzufolge Grundlagen über die chronischen Grundkrankheiten (Miasmen) und deren Wechselwirkungen zu den Akutprozessen vonnöten.*

Der häufig verbreitete Irrglaube, Homöopathie könne nicht schaden, ist einfach falsch! Mittel, die „daneben sind", aber vielleicht doch nicht allzu weit daneben, können in jedem Falle schaden; ganz besonders dann, wenn schon chronische Potenzen im Hintergrund laufen oder wenn mit anderen Hochpotenzen „dazwischengefunkt" wird. – *Bewahren Sie sich also bitte die Achtung vor der Homöopathie!* Wie intensiv diese wirken kann und welch enorme Kraft dahintersteckt, wird am deutlichsten, wenn man entwicklungsgestörte und/oder behinderte Kinder und andere schwerste Störungen oder als unheilbar geltende Krankheiten behandelt und die Erfolge sieht oder Zeuge derartiger Heilungen sein darf. Falsch und zu oberflächlich bzw. lokal angewandte Homöopathie kann in nicht seltenen Fällen nachhaltig schaden! Das gilt ganz besonders für die sehr hohen Potenzen, welche bei Nicht-Homöopathizität zu recht unliebsamen, lang anhaltenden Reaktionen führen können. Aber auch im Falle ihrer Homöopathizität können immer wieder (ungewollte) heftigste Reaktionen vorkommen, vielfach in Form eines überschießenden Rückspulungsprozesses aus dem chronischen Bereich, so als ob man in ein Wespennest gestochen hätte. Aus diesem Grunde gehören Hochpotenzen immer in die Hand eines erfahrenen Therapeuten.

1.6 Das Auffinden des Similes

Ziel der homöopathischen Krankenbefragung ist nicht der Name der Krankheit im Sinne einer schulmedizinischen Diagnose, sondern die Auffindung des Similes, des ähnlichen Mittels. Die Maxime lautet also: *Der Patient und nicht die Krankheit.* Die Anamnese, ob akut oder chronisch, dient dem Zusammenstellen all derjenigen Symptome, die den krankhaften Prozeß in seiner Individualität repräsentieren. In der Homöopathie spricht man deshalb von *Arzneimitteldiagnose* und bei der chronischen Behandlung zusätzlich auch von einer *Miasmendiagnose.*

Aus der homöopathischen Befragung resultiert zunächst die *Gesamtheit der Zeichen und Symptome* des Patienten, die nur der erste Schritt zur Mittelfindung ist. Aus dieser Totalität müssen nun im folgenden die *wahlanzeigenden Symptome* herausgezogen werden. Es erfolgt also eine Sichtung mit anschließender *Wertung.* Nur diejenigen Symptome sind für die Arzneimittelwahl relevant, die den Fall ganz besonders charakterisieren und sich an der Inividualität des Patienten ausrichten. Dies beschreibt Hahnemann in §153 seines Organon der Heilkunst wie folgt: „... sind die *auffallenderen, sonderlichen, ungewöhnlichen und eigenheitlichen (charakteristischen)* Zeichen und Symptome des Krankheitsfalles, besonders und fast einzig fest in's Auge zu fassen...". Das heißt, alles, was allgemein, gewöhnlich und pathognomonisch, also bei einer bestimmten Krankheit auch zu erwarten ist, bleibt weitgehend unberücksichtigt. Hauptsächlich diejenigen Symptome, die die Verstimmung der Lebenskraft besonders deutlich charakterisieren und eigentümlich für den Patienten sind, sind von großem Interesse. Je unverständlicher, unlogischer und komischer ein Symptom ist, desto wertvoller ist es für den Homöopathen.

Diese sog. *Hierachisierung* von Symptomen ist das eigentliche nachdenkliche Geschäft des Homöotherapeuten, welches ihm auch kein Computer abnehmen kann. Die Hierarchisierung hat zum Ziel, die Symptome in eine bestimmte Reihenfolge zu bringen, die den Zusammenhängen und der Wertigkeit des Falles entsprechen. Oder, wie Dr. Eichelberger es immer wieder treffend formuliert hat, es gilt, die *Idee des Falles* zu erkennen, denn *jeder Fall hat seine ihm eigene innere Logik* (das gilt für akute wie für chronische Erkrankungen). Der Ansatz muß also stimmen! Es ist wie in der Mathematik: Wenn schon der Ansatz verkehrt ist, kann man noch so richtig rechnen, das Ergebnis bleibt falsch. Dies kann – besonders bei chronischen Erkrankungen – regelrechte Detektivarbeit bedeuten, ganz besonders deshalb, weil bei den meisten Patienten die eigentliche ursprüngliche, individuelle Symptomatik verwischt ist durch die vielen Impfungen, Antibiotikagaben und Cortisonbehandlungen sowie durch Operationen und andere immunsuppressive Maßnahmen. Darüber hinaus gilt es in einem chronischen Fall, die zugrundeliegenden Miasmen zu erkennen und sich darüber im klaren zu sein, welches Miasma das zur Zeit aktive ist und zuerst behandelt werden muß. Die einzelnen „Weichenstellungen" im Leben eines Patienten müssen herausgearbeitet werden, weshalb ab wann was anders gelaufen ist.

Die Bestimmung der Wertigkeit der Symptome des jeweiligen Falles ist also von zentraler Bedeutung, um das heilende Arzneimittel herauszuarbeiten. Sie ist eine Conditio sine qua non; mit ihr steht und fällt alles. Das heißt, die Grundlage einer erfolgreichen homöopathischen Behandlung ist zunächst eine ausführliche, saubere Anamnese, aus der dann die wichtigsten Symptome und Zusammenhänge herausgezogen werden, wobei die Rangfolge in großem Maße von deren *§ 153-Qualität und -Ausprägung* abhängt.

Mit 3 sehr guten (charakteristischen) Symptomen läßt sich häufig schon ein Mittel eindeutig aussondern (Merksatz: „Auf 3 Beinen steht der Stuhl."). Allerdings braucht man heutzutage meist 5 bis 10 Symptome von geringerer Sonderlichkeit und allgemeinerer Natur, da es aufgrund der heroischen Vorbehandlungen sowie der vielen Impfungen und Unterdrückungen immer seltener wird, daß Menschen herausragende individuelle Leitsymptome „produzieren". Eine Ähnlichkeit in noch mehr Symptomen zu erstreben ist unnütz und birgt häufig Fehlerquellen in sich; dabei resultieren meist Arzneimittel mit vielen Prüfungssymptomen; die weniger geprüften geraten in Nachteil. *Nicht Quantität, sondern Qualität* ist gefragt. Bei der chronischen Repertorisation kommen sogar meist 15 bis 20 Symptome in die engere Wahl, da zum einen hochkarätige Symptome aufgrund immunsuppressiver Vorbehandlungen fehlen und zum anderen die großen Rubriken konsultiert werden müssen, da diese am zuverlässigsten sind. Die Erfahrung zeigt, daß dies eine recht treffsichere Vorgehensweise ist und die Zahl der in Frage kommenden Arzneimittel auf eine kleine Anzahl eingeengt werden kann. Dies läßt sich jedoch ohne Rechnerunterstützung (Repertorisations-Software) heute kaum noch in angemessener Zeit bewältigen.

1.7 Unum remedium

Ein weiteres Prinzip in der Homöopathie besteht in dem sogenannten „unum remedium". Das bedeutet, daß – von ganz wenigen Ausnahmen einmal abgesehen – immer nur ein einziges einfaches Arzneimittel verabreicht wird, was ja auch Sinn macht, denn aufgrund der aufwendigen Anamnese und Repertorisation resultiert eben nur ein besonders ähnliches Mittel, das Simile.

Bereits zu Hahnemanns Zeiten haben jedoch schon viele Mediziner versucht, diesen großen Aufwand zur richtigen Simile-Wahl zu umgehen. Zum einen, weil sie der alten Schule der Lokalläsionen verfallen waren und das Naturgesetz von Leben, Lebenskraft und Krankheiten – alles energetische Entitäten – nicht verstanden haben, und zum anderen, weil es viel bequemer war, nach Kochrezepten wie bisher zu arbeiten und so ein Vielfaches an Zeit zu sparen. – Im übrigen passiert genau dies gerade in unserer heutigen Zeit ein weiteres Mal, und zwar in Form von sog. bioenergetischen Verfahren wie Moratherapie, Bioresonanz, Kinesiologie und ähnliches mehr.*

Auch die heutigen vielerorts verschriebenen Komplexmittel – das sind zusammengemischte homöopathische Einzelmittel, welche alle einen besonderen Bezug zu einem bestimmten Organ oder einer bestimmten Erkrankung im schulmedizinischen Sinne haben – stehen eindeutig außerhalb des homöopathischen Gedankens. Sie werden von vielen Therapeuten angewandt in der Hoffnung, irgendeine Substanz werde den Fall schon heilen. So werden beispielsweise gezielt Komplexe für den Magen-Darmtrakt empfohlen, für den Atmungtrakt, und so weiter. Im Klartext: *Schulmedizinisches Denken mit dynamisierten Mitteln.*

Dieses „Schrotschußverfahren" ist sehr verwerflich, da man an den Kern der Krankheitsursache nicht herankommt! Da werden häufig Mittel miteinander vermischt, die sich zusammen überhaupt nicht vertragen, ja sich gegenseitig stark beeinflussen oder sogar ausschließen! Des weiteren werden Hochpotenzen und Tiefpotenzen wild kombiniert und tiefgreifende chronische antimiasmatische Mittel mit oberflächlich wirkenden akuten Mitteln durcheinander gebracht! Daß dabei unheilbare Fälle oder zumindest häufig sehr schwer zu heilende Fälle produziert werden, ist nur den „klassisch" arbeitenden Homöotherapeuten klar. Sie erleben dies immer wieder in der Sprechstunde. Diese Methode ist deshalb genauso verwerflich wie der schnelle Griff zu Antibiotika oder Cortison! So kann beispielweise ein Arzneimittel des Komplexes recht homöopathisch sein und die Krankheit

---

* siehe auch Kapitel 2.7 *Moderne, jedoch nicht praktikable Vereinfachungen*

heilen; ein anderes dagegen beschert dem Patienten eine Arzneimittelprüfung und führt zu einer allgemeinen Verschlimmerung seines Wohlbefindens. Wie will man als Therapeut dies nun beurteilen, und wie soll man im folgenden darauf gezielt reagieren? Man erfährt also nicht, welches Mittel wirklich wirksam war und kann demzufolge auch nicht hinsichtlich einer Zweitverschreibung gezielt agieren. – Sie sehen, Komplexmittel – ursprünglich ausgedacht, um alles zu vereinfachen – können einen Fall durchaus stark verkomplizieren!

1.8 Nach der Mittelgabe

Mit der Rezeptur und Einnahme des homöopathischen Mittels wird ein Prozeß in Gang gesetzt, der die Lebenskraft veranlaßt, mit der Zeit wieder in Harmonie zu schwingen. Bei Akutkrankheiten kann dies sehr schnell erfolgen, je nachdem, wie schnell die Krankheit aufgetreten ist, denn auch die Geschwindigkeit ist ein Teil der Homöopathizität. Es ist nicht zu erwarten, daß ein grippaler Infekt, der sich über eine ganze Woche schleichend entwickelt hat, mit der Homöopathie innerhalb eines Tages verschwindet. Hingegen wird ein mit sehr hohem Fieber plötzlich aufgetretener Infekt mit Hilfe des homöopathischen Similes ebenso schnell verschwinden, wie er gekommen ist. Dies gilt mutatis mutandis auch für die chronischen Erkrankungen. Eine handfeste chronische Polyarthritis (PCP) braucht also ihre Zeit, bis sie vollkommen ausgeheilt ist.

Bei einer chronischen Kur ist in größeren Abständen zu prüfen, ob das Arzneimittel noch Wirkung zeigt, ob eine andere Potenz vonnöten ist oder ob etwa ein Folgemittel zum Zuge kommen sollte. Deshalb wird sich der Therapeut von Zeit zu Zeit einen Verlaufsbericht geben lassen, um im Anschluß daran die für ihn wichtigen Fragen anhand seiner Aufzeichnungen aus dem Anamnesegespräch zu stellen. Mit diesen Angaben sollte er dann fähig sein, auf der Basis der Veränderungen der Symptome eine Folgeverschreibung vornehmen zu können. Der Patient ist also angehalten, sich von Anfang an gut zu beobachten und alles Auffallende schriftlich festzuhalten.

1.8.1 Die homöopathische Erstverschlimmerung

Ein typisches Phänomen bei homöopathischen Behandlungen ist die sog. *Erstverschlimmerung*, auch *homöopathische Verschlimmerung* genannt. Sie ist im Prinzip ein positives Zeichen und bedeutet, daß das verabreichte

Arzneimittel paßt. *Homöopathische Verschlimmerung bedeutet eine anfängliche Verschlimmerung der Symptome des Patienten unter Besserung seines Allgemeinzustandes.* Der Patient wird sich i. d. R. insgesamt besser fühlen, obwohl sich einige (lokale) Symptome deutlich verschlimmert haben. („*Meinem Magen* geht es schlechter.", jedoch: „*Ich* fühle mich besser." oder: „*Mir* geht es besser.") Mit anderen Worten: Der Patient verschlimmert sich weder insgesamt von seinem Zentrum her noch tauchen neue, bisher nicht vorliegende Symptome auf. Einzige Ausnahme: Sie gehören zum Mittelbild der Homöopathikums oder resultieren von früher, sind also quasi zum Rückspulungsprozeß gehörig. Die Dauer einer Erstverschlimmerung sollte relativ kurz sein; ihr folgt dann zunehmende Besserung.

Eine Erstverschlimmerung braucht nicht in jedem Falle aufzutreten. Wenn sie jedoch vorkommt, ist sie von gutem prognostischem Wert und hat folgende Aussagekraft:
• Das verabreichte Arzneimittel paßt; es handelt sich um das Simile.
• Der Organismus hat gut reagiert, und der Patient ist auf dem Weg der Heilung.

Bei LM-Potenzen (Q-Potenzen) lassen sich häufig auch sog. *Spätverschlimmerungen* beobachten. Hierbei handelt es sich um im späteren Verlauf der Kur wiederauftretende Beschwerden, die i. d. R. anzeigen, daß die Potenz des heilenden Arzneimittels ausgeschöpft oder die Heilung schon erreicht ist.

1.8.2 Die Hering'sche Regel

Die Heilung erfolgt unter Naturgesetzmäßigkeiten, die Constantine Hering (1800–1880), großer deutscher Homöopath in Amerika, in der sog. *Hering'schen Regel* zusammengefaßt hat. Mit dieser Regel kann die „Richtung", die die Symptome im Verlaufe der Kur genommen haben, beurteilt werden. Grundsätzlich gesehen darf nichts auftreten, was vorher nicht schon einmal da war, es sei denn, es ist ein Hautausschlag (im homöopathischen Sinne Ausleitung über die Haut), oder wir können es anderweitig einordnen. Die Hering'sche Regel beschreibt die zentrale Regel des Heilungsverlaufes und gilt besonders für chronische Erkrankungen. Sie lautet:

Hering'sche Regel: Der Patient ist auf dem Wege der Heilung, wenn
• die Symptome *von innen nach außen* verschwinden und/oder
• *von oben nach unten* und/oder
• in der *umgekehrten Reihenfolge* ihres früheren Auftretens.

Der Organismus, ja sogar die kleinste Lebenseinheit, die Zelle, arbeitet von innen nach außen. Aus diesem Grunde sind Hautausschläge vergleichsweise harmlose „Krankheiten", selbst wenn sie große Beschwerden bereiten, denn der Organismus versucht schädliche Toxine über die Haut auszuleiten. Hautausschläge müssen demnach unangetastet bleiben und dürfen nicht lokal behandelt werden. Sie verschwinden von alleine, wenn das Zentrum gereinigt ist. Das heißt, unter einer homöopathischen Behandlung kann zunächst die Haut „belastet" werden, wohingegen innere Organe entlastet werden oder sich Gemütssymptome deutlich aufhellen, um dann später von selbst wieder zu verschwinden. Verläuft die Symptomenveränderung in umgekehrter Reihenfolge, so wird es kaum echte Heilung geben.

Ähnlich verhält es sich bei „von oben nach unten". Eine Neurodermitis wird im Sinne dieser Naturgesetzmäßigkeiten gut abheilen, wenn sie sich von oben nach unten verbessert. Das gilt auch dann, wenn beispielweise vorübergehend Hautausschläge an den Beinen auftreten, die zuvor dort noch nie zu beobachten waren, wobei jedoch das Gesicht schon völlig frei geworden ist.

Die „umgekehrte Reihenfolge ihres Auftretens" beschreibt einen *Rückspulungsprozeß*, der bei der Behandlung von chronischen Erkrankungen immer wieder festzustellen ist. Mit der Homöopathie wird ein retrograder Prozeß angestoßen, der dem Patienten häufig noch einmal alle alten – noch nicht vollständig ausgeheilten – Krankheitserscheinungen und -stadien für kurze Zeit reaktiviert, um diese nun zu durchleben und endgültig echt ausheilen zu können. Dies ist immer als positives Zeichen des Heilungsverlaufes zu werten. Waren die einzelnen Lebensabschnitte des Patienten in der Vergangenheit in gesundheitlicher Hinsicht mit viel Dramatik behaftet, so wird dieser den Rückspulungsprozeß i.d.R. als recht anstrengend empfinden, weil „immer etwas passiert*. War dies nicht der Fall, so kann diese Aufarbeitung alter Krankheitszustände völlig latent und fast unbemerkt verlaufen. Häufig kommen auch wieder Symptome zum Vorschein, welche

---

* Je mehr akute und entzündliche Prozesse im Leben eines Menschen vorgekommen sind, desto deutlicher wird dieser den Rückspulungsprozeß „seiner" früheren, bislang nicht wirklich ausgeheilten Krankheiten erleben. Da mit zunehmender Behandlungsdauer die Miasmen – und damit die alten Krankheitsbeschwerden – immer weiter abgetragen werden, sind auch die entsprechenden Reaktionen auf das homöopathische Arzneimittel immer weniger deutlich wahrzunehmen (d.h. ohne große Dramatik), da man mit der Zeit automatisch „in ruhigeres Fahrwasser kommt". Ich erinnere mich noch gut an einen Patienten mit ausgeprägten, jahrelang bestehenden, chronischen Problemen, der seinen anfänglichen Rückspulungsprozeß mit recht viel Dramatik erlebte, aber auch mit großer Spannung, Begeisterung und Faszination verfolgte. Später, bei fortgeschrittener erfolgreicher Therapie, meldete er sich einmal folgendermaßen am Telefon und lachte: „Ich bin sehr zufrieden. Aber es ist richtig langweilig geworden; es passiert überhaupt nichts mehr."

der Patient schon längst vergessen hatte und deshalb in der Anamnese nicht zur Sprache gebracht hat, aber an welche er sich bei der Rückspulung sofort wieder erinnert. Deshalb ist der Therapeut angehalten, bei Auftreten von „neuen" Symptomen während einer chronischen Kur immer wieder zu eruieren, ob dem Patienten diese Phänomene von früher her bekannt sind. Ist dies der Fall, so kann man davon ausgehen, daß das zur Zeit „laufende" Mittel noch wirkt und weiterhin nicht gewechselt zu werden braucht.

1.8.3 Unterbrechungen – Zwischenbehandlungen

Wie weiter oben bei den akuten Krankheiten beschrieben, kann während der Behandlung einer chronischen Krankheit eine Zwischenbehandlung erforderlich werden. In diesem Fall – wenn der Schweregrad der Erkrankung es erforderlich macht – ist mit der Einnahme des chronischen Arzneimittels so lange auszusetzen, bis die Akutkrankheit vollständig abgeklungen ist und man sich darüber hinaus sicher sein kann, daß eine Wiederaufnahme der chronischen Kur keinen Rückfall bedeutet. Die Akutkrankheit hat meiner Erfahrung nach in den meisten Fällen etwas mit der chronischen Behandlung zu tun und könnte durch eine zu frühe Wiedereinnahme des chronischen Arzneimittels weiter angefacht werden; also quasi wie Öl aufs Feuer gießen.

Dieses Verfahren ist selbstverständlich nur mit LM-Potenzen praktizierbar; im Falle von hohen C- oder D-Potenzen ist man „auf Gedeih und Verderb" den Reaktionen der Lebenskraft auf diese Einmalgabe ausgeliefert. Nur bei den LM-Potenzen, dem Vermächtnis Hahnemanns letzter Pariser Praxisjahre, läßt sich auch die Dosierung optimal der Reaktionsweise des Patienten anpassen und gegebenenfalls zu jedem Zeitpunkt korrigieren. Sie wirken sehr tiefgreifend (von Stufe zu Stufe 100mal verschüttelt!) und sind dennoch sanft und häufig wiederholbar.

1.8.4 Folgerezeptur und Ende der Behandlung

Mit der Zeit sollten die Symptome rückläufig werden und die Neigung zu erkranken verschwinden. Dies ist allerdings ein recht langwieriger Prozeß, der abhängig davon ist, wie viele Miasmen präsent sind und in welchem Ausprägungsgrad diese vorhanden sind. So kann es von Zeit zu Zeit zu sog. Miasmenwechseln kommen, welche dann einen Arzneimittelwechsel signalisieren; d.h, das zuvor aktive und primär behandelte Miasma verabschiedet sich und tritt zurück, während ein anderes, welches zunächst nur latent vorhanden war, sein Haupt erhebt und nun sein homöopathisches

Mittel fordert. Dieses Wechselspiel kann sich des öfteren wiederholen, wird jedoch mit der Zeit in seiner Intensität abklingen, um schließlich gänzlich zu verschwinden, so daß der Organismus (fast) frei von jeglichen Miasmen sein wird und somit (fast) vollkommene Gesundheit resultiert.

1.8.5 Dauer einer chronischen Behandlung

Wie lange dauert nun eine solche chronische Behandlung? – Dies ist sehr unterschiedlich und abhängig von den zugrundeliegenden Miasmen (Komplexität und deren Intensität) und der Individualität des Patienten. Im Prinzip lassen sich deshalb keine pauschalen Zeitangaben machen. Allerdings gibt uns Hahnemann einen kleinen Anhalt. Er hat schon damals darauf hingewiesen, daß die Dauer einer chronischen Behandlung als schnell anzusehen sei, wenn die Heilung innerhalb von drei Jahren erfolgt. Selbstverständlich gilt das für unsere heutige Zeit mehr denn je, denn die Miasmen werden in der Regel weitervererbt und verschärfen sich schleichend von Generation zu Generation. Darüber hinaus kann sich heutzutage kaum ein Patient den Errungenschaften der modernen Schulmedizin mit ihren Impfungen, Antibiotika, Cortisonen und sonstigen immunsuppresiven Medikamenten sowie häufig unnützen Operationen entziehen; zu Hahnemanns Zeit hat es derartig schwere Medikationen noch nicht gegeben. Das soll auf der anderen Seite jedoch nicht darüber hinwegtäuschen, daß vielfach auch deutlich schnellere Heilungen (im Sinne von echter Ausheilung, d. h. der Patient ist auch frei von weiteren homöopathischen Arzneimitteln) vorkommen.

2. Die Miasmen, die chronischen Grundkrankheiten

Die sog. *Miasmenlehre* Hahnemanns, die *Krankheitslehre um die chronischen Krankheiten*, versetzt den Homöotherapeuten in die Lage, Krankheiten zu heilen, die nach offizieller Lehrmeinung als unheilbar gelten. So steht die moderne Hochschul- und Apparatemedizin zusammen mit dem ganzen Aufgebot der heutigen Pharmaindustrie derartigen Krankheiten weitgehend hilflos gegenüber und versucht diese mit starken und äußerst giftigen Substanzen notdürftig zu lindern. Häufig erkauft sich der Patient eine solche Linderung teuer durch eine ihm neu aufgezwungene Krankheit – aufgrund der vielen schädlichen Nebenwirkungen der verabreichten Medikamente.

Hahnemann veröffentlichte diese neue Krankheitslehre nach 12jähriger Forschungsarbeit und Verifikation am Patienten und nach mehr als 30jähriger Simileerfahrung bei den Akutkrankheiten in seinen fünf Bänden „Die chronischen Krankheiten" ab 1828. Dieses Werk wurde von einem Großteil der damaligen Homöopathen bis zu einem Großteil der heutigen Kollegen nicht verstanden und demzufolge weitgehend abgelehnt und mißachtet. *Aber eigentlich dürfte sich kein Therapeut wirklich Homöopath nennen, der diese Gesetze und Regeln hinsichtlich der chronischen Erkrankungen negiert.* Sie gehen über die bloße Similebeziehung weit hinaus und sind grundlegend für die Klassische Homöopathie bei der Behandlung chronischer Leiden; ohne sie beschneidet sich jeder Therapeut wunderbarer Möglichkeiten, und ohne sie wird er niemals die Homöopathie in ihrer gesamten Bandbreite erleben. Homöopathie ohne die Miasmenlehre kann nur Akuthomöopathie bedeuten, vielfach auch nur palliative Behandlung, also lindernd und nicht heilend.

2.1 Die Anfänge der Miasmenlehre

Laut bisheriger Geschichtsschreibung geht der Anstoß für Hahnemanns Miasmenlehre auf die Beobachtung zurück, daß die anfänglich gute Wirkung der verabreichten Arzneimittel in vielen Fällen langsam verlorenging und die alten krankhaften Zustände oder ähnliche Erscheinungen mit der Zeit wieder zum Vorschein kamen, jedoch mit dem Unterschied, daß diese nun hartnäckiger waren und daß die ursprünglich gut wirkenden Arzneimittel diesmal versagten. Hahnemanns Schußfolgerungen nach 12jähriger intensiver Forschungstätigkeit und Beschäftigung mit dieser Frage: Man hat es nicht allein mit der aktuellen Krankheitserscheinung zu tun – sie ist *keine in sich abgeschlossene Krankheit, die als eigenständige Krankheit aufzufassen ist –*, sondern sie ist immer *der abgesonderte Teil eines tiefer liegenden Ur-Übels.* Mit anderen Worten: Die sichtbare Krankheit ist nur der aktive Teil einer Krankheit, die man mit *Krankheit hinter den Krankheiten* umschreiben könnte. Sie ist nichts weiter als die äußere Manifestation des inneren Leidens, der chronischen Verstimmung der Lebenskraft. Hahnemann hat diese Hintergrundkrankheit, welche oft auch als chronische Grundkrankheit bezeichnet wird, *Miasma* genannt.

Doch gemäß den neueren Forschungsergebnissen von Gerhard Risch *gehen die wahren Anfänge der Miasmenlehre mit Sicherheit viel weiter zurück als bislang angenommen:* Schon um 1785 beschäftigte sich der Begründer der Homöopathie mit den venerischen Krankheiten (Syphilis und Gonorrhoe) und erkannte sie als chronische Krankheiten. Das Wort „chronisch" hatte bereits zu dieser Zeit für ihn den Sinn, den es später im Jahre 1828 noch immer haben sollte: Er bezeichnete sie als chronisch, weil die Lebenskraft bei ihnen nicht in der Lage war, sie von allein zu überwinden. *„Chronisch" hat also bei Hahnemann von Anfang an eine diagnostisch-qualitative Dimension und nicht nur eine zeitliche! „Chronisch" beschreibt den Charakter einer Erkrankung und hat primär nichts mit ihrer Dauer zu tun.* – Erst ca. 40 Jahre später reiht er den beiden venerischen Krankheiten noch die Psora hinzu, die er auch als chronische nicht-venerische Krankheit beschreibt. – Hahnemann war damals noch nicht einmal 34 Jahre alt und stand noch vor seinem berühmten Selbstversuch mit der Chinarinde, welcher weltweit immer noch als Geburtsstunde der Homöopathie gefeiert wird. Die Behauptung, seine Lehre von den chronischen Krankheiten sei die Ausgeburt eines senilen Greisenhirns, wie es von den Gegnern der Miasmenlehre immer wieder hingestellt wird, hat sich somit als historische Unwahrheit entpuppt. *Die Grundzüge dieser chronischen Krankheitslehre standen schon eher fest als die Wiederentdeckung des Ähnlichkeitsgesetzes durch ihn sowie die daraus abgeleiteten Arzneimittelprüfungen am Gesunden und die gesamte Akuthomöopathie!* Darüber hinaus ist ersichtlich, daß Hahnemann von Anfang an energetisch dachte, denn er erkannte schon 1789 (!) Mercurius solubilis als Antisyphilitikum (!) aufgrund seiner physikalischen (!) Wirkung, ein sog. Mercurialfieber zu erzeugen, welches die Syphilis heilt, also eine Art Kunstkrankheit, welche die eigentliche Krankheit hinwegnimmt.

Rischs logische Schlußfolgerung rückt die Miasmenlehre an den Platz, der ihr gebührt: *„Die Homöopathie hat also schon lange vor 1790 begonnen… und ist viel mehr als nur das Ähnlichkeitsgesetz!"*

Etwa ein halbes Jahrhundert später haben die fähigsten Schüler Hahnemanns entdeckt, daß die *Miasmen* auch *hereditär-chronisch* sind, d. h., daß sie erblich weitergegeben werden. Oder mit anderen Worten: Sie weisen darauf hin, daß das Potential weitergegeben wird, in einer bestimmten Art und Weise pathologisch zu reagieren, wenn gewisse Bedingungen erfüllt und die Voraussetzungen dafür gegeben sind. Aufgrund ihrer langjährigen Praxiserfahrungen und minutiösen Beobachtungen haben sie der Nachwelt Regeln hinterlassen, wie diese hereditär-chronischen Miasmen in praxi zu erkennen und zu behandeln sind. *Für die Behandlung solch vererbter chronischer Grundkrankheiten gelten nämlich völlig andere Regeln als für die Behandlung von erworbenen Miasmen.* Bei Hahnemann können wir jedoch nur etwas über die erworbenen Miasmen lernen; unser großer Meister (immerhin schon über 70 Jahre alt!) stand sozusagen noch am Anfang dieser wegweisenden Lehre. Erst James Tylor Kent und allen voran John Henry Allen (beide um die letzte Jahrhundertwende) haben gezielte Angaben darüber gemacht, wie das homöopathische Vorgehen bei den hereditären Miasmen ist. Wer diese Weiterentwicklungen nicht kennt oder therapeutisch nicht nutzt, limitiert sich selbst und bringt sich um wunderbare Erfolge hinsichtlich der Behandlung chronischer Erkrankungen (und zwar ganz besonders) in unserer heutigen Zeit.

2.2 Charakteristik der chronischen Krankheiten

Miasma bedeutet soviel wie Besudelung, Verunreinigung oder Anstekkungszunder (ansteckend, kontagiös, verderbend) und umschreibt dasjenige, was hinter dem vordergründigen Leiden steckt. Diese *Krankheit hinter den Krankheiten* läßt sich folgendermaßen charakterisieren:

- Sie ist chronisch und unheilbar und endet erst mit dem Tod.
- Sie frißt sich unter immer wieder aufflackernden Schüben in immer zentralere Regionen vor.
- Wenn äußere Manifestationen durch lokale Maßnahmen unterdrückt werden, erfolgt das Gegenteil von Heilung: Verschlimmerung.

Im Gegensatz zu den akuten Krankheiten läßt die Lebenskraft den chronischen Krankheiten ungehindert Zutritt zum Organismus. Sie kann sich von ihnen nicht selbständig befreien; *eine Selbstheilung ist also nicht möglich.* Die chronische Krankheit verläuft immer in Phasen (Stadien) oder akuten

Schüben (siehe Bild 1.2) mit dazwischenliegenden Latenzzeiten, welche den Eindruck einer Ausheilung erwecken und vermeintliche Gesundheit vortäuschen. Jedoch kommt sie – eventuell erst nach Monaten oder Jahren – in einer mehr oder weniger abgeänderten Gestalt oder sogar mit einem völlig neuen Gesicht wieder zurück, und zwar zumeist mit Krankheitserscheinungen, die man aus herkömmlicher Sicht nicht im entferntesten mit den vorangegangenen in Zusammenhang bringen würde, da sie klinisch wirklich nichts miteinander zu tun haben. So treibt das Miasma den Organismus zielgerichtet in die Destruktion, ohne daß dies von jedermann deutlich wahrzunehmen ist.

Die Miasmen werden immer in dem Stadium weitergegeben, in dem sich der Überträger gerade befindet. Eine Ansteckung im 3. Stadium der Syphilinie bedeutet demnach nicht akute Syphilis, sondern beschert dem Patienten „nur" die Symptome des Tertiärstadiums dieses destruktiven Miasmas.

2.2.1 Erste therapeutische Konsequenz – keine eigenständigen Krankheiten

Die erste therapeutische Konsequenz aus dieser Betrachtungsweise hinsichtlich der chronischen Krankheiten ist, daß *die einzelnen Krankheitsstadien im Leben eines Menschen unter keinen Umständen als eigenständige, neue, voneinander unabhängige Krankheiten anzusehen sind*. Sie gelten im Prinzip als akute Exacerbation eines oder mehrerer wirkender Miasmen. Das wiederum bedeutet, daß man nicht jede Krankheitserscheinung separat behandeln darf, sondern es gilt, die chronischen Grundkrankheiten als Ganzes zu eliminieren. *Eine homöopathische chronische Behandlung ist also gleichzusetzen mit einer antimiasmatischen* Behandlung* und richtet sich nicht gegen vordergründige Symptome. Die antimiasmatische Behandlung übersieht die „schäumende Oberfläche" und blickt tiefer in den Fall hinein, indem sie nach der *prima causa morbi* forscht, nach der ursprünglichsten Ursache der Krankheit, dem Miasma.

---

* Der Begriff *antimiasmatisch* hat sich in die homöopathische Nomenklatur eingeschlichen. Korrekt müßte es *homöomiasmatisch* heißen, da in der Homöopathie nichts bekämpft wird, sondern ausschließlich nach dem Ähnlichkeitsprinzip verfahren wird.

2.2.2 Zweite therapeutische Konsequenz – Verbot der lokalen Manipulation

Die zweite therapeutische Konsequenz betrifft die sog. äußeren Manifestationen. *Jegliche Manipulation an den äußeren Erscheinungen der Krankheit mit „äußerlichen Mitteln"* hat zu unterbleiben – Hahnemann verbietet dies aufs strengste: Wegschneiden, „Zuschmieren", Verätzen, … ist „eine Todsünde des Behandlers!" –, da die Krankheit sonst sehr leicht von der Peripherie ins Innere getrieben wird und sich vom energetischen Standpunkt her (u. U. sogar dramatisch) verschlimmert.

Dies kann beispielsweise bedeuten, daß „aus einer Neurodermitis eine Neigung zu spastischer Bronchitis wird" oder „aus einem grippalen Infekt eine Neigung zu Herzmuskelentzündungen oder epileptischen Krampfanfällen" oder „aus einer Sinusitis (Nebenhöhlenentzündung) chronischer Rheumatismus, z. B. in Form von Polyarthritis".

Alles, was von innen nach außen – auf die Peripherie des Organismus – getrieben wird, muß also absolut unangetastet bleiben, denn es handelt sich nicht um die eigentliche Erkrankung, sondern nur um Beschwichtigungsmaßnahmen des Organismus, ein inneres, tiefer sitzendes Leiden auszubalancieren. Hahnemann spricht hier von *Lokal-Übeln*, die ein aktiver Versuch der Lebenskraft sind, einen besseren Interimszustand herbeizuführen, damit die Miasmen weder mit Sekundär- noch später mit Tertiärsymptomen hervorbrechen können. Das Wegnehmen eines Lokal-Übels von der Oberfläche, in vielen Fällen dem einzigen sichtbaren Zeichen der chronischen Erkrankung, kann Quelle vieler chronischer Leiden sein und ist „eine der verbrecherischsten Handlungen, deren sich die ärztliche Zunft schuldig machen konnte" (Hahnemann). Jegliches Herumdoktorn an den äußeren Krankheitserscheinungen ist für einen echten Heiler verboten.

2.2.3 Dritte therapeutische Konsequenz – ausführliche Lebensanamnese

Bei der Aufnahme von Akutkrankheiten ging es bislang darum, den Unterschied zu vorher festzustellen. Gesucht wurden alle gegenwärtigen Zeichen und Symptome inclusive einer eventuellen Ursache (Causa), um das der Krankheit ähnlichste, heilende Arzneimittel heraussuchen zu können.

Bei den chronischen Krankheiten ist dies viel umfassender und aufwendiger. Hier geht es im wesentlichen nicht nur um die aktuellen Symptome und Zeichen, sondern besonders auch um *die großen Zusammenhänge und Weichenstellungen im Leben eines Menschen.* Es geht immer wieder um die Frage: *Ab wann ist etwas anders gelaufen, weshalb und wodurch?* Dies können schwere Krankheiten gewesen sein und/oder deren Behandlung; oder Impfungen, Operationen, starke Gemütsbewegungen, Schwangerschaft, Unfälle, Erlebnisschocks, die eigene Lebensweise und vieles mehr.

Um derartige Phänomene und Weichenstellungen im Leben eines Menschen entdecken zu können, ist eine ausführliche Anamnese notwendig, und zwar eine *detaillierte Lebensanamnese.* Doch damit nicht genug. Da die Miasmen auch hereditär sind, also das Potential, in einer gewissen Weise zu reagieren, erblich weitergegeben wird, kommt auch der *Schwangerschafts- und Kleinkindanamnese* sowie einer ausführlichen *Familienanamnese der Blutsverwandtschaft* eine große Bedeutung zu, denn „nichts passiert auf der grünen Wiese". Der rote Faden, der sich durch alles hindurchzieht, muß erkannt werden. Erstes Ziel neben dem Sammeln von indivuellen Zeichen und Symptomen ist demnach die Suche nach den hereditären und/oder erworbenen Miasmen – der sogenannten *Primär- und Sekundärmiasmatik –* sowie nach anderen – nach Möglichkeit *kausalen* – Zusammenhängen während des gesamten Lebens des Patienten. Erst dann ist es möglich, verschiedene Weichenstellungen genauer in Augenschein zu nehmen, um die aktuellen Symptome besser verstehen zu können. Eichelberger spricht hier von dem Erkennen der *Idee des Falles. Jeder einzelne Fall hat seine ihm eigene innere Logik,* die es zu erkennen gilt und die therapeutisch umgesetzt werden muß; eine vordergründige „Symptomenabdeckerei" führt nie und nimmer zum Ziel einer dauerhaften Heilung.

John Henry Allen, der Professor für Haut- und Geschlechtskrankheiten in den USA war und sich als Homöopath nicht nur sehr intensiv mit den venerischen Miasmen und deren Heredität beschäftigt hat, sondern auch das Zusammenspiel der Miasmen untereinander und die Auswirkungen ihrer Unterdrückungen klar erkannt und formuliert hat, faßt dies in seinem Buch „Die chronischen Krankheiten – die Miasmen" sehr treffend zusammen: „Tatsache ist, daß wir das allerähnlichste Mittel nicht auswählen können, wenn wir die Phänomene der wirkenden und zugrundeliegenden Miasmen nicht kennen; denn das wahre Simile basiert immer auf den vorhandenen, zugrundeliegenden Miasmen, ob wir uns dieser Tatsache nun bewußt sind oder nicht. Das heilende Mittel ist nichts anderes als dasjenige, welches die Krankheit erzeugen kann, die durch ein bestehendes Miasma entstanden ist." – Das heißt, bei der chronischen antimiasmatischen Behandlung sind die *wahlanzeigenden Symptome im Sinne des §153 die miasmatischen Symptome.*

Der geübte Homöotherapeut erkennt den vorliegenden miasmatischen Touch immer an den aktuellen und früher dagewesenen Symptomen des

46

Patienten sowie an den Krankheiten und Zusammenhängen aus der Blutsverwandtschaft. Aus diesem Grunde werden bei chronischen antimiasmatischen Behandlungen häufig vorab *umfangreiche Fragebogen** zu bearbeiten sein, die mehrerlei Effekte und Zielrichtungen haben. Zum einen wird der Patient gezwungen, sich mit sich selbst zu befassen und auch über Dinge und Zusammenhänge nachzudenken, an die er sich schon lange gewöhnt hat und die er mittlerweile als vollkommen unwichtig erachtet. Aber genau diese Dinge könnten für den Behandler ausschlaggebend sein, das richtige Mittel (bzw. die Abfolge richtiger Arzneimittel) zu finden. Darüber hinaus wird sein Unterbewußtsein in einer Weise aktiviert, so daß im Gespräch häufig Dinge zum Vorschein kommen, an die sich der Patient schon lange nicht mehr erinnert hat. Ein Fragebogen dient demnach in erster Linie der Vorbereitung des Patienten sowie des Therapeuten. Letzterer wird diesen ein paar Tage vor dem Gespräch durcharbeiten, um die Anamnese effizienter gestalten zu können und um Dinge dann gezielt anzusprechen, die anderweitig sonst nicht zur Sprache gekommen wären. Um es abschließend noch einmal klar zu sagen: *Ein Fragebogen kann ein Anamnesegespräch nicht ersetzen!*

2.2.4 Vierte therapeutische Konsequenz – Hochpotenzen

Ein weiterer großer Unterschied zu der Behandlung von Akutkrankheiten betrifft die Potenzgabe, die Hochpotenzen**. Hahnemann und viele seiner Nachfolger haben immer wieder darauf hingewiesen, daß man bei chronischen Erkrankungen mittels Tiefpotenzen wenig beziehungsweise gar nichts ausrichten kann. An dieser Stelle sei darauf hingewiesen, daß Hahnemann erst 1828, mit der Veröffentlichung seiner „Die chronischen Krankheiten", offiziell die Potenzierung in die Homöopathie eingeführt hat. Aufgrund langjähriger Experimente und Beobachtungen kam er zu dem Ergebnis, daß sich die entmaterialisierten Arzneisubstanzen den chemischen Gesetzen entziehen und andere *physikalische* Eigenschaften annehmen. Erst durch die Dynamisierung und Entmaterialisierung können sich die verborgenen Arzneikräfte entwickeln, so daß beispielsweise reines Kochsalz, welches arzneilich völlig indifferent ist, als Hochpotenz eingenommen, eines der größten

---

* siehe auch Kapitel 4.1 *Sinn und Zweck eines homöopathischen Fragebogens* und Anhang A.5 *Fragebogen für die Anamnese*
** Hochpotenz: ab der Potenz, ab welcher – statistisch gesehen – kein Molekül der Ausgangssubstanz mehr nachweisbar ist (siehe Avogadro'sche Zahl), also ca. $< 10^{-23}$. Das heißt, rein rechnerisch beginnt die Hochpotenz bei den D-Potenzen ab D23, bei den C-Potenzen ab C12 und bei den LM-Potenzen (bzw. Q-Potenzen) ab LM4 (Q4).

antimiasmatischen Arzneimittel der gesamten Materia medica ist (bekannt als Natrium muriaticum), auf das wir niemals freiwillig verzichten würden. Als Siebzigjähriger äußerte sich Hahnemann 1825: „Die Materie hält bloß noch der Pöbel für tote Stoffe, da sie doch dahin gebracht werden können, unglaubliche, nie geahndete Kräfte aus ihrem Innern zu entwickeln…" Und Allen sagt: „Nur die höheren Potenzen haben sich als ausreichend stark erwiesen; die tieferen Potenzen haben selten die gewünschte Wirkung oder können diese Arbeit vollführen."

Als grobe Richtschnur gilt also: Hochpotenzen für die Behandlung chronischer Erkrankungen und Tiefpotenzen für die Akutbehandlung (incl. der akuten Zwischenbehandlung während einer laufenden chronischen antimiasmatischen Kur, z. B. im Falle einer interkurrenten Erkrankung).

Nachfolgend nun noch ein kleiner Anhalt zur Orientierung bzgl. Potenzhöhe und Gabe, welcher selbstverständlich nicht in allen Fällen Gültigkeit haben kann, denn es gilt immer wieder aufs Neue, daß Homöopathie Individualtherapie ist und jeder einzelne Fall für sich betrachtet werden muß:

- C-Potenzen: $\geq$ C 30; Einmalgabe! Wirkungsdauer meist 6 Wochen und mehr, während derer das Mittel nicht wiederholt werden darf.
- D-Potenzen: Es gilt in etwa Analoges.
- LM-Potenzen (Q): $\geq$ LM18 (Q18); kann alle paar Tage wiederholt werden (zuvor 10mal schütteln!) und „läuft" i. d. R. 3 bis 4 Monate.

2.2.5 Verschlimmerungszeiten der Miasmen

Da sich die Miasmen in Schüben in den Organismus weiter „vorfressen", sollte man sich die berechtigte Frage stellen, wann solche Verschlimmerungen festzustellen und/oder wodurch sie auszulösen sind. Für einen Therpeuten ist es unerläßlich, diese Verschlimmerungszeiten und -ursachen zu kennen und in der Anamnese oder auch im Verlaufe der chronischen Kur immer wieder neu zu hinterfragen. Dabei lassen sich grundsätzlich zwei Kategorien unterscheiden: natürliche Verschlimmerungszeiten und sonstige Verschlimmerungszeiten:

Natürliche Verschlimmerungszeiten:
- erste und zweite Zahnung, Pubertät, Menarche (erste Menstruation), jede Menses, Schwangerschaft und Geburt, übermäßig lange Stillzeiten, Klimakterium (Wechseljahre)

- Herbst, Winter, Frühjahr, Witterungseinflüsse, geographische Einflüsse, Mondeinflüsse
- akute Krankheiten

Sonstige Verschlimmerungszeiten:
- Mangel an Ruhe, Schlaf, Sonne, Luft, Bewegung
- allgemeine Belastung, körperliche/geistige Anstrengung, Mangelzeiten (Hungersnöte, Überernährung etc.)
- Verletzungen, Unfälle, Körpersäfteverlust
- Operationen, Narkosen, sonstige manipulative Eingriffe, Arzneimittelkonsum bzw. -mißbrauch, Kräutermißbrauch, Drogen, „die Pille", sonstige Hormoneinnahmen
- öfterer Schreck, Schockerlebnisse, anhaltender Kummer, viel Ärger
- etc. pp.

2.3 Klassifizierung hinsichtlich miasmatischer Kompexität

Ähnlich wie bei der Behandlung von Akutkrankheiten zwischen den verschiedenen Typen von Krankheit und deren Wechselwirkung zum jeweiligen chronischen Hintergrundprozeß differenziert werden muß (siehe Kapitel 1), so sind bei der antimiasmatischen Behandlung von chronischen Leiden verschiedene Konstellationen zu berücksichtigen, ohne deren Kenntnis dauerhafte Erfolge kaum zu erreichen sind. Dies betrifft hauptsächlich die Unterscheidungen hinsichtlich *ein-* und *mehr-miasmatischen* Fällen und der übergeordneten Klassifizierung zwischen *erworbenen* und *hereditär übertragenen Miasmen* (erblich bedingt).

2.3.1 Ein-miasmatische Fälle

Die sog. ein-miasmatischen Fälle sind Fälle, denen im Prinzip nur ein Miasma zugrunde liegt, welches dann meist sehr ausgeprägt ist. Dieses Miasma ist vom Therapeuten zu erkennen und anhand der *aktuellen Symptomatik* des Patienten sowie den *Zusammenhängen aus seiner Vergangenheit* anzugehen. Die wahlanzeigenden Symptome werden in erster Linie miasmatische Symptome sein. – Das Vorgehen hier ist also dem bei den akuten Krankheiten recht ähnlich.

„Die glänzenden Heilungen im chronischen Bereich, die gelegentlich mit nur einem einzigen Arzneimittel bewirkt wurden, kommen nur dann vor,

49

wenn ein einziges Miasma vorhanden ist." (J. H. Allen), was allerdings heute sehr selten geworden ist, da die meisten Zeitgenossen aufgrund vielerlei Faktoren (erblich bedingt, Impfungen, sonstige heroische Medizin, Unterdrückungen, Operationen etc.) mehr-miasmatisch sind. Die Suche nach einem vermeintlichen Simillimum, einen allerähnlichsten Mittel für den gesamten chronischen Fall, wird also in den seltensten Fällen erfolgreich sein, da es so etwas kaum geben kann.

Aber auch bei den ein-miasmatischen Fällen gibt es nicht immer ein einziges heilendes Arzneimittel, welches alle Beschwerden des Patienten abdeckt und auflöst. Dies trifft bestenfalls für einfache und weniger komplexe Fälle zu. Schon Hahnemann schreibt zu dieser Thematik in seinem Organon: „In den unvenerischen, folglich am gewöhnlichsten, aus Psora entstandenen, chronischen Krankheiten, bedarf man zur Heilung oft mehrerer, nacheinander anzuwendender, antipsorischer Heilmittel, doch so, daß jedes folgende dem Befunde der nach vollendeter Wirkung des vorgängigen Mittels übrig gebliebenen Symptomen-Gruppe gemäß, homöopathisch gewählt werde."

2.3.2 Mehr-miasmatische Fälle

Imponieren bei einem Fall zwei oder mehrere deutlich ausgeprägte Miasmen,* so spricht man von einem mehr-miasmatischen Fall. Bei dieser Art von Fällen kommen wir i.d.R. nicht mit einem einzigen Simile zurecht, denn es ist notwendig, eine *Abfolge von Arzneimitteln zu verabreichen, die den gemischten Miasmen in der Reihenfolge und Ordnung ihrer Entfaltung entsprechen.*

Hierzu gilt es, zunächst festzustellen, welche Miasmen überhaupt präsent sind – im Sinne von Primär- und Sekundärmiasmatik – und welches dieser Miasmen das derzeit aktive ist, *„denn die Gesamtheit der Symptome muß um die Symptome des aktiven Miasmas herum gruppiert werden"* (J. H. Allen). Häufig offenbart sich erst im Verlaufe der chronischen Kur, welche Miasmen überhaupt präsent sind, denn durch die heutigen vielen immunsuppressiven Behandlungen, Unterdrückungen und Impfungen haben sich die Miasmen verändert; ihre Symptomatologie ist undeutlicher und verwischter geworden – man kann sie schwer erkennen –, und sie erscheinen insgesamt zäher, tiefgreifender und destruktiver. – So ist es nicht selten, daß

---

* *Eine* Nachwirkung, wie beispielsweise Hyperaktivität, kann *mehrere*, sich addierende Ursachen haben: z.B. latente hereditäre Tuberkulinie, aktive hereditäre Sykosis sowie eine erworbene Vaccinose (chronische Krankheit, durch Impfungen verursacht)!

50

sich ein latentes Miasma auf nur ein einziges Symptom oder einen Zustand beschränkt, welches dann in der Regel sehr hartnäckig ist. – Oder sie zeigen keinerlei Symptome und werden erst in Gegenwart von akuten Krankheiten aktiv.

Für gewöhnlich ist nur ein Miasma „aktiv" und hält das andere im Zustand der Untätigkeit (quasi in Form einer natürlichen Unterdrückung*). Und genau für dieses aktive Miasma ist die erste Verschreibung anhand der entsprechenden Symptome vorzunehmen. Als kleine Hilfe fungieren die zuletzt erschienenen Symptome, da sie häufig die Einstiegssymptome des aktiven Miasmas repräsentieren.** Alle anderen Symptome werden ignoriert bzw. zeitweilig zurückgestellt und kommen erst bei der Zweitverschreibung (oder noch viel später) zur Berücksichtigung, wenn das Mittel das gesamte System in den passenden oder richtigen Zustand gebracht hat und ein anderes, zuvor latentes Miasma nun zum aktiven avanciert!

Die Similebeziehung ist also nur zu dem jeweilig aktiven Miasma herzustellen unter einer ganz kleinen Auswahl von passenden Symptomen und niemals für alles zusammen (für das gesamte Leben)! Auch die Akutsymptomatik – bis auf ganz wenige Ausnahmen – hat außen vor zu bleiben.

Im Verlauf einer solchen chronischen Kur kann es zu mehrmaligen *Miasmenwechseln* kommen; das heißt, das zuvor aktive Miasma tritt zurück und ein anderes erhebt sein Haupt und muß nun anhand seiner Symptomatik behandelt werden. Dieses Wechselspiel kann – unter steter Besserung des Patienten – häufiger stattfinden und sollte sich mit der Zeit fortlaufend abschwächen, bis schließlich alle Miasmen abgetreten sind und kein homöopathisches Arzneimittel mehr notwendig ist. Es ist offensichtlich, daß *bei derartigen Fällen mehrere,* den entsprechenden Gegebenheiten angepaßte, *antimiasmatische Arzneimittel nacheinander* verschrieben werden müssen. Also immer noch „unum remedium", linear gesehen, entsprechend dem jeweilig aktiven Miasma und der zugehörigen Symptomatik des Patienten! *Eine Heilung mit nur einem einzigen Simile für den gesamten Fall kann hier niemals erreicht werden!*

Bei diesem Vorgehen ist es zwingend notwendig, mit der Unterdrückung der chronischen Miasmen vertraut zu sein und die Zentren zu kennen, um die sich jedes Miasma konzentriert (siehe Kapitel 2.4).

---

 * siehe Kapitel 2.4.1.1 *Das Phänomen der Unterdrückung*
** Häufig sind diejenigen Symptome, die am hervorstechendsten sind und die den Patienten am meisten belästigen, nicht immer diejenigen, auf die wir unsere Verschreibung gründen sollten, da sie nicht immer von guter miasmatischer Qualität sind.

2.3.3 Hereditär-miasmatische Fälle

Das bisher Gesagte gilt, streng genommen, für die erworbenen Miasmen. Bei den hereditär-chronischen Miasmen, ob ein- oder mehr-miasmatisch, spielt die *Familienanamnese** zusätzlich noch eine gewichtige Rolle, welche für die Arzneimittelwahl oft von ausschlaggebender Bedeutung ist. Darüber hinaus ist bei Säuglingen und Kleinkindern besonderes Augenmerk auf die *Schwangerschaft und Geburt* zu legen (ausführliche Schwangerschafts- und Geburtsanamnese**), welche durchaus direkten Eingang in die Arzneimittelfindung des Patienten haben kann.

So wird beispielsweise eine Neurodermitis eines Säuglings nur mit Medorrhinum vollständig auszuheilen sein, obwohl gar nicht so viele individuelle Zeichen und Symptome auf dieses Mittel direkt hinweisen, die *Mutter jedoch während der gesamten Schwangerschaft* gute und eindeutige Medorrhinum-Symptome zeigte. Oder in einem anderen Fall handelte es sich ebenfalls um eine Neurodermitis sykotischer Natur, welche auch unter Medorrhinum schrittweise bleibend zurückwich, da der *Vater ein paar Jahre vor der Geburt seines Kindes an einem hartnäckigem sog. Morbus Reiter (Urethritis vergesellschaftet mit Arthritis und Conjunctivitis) litt, der aus einer unterdrückten Gonorrhoe (Tripper) resultierte,* die er ein paar Jahre zuvor akquiriert hatte. Eine weitere – rein oberflächlich betrachtet – ähnliche Neurodermitis eines anderen kleinen Patienten, welche aufgrund der Primärmiasmatik auf den ersten Blick durchaus wiederum für Medorrhinum zu sprechen schien, verschwand in diesem Fall jedoch erst unter potenziertem Kochsalz (Natrium muriaticum), da ein *tiefsitzender Familienstreit einen Großteil der Schwangerschaft überschattete.* Zum Beispiel gipfelte in einem Fall der Streit darin, daß die Hochzeit der werdenden jungen, stark sykotischen Mutter, welche etwa für die Mitte der Schwangerschaft anberaumt war, von deren eigenen Eltern boykottiert wurde, da diese nicht mit dem zukünftigen Schwiegersohn einverstanden waren, was als Causa für die Neurodermitis des noch Ungeborenen zu werten war.

Bei den hereditär-miasmatischen Fällen sind also nicht nur die einzelnen Symptome des kleinen Patienten ausreichend für die Similebestimmung, sondern die primär-miasmatischen Symptome der Blutsverwandtschaft – ganz besonders die der Mutter, da sie ihr Kind i.d.R. 9 Monate lang austrägt – sind von ausschlaggebender Bedeutung, denn erst sie dokumentieren

---

* siehe Anhang A.5.3 *Auszug aus dem Erwachsenenfragebogen bzgl. der Familienanamnese*

** siehe auch Bild 5.1 *Schwangerschafts- und Geburtsanamnese – Auszug aus dem Kinderfragebogen*

den *kausalen* Zusammenhang der inneren zentralen Störung und definieren die innere Logik des Falles. Spätestens an dieser Stelle sollte jedem klar werden, daß die sog. Verschreibung nach Typen in der chronischen Behandlung nicht funktionieren kann! Wie gesagt, es geht um die Pathologie und nicht um den Typ oder Charakter eines Patienten. Auch die Ansicht vieler Therapeuten, nur das zu behandeln, was sie sehen, nämlich die Symptome, führt nicht dauerhaft zum Ziel. *Wir müssen energetisch denken und die Idee des Falles aufspüren.* Eine bloße Symptomenabdeckerei hat nichts mit echter Homöopathie zu tun, und schon gar nicht im chronischen Bereich! Homöopathie erfordert „Querdenken" und das Herstellen von kausalen Bezügen. Dies wird spätestens nochmals beim Thema der Unterdrückung deutlich. Die meisten heutigen Therapeuten und Schulen begrenzen sich durch ihre Sichtweise – Homöopathie beinhalte nur die Similebeziehung –, denn die Homöopathie ist zu viel mehr fähig, wenn man die chronischen Gesetzmäßigkeiten beherzigt.

Genau mit diesen hereditär-chronischen Miasmen haben wir es heutzutage in der Praxis in den allermeisten Fällen zu tun! Das liegt nicht zuletzt an unserer orthodoxen agnostischen Hochschulmedizin, die durch ihre heroischen Medikamente, die vielen Impfungen* und die vielen Operationen und sonstigen Manipulationen die Menschen immer mehr miasmatisiert und in die Destruktion treibt. So kommt es, daß sich die *Miasmen heutzutage von Generation zu Generation immens verschärfen* und *schon im Säuglingsalter sehr dominant präsent* sind. Dies hat Allen bereits vor etwa 100 Jahren in Form des sykotischen Säuglings** beschrieben, den wir heutzutage weltweit fast überall antreffen und der von vielen Kinderärzten in Unkenntnis der Tatsachen und Zusammenhänge (leider) schon als das Normale angesehen wird. Doch nur, weil mittlerweile fast alle Säuglinge diese Erscheinungen an den Tag legen, ist es noch lange nicht die Norm im streng biologischen Sinne! Im Gegenteil: Hieraus wird ersichtlich, daß die Menschheit von Beginn ihres Lebens an immer mehr mit miasmatischen Belastungen und Prädispositionen zu kämpfen hat, die sich im Laufe des Lebens und ganz besonders durch unsachgemäße Behandlungen bis ins Unermeßliche steigern können.

---

* siehe das Buch des Autors: *Sind Impfungen sinnvoll? – Ein Ratgeber aus der homöopathischen Praxis*, Hirthammer Verlag, München
** siehe Kapitel 2.4.2.1 *Der sykotische Säugling*

2.4 Die einzelnen Miasmen

Im folgenden seien nun alle fünf Miasmen von ihrem Wesen und ihrer Bedeutung her kurz skizziert und anschließend mit einem Beispiel aus der Praxis plastisch dokumentiert.

2.4.1 Psora

Das sog. *chronische Krätzesiechtum** Hahnemanns, welches jedoch nicht zu verwechseln ist mit unserer heutigen Scabies (Krätzemilben). Vielmehr handelt es sich um einen von Hahnemann gewählten Begriff für sämtliche *Folgen von Unterdrückung und funktionellen Störungen.* Gemeint ist hauptsächlich die lokale Behandlung von Krankheitsmanifestationen, insbesondere von Hautausschlägen. Ursprünglich hatte eine große Zahl von Patienten Krätze oder andere Hautkrankheiten (Ekzeme, Herpes etc.), die durch äußere, lokale Behandlung beseitigt wurden. Hahnemann hatte beobachtet, daß die Symptome der chronischen Krankheit erst dann anfingen, nachdem die Hautkrankheit verschwunden war. Mit dem Verschwinden dieser äußerlichen – im Grunde genommen relativ harmlosen – Krankheitsmanifestationen ist die Krankheit ins Innere getrieben worden – dem Naturgesetz von innen nach außen völlig entgegengerichtet – und zeigt sich nun an lebenswichtigeren Organen, wie z. B. an der Lunge (beispielsweise im Form von chronischer spastischer Bronchitis oder Asthma), je nach Schwachstelle des Organismus. Der Patient ist von einer „leichteren" Krankheit befreit; dafür hat er sich eine schwerere hinzugezogen! Im Grunde genommen handelt es sich aber um *denselben energetischen Prozeß* (dieselbe *innere Krankheit*), der sich im Organismus *nur anders äußert* und verheerender wirkt. Wird nun das Asthma homöopathisch behandelt, so muß der Hautausschlag (z. B. die Neurodermitis) wiederkommen, sofern das Lungenleiden derart – durch Unterdrückung des Hautleidens – entstanden ist. Jener verschwindet dann unter demselben homöopathischen Arzneimittel wie das Asthma, oder ein passendes Folgemittel wird erforderlich. Hautausschlag und Asthma gehören also zu ein- und derselben *Krankheit hinter der Krankheit*, dem Miasma Psora.

Es gibt fast nichts an chronischen Krankheitserscheinungen, was nicht seinen Grund in der Psora haben könnte. Die Psora ist das Grundübel

---

* Krätze: zu Hahnemanns Zeiten – lt. damaligem Wörterbuch – ein Sammelbegriff für *alle* Hautausschläge, die *gejuckt* haben; hat nichts mit Scabies (Krätzmilben) zu tun, wie manchmal behauptet

schlechthin, sie ist „die Mutter allen chronischen Übels". Erst auf ihrer Basis sind Sykosis und Syphilis – zunächst akut und später dann chronisch – möglich.

Die Psora ist sehr leicht übertragbar; Hautkontakt genügt schon. Sie wird aber auch genetisch weitergegeben und vererbt.* Das bedeutet: Ein Mensch kann trotzdem psorisch sein, auch wenn er in seinem Leben niemals Hautprobleme gehabt hat; die Reaktionsweise im Sinne von Krankheitsverschiebung (von einem Organsystem auf ein anderes) und dergl. ist ihm jedoch eigen.

An dieser Stelle sei eine generelle Bemerkung zu dem Begriff Hautkrankheiten gestattet: Die Homöopathie kennt *keine eigenständigen Hautkrankheiten* (mit Ausnahme von Verletzungen, Verätzungen, Verbrennungen, Vergiftungen und dergl. mehr). „Hautkrankheiten" sind vielmehr *Ausdruck eines oder mehrerer kombinierter Miasmen*, also nur der *sichtbare Teil eines tiefer liegenden Ur-Übels* und *fungieren als Entlastung des Organismus* für die eigentliche innere Krankheit, quasi als Ventil oder Schleuse, um schädliche Toxine auf die Peripherie zu treiben (von innen nach außen, gemäß dem allgemeinen Lebensprinzip). Hahnemann spricht von Beschwichtigung des inneren Leidens. Wird nun dieses Ventil durch äußere Manipulation von der Oberfläche genommen, so kann das zur Folge haben, daß sich der Organismus ein neues Ventil zu seiner Ausbalancierung suchen muß. Dies kann – je nach individueller Schwachstelle – durchaus ein lebenswichtigeres Organ sein, sofern er nicht mehr die Kraft hat, es an die Peripherie zu treiben. Resultat ist dann eine allgemeine Verschlimmerung des ursprünglich relativ harmlosen energetischen Grundleidens.

Bei einer Neurodermitis beispielsweise, die trotz allopathischer Behandlung immer wieder durchbricht, ist die Lebenskraft immer noch so vital, dieses zu schaffen (man sollte also „froh" sein!). Dagegen ist die Lebenskraft eines Patienten, dessen Neurodermitis durch lokale Maßnahmen verschwunden ist und nicht mehr in Erscheinung tritt, um ein Vielfaches geschwächter, da sich die innere Krankheit vom energetischen Standpunkt aus

---

* Bei Hahnemann kann man nur etwas über die erworbenen Miasmen erfahren. Erst seine Nachfolger, insbesondere John H. Allen, haben beobachtet, daß die Miasmen auch hereditär weitergegen werden, und daraus wertvolle therapeutische Konsequenzen gezogen. Die Miasmen werden nicht in jedem Fall als aktive Krankheiten vererbt, sondern zumeist als *Prädisposition*; d. h. sie befinden sich häufig in der Latenz und erwachen aus dieser erst je nach Lebensart und Umständen des Patienten. Vererbt wird also gewissermaßen das *Potential*, in einer bestimmten Form zu reagieren. Bei einer Lebensweise, die sich noch einigermaßen im Einklang mit der Natur befindet, besteht durchaus die Möglichkeit, daß sich die Miasmen niemals evident bemerkbar machen.

verschlimmert hat. Man darf also nicht stolz sein, daß die Hautkrankheit „erledigt" ist; sie wird gewiß wiederkommen, sobald die Lebenskraft wieder erstarkt und in der Lage ist, alles auf die Haut zu treiben. Erst dann wird die „neue Erkrankung" abtreten können. – Hautärzte (wie auch viele andere Spezialisten) dürfte es aus diesem Grunde eigentlich gar nicht geben, denn sie haben den Blick fürs Ganze verloren!

2.4.1.1 Das Phänomen der Unterdrückung

Die schädigende Wirkung von allopathischen Medikamenten* ist in den letzten Jahren mehr und mehr in das Blickfeld der Öffentlichkeit gelangt und als echte Gefahr für die Gesundheit erkannt. Nicht so bekannt dagegen ist, daß durch die allopathische Art zu „heilen" natürliche Krankheiten und Vorgänge *unterdrückt* werden können, so daß vollständig neue Krankheitsbilder anstelle des alten entstehen. Das heißt, es resultieren neue, künstliche Syndrome durch die verwendeten Arzneimittel, sog. Krankheitsverschiebungen oder – laut Dr. Eichelberger – „Stellvertreterkriege" (eine andere Störung stellvertretend für die frühere). Der Patient hat keinerlei originale Symptome mehr aufzuweisen; sein Symptomenbild ist verwischt bzw. unterdrückt worden. Diese Zusammenhänge sind sehr verwerflich, da sie den Patienten in der Regel in zunehmende Destruktion treiben und man sich von echter Heilung immer weiter entfernt. *Das Unterdrückungssyndrom bringt eine allgemeine Verschlechterung solchen Ausmaßes mit sich, daß schon die Wiederherstellung der alten Verhältnisse für den Kranken wünschenswert wäre.*

Unterdrückung bedeutet, daß man die Manifestation einer Krankheit zum Verschwinden bringt, bevor diese selbst geheilt ist.

Wir können drei Elemente am Unterdrückungsphänomen unterscheiden:
- das unterdrückte Symptom
- die Auslösung und
- das neu entstandene Unterdrückungssyndrom, das heißt, eine allgemeine Verschlimmerung unter Verlagerung der Symptomatik auf andere Organe und Funktionsbereiche.

Eine Unterdrückung wirkt immer *auslösend* und hat eine ganz besondere Bedeutung für die homöopathische Arzneimittelwahl (Causa). Ihr kommt *immer* der Charakter eines Leitsymptoms zu.

---

* siehe Kapitel 2.4.5 *Arzneimittelmiasma*

Die Auslösung einer Unterdrückung kann auf vielfältige Weise erfolgen. Es werden im Prinzip fünf verschiedene Arten unterschieden:

- *zufällige, natürliche bzw. spontane Unterdrückung*
  (z. B. durch: emotionale, klimatische Schockwirkung; Kummer; nahrungsbedingte Einflüsse; Umwelteinflüsse; Verkühlung [z. B. Ausbleiben der Menses nach kaltem Baden]; Unterdrückung einer Krankheit durch eine andere; etc.)
- *medikamentöse Unterdrückung*
  (*lokal* beispielsweise durch cortison- oder zinkhaltige Salben, Nasentropfen etc.; *innerlich* z. B. durch Antibiotika, Cortison, Sulfonamide, Fieberzäpfchen, Analgetika, Sedativa etc.)
- *chirurgische Unterdrückung*
  (Entfernen von Warzen, Tonsillen, Polypen, Appendix, Varicen; Schließen von Fisteln; Verödung von Hämorrhoiden, Varicen; im Prinzip alle Operationen, Verätzungen etc.)
- *Unterdrückung durch Impfungen*
  (Behinderung der natürlichen Entwicklung sowie Unterbindung von miasmatischen Selbstheilungsversuchen mittels Kinderkrankheiten* und Zerstörung des Immunsystems im Ganzen)
- *Unterdrückung durch ‚homöopathische' Arzneimittel*
  (z. B. bei unsachgemäßer palliativer Behandlung, bei unkritischer Verschreibung von „bewährten Mitteln" aufgrund einer klinischen Diagnose; Komplexmittelhomöopathie; Behandlungen mit potenziertem Eigenblut; Autovakzine**; in den meisten Fällen auch via Bioresonanz ausgetestete homöopathische Mittel)

Es ist zu beobachten, daß Unterdrückungen energetischen Ursprungs durch das Fortschreiten der Technisierung im Medizinbereich – leider nun auch bei den sog. Naturheilverfahren – zunehmend häufiger vorkommen. Voegeli bezeichnete diese Form der Unterdrückung als die schlimmste und verwerflichste; und zwar mit Recht, denn es handelt sich um Unterdrückungen im feinstofflichen Bereich, die weitaus schwerer rückgängig zu machen sind als die meisten anderen!

Unterdrückung bedeutet einen rückwärtsschreitenden Prozeß, der im Gegensatz zum physiologischen Gesetz steht. Das Leben arbeitet immer von innen nach außen, was auch an der kleinsten Lebenseinheit, der Zelle,

---

* siehe Kapitel 2.5 *Kinderkrankheiten – ein miasmatischer Selbstheilungsversuch*
** Therapeutische Vakzine, deren antigenes Material vom Patienten selbst stammt (z. B. Erguß, Eiter, Stuhl, Harn) und welches ihm nach entsprechender Verarbeitung reinjiziert wird.

sichtbar wird. Selbst im Krankheitsfalle wird die Lebenskraft versuchen, alles auf die Peripherie zu treiben (z. B. Hautausschläge, Schweiß, Durchfälle), um das energetische Zentrum und die lebensnotwendigeren Organe zu entlasten. *Durch eine Unterdrückung erfolgt jedoch das genaue Gegenteil. Die Krankheit wird von der Peripherie zurück ins Innere getrieben!* Die natürlichen Auswege und Ventile sind blockiert; es erfolgt eine Verlagerung des Krankheitsgeschehens in andere, für den Gesamtorganismus gefährlichere Regionen. Gemäß John Henry Allen ist das *Miasma* jedoch noch in derselben Stärke im Organismus vorhanden! Nur seine *Wirkung* und *Arbeitsweise* wurde *aufgrund der Blockierung der ‚Krankheitsventile‘ in eine andere Richtung gelenkt!* – Das erste, was wir also tun müssen, ist, die unterdrückten Symptome wiederherzustellen.

Eine der wichtigsten Fragen in der homöopathischen Anamnese ist deshalb die *Frage nach dem Ursprung der Beschwerden.* Seit wann besteht das Leiden? Wie wurde damals – und selbstverständlich auch heute noch – behandelt? Was war vorher und wie wurde evtl. jenes Leiden therapiert? – Dies betrifft nicht nur ein paar Stunden oder Tage; das kann unter Umständen sogar ein paar Jahre zurückliegen. Hier ist echte Detektivarbeit zu leisten.

„Der Mensch ist ein *Zeitenorganismus,* und was ihm *heute* medizinisch angetan wird, kann sich und wird sich früher oder später, *in Jahren oder Jahrzehnten erst,* äußern als vorangegangene iatrogene Gewaltakte namens einer hemmungslos agierenden Sanitätstechnik. *Gröbste Chemie* auf der einen Seite, *feinste Säuren* auf der anderen Seite, nämlich im Bereich der 3,5 Milliarden Gene des Menschen – ein Irrsinn!" – Dr. Eichelberger während eines seiner homöopathischen Kolloquien in München.

Das Hauptmittel zur Auflösung von Unterdrückungen ist der potenzierte Schwefel, Sulfur. In chronischen Fällen selbstverständlich in Hochpotenzen (z. B. LM18 bzw. Q18, C30 oder C200, usw.) und in reinen Akutfällen durchaus in Tiefpotenzen (z. B. LM6 bzw. Q6, C6, D12). Das Kent-Repertorium führt 218 Unterdrückungsrubriken* an, die mit mehr oder weniger gutem Erfolg für die Arzneimittelwahl herangezogen werden können. Als Hauptrubrik fungiert die allgemeine Rubrik *„Hautausschläge unterdrückt"* mit 50 Arzneimitteln. Diese Rubrik ist in jedem Falle zu Rate zu ziehen, auch wenn es kleinere speziellere Unterrubriken für den Fall gibt. Kann keine eigene Unterdrückungsrubrik ausgemacht werden, konsultiert man diese Zentralrubrik (von der Idee her) als Synonym.

---

* siehe Auflistung der Unterdrückungsrubriken im Anhang A.3 *Unterdrückungsrubriken des Kent-Repertorium*

Häufig kann mit Aufhebung der Unterdrückung nicht nur der Zustand von vorher wieder hergestellt werden, sondern es verschwinden auch noch andere Beschwerden, so daß es dem Patienten deutlich besser geht. In den Fällen, bei denen nur der Zustand vor der unterdrückten Erkrankung erreichbar ist, wird eine weitere Arzneimittelwahl für dieses Beschwerdebild vonnöten sein.

Im folgenden seien ein paar Beispiele von Unterdrückungen aus meiner homöopathischen Praxis angeführt:
- Kopfschmerzen und diffuse Schmerzen am ganzen Körper nach Unterdrückung einer Grippe mit „bewährten Naturheilmitteln"
- Tinnitus (Ohrgeräusche, Ohrensausen) aufgrund der homöopathischen Selbstbehandlung von verschiedenen „harmloseren" Symptomen
- Auftreten von übelriechendem Fluor vaginalis (Ausfluß aus der Scheide) nach operativer Unterdrückung von adenoiden Vegetationen (sog. Polypenoperation, operative Entfernung der wuchernden Rachenmandel) im zarten Alter von 6 Jahren (!) bis hin ins Erwachsenenalter
- Pneumonie (Lungenentzündung) nach Unterdrückung eines grippalen Infektes durch Antibiotika
- akute Herzmuskelentzündung mit nachfolgender „Herzangst" (Panikattakken) nach Behandlung eines grippalen Infektes mit Echinacin und Eigenblut
- irrationale panische Ängste nach operativem Schließen einer Analfistel
- Epilepsie nach Unterdrückung einer schweren Bronchitis durch Antibiotika
- Epilepsie nach Grippeimpfungen in mehreren aufeinander folgenden Jahren
- rezidivierende Cystitiden (Neigung zu Blasenentzündungen) nach Unterdrückung einer chronischen Gastritis (Magenschleimhautentzündung) durch Behandlung mittels Bioresonanztherapie
- Periarteriitis nodosa der Unterschenkel nach mehrfacher antibiotischer Behandlung von grippalen Infekten (der Symptomatik nach ähnlich wie Ulcus cruris [offenes Bein], allerdings die Arterien betreffend und nicht die Venen)
- Panarteriitis nodosa der Nieren und Hypertonie nach sukzessiver Unterdrückung einer einfachen Angina durch Antibiotika und im Gefolge dann von diffusen Bauchbeschwerden mit einem sog. Breitbandantibiotikum (im Klartext: akutes Nierenversagen mit Dialyse und Bluthochdruck nach mehrfacher Unterdrückung einer ursprünglichen Angina und diffusen Bauchbeschwerden*)

* siehe nachfolgendes Kapitel 2.4.1.2 *Beispiel einer Unterdrückung*

Besonders Menschen mit psorischer Konstitution reagieren auf Unterdrük-kungen; deshalb gehören die meisten Unterdrückungen der Psora an. Es kommen jedoch auch sykotische, syphilitische und tuberkulinische Unter-drückungen vor.

2.4.1.2 Beispiel einer Unterdrückung

Der Hilferuf des besorgten Vaters eines 11jährigen Mädchen, Kim Kira, erreicht mich von weither zu mitternächtlicher Stunde. Die Kleine liege seit ein paar Tagen mit akutem Nierenversagen in einem großen, international bekannten „Spital". Eine Biopsie wurde bereits veranlaßt und eine mehr-malige Hämodialyse (sog. Blutwäsche) vorgenommen. Zur Zeit bestehe die Therapie in einer sog. Cortison-Stoßtherapie und einer einmaligen Gabe von Endoxan (Cyclophosphamid-Pulstherapie), einem Zytostatikum (Chemo-therapie!), „um die weißen Blutkörperchen zu minimieren, damit diese nicht weiter gegen die Niere vorgehen können", da es sich um eine Autoimmun-krankheit* handele, so die behandelnden Ärzte. Die genaue Diagnose laute Panarteriitis nodosa vergesellschaftet mit Hypertonie (Bluthochdruck). Selbstverständlich werde wegen dieses Vorgehens das Infektionsrisiko stei-gen (die Immunabwehr wird ja vollständig zerstört [Leukozytenabfall, Thrombozytenabfall, Knochenmarksschädigungen lt. Roter Liste und vieles mehr!]), so daß – gemäß orthodoxer Hochschulmedizin – parallel eine Antibioseprophylaxe zu erfolgen hat. Beide Eltern des Mädchens waren von dieser Situation völlig überrascht worden, da bislang keine schweren Krank-heiten vorgelegen hätten und man sich „eigentlich immer bester Gesundheit erfreute". Sie fragten nun, ob es mit Hilfe der Homöopathie eine Möglich-keit gäbe, aus dieser Misere ohne größere Schäden wieder herauszukommen und ob Kim Kira überhaupt Chancen hätte, ein Leben ohne Dialyse zu füh-ren, „ob man da überhaupt was machen könne". Der Hochschulmedizin stan-den beide sehr skeptisch gegenüber, da sich auch unter der dargebrachten Therapie der Allgemeinzustand ihrer Tochter zunehmend verschlechtere.

Die etwa halbstündliche homöopathische Anamnese ergab folgenden Werdegang und Zusammenhänge: Vor etwa drei Wochen erkankte Kim Kira an einer leichten Angina. Meine Frage nach eitrigen Tonsillen (Man-deln) wurde verneint. Zunächst versuchte der behandelnde Arzt diesen HNO-Infekt homöopathisch zu behandeln, jedoch ohne Erfolg, so daß er nach ein paar Tagen zu einem Antibiotikum riet. Die ganze Sache schien nun binnen zwei Tagen sehr schnell erledigt zu sein. Allerdings klagte das

---

* „Autoimmunerkrankungen – ein Witz der Schulmedizin, denn der menschliche Körper wird sich niemals selbst zerstören *ohne Ursache!*", Dr. Leuchte

Mädchen circa eine Woche später über massive Bauchschmerzen, die wiederum antibiotisch behandelt wurden, jedoch diesmal ohne Ergebnis. Im Gegenteil, das Antibiotikum „wurde nicht vertragen" und Kim Kira bekam Schwellungen an den Händen sowie einen generalisierten Hautausschlag. Die sofortige Einweisung in ein Spital schien zwingend. Dort konnte ein „Blinddarmverdacht" nicht bestätigt werden. Anhand der Blutwerte wurde nun die Vermutung eines Harnwegsinfektes geäußert und ad hoc mit einer „massiven Antibiotikumbehandlung" begonnen. Daraufhin gingen die Schmerzen zwar zurück, aber das Blutbild verschlechterte sich dramatisch und es kam letztendlich zur Harnverhaltung und akutem Nierenversagen, so daß sofort eine Hämodialyse durchgeführt werden mußte. Seither hat das Mädchen keinerlei Harnausscheidung mehr gehabt. Es folgte die Verlegung in die nahe gelegene Universitätsklinik, in der sie immer noch liege. Dort sei man nun auf der Suche nach den Erregern und habe oben angedeutete Therapie eingeleitet.

Nach Einschätzung des Sachverhaltes lautete meine homöopathische Diagnose: *mehrfache Unterdrückung durch Antibiotika.** Die Medikation aufgrund der geschilderten Zusammenhänge: Sulfur LM18, 2mal täglich 3 Tropfen auf ein Glas voll Wasser, mit einem Plastiklöffel kräftig umzurühren und davon nur einen Löffel voll einzunehmen.

Ein Gespräch mit dem behandelnden Arzt der Kinderklinik – dieser zeigte sich erfreulicherweise ausgesprochen kooperativ –, in welchem ich die Ansichten und Vorgehensweise der Klassischen Homöopathie erläuterte, ergab, daß man mit derartigen Fällen keinerlei Erfahrung habe (Vasculitis und Dialyse eines Kindes!) und daß man, wenn es schulmedizinisch klappen sollte, frühestens nach zwei Wochen wieder mit dem Beginn einer Harnproduktion rechnen könne. Zur Zeit versuche man sowohl das Cortison als auch die Antibiotikagaben zu reduzieren. Man sei damit einverstanden, bei eventuellen Verschlechterungen des Allgemeinzustandes das weitere Vorgehen mit dem Vater sowie mit mir als Homöotherapeuten abzustimmen und einen moderateren Weg in der Therapie der Kleinen zu beschreiten.

---

* Ein Vergleich aus dem täglichen Leben: Sie fahren mit Ihrem Auto mit 180 km/h über die Autobahn. Plötzlich leuchtet die Öllampe auf und zeigt an, daß sich zuwenig Öl im Motorraum befindet. Sie fahren sofort rechts ran, drehen das rote Kontrollämpchen los und weiter geht's, so als ob nichts gewesen wäre. Es dauert gar nicht lange, da fängt der Wagen an zu ruckeln und will nicht so recht weiter. Sie lenken wieder rechts ran und – sind zunächst ratlos, denn keinerlei Warnsystem macht Sie darauf aufmerksam, was nun schon wieder los ist. Glücklicherweise hält ein freundlicher Brummifahrer direkt neben Ihnen und will helfen. Doch dann bricht die Hiobsbotschaft über Sie herein: Kolbenfresser! Der Motor ist im Ganzen hin. Jegliche schnelle Hilfe kommt zu spät und ist witzlos.

Zwei Tage später kam es zu einer dramatischen Komplikation. Der Zustand von Kim Kira verschlechterte sich dermaßen, daß die Eltern berichteten: „Wir haben geglaubt, sie stirbt." Der Grund dafür lag in der „stärkeren Dialyse" (Dialyse in circa nur einer Stunde!), bei der sie „völlig weggetreten sei". Sie lag für gewisse Zeit im Koma; alle Körperfunktionen waren verlangsamt, und es gab Gedächtnislücken und Muskelkrämpfe. Doch nun habe sich der Zustand wieder normalisiert und man wolle die weiteren Dialysen im Bauchraum durchführen, was schonender und weniger gefährlich sei als die homogene Dialyse.

Es war jedoch auch eine positive Nachricht zu verzeichnen. Seit der Nacht dieses schicksalsträchtigen Tages gibt es wieder geringfügig Harn! In etwa „eine Handvoll", so der Vater. Auch spiele nun Kim Kiras Magen wieder „verrückt" und schmerze sehr. Sie klage über ständiges Unwohlsein, was sich mit Nahrungsaufnahme verstärke. Des weiteren gab es zweimal ein kurzzeitiges Halskratzen! – Beides dezente, aber deutliche Anzeichen eines beginnenden *Rückspulungsprozesses*, der durch Sulfur angestoßen wurde (Hering'sche Regel*). Der Beginn der Ausheilung des Unterdrückungsphänomens! Wir vereinbarten, für den Hals nichts zu geben, jedoch die gastritischen Zustände wegen ihrer Heftigkeit mit Nux vomica D12, bei Bedarf 3 Globuli im Munde zergehen lassen, zwischenzubehandeln. Sulfur für den chronischen (bzw. subakuten) Bereich wurde selbstverständlich beibehalten. Darüber hinaus wies ich darauf hin, daß bei einem eventuell auftretenden Durchfall schulmedizinisch nicht eingegriffen werden dürfe, da der Sulfur dafür bekannt sei, Toxine über den Darm auszuleiten und dieses Ventil lebensnotwendig für die bereits eingesetzte Heilungsphase wäre.

Drei Tage danach bekam ich die Meldung, der Kleinen gehe es immer besser. Im Knochenmark bildeten sich wieder Erythrozyten und die Ärzte seien der Ansicht, „die Niere könnte wieder gut werden". Das Halsweh bestünde nur noch beim Schlucken, die Bauchschmerzen wären dagegen viel besser und der Allgemeinzustand recht gut. Nux vomica wurde noch beibehalten, jedoch wirklich nur selten gebraucht.

Ein paar Tage später berichtet die Mutter, es gehe der Kleinen so gut wie früher. „Sie ist verblüffend gut beinander." Das Blutbild sei jedoch noch schlechter (z.B.Hb 7.4, Tendenz fallend). Auf der anderen Seite steige die Harnproduktion erfreulicherweise kontinuierlich. Eine Bluttransfusion, die von den Ärzten bereits ins Auge gefaßt worden sei, wurde von den Eltern abgelehnt, da sich die gesamte Familie zu den Zeugen Jehovas zählt. – Ich

---

* siehe Kapitel 1.8.2 *Die Hering'sche Regel*

ließ Nux vomica absetzen und verordnete Levico comp. D4, um die anämische Zwischenphase besser überbrücken zu können (was sich in der Praxis – beispielsweise auch bei der Schwangerschaftsbegleitung – sehr bewährt hat). Zusätzlich sollte nach Möglichkeit mit dem Ausschleichen des Cortisons begonnen werden (was leider nicht erfolgte).

Der Kommentar einer involvierten Krankenschwester war typisch, nicht nur bezüglich des Zustandes von Kim Kira, sondern auch für das betreuende Personal (Ärzte und Pflegepersonal): „Es ist unglaublich, wie gut es ihr geht bei diesen Blutdruckwerten und dieser Diagnose; das habe ich noch nie gesehen."

Knapp zwei Wochen später hatte Kim Kira bereits wieder 1½ Liter Harn am Tag! Auch gab es keine weitere Dialyse mehr! Der Blutdruck war auf Normalwerte zurückgegangen, die Blutwerte ohne Befund (bis auf Hb 8,4; das niedrigste war damals 6,1!); das Knochenmark arbeitete – laut Angabe der Ärzte – wieder exzellent. Trotzdem sei der Zustand „noch ernst" und „die Entzündung noch da".

Dies sahen wir – mit der homöopathischen Brille betrachtet – jedoch vollkommen anders. Der *Rückspulungsprozeß* – im Sinne der Hering'schen Regel – war *abgeschlossen* und der *kausale Zusammenhang* der Vasculitis *gelöscht*. Skylla und Charybdis lagen somit bereits weit hinter uns. Nun war es nur noch eine Frage der Zeit, bis auch der Hb-Wert wieder völlig unauffällig werden sollte; man bedenke, es wurde ja parallel immer noch immunsuppressiv mit Cortison „behandelt", was auch eine Knochenmarksdepression zur Folge hat. Das sukzessive Ausschleichen dieser heroischen Medizin ist demnach oberstes Gebot! Aus diesem Grunde wurde auch die Empfehlung der Klinik, nochmals für einen gewissen Zeitraum vorbeugend das Zellgift Endoxan zu geben, um ein eventuelles Rezidiv zu verhindern, in den Wind geschrieben. Hier zeigt sich – wie so oft in der doktrinären Medizin –, daß die ursächlichen Zusammenhänge überhaupt nicht perzipiert werden und man vollkommen im dunkeln stochert, unsicher ist und sogar Angst hat, es könnte wieder alles schlimmer werden (weil man eben kein System erkennt). Diese Haltung unterstreicht auch die Diagnose, die ja nur die mikroskopisch kleinen Details umschreibt, nicht jedoch die eigentlichen biologischen Gesamtzusammenhänge! Die richtige Diagnose müßte lauten: *iatrogene* Panarteriitis nodosa, d. h., ein durch schulmedizinische Therapie verursachtes Nierenleiden!

Der Sulfur wurde im folgenden noch so lange beibehalten, bis das Cortison endgültig ausgeschlichen war, und zwar ab jetzt nur alle 3 Tage einzunehmen.

Die komplette Ausheilung erfolgte – trotz massiver Behinderung durch immunsuppressive Behandlungen mit schwersten Medikamenten – innerhalb von nur drei Wochen – „Eine Hochpotenz läßt sich von keinem rohem Arzneimittel stören!" (Dr. Eichelberger) –, was für alle beteiligten Ärzte bis hin zum Klinikvorstand vollkommen unverständlich war und ein wahres Rätsel blieb, da sie so etwas noch nie erlebt haben. – Erst etwa ein halbes Jahr später erzählte mir eine mit den Eltern des Kindes befreundete Patientin, die Ärzte hätten ihr damals zu verstehen gegeben, daß es so etwas nicht gibt, daß Kinder von der Dialyse wieder loskommen.

Im übrigen ist „interessant", als Kim Kira später wieder einmal einen Halsinfekt hatte, daß ihr ihre Hausärztin wieder dasselbe Antibiotikum verschrieb, mit dem damals alles begonnen hatte. Kann man so etwas noch verstehen? Kim Kira dürfte nie mehr in ihrem Leben Antibiotika erhalten, egal welche, mit der einzigen Ausnahme, wenn es um Leben oder Tod geht; jedoch niemals bei Bagatellerkrankungen! Die Mutter sowie die behandelnde Ärztin haben beide „nichts" begriffen, aber auch rein gar nichts!* Darüber hinaus ist zu beklagen, daß die Eltern keine chronische Therapie im Sinne von Abtragen der Miasmen eingeleitet haben, welche zwingend erforderlich gewesen wäre, um dem Kind derartige Risiken in Zukunft zu ersparen; bislang wurde ja „nur" die Unterdrückung gelöscht, jedoch nicht die zugrundeliegenden Miasmen (Kim Kira litt früher hin und wieder an Harnwegsinfekten, was meist auf eine sykotische Belastung schließen läßt.), die Voraussetzung dafür sind, daß so etwas überhaupt passieren konnte. Glücklicherweise ging der Kelch des Antibiotikums diesmal an der Kleinen vorüber; allerdings wohl nur deswegen, weil die Freundin der Mutter erfolgreich intervenierte.

---

* Das scheint übrigens symptomatisch für die gesamte Schulmedizin zu sein, denn in dem Abschlußbericht der Klinik wurde die homöopathische Behandlung mit keinem einzigen Wort erwähnt! Es ist deshalb sehr fraglich, ob der (wegen der Weigerung einer etwaigen Bluttransfusion) über diesen Fall informierte Klinikvorstand überhaupt davon Kenntnis erlangte, daß es nicht die zerstörerischen schulmedizinischen Medikamente waren, welche den Erfolg brachten. Man wiegt sich nun u. U. in der vermeintlichen Sicherheit, auch bei anderen Patienten etwas bewirken zu können. Darüber hinaus wird auf diese Weise die Statistik (wissentlich) gefälscht und viele andere Patienten werden weiterhin fatalerweise fehltherapiert, da den anderen Ärzten die wahren Zusammenhänge nicht zugänglich sind.

2.4.2 Sykosis

Das sog. *chronische Trippersiechtum* oder die sog. *Feigwarzenkrankheit.**
Diese chronische Grundkrankheit ist die venerischste aller venerischen
Krankheiten und geht sehr oft auf eine unterdrückte Gonorrhoe (Tripper)
oder ähnliches zurück. Schon John H. Allen beobachtete vor rund 100
Jahren, daß etwa 80 % aller Männer von der Sykosis befallen sind, was bis
heute stimmt, denn sie ist seit geraumer Zeit zum zweitwichtigsten Miasma
aufgestiegen, wenn nicht sogar zum wichtigsten. Das liegt vor allem an den
vielen Impfprogrammen, die fast immer sykotisieren** bzw., wie Allen es
formuliert, „die gesamte Rasse sykotisch machen". Selbst die WHO gibt
indirekt Zeugnisse dieses Trends wieder: In einem Bericht heißt es, die
Gonorrhoe verbreite sich seit 1960 wieder beträchtlich; in den USA sei sie
mittlerweile die häufigste Infektionskrankheit, von den Grippeepidemien
einmal abgesehen.

Die Sykosis wird durch Ansteckung erworben, allerdings deutlich schwe-
rer als die Psora. Während jene ja schon durch Hautkontakt weitergegeben
wird, wird die Sykosis auf dem Geschlechtswege übertragen oder – im
Sinne einer Reinfektion – über die Muttermilch. Darüber hinaus kann die
Sykosis auch vererbt werden, so daß auch schon Säuglinge Stigmata dieses
Miasma deutlich zeigen.** Auf der anderen Seite bedeutet dies aber auch
zugleich, daß die Sykosis bereits im frühesten Kindesalter mit Hilfe der
Homöopathie erfolgreich eliminiert werden kann, so daß die Kinder – im
Sinne der Medizin – recht unauffällig aufwachsen können.

Daraus folgt auch, daß nicht jeder Sykotiker eine akute Gonorrhoe gehabt
haben muß. Der berühmte Homöopath und Entdecker der Heredität der
Miasmen, Allen, der außerdem Professor für Haut- und Geschlechtskrankheiten am Hahnemann Medical College in Amerika war und dadurch sehr
viele venerische Patienten studieren und behandeln konnte, weist in seinem
Buch „Die Chronischen Krankheiten – Die Miasmen" darauf hin, daß *nicht
jede Gonorrhoe sykotisch macht,* daß aber *auch nicht jeder sykotische Patient (oder jemand aus dessen Blutsverwandtschaft) eine echte Gonorrhoe
gehabt haben muß.* Vielmehr kommt es auf die *Qualität des katarrhalischen
Ausflusses* an, der im sykotischen Fall oft *stark oder widerlich riechend* ist
– meist *muffig, säuerlich oder nach altem Fisch (Fischlake)* – und *schmutzig
gefärbt (gelblichgrün bis braun)* ist. Das heißt, auch *Chlamydien, Trichomonaden, Mycoplasmen, Herpes genitalis* oder ähnliches sind stark ver-

---

   * siehe auch Aufstellung im Anhang A.1 *Typische miasmatische Symptome*
  ** siehe Kapitel 6 *Impfungen aus Sicht der Klassischen Homöopathie*
 *** siehe Kapitel 2.4.2.1 *Der sykotische Säugling*

dächtig, sykotisch zu sein. Jedenfalls kann ich dies aus meiner Praxis heraus immer wieder bestätigen. *Es ist viel zu wenig, in der Anamnese „nur" nach der Gonorrhoe zu forschen, um vergangene akut-sykotische Belastungen festzustellen.* In diesem Zusammenhang möchte ich auch zu bedenken geben, daß die heutige Diagnose Gonorrhoe viel zu einschränkend ist, da sich diese ausschließlich auf das Vorhandensein von Gonokokken stützt, welche damals weder bekannt noch entdeckt waren. Zu jener Zeit war der Begriff Gonorrhoe viel weiter gefächert und bedeutete soviel wie „Harnröhrenausfluß"*.

Da die einzelnen Miasmen in dem Stadium weitergegeben werden, in dem sich der Überträger gerade befindet, ist es in der chronischen Anamnese unabdingbar, auch nach akut-sykotischen Phämomenen der Intimpartner zu forschen. Darüber hinaus habe ich des öfteren feststellen können, daß sich Partner, die selbst keinerlei Symptome aufzuweisen hatten, die Krankheit in ihrem Akutstadium dennoch weitergaben.

Die hereditäre Sykosis kann mit der Zeit dieselben Symptome hervorbringen wie die erworbene. Die erworbene verläuft – grob gesehen – in drei Stadien, unterbrochen von mehr oder weniger langen Zeiten der Latenz**, die oft einen Zustand vermeintlicher Gesundheit vortäuschen. In den meisten Fällen reicht allerdings eine Causa aus, um das Miasma zu aktivieren und aus der Latenz wachzurütteln, wie z. B. eine akute Krankheit, Nässe, Verkühlung, Kummer, Gram, Verletzung etc. pp.

Das erste Stadium ist das Akutstadium mit dem spärlichen – oft fischelig riechenden – katarrhalischen Ausfluß, welcher bei Frauen häufig scharf und wundmachend ist und begleitet wird von starkem Pruritus (Juckreiz) und welcher heutzutage von den Medizinern – meist mittels Antimykotika (Antipilzmittel) oder Antibiotika – unterdrückt wird. Hat eine sykotische Belastung derart begonnen – und dies kann Jahre oder sogar Jahrzehnte zurückliegen –, *so kann es keine dauerhafte Heilung geben, sofern nicht dieser Ausfluß wiederhergestellt wird!* Sobald der Aufluß wieder da ist, verschwinden die anderen Krankheitserscheinungen der Sykosis! – Dies ist ein Naturgesetz, welches Sie jederzeit überprüfen können! – Das heißt beispielsweise, daß eine chronische Polyarthritis oder sonstiger Rheumatismus niemals bleibend verschwinden kann, wenn sie im Rahmen einer sykotischen Unter-

---

   * Ähnliches gilt beispielsweise auch für den Begriff Herpes. Dieser ist in der homöopathischen Nomenklatur nicht definitiv an den Nachweis von Herpesviren gekoppelt und sollte – z. B. beim Repertorisieren – immer kombiniert werden mit dem Begriff Bläschenausschlag.
  ** siehe Bild 1.2

drückung entstanden ist, es sei denn, der ursprüngliche Ausfluß kommt mit der Zeit wieder zurück. Im Sinne der *Hering'schen Regel* muß diese Phase wieder durchlaufen werden, um sie echt ausheilen zu können.* Das Eigenartige dabei ist immer wieder das Phänomen, daß bei diesem *Rückspulungsprozeß* nicht immer Gonokokken, Trichomonaden, Chlamydien oder ähnliches nachgewiesen werden können, was die Ärzte jedesmal ratlos werden läßt und verunsichert, da ansonsten alles für diese oder jene Akutkrankheit sprechen würde.

Das zweite Stadium der Sykosis ist geprägt durch die Stasis innerer Organe, insbesondere der Beckenorgane der Frau. Es zeigt sich also in erster Linie im Urogenitaltrakt, d. h. die Sexualorgane und die ableitenden Harnwege sind betroffen. Klinische Krankheitsbilder sind häufige Blasen-, Nieren-, Nierenbecken- oder Eierstockentzündungen, Eileiterverklebungen, Abszesse der Tuben, Menstruationsprobleme aller Art, Eileiterschwangerschaften, Fehl- und Frühgeburten, Unfruchtbarkeit, genitale Pilzinfektionen, Feigwarzen im Genitalbereich und/oder Uterus, Gebärmutterentzündungen und vieles mehr. Um es kurz in einem Satz zu sagen: *Die sog. chirurgischen Krankheiten der Frau sind meist sykotisch.*

Der Mann hat weniger große Schleimhautoberflächen im Becken aufzuweisen. Bei ihm imponieren zumeist Hämorrhoiden, Prostatitis, Orchitis oder Epididymitis (Hoden- oder Nebenhodenentzündung), perianale Hautausschläge und dergleichen mehr.

Darüber hinaus sind aber auch chronische Neben- und Stirnhöhlenvereiterungen, Heuschnupfen, eine Form des Asthmas, Krankheiten des rheumatischen Formenkreises, Gicht, Arthrose, Reaktionsschwäche, Diabetes, Depressionen, panische Ängste und psychotische Zustände diesem Typ von Miasma zuzurechnen.

Die moderne Chirurgie ist oft Quelle der Unterdrückung der Sykosis. Durch die Operationen und Hinwegnahme von „erkrankten" Organen oder Teilen davon wird die Lebenskraft gezwungen, einen anderen – weniger peripheren – Hemmpunkt zu errichten, der u. U. lebensgefährlicher ist. Allen sagt: „Die Syphilis braucht oft Jahre für das, wozu die Sykosis von Anfang bis zum tödlichen Ende nur wenige Monate braucht, ja selbst nur wenige Wochen."

Merkmale des Tertiärstadiums der Sykosis sind häufig diverse Hautmanifestationen. Zunächst sind die meisten warzenförmigen Gebilde (Papillome)

---

* Deswegen warten alle Homöopathen auf diese Ausscheidungskrise und freuen sich, wenn sich diese einstellt, denn sie ist ein gutes Zeichen der Heilung und weist darauf hin, daß wieder dauerhafte Gesundheit erreicht werden kann.

sykotischen Ursprungs. Bei Kindern treten sie häufig während der Zeit der zweiten Zahnung auf. Des weiteren sind die sog. red moles zu nennen. Hierbei handelt es sich um eine Art blutroter, glatter, blanker stecknadelkopfgroßer Leberflecke, die häufig auf der Brust, dem Bauch und an den Oberschenkeln zu finden sind. Auch die spider naevi in der Gegend des Jochbeins unter den Augen, eine Art spinnennetzförmiger Gefäßerweiterungen, deuten auf das dritte Stadium hin. Die sog. Nickelallergie, wenn Ohrringe nicht vertragen werden, ist ein hochkarätig sykotisches Phänomen. Hier eitern die Ohrringlöcher beim Tragen von Modeschmuck oder silbernen Ohrringen. Häufig ist dies auch bei den verschiedenen Goldlegierungen zu beobachten, ja es gibt auch den umgekehrten Fall, daß Gold nicht vertragen wird, während Billigschmuck keinerlei Probleme bereitet. Dr. Eichelberger hatte sogar einmal einen Fall, bei dem die Patientin Ohrringe tragen mußte, damit die Löcher nicht eiterten. Auch eine besondere Form der Akne wird der Sykosis zugerechnet. Sie tritt meist um die Menstruationszeit auf und besteht aus nichteiternden großen, roten, sehr schmerzhaften Papeln, die nicht in Gruppen auftreten, sondern einzeln. Ein anderes Hautzeichen ist das sog. kreisrunde Ekzem, das am Rand wie von einem Wall umgeben ist und heutzutage oft als Pilz diagnostiziert wird. Des weiteren sind der kreisrunde Haarausfall (Alopecia areata), Gicht, Steinleiden (Nieren-, Gallensteine), rheumatische Beschwerden, welche sich meist bei feuchtkalter Witterung (hydrogenoide Verschlechterung) oder Wetterwechsel verschlimmern, Neigung zu Bronchitis, Sinusitis (Stirn- und Nebenhöhlenentzündungen) und „Kopfgrippen", Anämie, Asthma, Nieren- und Blasenleiden Anzeichen des dritten Stadiums. Typisch für das Gemüt ist die Haltung, den „Geist an den erkrankten Punkt zu heften", gleichgültig, wie leicht die Krankheit sein mag. Sykotiker sind meist hypochondrisch veranlagt und untersuchen sich und ihre Organe minutiös und sehr häufig und rennen von Pontius zu Pilatus, um alles abklären zu lassen, sind dann aber immer noch beunruhigt. Hysterische Zustände, irrationale Ängste, Panikattacken, Phobien und Todesängste sowie Depressionen, Verwirrungszustände bis hin zu Manie und echtem Wahnsinn, aber auch Übersteigerung, Exzeß und Fanatismus können die psychischen Kennzeichen dieses Miasmas in ihrer stärksten Ausprägung sein.

Die *Sykotisierung* kann in vielerlei Hinsicht erfolgen. Nachfolgend ein kleiner Überblick der wichtigsten Verursachungen, wodurch die Sykosis in unserer Zeit gesetzt und/oder verschärft wird.

- **Impfungen!** (incl. sog. nicht angegangener Impfungen)
- Unterdrückung von Gonorrhoe-artigem Fluor (Ausfluß)
- Unterdrückung von Condylomen (Feigwarzen)

- Bluttransfusionen
- parenterale EW-Injektionen (Eiweiß) etc. (d. h. durch fast alle Prozeduren, welche die heutige Medizin am menschlichen Körper unter Umgehung seiner natürlichen Schutzvorrichtungen vornimmt)
- Arneimittel-Abusus (Mißbrauch) / Schlaftablettenabusus / schwere Drogen
- Operationen/Eingriffe wie Abtreibung*, Ausschabung, Sterilisation, Entfernen von Fisteln, Adhäsionen und mucösen Cysten an den Becken-
  organen
- Entfernung eines Organs (z. B. Uterus, Eierstöcke, Eileiter, „Blinddarm")
- Bestrahlungen
- Menstruation, Schwangerschaft, Geburten, Fehlgeburt, Frühgeburt

2.4.2.1 Der sykotische Säugling

Die hereditäre Sykosis läßt sich schon im frühesten Säuglingsalter beobachten und greift von Generation zu Generation immer weiter um sich, wie
wir – auch ohne Medizinstudium – immer wieder feststellen können. Die
ersten Beobachtungen gehen nicht auf den Vater der Homöopathie, Samuel
Hahnemann, zurück – er kannte nur die erworbenen Miasmen –, sondern auf
den homöopathischen Arzt für Haut- und Geschlechtskrankheiten, John
Henry Allen, der sich von Hahnemanns Nachfolgern am intensivsten mit der
Miasmenlehre auseinandergesetzt hat und der die Natur und Wirkungen
dieser Miasmen, deren Zusammenspiel untereinander und die Auswirkungen ihrer Unterdrückung erkannt und formuliert hat. Gegen Ende des
19. Jahrhunderts, also bereits vor gut 100 Jahren, beschrieb er erstmals den
sykotischen Säugling, der „sich bis heute gehalten hat" und von dem man –
gerade in unseren Tagen – meinen könnte, er sei das Normale. Jedoch nur,
weil unsere Kinderärzte kaum noch wirklich gesunde Babies zu Gesicht
bekommen, sollten wir nicht den Blick und das Gespür für wirkliche Gesundheit verlieren. *Normal ist nicht dasjenige, was am häufigsten anzutreffen ist, sondern das, wie es im Sinne der Biologie sein sollte.*

---

* Eine israelische Untersuchung an über 11 000 Schwangerschaften berichtet, daß Frauen,
  die einmal abgetrieben haben, „später weit weniger fähig waren, normale Geburten zu
  haben. Bei den ersten Geburten, die einer Abtreibung folgten, wurde das Risiko eines
  frühen Säuglingstodes verdoppelt, das eines späteren sogar verdrei- bis vervierfacht. Die
  Häufigkeit von untergewichtigen Geburten war nicht zu übersehen im Vergleich zu Geburten ohne Abtreibungsvorgeschichte. Außerdem gab es Zunahmen von schweren und
  leichten Geburtsfehlern." (American Journal of Epidemiology, September 1975)

Säuglinge sykotischer Eltern* leiden häufig zu Beginn ihres Lebens an der sog. Ophthalmia neonatorum (Gonoblennorrhoe, „Augentripper" der Neugeborenen), was heute allerdings seltener geworden ist, denn die kreißende Mutter müßte unter der Geburt an einer akuten Gonorrhoe gelitten haben. Von dieser schrecklichen Krankheit her rührt die sog. Credé-Prophylaxe (Silbernitrat-Augentropfen), die lange Jahre wahllos allen Säuglingen verabreicht wurde. Diese beißenden, brennenden Tropfen können i.d.R. nur deshalb wirken, weil Argentum nitricum (Silbernitrat) ein großes Antisykotikum ist.

Ein ähnlich typisch sykotisches Zeichen unserer Tage besteht in der katarrhalischen Konjunktivitis (eitrige Bindehautentzündung), die rein äußerlich obiger Augenerkrankung sehr ähnlich ist und sich häufig mit verklebten Lidern zeigt, wobei der kleine Erdenbürger kaum die Kraft hat, beim morgendlichen Erwachen das betroffene Auge zu öffnen. Dies kann selbstverständlich auch später im Kleinkindalter hin und wieder auftreten.

Auch die Nabelkoliken, Dreimonatskoliken oder Blähungen bzw. Blähungskoliken sind typische Kennzeichen eines sykotisch belasteten Säuglings. Die Kinder schreien sehr häufig und stundenlang und sind durch fast nichts zu beruhigen; sie krümmen und winden sich vor Schmerz, ziehen ihre Beinchen an oder überstrecken sich, um Erleichterung zu verspüren. Der Schmerz kommt in Anfällen und wird meist durch Druck (Reiben, über der Schulter Tragen, auf den Bauch Legen etc.) oder passive Bewegung (Herumtragen, im Kinderwagen oder Auto Spazierenfahren) gebessert. Auch Wärme tut i.d.R. gut. Jede Nahrungsaufnahme – selbst Muttermilch – bringt Verschlechterung. Häufig werden Gase mit großer Kraft und lautem Ton ausgestoßen, so daß man vollkommen verwundert ist, daß so ein kleiner Organismus zu so etwas Lautem fähig ist.

Des weiteren kennzeichnen Verdauungsstörungen den sykotischen Säugling. Das sog. Bäuerchen macht häufig Probleme, oder die Milch wird teilweise wieder erbrochen (Speikinder) ohne ersichtliche Übelkeit, und/oder die Kinder haben sauer riechende und scharfe Stühle, die den Windelbereich wund machen (Windeldermatitis, teilweise mit offenen, nässenden Stellen bis zu rohem Fleisch).

Häufig riechen diese Kinder selbst sauer, trotz Badens, und ihre Füßchen sind richtige „Stinke-" oder „Schwitzefüßchen" und riechen so gar nicht nach Baby.

Sehr oft entgehen diese Kinder der gonorrhoischen Augenentzündung

---

* siehe auch Aufstellung im Anhang A.1.1 *Sykotische Zeichen* und A.2 *Symptome des sykotischen Säuglings gemäß John H. Allen*

und haben statt dessen einen Säuglingsschnupfen (*„Die Gonorrhoe ist die Mutter des Katarrhs."* – Burnett, zitiert bei Wheeler). Bei dieser spezifischen Form des Schnupfens (sog. snuffles) ist die Nase trocken und fühlt sich verstopft an; die Kinder „schniefeln" oder „schnorcheln" regelrecht, da sie noch nicht in der Lage sind, durch den geöffneten Mund zu atmen. Dies wird besonders deutlich, wenn das Kind saugt; es muß dann häufig absetzen, da es kaum Luft bekommt, und schreit vor Zorn. Auch die Nachtruhe ist gestört, denn die Kinder wachen oft auf und können kaum atmen.

Generell ist der Tag/Nachtrhythmus von sykotischen Säuglingen und Kleinkindern auf den Kopf gestellt. Tagsüber schlafen sie kaum, und abends wollen sie nicht ins Bett. Es ist meist ein „Kampf" über mehrere Stunden, bis endlich Ruhe eingekehrt ist. Darüber hinaus „kommen" sie nachts in kurzen Abständen* (das extremste, was ich in meiner Praxis erlebt habe, war 1- bis 1½-stündlich bis zum Alter von 2½ Jahren!) und fordern Aufmerksamkeit und Brust.

Später reagieren die Kinder bei jedem geringsten Kältereiz und sind ständig kränkelnd (grippale Infekte, Neigung zu Bronchitis etc.), ganz besonders bei Naßkälte.

Allen berichtet sogar von gichtigen Ablagerungen bei Neugeborenen in Mund, Nase, Ohren, Rektum (Mastdarm) und Urethra (Harnröhre), die aus den bei der gewöhnlichen Gicht zu findenden Kristallformationen bestehen.

Allens Beobachtungen wurden später durch Kent und Künzli um einige Punkte erweitert, die sich auch in meiner Praxis immer wieder bestätigt haben. Typisch für sykotische Säuglinge oder Kleinkinder ist die Neigung zu Cholera infantum (Brechdurchfälle der Säuglinge). Dieses Krankheitsbild ist nicht zu unterschätzen, da es in kurzer Zeit durch Austrocknung (Exsikkose) zum Tode führen kann. Auch die Neigung zu lienterischen Stühlen, d. h. Durchfälle mit unverdauten Speiseteilen, sowie die Tendenz zu sog. Marasmus, verwelktem Aussehen und äußerst zierlicher Erscheinung bei großen Eltern, gehört in diesen Formenkreis. Häufig wächst und gedeiht das Kind nicht gescheit; und dies oft schon im Mutterleib! Manche Kinder sehen wächsern und anämisch aus, andere haben von Geburt an Warzen oder später Mollusken (Dellwarzen). Meiner Erfahrung nach gehört auch der sog. Storchenbiß zu den dezenten Hinweisen einer erblich-sykoti-

---

* Ein gesunder Säugling sollte ab dem Alter von ca. 6 bis 8 Lebenswochen durchschlafen, d. h., ab der letzten Mahlzeit gegen ca. 22:00 Uhr bis zur nächsten am frühen Morgen gegen 6:00 Uhr. Dies tun „chronisch gesunde" Babies und bei homöopathisch antimiasmatisch gut behandelten ist dies meist erreichbar.

schen Belastung sowie Vorhautverklebungen samt Phimose bei den Buben und Scheidenverklebungen (Synechie) bei den Mädchen.

2.4.2.2 Beispiel eines sykotischen Falles

Der kleine 9 Monate alte Nick leidet seit knapp 5 Monaten an epileptischen Krampfanfällen, welche selbst durch schwere Antiepileptika kaum zu beeinflussen sind. Bei der Konsultation in der Praxis zeigte er sich in einem ausgesprochen desolaten Zustand.

Bis zu seinem 4. Lebensmonat war Nick „ein kleiner Sonnenschein", sehr aufgeweckt und fröhlich. Er hat von Anfang an recht schnell lautiert. Auch die Kopfkontrolle – der erste wichtige Schritt für die posturale Reife (Entwicklung der Körperaufrichtung) – erfolgte sehr früh. In den ersten 4 Wochen ist Nick sogar 10 cm gewachsen.

Dann kam – bei einer sog. U-Untersuchung – die schon fast obligatorische Impfung gegen Diphtherie, Tetanus und Polio, welche ihn anfangs überhaupt nicht zu beeinträchtigen schien. Ein paar Tage nach diesem Eingriff wurde der Bub allerdings auffallend unruhiger und habe immer weniger geschlafen. Ab dem 15. Tag nach der Impfung begannen schließlich die Krämpfe. Der allererste Anfall kündigte sich durch ein nicht zu beruhigendes nächtliches schrilles Schreien an, ein untrügliches Zeichen hinsichtlich einer Encephalopathie (diffuse Gehirnerkrankung). Nick krampfte fortan sehr oft; anfangs regelmäßig, zu ganz bestimmten Zeiten; meist nach dem Erwachen. Auch die Kopfkontrolle ist seit der Impfung völlig aufgehoben.

Die Krampfanfälle zeigten sich mit verschiedenen Gesichtern. Einmal ein leichtes Schulterzucken (einseitig oder gelegentlich auch beidseitig), manchmal begleitet von Augenrollen, Augenzittern, ein anderes Mal von Kopfkontrollverlust oder Heben entweder des linken oder des rechten Armes. Oft fällt der Kopf regelrecht nach vorne (Nickanfälle), die Arme zucken oder werden steif. Oder es gibt nur Pupillenreaktionen oder starre Blicke. Das Auftreten der Anfälle erfolgt in kurzen Serien. Nach einem Krampfanfall oder gegen dessen Ende lache oder stöhne Nick zeitweise.

Die Diagnose der Ärzte einer bekannten Kinderklinik lautete: West-Syndrom. Im Klartext: BNS-Krämpfe (Blitz-Nick-Salaam), psychomotorische Entwicklungsstörungen (geistig und körperlich behindert!) und Hypsarrhythmie, d.h. das EEG war auffällig, sogar stark pathologisch, „wie bei schwer behinderten Kindern". Bei der neurologischen Untersuchung zeigte sich eine Entwicklungsverzögerung. – Nick wurde mit einem Antiepileptikum und Barbituraten „eingestellt", ansonsten könne man für ihn nichts tun.

Die homöopathische Großanamnese brachte noch weitere wichtige Zusammenhänge hervor, die belegen, daß der ganze Werdegang eine gewisse Logik in sich birgt, denn: „Ein Gesunder wird nicht krank.". Soll heißen, *daß auch hier eine ausgeprägte miasmatische Belastung seitens des Kindes, der Eltern und weiterer Blutsverwandtschaft vorliegt bzw. vorliegen muß.*

Die *aktive Sykosis* zeigte sich schon von den ersten Lebenstagen an: monatelange, recht ausgeprägte Blähungskoliken (sog. Nabelkoliken), Schwierigkeiten beim Schlafen („es war immer schwierig, ihn ins Bett zu bekommen", „ab dem 2. Lebensmonat hat er auffallend wenig geschlafen"), verklebte Augen („Nick kam mit verklebten Augen zur Welt"), Säuglingsschnupfen.

Nick war schon immer sehr schreckhaft: bei Geräuschen hinter ihm, aber auch schon beim Laufenlassen von Wasser. Ferner schreckt er des öfteren aus dem Schlaf auf. Außerdem ist Nick sehr feinfühlig. „Er ist unser Stimmungsbarometer", so die Mutter. Beispielsweise hat er bei der Durchsprache der Therapie im Klinikum laut geweint. Die Mutter habe dann gewußt, daß er ACTH (ein Hormon der Hypophyse, der Hirnanhangsdrüse) nicht bekommen sollte. Derlei „Vorahnungen" könne man bei ihm häufiger beobachten.

Auffallend bei Nick waren auch die beständige Unruhe in seinen Armen und Beinen, was „anders war als normales Strampeln". Dazu neigte der Bub zu feuchtkalten Füßen, „ein wenig Käsefüßchen". Die Fußnägel sind leicht nach oben gewölbt, die Hände öfter „gefäustet", die Daumen eingeschlagen.

Bei Vollmond reagierte Nick mit extremer Unruhe, besonders abends und nachts. Darüber hinaus hat er – genau wie seine Mutter – Angst vor Dunkelheit. Dies könne die Mutter genau sagen, da er nach nächtlichem Erwachen nur bei Licht wieder sofort einschlafe. Seine Lieblingsschlaflage ist die Bauchlage.

Es gab erst einmal eine schwere Erkältung, allerdings mit kaum nennenswertem Fieber (maximal 37,5 °C). Zweimal bislang Schnupfen, wobei der eine bei einem Nordseeaufenthalt auffallend schnell verging. Nicks Gesicht ist blaß bis weißlich, „zeitweise leichenblaß". Über der Nasenwurzel hat der Junge einen sog. Storchenbiß.

Laut Klinikbericht war Nick ein „Kind gesunder Eltern". Auch die Schwangerschaft wurde als „unauffällig" bewertet. Für den Homöopahen stellt sich dies allerdings – wie folgt – ganz anders dar!

Schwangerschaft: Die Schwangerschaft war gekennzeichnet von 4 Monaten extremer Übelkeit. Im 3. Schwangerschaftsmonat gab es Zwischenblutungen, die mit Bettruhe und Magnesium beherrscht wurden. Des weiteren bestanden Ängste, das Kind zu verlieren. Die seit der Kindheit bestehende Angst vor Dunkelheit schien sich bis ins Unermeßliche zu steigern. Der behandelnde Arzt konstatierte „schlechte Hormonwerte" und bestand auf einer Gelbkörperhormon-Substitution. Die letzten 4 Wochen gab es geschwollene Beine, vor allem Unterschenkel und Knöchel („wie sonst nur während der Periode"). Eine Fehlgeburt war der Geburt von Nick vorausgegangen.

Familie: Nennenswerte Zusammenhänge der Mutter sind frühkindliches Rheuma, Penicillinallergie, Regelblutungsstörungen, Depressionen, eine Fehlgeburt, Blasenentzündungen, eine Nierenbeckenentzündung, häufige Scheidenpilzinfektionen und während der Stillzeit zweimal Mastitis; alles untrügliche Zeichen einer deutlich ausgeprägten sykotischen Belastung. Der Vater ist ein sog. „Frühchen" (7. SSM) und nach Angaben seiner Mutter nie gekrabbelt. Er machte eine verlangsamte motorische Entwicklung durch. Bei ihm gibt es öfter Magen/Darm-Infektionen mit Übelkeit, Erbrechen, Blähungen und Durchfällen sowie morgendliche Sensibilitätsstörungen in den Unterarmen und Händen. Außerdem häufig schwere grippale Infekte, die weitgehend ohne Fieber verlaufen. – Ansonsten sind noch folgende Details aus der restlichen Familie für eine homöotherapeutische Behandlung interessant: Tuberkulose, Lungenentzündungen, Depressionen, Migräne, Nierensteine, Alkoholprobleme, Eierstockzysten, Diabetes, Brustkrebs, Rheuma, Hüftgelenksoperationen.

Arzneimittelwahl und Verlauf: Medorrhinum LM18, 1 Tropfen in einem Teelöffel voll Wasser, alle 3 Tage morgens. Gute 7 Wochen nach Einnahmebeginn erhielt ich folgenden Zwischenbericht: Bereits nach der ersten Gabe reagierte der Bub mit roten Flecken zwischen den Augenbrauen; „genau wie bei der Oma". Nachmittags habe er dann vermehrt gekrampft, und gegen Abend traten auf der linken Seite der Wange Pickelchen auf. Tage später wurde er zunehmend hypotoner. Zusätzlich zeigte sich ein hartnäckiger dicker Milchschorf auf dem Kopf.

Die zweite Gabe brachte erhöhte Unruhe. Nick wurde zappeliger. Ein Hautausschlag breitete sich im ganzen Gesicht aus: wie Neurodermitis an den Wangen und um die Augen und wie Psoriasis (Schuppenflechte) im Bereich des Kinns. Beides sollte für ganze 4 Wochen bestehen bleiben! Außerdem kam nun auch die Zahnung in Gang. Die Dauer der Krampfanfälle wurde länger; der Bub wurde sehr müde, aber abends dafür um so wacher und zappeliger. Dazu gesellte sich ein Schnupfen, wobei das Sekret erstmals richtig floß! Später nahm die Krampfneigung ab, und Nick hatte zum ersten Mal in seinen Leben Anzeichen eines richtigen Fiebers (38.5 °C), ein weiteres positives Zeichen der Gesamtentwicklung.

Nach der dritten Einnahme von Medorrhinum verbesserte sich schon seine Motorik. Er stützte sich besser auf; auch die Kopfkontrolle machte erhebliche Fortschritte. Allerdings verschlimmerten sich sowohl Schuppenflechte als auch Neurodermitis. Dazu gesellte sich eine leichte Windeldermatitis. Aber Nick lachte wieder viel mehr und war fröhlich!

Dezente Zeichen der Heilung! Laut der Hering'schen Regel von innen nach außen (Hautausschläge, jedoch zentrale Verbesserungen) und gemäß der Gesetzmäßigkeit der Zweiphasigkeit der Erkrankungen* der Zustand in der vagotonen Heilungsphase (vermehrte Krampftätigkeit, Hautausschläge**, vermehrte Müdigkeit, Fieber).

Nach weiteren Einnahmen „dieses Zaubertropfens", wie die Mutter sagte, gab es zeitweilig Verstopfung; später nochmals Fieber, und zwar um einen weiteren Grad erhöht – eine sehr erfreuliche Entwicklung, da der Bub nun aus seiner Regulationsstarre herauszukommen schien. Darüber hinaus zweimal verklebte Augen. Einmal so intensiv, daß Nick für 3 Tage die Augen aus eigener Kraft nicht öffnen konnte. Des weiteren fing der Bauchnabel wieder an zu eitern, „wie damals als Baby", was allerdings nur ein paar Tage anhielt. – Alles in allem positive Zeichen der Heilung, eines „Rückspulungsprozesses", wie wir immer wieder beoachten können.

Nun aber – so die Mutter in ihrem Bericht – sei alles vorbei. Die Haut sei wieder rein, die Augen ohne Befund und – man höre und staune – mit dem Abheilen des so hartnäckigen Hautausschlags keinerlei weitere Krampftätigkeit mehr vorhanden! Auch der zuvor ausgeprägte debile Gesichtsausdruck sei völlig verschwunden. Nick sei wieder ein ganz normales Kind und entwickele sich prima. So, als ob nie etwas Außergewöhnliches gewesen wäre. Die Mutter war überglücklich.

Ein typischer Fall von sykotischem Säugling, dessen Eltern auch stark sykotische Züge trugen und bei dem die Sykosis durch eine Impfung „ins Unermeßliche" gesteigert wurde. Ohne Kenntnisse bzgl. des sykotischen Säuglings von Allen und weiterer Gesetzmäßigkeiten hinsichtlich der Heredität der Miasmen wäre dieser Fall sicherlich schwer therapierbar gewesen.

* siehe Kapitel 3 *Der neue medizinische Unterbau*
** Bei Hautausschlägen handelt es sich i.d.R. um Ausscheidungsreaktionen bzw. um Symptome der vagotonen Heilungsphase (siehe Kapitel 3). Diese sind als positiv zu werten, selbst dann, wenn der Patient zuvor noch nie wirklich Hautausschläge gehabt hat, denn sie sind in der sympathikotonen Streßphase einer Erkrankung als solche nicht erkennbar, allerhöchstens als Hautirritation im Sinne von Rauheit!

2.4.3 Syphilis (Syphilinie)

Die Syphilinie – oder Syphilis*, wie Hahnemann sie schlicht nannte, – geht meist auf das Vorkommen einer *Syphilis in der Blutsverwandtschaft* zurück. Sie wird als „Affe unter den Krankheiten" gesehen, da sie alles imitieren (nachäffen) kann. Ihre Reaktionsweise ist gekennzeichnet durch Destruktion und umfaßt vor allem *Geschwüre jeglicher Art* (z. B. Magengeschwür, Ulcus cruris – offenes Bein). Besonders betroffen sind auch die *harten Gewebe* (wie Knochen samt Knochenhaut), *Nerven* (incl. Gehirn und Hirnhäute), *Kehlkopf* und *Hals im allgemeinen* sowie *Sinnesorgane*. Da es sich hier wiederum um ein venerisches Miasma handelt, das – abgesehen von dessen Heredität – nur auf dem Geschlechtswege erworben wird, kommen auch viele *Symptome und Beschwerden an den Reproduktionsorganen* vor. Darüber hinaus sind *Mißbildungen* aller Art und *schwere psychische Störungen* typisch für die syphilitische Reaktionslage.

Schon Freud hat gegen Ende seines Lebens erkannt, daß die Syphilis Ursache vieler schwerer psychischer Störungen ist, denn fast die Hälfte seines Klientels waren Syphilitiker. In seinen „Drei Abhandlungen zur Sexualtherorie" schreibt er: „Bei *mehr als der Hälfte* meiner psychotherapeutisch behandelten *schweren Fälle von Hysterie, Zwangsneurose etc.* ist mir der *Nachweis der vor der Ehe überstandenen Syphilis der Väter sicher gelungen,* sei es, daß diese an Tabes oder progressiver Paralyse gelitten hatten, sei es, daß deren luetische Erkrankung** sich anderswie anamnestisch feststellen ließ. – *Ich bemerke ausdrücklich, daß die später neurotischen Kinder keine körperlichen Zeichen von hereditärer Lues an sich trugen.*" (Hervorhebung durch den Verfasser)

Deutlicher geht es schon nicht mehr! Der große Psychoanalytiker macht explizit darauf aufmerksam, daß die *Syphilis miasmatischen Charakter* hat; er bestätigt also das, was Hahnemann schon ein paar Jahrzehnte zuvor gelehrt hat. Und weiter macht er deutlich, daß dieses Miasma *hereditär* ist und an die Blutsverwandtschaft weitergegeben wird, somit der Hauptverursacher vieler psychischer Leiden ist; Beobachtungen, die seinerzeit auch schon Allen, jedoch viel ausführlicher, genauer und mit therapeutischen Konsequenzen, angestellt hat. Darüber hinaus wird evident, daß der Familienanamnese eine zentrale Rolle zukommt. Auf der anderen Seite läßt sich

---

 * Syphilis im homöopathischen Sinne ist nicht gleichbedeutend mit der akuten Syphilis aus schulmedizinischer Sicht, sondern umschreibt ein Miasma in seiner gesamten Ausprägung. Heute bürgert sich mehr und mehr die Bezeichnung Syphilinie oder syphilitische Konstitution ein, um derartige Verwechselungen zu vermeiden.
** Lues: anderes Wort für Syphilis

aber auch schlußfolgern, daß Depressionen, Neurosen, Hysterie und andere schwere psychische Störungen durch Psychotherapie nicht dauerhaft zu heilen sind, sondern bestenfalls palliativ, d. h. vorübergehend gelindert werden können.

Die Syphilis ist die einzige Krankheit, die auch in der Schulmedizin als chronische Krankheit anerkannt ist. Sie als reine Geschlechtskrankheit zu bezeichnen ist fehl am Platze, denn sie ergreift mit der Zeit den gesamten Organismus. Streng genommen ist der Begriff Geschlechtskrankheit sogar falsch; richtiger müßte es heißen: Krankheit, welche über den Geschlechtsweg übertragen wird.*

Die Syphilis verläuft in drei Phasen**: Lues I, Lues II und Lues III, welche unterschiedlich lang sind und völlig andere Erscheinungsbilder aufweisen.

Die Lues I tritt etwa 3 Wochen p. i.*** mit Symptomen in Erscheinung. Ihr Kennzeichen ist eine Papel am Ort der Ansteckung, ein *schmerzloses Geschwür*, der sog. harte Schanker oder Primäraffekt. Parallel dazu imponieren *schmerzlose Schwellungen regionärer Lymphknoten*, die Bubonen genannt werden. Beides zusammen macht den Primärkomplex aus. Dieser heilt etwa 6 Wochen p. i. ab und verschwindet. Im gesamten ersten Stadium sind die Spirochäten bzw. Treponema pallidum, die in der Schulmedizin als die Erreger der Syphilis angesehen werden, nachzuweisen.

Das Stadium Lues II, welches etwa 8 Wochen p. i. folgt, ist deutlich ausgeprägter und von längerer Dauer. Der Beginn wird mit Prodromalerscheinungen wie Fieber, Abgeschlagenheit, Milzschwellung und generalisiertem Lymphknotenbefall eingeläutet. Ab etwa der 10. Woche treten dann *nichtjuckende Hautausschläge* (Roseola) auf. Die Eruption dieses multiformen Exanthems, das häufig aus roten Flecken besteht (Syphilide), findet besonders am Stamm, Bauch, Rücken und den Beugeseiten der Extremitäten statt. Die zugehörigen *Lymphknotenschwellungen* sind wiederum *schmerzlos! – Syphilitische Exantheme jucken nicht, sind jedoch auf Sondendruck schmerzhaft.* – Ab der 12. Woche p. i. reagieren auch die Schleimhäute mit sog. *Plaques muqueuses*; das sind Schleimhauteffloreszenzen (Schleimhautveränderungen) in Form von dicken weißlichen Flecken mit durchsichtigen Papeln. Darüber hinaus gibt es weißliche milchige Beläge auf den Tonsillen (Mandeln), welche abwischbar und hochkontagiös sind *(Angina syphilitica)*. An den Fingern und Zehen und in der Nähe der Körper-

---

* Das gilt selbstverständlich auch für die sykotische Gonorrhoe.
** siehe Bild 1.2
*** post infectionem, nach der Ansteckung

öffnungen imponieren die *Condylomata lata*, breit aufsitzende, nässende und treponemenreiche Papeln, besonders an Stellen mit starker Schweißbildung. Die *syphilitische Alopezie* (Haarausfall), die typischerweise diffus und mottenfraßähnlich ausgeprägt ist, wird mit etwa der 20. Woche angegeben. Und ab der 24. Woche p.i. tritt das *syphilitische Leukoderm* auf. Hierbei handelt es sich um depigmentierte Hautareale, mit häufiger Lokalisation am Hals (Collier de Venus, Halsband der Venus). Des weiteren kann es zu „wüsten Ulzerationen" kommen, die schließlich – zusammen mit den anderen Erscheinungen – zum Tode führen. Im Falle eines Überlebens flacht das Krankheitsbild etwa 2 Jahre p.i. ab. Alle klinischen Erscheinungen des Sekundärstadiums klingen i.d.R. folgenlos ab, und die Syphilis ist nur noch serologisch nachweisbar; „die Treponemen dringen nach innen" (lange Latenzperiode, die mehrere Jahre bestehen kann, die sog. Syphilis latens seropositiva).

Von der *Lues III* spricht man *ab ca. 3 bis 5 Jahre p.i.*; sie ist nicht mehr infektiös und gekennzeichnet sowohl durch asymmetrische Exantheme, die nicht mehr nach außen aufbrechen, als auch durch Syphilome im Corium (Unterhaut). Diese Gummata, wie sie außerdem genannt werden, sind eine Art Gummigeschwülste, welche sich auch an den verschiedensten Organen manifestieren können. Darüber hinaus gehören die sog. Aneurysmen, sehr gefährliche pathologische Gefäßaussackungen – meist der Aorta (Schlagader) –, welche spontan rumpieren können und dadurch zum Tode führen, zum Erscheinungsbild der tertiären Syphilis (Mesaortitis luica). Weitere klinische Erscheinungen sind Aorteninsuffizienz infolge Aortenklappenbeteiligung (eine Herzklappe) und Koronarinsuffizienz infolge Verengung der Abgangsstellen der Herzkranzarterien.

Das Stadium Lues IV ist eine „Unterabteilung" der Lues III und wird in manchen Lehrbüchern separat betrachtet. Es wird auch *Metalues* oder *Neurolues* genannt und tritt meist erst 8 bis 12 Jahre p.i. auf. Betroffen ist zunächst das *zentrale Nervensystem* (Lues cerebrospinalis), so daß es zu Hirnnervenstörungen kommt (Augen, Ohren etc.). Des weiteren werden Bewußtseinseintrübung, Delirien, epileptische Anfälle und apoplektische Halbseitenlähmungen (Schlaganfall) dazugezählt. Später kann es zu fortschreitender Hirnauflösung kommen (progessive Paralyse, Untergang grauer Hirnsubstanz) und zur Degeneration des Rückenmarks mit sog. Tabes dorsalis (syhilitischer Befall des Rückenmarks, sog. Rückenmarksschwindsucht, Rückenmarksdarre), welche sich vornehmlich in Form von sensiblen Reiz- und Ausfallerscheinungen äußert (z.B. lanzinierende, durchbohrende Schmerzen) sowie durch Ataxien (Ungeschicklichkeit im Gebrauch der Glieder), Fehlen oder Herabsetzen von Sehnenreflexen, Pupillenstörungen mit Anisokorie, Entrundung, Miosis etc. pp. Auch Gelenksdeformierungen, Hypotonie der Muskeln und spastische Lähmungen der Extremitäten, Kälte- und Berührungshyperpathie sowie verwaschene Sprache und mimische Schwäche gehören zum Erscheinungsbild der Neurolues. Schließlich wird noch das sog. *hirnorganische Psychosyndrom* angegeben, mit seinem Verlust des Taktes und dem Verlust des geordneten Verhaltens mit persönlichkeitsfremder Enthemmung. Auch das *euphorisch expansive Syndrom* (ständig gehobene Stimmung, Größenwahn, Affektivität, Rededrang) ist Merkmal der Lues dieses Stadiums. Darüber hinaus kann es zu Gewebsdefekten kommen wie z. B. Sattelnase, Gaumenperforation, Wolfsrachen, Hasenscharte und sog. Tonnenzähnen.

Die chronische Syphilis ist also alles andere als eine Geschlechtskrankheit! Sie weist nicht unbedingt Symptome und Zeichen an den Geschlechtsorganen auf, sondern umfaßt den gesamten Organismus. *Ihre Hauptansatzpunkte sind das zentrale Nervensystem (in Form von bestimmten neurologischen Erkrankungen), die Knochen (in Form von Defekten und Verformungen) und das Gemüt mit der Tendenz zur Zerstörung und/oder Selbstzerstörung bis hin zum Drang zu töten.* Typische syphilitische Zeichen im Sinne der Homöopathie sind immer wiederkehrende Anginen (eitrige Mandelentzündungen), begleitet von starkem, zähem, metallischem Speichelfluß (auch der Scharlach gehört hierhin und ist eine Kinderkrankheit mit syphilitischem Touch), nächtliche Schmerzen in den langen Röhrenknochen (in Kindertagen oft als sog. Wachstumsschmerzen* diagnostiziert), kupferfarbene oder rohem Schinken ähnliche, nichtjuckende Hauteruptionen, nächtliche Verschlimmerung (schon nach Sonnenuntergang beginnend),

---

* „Wachstumsschmerzen" ist meiner Ansicht nach ein völlig falscher Begriff, denn Wachsen darf nicht schmerzhaft sein. Hier zeigt sich – wie so oft in der orthodoxen Medizin –, daß man diesem Phänomen vollkommen hilflos gegenübersteht, es weder einordnen kann, noch ihm therapeutisch etwas entgegenzusetzen hat. Man beschwichtigt die Eltern mit dem Begriff Wachstumsschmerzen und suggeriert Harmlosigkeit, da ja Wachsen etwas biologisch vollkommen Normales ist. Mit dieser Erklärung des Arztes ist die Mutter zufrieden und der Arzt brauchte nicht zuzugeben, daß er mit dieser Form der Schmerzen weder etwas anfangen noch diese positiv beeinflussen kann. Nur – wenn man diese Schmerzen homöopathisch beseitigen kann, kann es wohl doch nicht so normal sein, denn wachsen werden unsere Kinder weiterhin, auch ohne diese Schmerzen (oder wachsen sie dann nicht mehr weiter?)! Außerdem gibt es auch sehr viele Kinder, die groß werden, ohne jemals Wachstumsschmerzen gehabt zu haben. – Für mich sind diese Schmerzen pathologisch und dezente Hinweise auf miasmatische Belastungen, allerdings nicht nur auf syphilische, sondern auch der Sykosis zugehörige (meiner Erfahrung nach frühkindliche rheumatische Beschwerden), wie sich in meiner Praxis immer wieder bestätigt hat.

Geschwüre und Eiterungen aller Art bis hin zu Gangrän (Brand der Gewebe), Neigung zu Selbstmord (ohne Vorwarnung), eine Art geistiger Lähmung (auch Verwirrungszustände), leichte Vergeßlichkeit, Veränderungen in Sprache und Schrift, Verlust der Urteilskraft, Tobsucht, Demenz und vieles mehr.*

2.4.3.1 Der syphilitische Säugling

Die angeborene, erblich bedingte Syphilis ist recht schwer zu erkennen, da es eine große Zahl von Fällen gibt, wo nur ein einziges – oft auch nur sehr latentes – Zeichen vorhanden ist. Eine stattliche Anzahl von Fehl-, Früh- und Todgeburten geht mit Sicherheit auf die connatale Syphilis zurück.

Der syphilitische Säugling kommt bei weitem nicht so häufig vor wie der sykotische. Er imponiert durch bullöse (blasige) und ulzeröse Exantheme auf der Haut (Pemphigus syphiliticus), besonders an den Handflächen und Fußsohlen (Glanzhaut). Des weiteren kommen Papeln um Nase, Mund und im Windelbereich vor. Eine generalisierte Lymphadenopathie ist ebenfalls vorhanden. An den Mundwinkeln gibt es Risse, sog. Mundwinkelrhagaden. Durch die narbige Abheilung der krustösen Papeln und radiären Einrisse um den Mund entstehen die Parrot-Furchen (oberflächlich weiße Narben bei angeborener Syphilis). Die Fingernägel werden meist durch Nagelfalzentzündungen bis hin zu Panaritien in Mitleidenschaft gezogen.

Der syphilitische Säugling und das syphilitische Kleinkind leiden häufig an Koryza syphilitica, einer bestimmten Art von Erkältung mit eitrig blutigem Nasensekret. Dieser sog. „schnarchende" Schnupfen ist gekennzeichnet durch große dicke Krusten, die das gesamte Nasenloch füllen und die Nasenschleimhäute geschwürig befallen. Sie müssen oft mechanisch entfernt werden, was sehr schmerzhaft sein kann, bilden sich jedoch immer wieder neu. Sie sind dunkel, grünlichschwarz oder braun und oft übelriechend. Parallel dazu kommt es meist zu einer sog. Lymphadenopathie, d.h., die Lymphknoten im HNO-Bereich schwellen an und sind tast- und sichtbar.

Der syphilitische Säugling gedeiht nicht recht und ist oft geistig verlangsamt. Des weiteren sehen diese Kinder recht blaß aus (Anämie) und imponieren durch ein graues, aschfahles Gesicht. Ihre Augen sind eingesunken und von dunklen Ringen umgeben. Ihre Haut wirkt alt und runzelig, beinahe wie eingeschrumpft und vertrocknet, voller Falten, ähnlich denen eines Greisengesichtes. „Er wirkte nach der Geburt wie ein winzig kleiner Greis mit seinem ernsten Gesichtchen, an dem gar nichts Babyhaftes war", kann man in Anamnesen immer wieder hören.

---

* für detailliertere Aufstellung siehe auch Anhang A.1.2 *Syphilitische Zeichen*

Leber- und Milzschwellungen (Hepatosplenomegalie) kennzeichnen häufig den syphilitisch belasteten Säugling. Auch basale Meningitis (Hirnhautentzündung) mit Hydrocephalus internus (Wasserkopf) und Krämpfe gehören zu diesem Erscheinungsbild. Manchmal müssen die Kinder unter enormen Kopfschmerzen leiden; sie schlagen, stoßen und hämmern auf ihren Kopf mit den Fäustchen ein oder schlagen ihn vehement gegen einen Gegenstand (z. B. das Gitterbettchen). Eine bestimmte Form der Lungenentzündung und Nierenerkrankungen gehören in das Erscheinungsbild.

Auch der Säuglingsbrechdurchfall ist oft syphilitischer Genese. Er ist begleitet durch völlige Lähmung der Verdauung (Durchfall, Erbrechen) mit Benommenheit und Betäubung bis hin zum Koma oder mit Krämpfen und Konvulsionen.

Mißbildungen wie Klumpfuß, angeborene Herzfehler (Herzklappenfehler, Septumdefekt bis hin zu schwerstem Herzfehler), Hypospadie und ähnliches sind bei schwer syphilitisch belasteten Kindern anzutreffen. Dies umfaßt auch die Augen mit starken Brechungsabweichungen, Astigmatismus (Hornhautverkrümmung), Kolobom (Spaltbildung der Iris) etc.

Viele Kinder mit angeborener Syphilis verbleiben während ihres ganzen Lebens in der latenten Phase der Krankheit und bekommen nie aktive syphilitische Erscheinungen. Bei anderen erscheinen Spätstigmata.

Im fortgeschrittenen Kindesalter wirkt sich dieses Miasma durch schwere Angriffe auf die Struktur der Augen aus wie Veränderungen der Linse, der Skleren (Lederhaut), des Ziliarkörpers sowie der Iris. Darüber hinaus kommen auch Störungen im Bereich des Tränenapparates, Keratitis parenchymatosa (zarte wolkige Trübung in den mittleren Hornhautschichten) und Opticusatrophie (Degeneration des Sehnervs), welche bis zur Erblindung führen kann, vor. Andere Erscheinungen betreffen Haut, Ohren und Zähne wie milchkaffeefarbenes Hautkolorit, Innenohrschwerhörigkeit, Tonnenzähne (halbmondförmige Ausbuchtung an den Schneideflächen und Tonnenform der beiden oberen mittleren Schneidezähne des bleibenden Gebisses) und gezähnelte Schneiden der Schneidezähne, wie bei einem Messer mit Säge *(auch sykotisch)*. Auch das Skelettsystem kann schwere Deformitäten zeigen (Säbelscheidentibia, Caput quadratum [sog. Quadratschädel, auch bei Rachitis vorzufinden], Olympiastirn, Sattelnase, Hasenscharte, Wolfsrachen, Osteochondritis [Knochen- und Knorpelerkrankung, besonders der Epiphysen, welche eine Pseudoparalyse der Extremitäten mit chrakteristischen radiologisch feststellbaren Knochenveränderungen verursacht]). Selten kommt es zu Spätmanifestationen im Sinne einer Neurosyphilis oder Mesaortitis luica (Gefäßwandnekrosen im Bereich der aufsteigenden Aorta, die zu Aneurysmen führen).

2.4.3.2 Beispiel eines syphilitischen Falles

Eine junge Frau von 26 Jahren leidet an Colitis ulcerosa, einer entzündlichen Darmerkrankung, die schulmedizinisch als unheilbar gilt und mit Cortison niedergehalten wird. Diese dauert nun schon seit ca. $1\frac{1}{2}$ Jahren an und äußert sich durch akute Durchfälle, schlimme nächtliche Krämpfe, Blähungen des gesamten Bauchbereiches und blutigen Stuhl. Eine Darmspiegelung brachte die Diagnose zusammen mit Stenosen, Ödemen und starken Entzündungen im unteren Darmbereich. Nachts – insbesondere nach Mitternacht bis in die frühen Morgenstunden hinein – sei es besonders schlimm mit Schüttelfrost und begleitenden panischen Ängsten mit Weinkrämpfen. Tagsüber habe sie weniger Beschwerden. Der Durchfall sei mehr blutig, ohne viel Stuhl. Tee und eine Wärmflasche linderten die Krampfattacken. Sie sei „sehr aufgewühlt, unruhig und nervös" und habe „Angst vor Bösartigkeit".

Als die Patientin 15 Jahre alt war, hatte sie schon einmal derartige blutige Durchfälle, jedoch nicht so arg wie dieses Mal. Damals sei ihr Vater an Bauchspeicheldrüsenkrebs verstorben. Auch die damalige Diagnose lautete schon Colitis ulcerosa, wurde jedoch nicht weiter behandelt. „Ich habe es mit (gesunder) Ernährung wegbekommen." Ein paar Jahre später gab es nochmals ähnliche Erscheinungen auf einer Reise durch Amerika, welche mittels Salofalk gelindert wurden. Doch diesmal käme sie ohne Cortison nicht mehr aus.

Vor drei Jahren machte die junge Frau eine Psychose durch: drei Monate Aufenthalt in einer geschlossenen Station, danach drei Monate in einer Klinik und drei weitere Monate bei ihrer Familie daheim. Insgesamt habe sie ein Jahr und neun Monate Psychopharmaka nehmen müssen. Doch nun habe sie alles überstanden und sehr viel Selbstvertrauen, mehr als je zuvor. Sie fahre sogar allein in den Urlaub, was sie sich früher nie zugetraut hatte. Unter der Psychose wurde auch eine Darmspiegelung durchgeführt, welche allerdings zum damaligen Zeitpunkt keinerlei entzündliche Prozesse, sondern nur Vernarbungen zeigte.

Der Vater der Patientin, ein stiller Alkoholiker, habe ihre um etwa 12 Jahre ältere Schwester mißhandelt, u.U. sogar „regelmäßig vergewaltigt",[*] unter Mitwisserschaft und Duldung durch die Mutter. Darüber hinaus habe er ihre Mutter auch anderweitig betrogen. Dies habe ihr Vaterbild „total zersprengt". Ein paar Jahre später sei auch sie selbst einmal – als

---

[*] Dies ist leider keine Seltenheit und tritt bei chronischen Anamnesen sowie bei Familienanamnesen öfter zutage; insbesondere dann, wenn die venerischen Miasmen recht ausgeprägt vorhanden und mit anderen Miasmen verkompliziert sind.

82

etwa 16jährige – knapp einer Vergewaltigung durch einen Fremden entgangen.

Die junge Frau war das sechste und letzte Kind in der Familie. Ihre Mutter wollte sie ursprünglich nicht haben, was sie ihr auch deutlich zu verstehen gegeben habe. Als Schulkind litt sie öfter unter eitrigen Tonsillitiden (Mandelentzündungen), häufig begleitet von Gelenkschmerzen. Des weiteren kam es immer wieder zu eitrigen Konjunktivitiden, wobei die ganzen Augen verklebt waren. An Impfungen habe sie „die üblichen" bekommen (Pocken, DPT, Polio) und dabei nie auffallend reagiert.

Die Patientin leide auch unter Heuschnupfen, welcher vor etwa 6 Jahren mittels Eigenbluttherapie gebessert wurde, sowie unter Nebenhöhlenentzündungen. Letztere waren besonders ausgeprägt vor und während ihrer Psychose und träten bei Erkältungen immer wieder mit dickem gelblichem Schleim in Erscheinung, trotz „ambulanten Durchstechens der Nebenhöhlen". Außerdem reagiere sie allergisch auf Äpfel mit Schnupfen und Juckreiz im Hals. Die Haut sei recht trocken und schuppe sich zeitweilig an den Fingern. Dies könne unter Umständen mit Ölen im Zusammenhang stehen, mit welchen sie aufgrund ihres Berufes ständig in Berührung käme. Unechter Schmuck (Modeschmuck) an den Ohren werde überhaupt nicht vertragen; die Ohrlöcher würden ziemlich bald eitern. Laut Hörtest höre sie hohe Töne schlechter. Bei engen Rollkragen „bekomme sie Zustände"; Kettchen trage sie im Halsbereich auch nicht gerne; „nur weg" sei die Devise.

Seit ca. 2 Jahren hat die Patientin eine Spirale; zuvor verhütete sie lange Zeit mittels Pille, welche sie „gut vertragen habe". Allerdings fällt das Ende der Pillenzeit direkt in den Zeitraum der Psychose und wird – meinen Erfahrungen nach – sicherlich etwas damit zu tun haben! Die Menses seien sehr schwach ausgeprägt und dauerten deutlich länger als eine Woche. Durch die Psychopharmaka habe sie ein Jahr lang keine Menstruation mehr gehabt, welche dann mit Hormonen wieder eingeleitet wurde. Der Zyklus liege zur Zeit im Mondrhythmus (28 Tage); die Blutung selber sei hellrot bis sehr dunkel (Schmierblutung). Einmal gab es eine genitale Pilzinfektion mit brennendem, juckendem Ausfluß. Kalte Füße seien das Normale, und bei Aufregung bekomme die junge Frau rote Flecken am Hals sowie schwitzige Hände. In der Schule früher konnte sie „vor ‚Mathe' nicht schlafen", sie stand immer „zwischen 4 und 5". Sie reagiere insgesamt sehr sensibel und habe auch noch Angst vor einer erneuten Psychose. Früher sei sie sehr verschlossen gewesen und habe „vieles in sich reingefressen". „Alle kamen zu mir, um sich auszuheulen." Zwischen dem 15. und 20. Lebensjahr gab es immer wieder depressive Phasen. Außerdem habe sie ihr Leben lang

Schuldgefühle gehabt. Seit 2 Jahren lehne sie Alkohol „total ab" und rühre nichts dergleichen mehr an. Zur Zeit sei Urlaub und Reisen das höchste.

Die Familienanamnese ergab ein gehäuftes Auftreten von Scharlach; alle fünf Geschwister hatten diese Kinderkrankheit durchgemacht, inclusive der beiden Zwillinge. Des weiteren gab es Schweißdrüsenabszesse, Blinddarmabszesse und rezidivierende eitrige Mandelentzündungen. Die Mutter hatte eine Totgeburt, und ein weiteres Kind starb im Alter von 2 Monaten an sog. plötzlichem Kindstod. Darüber hinaus gab es bei ihr eine Varicenoperation sowie eine Totaloperation. Der Vater litt an Pancreaskrebs und war, genau wie die Mutter, Diabetiker. Weiterhin werden in der Familienanamnese der Blutsverwandtschaft Gallenoperationen, „Gelbsucht" (Hepatitis A und B), Psoriasis, Depressionen und Suizidversuche angeführt.

Eine dominant syphilitische Erkrankung vor einem latent ausgeprägten, sykotischen Hintergrund. Wahlanzeigend für das verabreichte chronische antisyphilitische Arzneimittel waren hauptsächlich folgende Symptome:

- die Angstzustände mit der Ruhelosigkeit
- die nächtliche Verschlimmerung
- die entzündlichen Darmsymptome samt allen Begleitsymptomen sowie die familiär gehäuften Blinddarmentzündungen (incl. Abszesse)
- der „Kummer" aufgrund der Erlebnisse mit dem Vater und wegen der ursprünglichen Ablehnung durch die Mutter
- die ausgeprägte Reiselust
- die familiäre Anhäufung von Scharlach, einer syphilitischen Kinderkrankheit
- die Vergangenheit mit der Psychose
- die übermäßig langen Mensesblutungen
- die Neigung zu Sinusitis (Nebenhöhlenentzündungen)
- das totale Ablehnen von Alkohol
- sowie die lebenslangen Schuldgefühle.

Die Patientin erhielt Mercurius solubilis LM18, 5 Tropfen auf einen Teelöffel voll Wasser, alle 2 Tage morgens. Das Cortison war noch so lange beizubehalten, bis eine deutliche Wirkung zu verzeichnen sein würde.

Nach sechs Wochen Einnahmezeit meldete sich die Patientin mit der Botschaft, ihr gehe es recht gut. Sie habe sogar das Cortison vor fünf Tagen eigenmächtig abgesetzt. Doch nun gebe es einen akuten Halsinfekt mit starken Schluckbeschwerden, besonders nachts. Dazu Kopfschmerzen, Schnupfen (dünnflüssig, wäßrig, nach hinten runterlaufend) und Ohrenschmerzen. Die Halslymphknoten seien geschwollen, der Kopf sei heiß und rot; sie glühe regelrecht. Außerdem habe sie viel Durst auf Wasser und Tee (lauwarm), trinke jedoch nur lauter kleine Schlucke. Es bestehe durchaus ein

Verlangen nach frischer Luft, jedoch müsse sie sich sehr warm anziehen, sonst fröstele es sie. Arsenicum album LM6 – auch wieder eine antisyphilitische Arznei – als Akutmittel brachte sie recht schnell wieder auf die Beine. Später gab es nochmals eine handfeste Nebenhöhlenentzündung, die unter Kalium bichromicum D6 gelindert werden konnte. – Beides im Sinne der Hering'schen Regel ganz normale – und erfreuliche – Erscheinungen eines Rückspulungsprozesses.

Dann hörte ich für längere Zeit nichts mehr von der Patientin. Nach etwa fünf Monaten meldete sie sich schriftlich anläßlich der Zusammenstellung einer Haus- und Reiseapotheke. In ihrem ausführlichen Verlaufsbericht war unter anderem zu lesen: „... Übrigens, war da nicht irgendwann mal was mit dem Darm? Ich habe auf jeden Fall keinerlei Beschwerden mehr und bin sehr glücklich darüber. ..." Weitere drei Monate später war der Zustand noch derselbe, so daß dieser Teil der Behandlung als abgeschlossen gelten konnte. Später – etwa ein ganzes Jahr danach, denn die Patientin kam aus dem fernen Ausland – haben wir noch eine antisykotische Behandlung folgen lassen; der Darm jedoch – und bislang sind mehr als 4 Jahre vergangen – machte nie wieder Beschwerden, so daß die – ansonsten als unheilbar geltende – Colitis ulcerosa fortan als ausgeheilt angesehen werden konnte.

2.4.4 Tuberkulinie

Die Tuberkulinie (nicht Tuberkulose!) ist ein Miasma, welches nicht von Hahnemann definiert wurde, und so werden wir in seinem Schrifttum auch nur von insgesamt vier Miasmen etwas erfahren. Sie geht auf John Henry Allen zurück, der sie auch *Pseudo-Psora* nennt und als *aktive Psora mit latent vorhandener Syphilinie* beschreibt. Diese Kombination ist so eng verbacken, daß sie ihr eigenes ausgeprägtes, typisches Erscheinungsbild hat.

Beim Vorhandensein des tuberkulinischen Miasmas findet der Homöopath sehr häufig eine *Tuberkulose als familiäre Vorbelastung (Prädisposition)*. Die Beschwerden des tuberkulinischen Patienten manifestieren sich hauptsächlich im oberen und unteren Respirationstrakt (Atmungstrakt). Es kommt häufig zu Mandelentzündungen, auffälliger Erkältungsneigung, Bronchitis bis hin zu Lungenentzündungen, Rippenfellentzündung, Asthma und ähnlichem mehr. Des weiteren gehören die Neigung zu Mittelohrentzündungen und/oder Mittelohreiterungen*, Lymphdrüsenschwellungen

---

* Das Ohr ist das Ventil des Tuberkulinikers (Eliminationskrise in Form von Mittelohreiterungen/Mittelohrentzündungen)!

(häufig perlschnurartige Drüsenschwellungen im Nacken- und Halsbereich), rachitische Erscheinungen, sog. Polypen (adenoide Wucherungen in der Nase) und Kropf zu diesem Miasmatyp. Da bei der Pseudo-Psora die Syphilis mit von der Partie ist, wenn auch nur im Hintergrund, konzentrieren sich die Krankheitsmanifestationen mit Vorliebe auch auf die Sinnesorgane (Augen samt Bindehaut und Ziliarkörper, Mittelohr, Nase, Lippen, Mundschleimhäute und Hals) und das Knochengewebe (Karies der Knochen und Zähne, Rachitis, Knochenerweichung, Knochenhautentzündungen, weiches Knorpelgewebe). Auch die Haut ist in vielen Fällen betroffen, ähnlich wie bei der Syphilis, oft mit nichtjuckenden, vielgestaltigen Hautausschlägen (Knötchen, Papeln mit/ohne Juckreiz, Urtikaria, sog. Neurodermitis, Abszeßbildung, „Milchschorf" [oft nach Hühnerstall riechend] etc.).*

Viele Reifestörungen gehen auf eine tuberkulinische Belastung zurück, wie z. B. Hodenhochstand (Maldescensus testis), Descensus erst durch Hormonspritze, verzögertes Knochenwachstum oder das Vorliegen einer großen offenen Fontanelle für einen langen Zeitraum. Im Kindesalter zeigt sich dieses Miasma auch durch häufige Fieberzustände, Delirien, Fieberkrämpfe, Magenstörungen, Erbrechen, Durchfall mit erschöpfenden, reichlichen Stühlen und zahlreichen Erkrankungen. Bei Säuglingen kommt es meist zu Nabeleiterungen mit gelblicher Absonderung oder sog. Nabelgranulom. Die Zahnung ist verzögert und/oder erschwert und die Zahnungsperiode häufig begleitet von Durchfällen und Fieberschüben. Tuberkulinische Kinder fallen vielfach auch durch ausgeprägten Kopfschweiß auf, vor allem beim Schlafen oder beim Stillen. Andere schlagen mit dem Kopf gegen das Bett oder hämmern mit ihren Fäusten auf ihren Kopf ein (aufgrund von Kopfschmerzen oder Hirnreizungen?). Ja sogar die Meningitis (Hirnhautentzündung) oder meningitische Reizungen sowie der Hydrocephalus (Wasserkopf) sind meist tuberkulinischen Ursprungs. Zurückgebliebene Kinder (späte statomotorische Entwicklung [z. B. spätes Laufenlernen]; Stumpfsinnigkeit, langsames Verstehen; unsoziales Verhalten; mißmutig; mürrisch; „Nein"-Sager; etc.) sind auch diesem Miasma zugehörig. Vielfach ist die Vitalität des kleinen Patienten derart vermindert, daß sein Organismus kaum noch die Kraft aufbringen kann, einen (reinigenden) Ausschlag hervorzubringen.

Die Tuberkulinie wird durch Vererbung weitergegeben und heutzutage auch durch vielerlei Impfungen (ganz besonders durch die BCG- und die Pertussis-Impfung). Darüber hinaus stehen auch der Tine-Test sowie andere Tuberkulosetests in starkem Verdacht, zu tuberkulinisieren.

Generell betrachtet sind Impfungen bei Tuberkulinikern besonders ge-

---

* für detailliertere Aufstellung siehe auch Anhang A.1.3 *Tuberkulinische Zeichen*

fährlich, da sie die Gefahr der Bösartigkeit in sich bergen, wegen einer eventuellen Aufpfropfung einer Impfsykosis! Somit wären alle Miasmen präsent, was immer Destruktivität impliziert.

2.4.4.1 Beispiel eines tuberkulinischen Falles

Der kleine dreijährige Sven leidet seit langem unter rezidivierenden Mittelohrentzündungen und zunehmender Erkältungsneigung. „Jede Erkältung beginnt mit einem Schnupfen und schlägt dann auf die Ohren." Das Sekret des Schnupfens sei von schleimiger Konsistenz und nicht richtig gelb, aber auch nicht richtig klar oder weißlich. Fast immer sei dieser Infekt von hohem Fieber begleitet, mehr als 40 °C, und fast immer sei Sven antibiotisch behandelt worden (erstmals im Alter von 9 Monaten). Danach gebe es meist wieder eine Erkältung, die in der Folge dann ohne Antibiotikum ausgestanden werde. Das ganze Szenario wiederhole sich 10 bis 12mal im Jahr! Zeitweise träten auch eitrige Mandelentzündungen auf, die wiederum Antibiotika erforderlich machten. Einmal habe man es mit einem homöopathischen Komplexmittel versucht, bestehend aus Apis, Belladonna und Mercurius.

Sven sei eher ein warmes Kind. Auch im Winter habe er stets warme Hände und Füße; nachts decke er sich auf, der Bauch sei immer frei. Er ist 9 Monate lang gestillt worden und hatte die ersten 10 Wochen Blähungen. Einmal gab es im Windelbereich Auffälligkeiten im Sinne einer Entzündung und Rötung (Windeldermatitis). Nach 6 Wochen Baumwollwindeln und einer Salbenbehandlung (Zinkoxyid) war dann aber wieder alles in Ordnung. Sven habe des öfteren auch Einschlafprobleme, obwohl er recht müde sei. Darüber hinaus wachte er früher sehr oft gegen 5:00 Uhr morgens auf und hat sehr lange Zeit nicht durchgeschlafen. Bei Vollmond sei sein Schlaf auch heute noch unruhig. Außerdem schlafe Sven mit offenem Mund (Polypen?).

Mit 2 Jahren gab es an den Wangen, am Rücken, Bauch und an den Beinen juckende Pickelchen, die er blutig gekratzt habe und die unter Einhaltung einer Diät (kein weißer Zucker, keine Schokolade, kein Kakao und Fleisch, keine Milchprodukte) wieder verschwanden. Süßigkeiten stehen bei Sven auf der „Gelüsteskala" ganz weit oben, dazu würde er auch die Trittleiter in der Küche hernehmen, um an den entsprechenden Schrank zwecks Selbstbedienung zu kommen. Auch bestehe ein ausgeprägtes Verlangen nach Milch (mehr als $\frac{1}{2}$ l am Tag); bevorzugt werde kalte; warme weise er jedesmal zurück. Dagegen habe Sven eine Abneigung gegen Fleisch und Saures.

Bei früheren Erkältungen mußte bislang nachts dreimal der Notarzt geholt werden wegen drohender Erstickungsanfälle („Hustenkrampf", Erbrechen). Auch die Zahnung sei jedesmal mit Infekten und Wundsein am Po vergesellschaftet. Sven hatte lange Zeit Kopfgneis (bzw. Milchschorf), sowohl auf dem Kopf als auch im Gesicht. Ansonsten sei er eher etwas ängstlich und vorsichtig. Alle durchgeführten Impfungen (Polio, DT, MMR und HIB) habe er „gut vertragen"; allerdings reagierte er auf die erste DT-Impfung für eine halbe Stunde mit einem Schreianfall.

Die Schwangerschaft von Sven war bis auf die ersten drei Monate, in denen es öfter Blutungen gab, „recht ruhig". Die Mutter habe während dieser Zeit Valium (!) und Magnesium einnehmen müssen. Sven war ein Wunschkind, das erste von zweien. Die Schwangerschaft erfolgte durch Insemination, nach langen erfolglosen Versuchen auf natürlichem Wege. Er war am Schluß zwei Wochen „überfällig" und kam mit der Zange zur Welt, da die Herztöne unregelmäßiger wurden und Eile geboten war. Die Plazenta mußte anschließend operativ entfernt werden; sie löste sich nicht von selbst.

Famliär sind zwei Lungentuberkulosefälle zu verzeichnen, ein Großonkel mütterlicherseits und der Opa väterlicherseits (also aus beiden Richtungen!). Des weiteren gibt es gehäuft Diabetes mellitus (Zuckerkrankheit) und Polypen. Eine Schwester der Mutter hatte eine Fehlgeburt, und eine Großtante von Sven leidet unter Ulcus cruris (Unterschenkelgeschwür, offenes Bein). Herzinfarkt und Magenkrebs sind auch mütterlicherseits zu nennen.

Sven erhielt potenzierten Schwefel in der LM18, einen Tropfen auf ein Glas Wasser, davon nur einen Löffel voll, alle 2 Tage morgens. Gut einen Monat nach Einnahmebeginn gab es wieder diese Hautprobleme, so ähnlich wie damals. Doch die Mutter hatte den Eindruck, daß es weniger dramatisch war als im letzten Winter. Zur Zeit habe Sven Husten ohne erkältet zu sein, was noch nie dagewesen sei. Darüber hinaus sei er viel mutiger geworden. Er getraue sich nun sogar von einer Rutsche ins Wasser zu rutschen, was früher nie gegangen sei. Und – Mittelohrentzündungen gab es bislang nicht mehr, und das, obwohl viele Gelegenheiten dazu gewesen seien! – Der Sulfur wurde in gleicher Dosierung beibehalten; wir konnten mit dem Verlauf und den Reaktionen zufrieden sein.

Gute 3 Monate später gab es wieder einen akuten Infekt mit Husten, Schnupfen, Bauchschmerzen und 39,5 °C Fieber, den die Mutter zunächst selbst mit Belladonna und Pulsatilla in Tiefpotenz behandelt hatte, allerdings nicht allzu erfolgriech. Da Sven immer schlapper wurde, habe sie schließlich doch wieder Zuflucht zu Antibiotika genommen. Das Fieber sei nun unten, er fühle sich aber trotzdem recht heiß an und habe immer noch Husten ohne Auswurf. Wir vereinbarten, den Sulfur in der chronischen

Potenz parallel weiterzunehmen. Dann ging es wieder bergauf und Sven kam wieder zu Kräften. Ein paar Tage später zeigten sich roten Pöckchen im Gesicht und am Oberkörper, welche langsam die Beine runterwanderten. Der konsultierte Arzt konstatierte Masern und zeigte sich darüber sehr erstaunt, weil Sven gegen Masern geimpft war! – Wir haben es also hier mit einer Rückspulung und Ausleitung zu tun, die für die Entwicklung des kindlichen Organismus sehr förderlich ist. – Und so war es auch im Fall Sven. Nach Verschwinden des Hautausschlages und Wiederherstellung der Gesundheit konnte der Bub mit einem Mal „ganz alleine kreativ spielen", was vorher undenkbar gewesen ist. Sven hatte insgesamt „einen richtigen Entwicklungschub" gemacht, so die glückliche Mutter.

Ansonsten gab es viel Erfreuliches zu berichten. Die ängstliche Phase habe Sven nun überwunden. Bei grippalen Infekten komme eine Ohrenbeteiligung nicht mehr vor; allerdings „schleppe er vom Kindergarten hin und wieder doch noch etwas an". Der Bub sei sehr offen und ausgeglichen; er gehe sogar auf andere zu. Bei Konflikten sei er allerdings stur oder „flippe total aus". Mit einem Schreikrampf werfe er sich auf den Boden, tobe und höre nicht mehr, oder er werfe wahllos Sachen durch die Gegend. Einmal hatte er Läuse, zusammen mit der ganzen Familie; der Kindergarten mußte sogar geschlossen werden. Sven probiere nun auch Gemüse und esse gut. Das Verlangen nach Süßem und kalter Milch bestehe weiterhin.

Als nächstes Arzneimittel erhielt Sven nun für ein paar Monate Tuberculinum Koch alt LM18 in ähnlicher Dosierung wie oben, was ihm sichtlich guttat und das tuberkulinische Miasma weiterhin erfolgreich zurückdrängte. Seither ist auch die Infektanfälligkeit verschwunden. – Von Mittelohrentzündungen war sowieso keine Rede mehr. – Später ließen wir noch eine antisykotische Behandlung folgen, inbesondere wegen der familiären Belastung und der Schwangerschaft.

2.4.5 Arzneimittelmiasma

Wie bereits erwähnt, ist die schädigende Wirkung von allopathischen Medikamenten in den letzten Jahren mehr und mehr in das Blickfeld der Öffentlichkeit gelangt und als echte Gefahr für die Gesundheit erkannt.* Der

---

* Titelseite der Süddeutschen Zeitung vom 24.4.1998, *Todesursache: Nebenwirkungen – Gefahren durch unerwünschte Effekte von Arzneien unterschätzt:* „Einen der wichtigsten Killer in den Industrieländern haben die Statistiken offenbar lange übersehen: Tödliche Nebenwirkungen von Arzneimitteln müßten nach einer Studie an der Universität Toronto auf Platz vier unter den Todesursachen in den USA verzeichnet sein – direkt nach Herzkreislauferkrankungen, Krebs und Schlaganfall. ... Dabei geht die überraschend hohe Zahl

Begriff „Nebenwirkungen", der im Grunde genommen völlig verkehrt ist, da es nur *Wirkungen* geben kann – man qualifiziert die unerwünschten und nicht ins Konzept passenden Wirkungen kurzerhand als Nebenwirkungen ab* –, tritt zunehmend in das Bewußtsein der Menschen, die immer häufiger merken, daß allopathische „Kuren" mit der Zeit chronisch krank machen. Hahnemann spricht in diesem Fall von *Arzneimittelmiasma* und meint artifiziell hervorgebrachte Krankheiten durch den übermäßigen Konsum von Medikamenten und Drogen (Arzneimittelabusus). Was sich für seine Zeit noch relativ harmlos ausnahm, ist heutzutage exorbitant – „dank" unserer Pharmakonzerne und deren Handlanger –, fast bis ins Unermeßliche angestiegen.

Das Arzneimittelmiasma ist also *rein artifizieller Natur* bzw. *iatrogen*, d. h. im Prinzip durch den Arzt verursacht. Es geht zurück auf den Konsum von – nicht nur schweren – Medikamenten. Das beginnt heutzutage i. d. R. schon im frühen Kindesalter mit fiebersenkenden Mitteln, geht über die Einnahme von Antibiotika, Cortison, Antiepileptika bis hin zu Psychopharmaka und anderen immunsuppressiven Arzneien. Aber auch nicht rezeptpflichtige Präparate, welche häufig, regelmäßig oder über einen längeren Zeitraum eingenommen werden, können dieses Miasma auslösen (sog. Stärkungsmittel, Vitaminkuren und dergl. mehr).

In der sog. Naturheilkunde sagt die Bezeichnung „rein pflanzlich" nichts über die Wirkung dieser Pflanzen aus; diese können trotzdem höchst giftig

---

nicht auf Mißbrauch, Überdosierung oder falsche Verordnungen zurück. Solche Fälle haben die Forscher bei ihrer ‚Meta-Analyse' von mehr als 153 kleineren Untersuchungen aus vier Jahrzehnten bewußt ausgeklammert. Die meisten der erfaßten Patienten starben also, obwohl die Arzneien korrekt verschrieben worden waren. … Auch bei der Prüfung von Arzneien auf Nebenwirkungen durch die Pharmaindustrie gebe es Lücken. Bevor ein Mittel zugelassen werde, sei es meist an 2000 bis 4000 Patienten ausprobiert worden – zuwenig, um seltene Nebenwirkungen zu erkennen. ‚*Die eigentliche Testung erfolgt erst, wenn ein Mittel bereits auf dem Markt ist*', sagt Munter. Von einer wissenschaftlich fundierten ‚Anwendungsbeobachtung', wie sie das Arzneimittelgesetz ansatzweise vorsieht, könne jedoch keine Rede sein. *Solche Untersuchungen würden eher als Marketinginstrument genutzt.* … Beim Bundesinstitut für Arzneimittel und Medizinprodukte räumt man daher ein, daß keine genaue Zahlen über Nebenwirkungen vorlägen. …" (Hervorhebungen durch den Verfasser)

* Jeder als Medizin eingenommene Stoff hat Wirkungen, denen sich die Lebenskraft auf Dauer nicht entziehen kann und auf die sie reagieren muß. Dies wissen wir spätestens seit den Arzneimittelprüfungen von Hahnemann. Deshalb kann es nur Wirkungen geben. Der Begriff Nebenwirkungen ist eine bewußte Verzerrung von Tatsachen und Naturgesetzen! Im Klartext handelt es sich um nichts anderes als um die Vertretbarkeit von Therapieschäden.

sein, giftiger als alle chemischen Substanzen zusammen. Bedenken wir, daß der Sturmhut (Aconitum) die giftigste Pflanze Europas ist! Dennoch können wir bei den meisten pflanzlichen Mitteln feststellen, daß diese vom Organismus i. d. R. besser verarbeitet und wieder ausgeschieden werden als ihre chemischen Kontrahenten; jedoch sollten wir nie vergessen, daß es sich auch hier um recht grobstoffliche Medikamente, also Drogen, handelt.

Chronische Krankheiten, bei denen – neben anderen Miasmen – auch das Arzneimittelmiasma präsent ist, sind gemäß Hahnemann bei weitem schwieriger zu behandeln als natürliche Krankheiten, da die *ursprünglichen Symptome des Patienten* durch die grobe heroische Wirkung der Chemie *stark verzerrt* wurden. Wir haben *keine originalen und individuellen Symptomenbilder* mehr vor uns, sondern nur noch *verwischte Zustände*, denen jegliche Subtilität verlorengegangen ist. Das macht die Mittelfindung in der Behandlung von chronischen Krankheiten heute oft so (unendlich) schwierig! Wo verläuft denn der Scharlach noch so, wie er im Buche steht? Wer kann ihn auf Anhieb richtig diagnostizieren und von anderen Krankheiten unterscheiden? Häufig wird die Diagnose nur aufgrund von mehr oder weniger aufwendigen Bluttests und Abstrichen möglich.

Ganz besonders betroffen sind unsere älteren Mitbürger. Sie werden – laut Aussagen von Rechtsmedizinern – *mit Medikamenten regelrecht vergiftet:* „Immer häufiger ist bei alten Leuten eine schleichende Medikamentenvergiftung als Todesursache zu verzeichnen." (Prof. H.-J. Wagner). Anders als bei jüngeren Menschen baue ein älterer Giftstoffe sehr viel langsamer ab, so daß es zu sich akkumulierenden Vergiftungserscheinungen komme (Abgesehen von den vielen organischen Leiden sind Beobachtungen im psychischen Bereich wie „Die Oma wird immer komischer" heute an der Tagesordnung.), welche dann mit Alterserscheinungen verwechselt werden! Etwa 30 % aller Krankenhauseinweisungen sind heutzutage auf Nebenwirkungen von Medikamenten zurückzuführen!

In der chronischen Homöopathie ist also dem 5. Miasma ganz besonderes Augenmerk zu schenken. Dr. Eichelberger sagt dazu unmißverständlich: „Die chronischen Krankheiten haben sich seit Hahnemann total verändert! Die chronischen Fälle heute sind doch alle mißhandelt! Erst muß dies abgetragen werden, dann zeigen sich die eigentlichen Symptome des Patienten."

2.4.5.1 Beispiel eines iatrogenen Falles

Es begann in der Vorweihnachtszeit. Ein junges Ehepaar hatte zum Punsch eingeladen. Alle erfreuten sich an diesem köstlichen Getränk; nur die gastgebende hochschwangere Frau machte eine Ausnahme, denn sie wollte ihr ungeborenes Kind nicht unnötig mit Alkohol belasten. So bereitete sie sich einen Holunderpunsch (alkoholfrei) aus dem Reformhaus. Diesen hatte sie früher schon öfter sporadisch getrunken und bislang hervorragend vertragen.

So auch dieses Mal, wie es schien. Sie konsumierte an jenem Abend etwa zwei Gläser. Am nächsten Morgen klagte sie allerdings über leichte Kopfschmerzen, was sie ansonsten überhaupt nicht kannte. Dazu hatte sie das Gefühl, im Hals ziemlich verschleimt zu sein, und hustete. Insgesamt empfand sie ein recht verkatertes Gefühl, obwohl sie sehr gut geschlafen hatte. Im Laufe des Vormittags verschwanden jedoch all diese Symptome wieder und wurden deshalb auch nicht weiter beachtet.

Da die junge Frau hochschwanger war, wurde sie – wie das heute so üblich ist – aus Vorsichtsmaßnahmen des öfteren in die Klinik zur Überwachung der fetalen Herztöne zum CTG (Cardiotokogramm) bestellt. Dies erfolgte meist nachmittags. Doch diesmal hatte sie einen Termin vormittags um 11.00 Uhr erhalten und – wie der „Zufall" es wollte, waren die Herztöne des Kindes nicht in Ordnung. Der Verlauf der aufgezeichneten Kurve war zwar sehr regelmäßig, aber die Kurve war in ihrer Gesamtheit stark nach oben verschoben. Das heißt, wenn die normale Frequenz der fetalen Herztöne etwa 140 pro Minute beträgt, so waren es jetzt 180 bis 200 Schläge! Fetale Tachycardie lautete die Diagnose.

Die Aufregung war nun verständlicherweise groß. Den Ärzten waren derartig hohe Herztöne bei bislang hervorragendem Schwangerschaftsverlauf unerklärlich. Man diskutierte viel und schloß einen Herzfehler des Kindes nicht aus. Die Frau mußte nun zur Überwachung in der Klinik bleiben. Es wurde alle zwei bis drei Stunden ein neues CTG geschrieben. Hinter vorgehaltener Hand sprach man schon von Kaiserschnitt; man wollte jedoch noch den nächsten Morgen abwarten und dann entscheiden.

Völlig aufgelöst und unter Tränen rief mich die werdende Mutter direkt aus der Klinik an und berichtete von dem zu hohen Kurvenverlauf. Uns beiden erschien dies unbegreiflich. Aus heiterem Himmel eine so dramatische Verschlechterung, zumal die Schwangerschaft sehr gut und ohne jegliche Beschwerden verlaufen ist! Die junge Frau befand sich schon seit geraumer Zeit vor ihrer Schwangerschaft in homöopathisch chronischer Behandlung, und ihr ging es immer sehr gut. Darüber hinaus waren Herzfehler und andere Anomalien aufgrund der miasmatisch nur geringfügigen Belastung seitens ihrer Familie (Blutsverwandtschaft) und der ihres Ehemannes auszuschließen.

Wir begannen nun mit einer obligatorischen Kurzanamnese, quasi einem Kreuzverhör, um festzustellen, ob es nicht doch irgendwelche äußeren Ein-

92

flüsse – und damit eine Erklärung – für die fetale Tachycardie gegeben habe. Es wurde viel gefragt und analysiert. Unter anderem auch nach Essen und Trinken in den letzten Tagen. Und nun kam der Holundersaft hervor, der es aber nicht gewesen sein könne, da sie diesen schon öfter getrunken habe. Jener wurde auch schon den Gynäkologen genannt, die aber nur amüsiert lächelten und meinten, davon könne so etwas nicht kommen.

Die Homöopathen kennen Holunder als Sambucus nigra. Ein sehr kleines Mittel, das aber hin und wieder doch zur Anwendung kommt. Besonders Kinderärzte verschreiben es recht häufig bei akutem Säuglingsschnupfen. Sieht man sich nun das Arzneimittelbild von Sambucus an, so findet man recht schnell unter anderem all diejenigen Symptome wieder, die unsere beiden Patienten zutage gefördert haben. Das sind bei der Mutter der Schleim im Hals mit dem dadurch verbundenen Husten samt einer gewissen Heiserkeit sowie die Kopfschmerzen. Aber auch das Herzrasen des noch ungeborenen Kindes kann nun erklärt werden. Sambucus hat in seinem Arzneimittelbild „Herzklopfen mit Angst" recht ausgeprägt. Und dies mußte der Fetus ohne Zweifel verspürt haben!

Damit war der Zusammenhang der fetalen Tachycardie zum Konsum des Holunderpunsches für den Homöopathen zweifelsfrei gegeben, denn homöopathische Arzneimittel erzeugen ja gerade bei einem Gesunden – öfter und in höherer Dosis verabreicht – ähnliche Symptome, wie sie der Kranke hat, wenn er dieses Mittel braucht. Similia similibus curentur (Ähnliches soll durch Ähnliches geheilt werden.) ist einer der Fundamentalsätze der Homöopathie. – So gesehen haben beide – Mutter und Kind – eine unfreiwillige homöopathische Arzneimittelprüfung, und zwar quasi mit der „Urtinktur" von Sambucus nigra (hier: Holunderpunsch), durchgeführt. Interessant ist auch hier wieder, daß nicht alle Menschen gleich reagieren, sondern ganz individuell. Die Mutter mit Kopf und Hals, das Baby mit dem Herzen.

Dieser Analyse zufolge mußte also die Tachycardie von selbst wieder verschwinden! Die Mutter war nun beruhigt und konnte sogar wieder schlafen, hatte sie doch die Gewißheit, daß alles in Ordnung sei. Auch erinnerte sie sich nun an ihren Vater, der vor längerer Zeit nach einem selbst bereiteten Holundersaftgetränk die ganze Nacht wach lag und nicht schlafen konnte. Dies verschaffte ihr noch zusätzliche innere Sicherheit. Schon am frühen Nachmittag sank die Herzfrequenz spontan auf normale Werte herab und blieb auch am Abend konstant. Wiederum unerklärlich für die Ärzte. Man sprach nun mittlerweile offen von einem eventuellen Kaiserschnitt am nächsten Morgen, denn daß die Kurve einmal so hoch, das andere Mal so niedrig (normal) war, spricht ja auch für „Herzanomalien".

Jedenfalls konnte die junge Frau am nächsten Tag die Klinik verlassen – ohne operativen Eingriff. Doch der „Terror" ging weiter. Nun sollte sie sich täglich kontrollieren lassen! Die Ärzte ignorierten einfach alle äußeren Einflüsse und glaubten nur ihren Geräten und „nackten" Kurven ohne äußere Zusammenhänge! – Ob nebenan im Zimmer eine kreißende Frau gerade ihr Kind zur Welt bringt und dadurch die „am CTG hängende" Frau vehement an ihre erste Geburt erinnert wird und innerlich ein wenig erregt ist, was wiederum Auswirkungen auf den Kurvenverlauf eines CTGs hat (z. B. Sägezahnverlauf) – das alles zählt nicht. Man kann es nicht messen! Ein menschlicher Körper hat wie eine Maschine zu funktionieren! Für Gefühle und Gemütssymptome oder andere stichhaltige Erklärungen ist da kein Platz. – So war der verantwortliche Arzt auch nicht aufgrund einer halbstündigen intensiven Erklärung der homöopathischen Gesetzmäßigkeiten und Zusammenhänge dazu zu bewegen, einzusehen, daß alles in Ordnung sei. Nein, er schien panische Angst zu haben, daß ihm später ein Fehler angehängt werden könnte, wenn doch etwas mit dem Kind nicht in Ordnung wäre, und wollte am liebsten die Entbindung in dieser Klinik verweigern! Jedenfalls malte er immer noch schwarz das Bild eines Herzklappenfehlers an die Wand beziehungsweise hatte die Vision einer Herzinsuffizienz!

Nur aus diesem Grunde, daß die Panikmache seitens der Ärzte aufhörte und diese sich selbst beruhigen konnten, willigte die tapfere Frau ein, sich in der Universitätsklinik einer Doppler-Sonographie zu unterziehen, einem speziellen Ultraschallverfahren, das sehr genau ist und mit dem man auch imstande ist, die Blutströme der einzelnen Herzkammern zu vermessen und in Echtzeit und Farbe auf dem Monitor darzustellen. Fazit: Es war alles in Ordnung; der untersuchende Oberarzt konnte sich allerdings ein Schmunzeln nicht verkneifen: „Wozu diese Aufregung?"

Und so kam es, daß die nächste Woche harmonisch und weitgehend ohne Psychoterror seitens der Klinik verlief. Die Mutter konnte dann ein paar Wochen später auf ganz natürlichem Wege von einem gesunden kräftigen Mädchen entbunden werden.

Noch heute sprechen die Hebammen über diesen Vorfall und warnen in ihren Kursen vor Holundersaft bei Schwangeren. Sie sind davon überzeugt, daß man sich vieles hätte ersparen können, insbesondere die Verunsicherung der hochschwangeren Mutter und die enormen Kosten der Dopplersonographie an der Uni-Klinik. Ganz auszudenken der unnötige Kaiserschnitt weit vor dem eigentlichen Geburtstermin, der zum Glück nie stattfand! Für die Gynäkologen aber blieb diese letzte Phase der Schwangerschaft für immer ein Rätsel.

Abschließend läßt sich feststellen, daß, wäre der diskutierte CTG-Termin

– wie immer – am Nachmittag gewesen, dieser Zusammenhang nie hätte aufgedeckt werden können, da die Herztöne dann wieder Normalwerte aufwiesen! Der „Zufall" wollte es, daß sich die junge Frau diesen Unannehmlichkeiten auszusetzen hatte.

Dies ist eigentlich – im nachhinein betrachtet – ein recht harmloser Fall, der allerdings schnell zu einem sich dramatisierenden und fatalen Fall hätte werden können. Und das nur aufgrund eines Punsches aus dem Reformhaus! Von echtem Arzneimittelmiasma kann hier selbstverständlich noch keine Rede sein. Nun stellen Sie sich aber bitte vor, wenn man Holunderpunsch ersetzt duch Antibiotika, Cortison, Antimykotika (Antipilzmittel), regelmäßige Gaben von Magnesium, Jodid und Eisentabletten etc. pp.! Wenn die Lebenskraft schon bei einfachem Holunderpunsch derart reagieren kann, was erst durch die Vergiftungserscheinungen der heroischen schulmedizinischen Mittel entstehen kann! Und diese Schäden sind dann viel schwerer reversibel, da die eingenommenen Mittel aufgrund ihrer aggressiven Chemie (von der Intension her vorbei am Gehirn) sowie ihrer langen Einnahmedauer (teilweise monate- bis jahrelang) bei weitem destruktiver wirken und deutlich schlechter abgebaut werden können, so daß das Arzneimittelmiasma vorprogrammiert ist.* Und was heute alles routinemäßig verschrieben wird, nach „neuesten wissenschaftlichen Erkenntnissen", sogar während der biologisch kompliziertesten Zeit überhaupt, der Schwangerschaft! Wie empfindlich und empfänglich der Organismus in dieser Phase ist, sollte an diesem Beispiel aus der Praxis auch deutlich geworden sein.

2.5 Kinderkrankheiten – ein miasmatischer Selbstheilungsversuch

Wenn *Tuberkulinie und Sykosis in einem Organismus zusammentreffen*, gibt es fast immer sehr *destruktive Erkrankungen*. Dies ist auch nicht verwunderlich, denn im Prinzip sind alle Miasmen vorhanden: aktive Psora mit latenter Syphilis (zusammen als Tuberkulinie) und die so hartnäckige Sykosis mit all ihren tiefgreifenden Beschwerden. Leider ist diese *schlimmste miasmatische Konstellation* heutzutage keine Seltenheit und gewinnt immer mehr an Raum, sogar schon im frühen Kindesalter. Dies liegt zum einen an der

---

* Wenn Sie mehr über das 5. Miasma, insbesondere was unsere heutige Zeit betrifft, erfahren möchten und einmal hinter die Kulissen der orthodoxen Medizin sehen möchten, dann empfehle ich Ihnen wärmstens, sich das Buch *Die Pharma Story – Der große Schwindel* von Hans Ruesch, Hirthammer Verlag, zu beschaffen.

Heredität der Miasmen und zum anderen an den fatalen, immer mehr werdenden Impfprogrammen, die zusätzlich sykotisieren und/oder tuberkulinisieren, so daß Destruktivität vorprogrammiert ist, was sich dann auch noch von Generation zu Generation immer mehr zuspitzt.

„Ein Gesunder wird nicht krank.", ein Zitat von Dr. med. Otto Eichelberger, welches auf den ersten Blick ein Allgemeinplatz zu sein scheint. Aber – wer kann schon von sich behaupten, wirklich vollkommen gesund zu sein? *Absolute Gesundheit ist – homöopathisch gesehen – gleichbedeutend mit „frei von Miasmen"!* Wer kann sich so glücklich schätzen und von absoluter Gesundheit sprechen? Die meisten von uns haben irgendeine latente chronische Grundkrankheit geerbt oder erworben. Vielfach sind es sogar Kombinationen oben genannter fünf, wenn man das iatrogene Arzneimittelmiasma mitberücksichtigt!

Genaugenommen sind *Krankheiten* immer *ein Korrektiv*. Sie stellen eine große Chance für den einzelnen dar, die Sprache des Organismus zu hören und eine Rückmeldung vom energetischen Zentrum zu bekommen, daß im feinstofflichen Bereich etwas nicht ganz in Ordnung ist. Sie sind auf keinen Fall etwas Schicksalhaftes, Fatalistisches, dem man vollkommen ausgeliefert ist, an dem man nichts machen kann; das gilt gleichermaßen für Akutkrankheiten wie für alle schweren chronischen Geschehen. *Krankheiten haben immer ihre eigene Logik.* Es gibt zu jedem Geschehen eine *Idee*, eine *innere Logik*, die es zu erkennen gilt, und somit auch einen Ansatzpunkt zu echter Heilung.

Die Idee der Kinderkrankheiten liegt in der Beschwichtigung der chronischen Miasmen. Wenn ein Kind an einer *Kinderkrankheit* erkrankt, so ist dies als *positiver Versuch der Natur* zu werten, *sich von einem dieser ererbten – oder aufgepfropften (z. B. durch eine Impfung) – chronischen Miasmen vorübergehend* – für vielleicht fünf bis zehn Jahre – *zu befreien*. Diesen *miasmatischen Selbstheilungsversuch* beschreibt John Henry Allen in seinem Werk „Die chronischen Krankheiten – die Miasmen" sehr treffend: „Wenn sie (die Kinderkrankheiten, Anmerk. des Verfassers) richtig mit den homöopathischen Einzelmitteln behandelt werden, verschwinden sie ohne Nachkrankheiten, wobei das ganze System weitgehend von seinem vorhandenen Miasma befreit und erneuert worden ist. Wenn aber diese Krankheiten falsch behandelt werden, können wir jede Art chronischer miasmatischer Stauung (d. h. Komplikation, Anmerk. des Verfassers) bekommen, die entweder für immer bleibt oder mit der Zeit das Leben vernichtet."

So gesehen, können wir auch besser verstehen, daß nicht jedes Kind jede Kinderkrankheit durchmacht! – Der Organismus braucht diese Krankheit für

• sykotisch	Mumps, Windpocken; meinen eigenen Erfahrungen nach auch das Dreitagefieber
• syphilitisch	Scharlach, Diphtherie
• tuberkulinisch	Keuchhusten, Masern, Röteln

Bild 2.1: Klassifizierung der Kinderkrankheiten hinsichtlich der Miasmen

seine Entwicklung! Und das nicht nur auf organischer Ebene! – Viele von uns werden schon festgestellt haben, daß ihr Kind nach einer durchgemachten Kinderkrankheit nicht nur körperlich stabiler geworden ist, sondern auch geistig reifer und verständiger. Häufig wird berichtet, daß ein Kind auf einmal ganze Sätze spricht, während es zuvor nur Ein- bis Zweiwortsätze konnte. Andere sind von Stund' an trocken und nässen nicht mehr ein. Oder sie verlieren nach überstandener Krankheit ganz spontan ihre Stolperneigung und fallen nicht mehr „unglücklich" aufs Gesicht.

Vielfach werden Kinderkrankheiten auch *durch die chronische homöopathische Behandlung geradezu „provoziert"*, damit das zur Zeit aktive Miasma erfolgreich abtreten kann, was gewissermaßen ein Beweis dafür ist, daß *Kinderkrankheiten einen miasmatischen Touch haben* und keinesfalls verteufelt werden dürfen.* Genau das Gegenteil ist richtig! *Sie schaffen den Boden für eine verbesserte Entwicklungsmöglichkeit des kindlichen Organismus.* So habe ich beispielsweise die Ausheilung der Krankheitsneigung einer regelmäßig auftretenden frühkindlichen (!) Migräne (Schulmädchen der 2. Klasse!) nach einem – während der antimiasmatischen chronischen Kur – durchgemachten Scharlach erlebt!

*In jeder Kinderkrankheit findet also ein Reifungsprozeß statt, der für die menschliche Entwicklung notwendig ist.*** Dies gilt aber nur dann, wenn die

* Zum Beispiel können die Windpocken vielfach als Entlastungsprogramm der Natur nach den vielen sykotisierenden Impfungen angesehen werden.
** In der Automobilindustrie hat sich bei Startschwierigkeiten bzgl. des Herausbringens von neuen Fahrzeugmodellen nicht umsonst der Slogan „Das sind die üblichen Kinderkrankheiten." eingebürgert. Gemeint ist damit, daß bei den neu entwickelten Fahrzeugen anfangs noch mit kleineren Mängeln zu rechnen ist und erst nach deren serienmäßigem Abstellen eine komplette Ausreifung erreicht werden kann. Man geht also davon aus, daß sich der entsprechende Neuwagentyp noch gut entwickeln wird! – Hier wird der Begriff Kinderkrankheit noch in seinem ursprünglichen positiven Sinn verwendet; er resultiert sozusagen noch „aus alten Zeiten", als man die Kinderkrankheiten nicht als etwas Böses und Gefährliches hochstilisierte, sondern als natürliches Entwicklungskorrektiv ansah.

Krankheit in Ruhe gelassen wird. Eine Behandlung mit fiebersenkenden Mitteln, Antibiotika, Cortison oder anderen unterdrückenden Medizinen hat strengstens zu unterbleiben! Dadurch würde der Körper in seinen ausleitenden Funktionen massiv behindert werden, was der Torpedierung der miasmatischen Not- und Sonderfunktion dieser Kinderkrankheit gleichkäme. Auch bei jeglicher Form lokaler Anwendungen ist Vorsicht geboten, denn der *Krankheitsprozeß ist ja bekanntlich energetischer Natur und nicht materieller!* Nicht der Ausschlag ist die Krankheit; sie zeigt sich nur durch ihn und dieser ist notwendig für den Reinigungsprozeß.

Grundsätzlich gesehen besteht die Möglichkeit, daß eine Kinderkrankheit die Gesundheit eines Kindes verbessern oder verschlechtern kann. Die *ererbten und/oder erworbenen Miasmen* (*Intensität* des einzelnen Miasmas und *Komplexität*, d.h., das Vorliegen mehrerer Miasmen), die *Lebenskraft des einzelnen Kindes* (z.B.: Wurde zuvor schon des öfteren unterdrückend bzw. lokal therapiert?) sowie die derzeitige *Therapie* der akuten Kinderkrankheit (z.B. immunsuppressiv oder mit der Natur) spielen dabei die zentrale Rolle, ob es aus der Erkrankung gesünder hervorgeht oder nicht. Reicht die Kraft des kindlichen Organismus nicht aus, um einen bereinigten, verbesserten Gesundheitszustand herzustellen, so kann es passieren, daß schwerwiegende Folgekrankheiten (sog. *Komplikationen*) auftreten (z.B. Lungen-, Herz-, Hirnhaut-, Nierenentzündungen etc.). *Diese gehen aber immer auf das Konto früher verabreichter Impfungen, häufiger Antibiotikagaben, Cortisontherapie und dergleichen mehr, denn dadurch wird der frühkindliche Organismus in seiner Selbstregulationsfähigkeit sehr beeinträchtigt.* Ein sehr auffallendes Zeichen, welches in diese Richtung weist, ist, daß *die meisten Kinder von heute (und Erwachsenen ebenso) kaum noch ein vernünftiges Fieber produzieren können!* Temperaturen von um die 38 °C sind leider „normal" geworden, was jedoch, rein *biologisch gesehen, als Alarmsignal der Natur* zu werten ist. Physiologisch normal wären Werte von ca. 40 °C, also kurz, heftig und bereinigend, um die Krankheit quasi „auszukochen", und nicht lang anhaltend, schleppend und anstrengend.

Um es noch einmal in aller Deutlichkeit zu sagen: *Es ist nicht die Kinderkrankheit, welche etwaige Komplikationen verursacht, sondern die Prädisposition, der erblich bedingte Hintergrund, das Miasma – sozusagen die Krankheit hinter der Krankheit!*

Selbstverständlich können Kinderkrankheiten durch gezielte Homöopathie unterstützt werden, so daß sie ohne Komplikationen verlaufen und bleibende chronische Schäden vermieden werden. Ein Homöopathikum wird den Organismus in seinem Ausscheidungsprozeß unterstützen und gegebenenfalls das Exanthem (den Hautausschlag) – sofern es sich um eine exanthematische Krankheit handelt, wie zum Beispiel bei Scharlach – richtig herausbringen. Durch diese Wirkungsweise – die biologischen Notfunktionen optimal zu unterstützen – kommt es nicht zu dem Phänomen der *Unterdrückung*. Das Offenhalten des physiologischen Notventils zur Ausscheidung schädlicher Toxine gewährleistet, daß der Heilungsprozeß viel schneller verläuft und die Krankheit für den Patienten nicht so anstrengend empfunden wird. So dauert ein homöopathisch akut behandelter Scharlach meist nur eine Woche, wobei sich der kleine Patient sogar recht wohl fühlt (sonst meist ca. 3 Wochen bei vielfach deutlich schwererem Verlauf), oder ein Keuchhusten sage und schreibe 3 bis 14 Tage (gerechnet ab Behandlungsbeginn), welcher in der Literatur sowie in schulmedizinischen Praxen als sehr langwierig und hartnäckig angesehen wird (6 Wochen bis hin zu 3 Monaten, aber auch deutlich länger). Der homöopathische Arzt Dr. Freiherr von Ungern-Sternberg schreibt in seinem Buch „Homöopathisch behandelte Scharlachfälle", er und Kollegen haben in 30 Jahren Praxis keine einzige schwerwiegende Komplikation von Scharlach gesehen. Und weiter: Bei einer Führung durch eine Leipziger Scharlachabteilung wurden einmal die schlimmsten Komplikationen gezeigt. Der Kommentar eines bekannten homöopathischen Kollegen sei darauf gewesen: „Merkwürdig, daß wir diese Sequelae in der Praxis nie zu sehen bekommen." – Deutlicher kann der Unterschied zur Allopathie nun wirklich nicht sein.*

Dies bestätigt im Prinzip auch der bekannte anthroposophische Kinderarzt Dr. Stellmann: „Es klingt beinahe ketzerisch, aber ich behaupte, daß ein Kind durch die Kinderkrankheiten letztlich gesünder wird."

2.6 Bester Einstieg in die Homöopathie aus Sicht eines Kindes

Selbstverständlich kann in jedem Lebensalter mit einer homöopathischen Behandlung begonnen werden, vom Säugling bis hin zum hochbetagten Menschen. Aus Sicht eines Kindes gibt es jedoch prädestinierte Zeitpunkte für den Einstieg in diese sanfte Heilkunde.

---

* Komplikationen entstehen i.d.R. erst dann, wenn der Hautausschlag aufgrund einer zu geschwächten Lebenskraft nicht richtig herauskommt und/oder durch Antibiotika unterdrückt wird. Da es sich um eine exanthematische Krankheit handelt, welche sich über die Haut entlastet, besteht die große Gefahr, daß bei „Schließen des Ventils" Haut die auszuscheidenden Toxine wieder nach innen dringen und dort – je nach Schwachstelle des Organismus – entsprechende Komplikationen verursachen.

Mit Blick auf die Miasmen gestaltet sich der *optimale Einstieg* aus Sicht eines Kindes schon *vor der Zeugung bei den zukünftigen Eltern.* Hier kann man noch etwas hinsichtlich der miasmatischen Einflüsse beider Elternteile samt deren Blutsverwandtschaft tun. Es ist also sinnvoll, schon weit vor der Gründung einer Familie mit der chronischen Behandlung beider (zukünftigen) Eltern zu beginnen, damit die Miasmen beider Linien weitgehend abgetragen werden können und somit nicht mehr an den Fetus bzw. das Kind weitergegeben werden. Die Länge des Zeitraums, der dafür zu veranschlagen ist, ist sehr individuell und – wie immer in der Homöopathie – abhängig von der Komplexität und der Intensität der zugrundeliegenden miasmatischen Belastungen.

Wurde dieser Zeitpunkt für den Beginn einer chronischen Behandlung aus Sicht eines Kindes versäumt, so bietet sich als *zweitbester Einstieg die Zeit der Schwangerschaft* an, in der man viel für die werdende Mutter und für die Gesundheit des noch ungeborenen Kindes tun kann. Allerdings nur hinsichtlich der mütterlichen Richtung. Die väterliche Linie ist dadurch nicht abgedeckt, da man ja „nur" die Symptomatik und Zusammenhänge der Mutter behandeln kann. Dennoch sollte dieser Zeitpunkt nicht verpaßt werden, da „während der Schwangerschaft das Miasma sehr deutlich spricht" und diese in utero vorbehandelten Kinder ohne Zweifel einen besseren Start ins Leben bekommen. Doch werden in den seltensten Fällen 9 Monate *homöopathische Schwangerschaftsbegleitung* dazu aussreichen, um alle Miasmen der Mutter endgültig zu eliminieren, so daß die Behandlung im Säuglings- oder Kleinkindalter fortzuführen ist, sofern die Symptome dies ermöglichen.*

Der *drittbeste Einstieg* ist der *im frühen Säuglingsalter.* Und zwar aus Gründen der noch „unverdorbenen Lebenskraft", die sich weder mit Impfungen, Antibiotika, Cortisonen und/oder anderen immunsuppressiven Arzneimitteln auseinandersetzen mußte und deshalb noch unverfälscht ist und ziemlich spontan reagieren kann. Die Symptome sind in diesem Fall auch die echten Symptome des kleinen Patienten, weder verwischt durch das Arzneimittelmiasma noch verschoben durch Unterdrückungen.

Insgesamt gesehen, ist zu beobachten, daß Menschen, die inzwischen in zweiter oder dritter Generation homöopathisch behandelt wurden, „chronisch gesund" sind und nur selten akut erkranken, und wenn, dann nur kurz und heftig, aber ohne Komplikationen.

Homöopathisch betrachtet, erhebt Gesundheit einen viel höheren An-

---

* Grundsätzlich ist der Homöopath in den meisten Fällen ohne Symtomatik „aufgeschmissen".

spruch als in der herkömmlichen Medizin oder Naturheilkunde. Hier geht es um Dimensionen, welche an fast absolute Gesundheit grenzen – und das muß auch Ziel einer jeden homöopatischen chronischen Behandlung sein.

So läßt sich in der homöopathischen Praxis immer wieder eine *vierstufige "Hierarchie" von Gesundheit* beobachten, was bei der Behandlung *kinderreicher Familien* besonders gut sichtbar wird, denn hier *gelten für jedes einzelne Kind dieselben familiären miasmatischen Voraussetzungen!* Die *ersten Kinder* dieser Familien, die anfangs noch gegen die eine oder andere Krankheit geimpft sowie im Krankheitsfall mit immunsuppressiven Arzneimitteln (Fieberzäpfchen, Antibiotika, Cortison etc.) versorgt wurden, um dann später mit einer antimiasmatischen chronischen Kur zu beginnen, sind in jeder Hinsicht auffallend gesünder, vitaler, umgänglicher und weniger infektanfällig als alle anderen Kinder im Kindergarten oder in der Schule, welche weitergeimpft und nicht homöopathisch (chronisch) betreut wurden. Bei den *zweiten Kindern* dieser Familien wurde demzufolge von Anfang an auf Impfungen verzichtet und darüber hinaus im Krankheitsfalle zu keinem Zeitpunkt immunsuppressiv eingegriffen. Diese Kinder sind nochmals um ein Deut gesünder als ihre zuvor beschriebenen älteren Geschwister, was allerdings meist nur von den Angehörigen und Therapeuten deutlich wahrzunehmen ist. Die *letzten Kinder* haben dann den besten Start ins Leben, denn vor deren Zeugung ließen sich nun auch die Eltern selbst chronisch vorbehandeln, so daß die hereditären Miasmen an diese Kinder nicht mehr in jener Intensität weitergegeben werden konnten, wie dies bei den älteren Geschwistern noch der Fall war (s. o.). Diese Kinder sind – so kann man immer wieder beobachten – mit deutlichem Abstand die gesündesten und, im Sinne der Medizin, unauffälligsten (bzw. heute müßte man eher das Gegenteil sagen, denn derartige Kinder fallen aufgrund ihrer hohen Vitalität, schnellen Auffassungsgabe und robusten Gesundheit geradezu auf!).

2.7 Moderne, jedoch nicht praktikable Vereinfachungen

Leider gibt es in der Homöopathie so viele verschiedene Richtungen, die es überhaupt nicht geben dürfte. Manche machen eine regelrechte Philosophie daraus und versuchen alles in Gemütssymptome hineinzudichten. Andere konzentrieren sich hauptsächlich auf Träume. Wieder andere halten nur Ausschau nach Leitsymptomen oder Nuggets (welche ja heutzutage recht selten geworden sind; s. o.) und vernachlässigen alles andere oder gehen nach sog. Typen vor und dergleichen mehr. So kocht fast ein jeder „sein eigenes Süppchen" und versucht den Aufwand des Studiums der Miasmen zu umgehen und die Homöopathie stark zu vereinfachen, ganz besonders auch hinsichtlich des jeweilig enormen Zeitaufwandes der Lebens- und Familienanamnese im chronischen Bereich.

In unserer heutigen Zeit sind, neben vielen anderen, die Verfahren des bioenergetischen Austestens zu nennen (z. B. Bioresonanz, Biotensor, Pendeln, Kinesiologie, EAV [Elektroakupunktur nach Voll] etc.), die eine gewisse Gefahr in sich bergen. Zum einen wird die Gerätehörigkeit der orthodoxen, materialistisch ausgerichteten Medizin in die Naturheilkunde eingeführt und diese dadurch gewissermaßen unterwandert, so daß der einzelne mit der Zeit den Blick für das Ganze verliert. Und zum anderen kann man mit dieser Art von Therapie „sauber unterdrücken", und zwar einfacher und häufiger, ohne daß man sich dessen bewußt wird. Oder was soll das für einen Sinn haben, wenn der Patient mit ellenlangen Rezepten von teilweise mehr als zehn homöopathischen Arzneimitteln in Hochpotenz (ja sogar in Höchstpotenzen!), bis zu 10 Globuli täglich (!) einzunehmen, nach Hause geht, die alle „fein säuberlich ausgetestet" wurden und eigentlich auch helfen müßten. Chronische Mittel, wohlgemerkt, mitinbegriffen. Derartig vorbehandelte Patienten kommen zuhauf in die homöopathischen Praxen und sind buchstäblich „völlig verhunzt", da sie kaum noch eigene Symptome aufzuweisen haben. Hier sind meist homöopathische Unterdrückungen und Arzneimittelprüfungssymptome mit im Spiel, die nur sehr schwer wieder rückgängig zu machen sind.

In der Regel merken die Patienten dies überhaupt nicht. Sie meinen, ihre Befindensverschlechterung müßte so sein, „da müsse man durch", denn „es wurde ja alles wissenschaftlich ausgetestet". So schaute mich eine Patientin während unserer Anamnese erstaunt an, als ihr aufgrund unseres Gespräches und der erarbeiteten Zusammenhänge plötzlich ganz von selbst bewußt wurde, daß ihre chronischen Blasenentzündungen erst dadurch entstanden waren, daß man bei ihr vor drei Jahren mittels Bioresonanz die Neigung zu Gastritis „erfolgreich gelöscht" hatte. Und sie konstatierte diese Zusammenhänge, indem sie feststellte: „Seit einigen Monaten wird es mit meiner Blase langsam besser, aber jetzt beginne ich wieder meinen Magen zu spüren." – Die Hering'sche Regel läßt grüßen! In diesem Fall sogar ohne Homöopathikum; nur durch die Stärke der eigenen Lebenskraft. Ein klassischer Rückspulungsprozeß einer energetischen Unterdrückung!

Darüber hinaus sind die Ergebnisse von Messungen nicht immer stimmig und deshalb sehr fragwürdig. So zeigte das Gerät einer jungen Patientin keinerlei Beschwerden bei Milch an, obwohl die Patientin von einer Milchunverträglichkeit geplagt wurde. Und bei Meerschweinchen und Mandeln sollte es eine Allergieneigung geben; sie aß jedoch fast täglich Mandeln in ihrem Müsli und hatte Meerschweinchen zu Hause, ohne im geringsten zu reagieren. – Und dies ist kein Einzelfall!

Ein anderer Aspekt betrifft den Verlauf einer homöopathischen chronischen Kur. Wie bereits weiter oben gesagt, wird im Chronischen nicht die vordergründige Ähnlichkeit der Symptome gesucht, sondern hier spielt *die Trias, bestehend aus Symptomen und Zusammenhängen sowohl des Status praesens, als auch des „Werdegangs" sowie Daten aus der gesamten Blutsverwandtschaft* eine zentrale Rolle. Oder kurz: *das miasmatische Potential,* das dahintersteckt. Darüber hinaus wird mit dem Einsetzen der Wirkung eines passenden chronischen Arzneimittels ein *Rückspulungsprozeß* in Gang gesetzt, der unter keinen Umständen unterbrochen werden sollte, da er für die echte Ausheilung lebensnotwendig ist. Wird nun mittels energetischer Verfahren immer wieder ausgetestet, ob das Mittel und/oder die Potenz „noch angezeigt sind", so wird man aufgrund der vielen *Rückspulungszwischenzustände* häufig zu anderen Ergebnissen kommen. Es scheint, als ob nun dieses oder jenes Mittel angezeigt wäre. Doch der Scheint trügt! Denn gemäß der Hering'schen Regel ist es ganz normal, daß alte Zustände von früher wieder reaktiviert werden, um endgültig ausgeheilt werden zu können. Diese verschwinden i. d. R. wieder von ganz alleine unter demselben homöopathischen chronischen Arzneimittel, welches sie nach vorne gebracht hat, so daß man sich nicht dazu verleiten lassen darf, auf jeden neuen Rückspulungszustand hin zu verschreiben, was „confusion" gibt (wie Kent dies formulieren würde), von echter Heilung wegführt und oft in einer Unterdrückung endet, denn es handelt sich lediglich um reine Interimszustände! Mittels dieser Meßverfahren kann man eben nur „Akutzustände" bzw. statische Phänomene überprüfen, jedoch keine dynamischen Prozesse oder echten Weichenstellungen im Leben eines Patienten erkennen. Um eine gekonnte ausführliche Anamnese kommt man also doch nicht herum!

Dies gilt mutatis mutandis auch dann, wenn noch kein chronisches Arzneimittel verabreicht wurde, also im Falle einer Erstverschreibung. Die Bioresonanz (wie auch andere ähnliche Verfahren) eignet sich nicht, um ein chronisches homöopathisches Mittel für den Gesamtzustand zu ermitteln, da nur Momentaufnahmen festgestellt werden können und somit der „Blick fürs Ganze" verloren geht. – Aufgrund einer sauberen Anamnese aller Zusammenhänge würde man beispielsweise auf Medorrhinum kommen, jedoch zeigt die Bioresonanz heute Silicea an, morgen oder ein paar Tage später aber schon wieder Sulfur oder ein anderes Mittel, weil sich eben der aktuelle Zustand, in welchem sich der Patient gerade befindet, geändert hat; und dies auch ohne Mittel, so daß es abhängig vom entsprechenden Tage sein kann, welches Arzneimittel verschrieben wird. Und wenn dann eine Hochpotenz gegeben wird, kann eben viel „zerstört" werden, so daß der Patient langsam, aber sicher zur Unheilbarkeit geführt wird, da er nicht sein chronisches Mittel für den Gesamtprozeß erhalten hat.

Ein Bereich, wo Bioresonanz durchaus einen Sinn macht, ist höchstens in der Behandlung von akuten Krankheiten mit Tiefpotenzen zu sehen, da es sich ja hier stets um Momentaufnahmen handelt und Tiefpotenzen keinen so langen und tiefgreifenden Wirkungsgrad haben, also keine „Langläufer" sind.

Man kann es nicht oft genug wiederholen. *Zur Homöopathie gehört mehr als die Ähnlichkeitsregel. Die Logik der inneren Erkrankung, die Idee wird gesucht (Miasmen [Primärmiasmatik und Sekundärmiasmatik], Unterdrük-kung, Impfungen, Blutsverwandtschaft, Antibiotika, Cortison, auslösende Ursachen [Causae] etc. pp.). Und dies werden uns Geräte niemals ab-nehmen können!*

Auf eine einzige Ausnahme beim Austesten von chronischen Arzneimit-teln möchte ich allerdings doch noch hinweisen, welche gegebenenfalls sehr hilfreich sein kann. Manchmal ist es von Vorteil, den genauen Zeitpunkt der Wiederholung einer Arzneimittelgabe zu kennen, um sicherzugehen, daß diese dem Patienten auch wirklich guttut und ihm nicht etwaige Über-reaktionen beschert. Zielgruppe für ein derartiges Vorgehen sind vor allem überempfindliche Patienten, die auf alle möglichen Einflüsse – und damit auch auf Hochpotenzen – übermäßig stark reagieren; weiterhin Patienten mit Ängsten, Hautausschlägen, Asthma, häufigen epileptischen Krampf-anfällen und ähnlichem mehr. Kurz – all diejenigen Patienten, die ohnehin schon im Sinne von Schüben häufig genug große Probleme haben und bei denen sich ein Zuviel an homöopathischer Arznei sehr empfindlich aus-wirken kann. Mittels Austesten kann nun diesen Patienten dahingehend geholfen werden, den optimalen Zeitpunkt einer Wiederholungsdosis ihres chronischen Similes zu bestimmen, denn die Interimszustände im Zuge eines Rückspulungsprozesses lassen es nicht immer als günstig erscheinen, die Einnahme stereotyp zu wiederholen. *Sinn und Zweck einer Austestung ist also der Zeitpunkt der Arzneimittelgabe des chronischen Similes, ohne die-ses selbst in Frage zu stellen, nicht jedoch der Wechsel zu einem anderen Mittel.*

Auch die sogenannte „Eugenische Kur", welche die Konstitution des noch ungeborenen Kindes im Sinne der chronischen Krankheiten günstig beeinflussen soll (im wesentlichen bestehend aus Einzelgaben Sulfur, Me-dorrhinum, Syphilinum, Tuberculinum Psorinum, Carcinosinum und an-deren antimiasmatischen Mitteln in Hochpotenz), hat nichts mit echter chro-

104

nischer Homöopathie zu tun und schon gar nichts mit individueller Schwangerschaftsbegleitung. Nosode ist nicht gleichbedeutend mit Miasma! Hier handelt es sich, ähnlich wie bei der Komplexmittelhomöopathie im Akutbereich, um Schubladendenken, dem das Individuelle verlorengegangen ist. Aus diesem Grunde kann die „Eugenische Kur" nicht funktionieren; im Gegenteil, sie kann sogar nachhaltig schaden und ist deshalb zu verwerfen.

Abschließend noch ein Wort zu den sog. Autovakzinen, die leider zunehmend beliebter und dazu als Homöopathie „verkauft" werden. Hierbei handelt es sich um energetisch aufbereitete Mittel, deren Ausgangssubstanzen vom Patienten selber stammen, z. B. vom Stuhl eines Neurodermitikers, welche dann reinjiziert werden. Propagiertes Ziel ist es, „das Immunsystem zu stärken", was immer dies auch heißen mag. Klar dürfte indessen sein, daß es sich auch bei diesem Verfahren um reines Schubladendenken handelt, welches fernab jeglicher echt praktizierter Homöopathie liegt. Zwar handelt es sich um potenzierte Mittel, jedoch keineswegs um homöopathische, da hier die Individualität fehlt und alle Patienten gleich behandelt werden (ein jeder erhält seine Autovakzine, oft über Monate hinweg). Außerdem sind diese Autovakzine nicht am gesunden Menschen geprüft! Es besteht demnach keinerlei Sicherheit, was nach Verabreichen dieses Mittels wirklich genau passieren wird. Selbstverständlich gibt es Wirkungen – durchaus auch gute, auch für ein paar Monate oder gar Jahre –, aber handelt es sich definitiv um echte Heilungen, oder tauscht man durch diese unspezifische Therapie nicht nur wieder Symptomenkomplexe aus; d. h., das eine geht und dafür gibt es etwas Neues? *Die Gefahr einer Unterdrückung ist auch hier wiederum deutlich gegeben,* und ich habe sie immer wieder in chronischen Anamnesen erlebt. Oft wird dies allerdings erst nach Monaten oder Jahren evident! – Analoges gilt übrigens auch für die sog. Desensibilisierung bei Heuschnupfen. Hier erfolgt günstigstenfalls eine Verschiebung von einer Pollenart auf eine andere, nicht selten mit der Komplikation eines sog. „Heuasthmas".

2.8 Studium miasmatischer Symptome

Wie kann man schließlich erkennen, ob es sich um miasmatische Zeichen und Symptome handelt, und wo kann man diese nachlesen und lernen? – Das einfachste ist es, sich zunächst einmal von der Pathologie und Metamorphose der Krankheit leiten zu lassen und nur eineindeutige Symptome und Zeichen herzunehmen; ganz besonders als Anfänger der Homöopathie.

Nur von diesen ist auszugehen, denn da ist kein Funken Spekulation dabei! Diese sind auch meist in herkömmlichen klinischen Wörterbüchern aufzufinden. Später – als geübter Therapeut – können sie durch solche Symptome ergänzt werden, welche in anderen Fällen von Anfang an signifikant mit dabei waren und dann unter der antimiasmatischen Behandlung bleibend verschwunden sind. So werden mit der Zeit große Zusammenhänge bekannt und „erfahrbar". Darüber hinaus ist die jeweilige familiäre Prädisposition – das mitgegebene miasmatische Potential sozusagen – gezielt in Augenschein zu nehmen (Kind, Mutter, Großmutter etc.), so daß mit zunehmender Praxiserfahrung bei Kindern durchaus gewisse Vorhersagen hinsichtlich der Ausprägung von Miasmen möglich sein werden bzw. bei Erwachsenen Rückschlüsse auf Zusammenhänge und Beschwerden im Kindesalter ziehbar sind. Dieser „miasmatische rote Faden", den es zu erspüren gilt, ist der Grund, weshalb in dem Fragebogen für Erwachsene sowohl der Schwangerschaft und Geburt als auch signifikanten Entwicklungsschritten aus dem Kindesalter soviel Platz eingeräumt wird (z. B. spätes Sprechenlernen, Stolperneigung, Pendelhoden, verklebte Augenlider etc. pp.).

Selbstverständlich dürfen wir uns nicht auf irgendwelche (homöopathischen) Symptomenlexika verlassen; eine gute Beobachtung und die eigene Erfahrung werden das Bild abrunden. Und ganz besonders sind die „alten Homöopathen" zu studieren bzw. zu verifizieren! Bestätigen sich die dort beschriebenen Zusammenhänge in der Praxis, so kann man darauf aufbauen; ansonsten ist das eine oder andere zu verwerfen. Grundsätzlich gilt es in der Homöopathie, alles und immer zu überprüfen! John H. Allen ist eine Fundgrube hinsichtlich der Beschreibung miasmatischer Zusammenhänge; ganz besonders auch für unsere heutige Zeit. Sicherlich ist nicht alles korrekt, was er schreibt; aber im großen und ganzen hat er sorgfältig beobachtet und gearbeitet. Für seine Nachwelt hat er sauber dokumentiert, was man heutzutage in der eigenen Praxis selbst bei schweren Fällen immer wieder bestätigt findet. Er war Professor für Haut- und Geschlechtskrankheiten – wußte also, wovon er spricht – und obendrein noch Homöopath, der die reine Lehre gut verstanden und praktiziert hat. Ganz besonders hinsichtlich der venerischen und hereditären Miasmen hat er die Homöopathie unersetzlich bereichert.

3. Neue allgemeinmedizinische Grundlagen

Jede Therapie setzt auf medizinischem Grundwissen auf (Anamnese, Untersuchung, Diagnose, Beurteilung und Kontrolle des Heilungsverlaufes samt seinen Komplikationen und den daraus abgeleiteten therapeutischen Konsequenzen aufgrund „neuester" wissenschaftlich gesicherter Erkenntnisse), so daß man einen *medizinischen Unterbau* von einem *therapeutischen Oberbau* deutlich trennen kann. Dies gilt im weitesten Sinne auch für die Klassische Homöopathie. Auch hier ist vieles vor dem Hintergrund schulmedizinischer „wissenschaftlicher" Erkenntnisse zu beurteilen, insbesondere was die schwereren Diagnosen und organotropen Zusammenhänge von Erkrankungen betrifft. Doch sind diese Fundamente ärztlichen Denkens wirklich tragfähig? Kann und darf die Homöopathie (als therapeutischer Oberbau), die ja in vielen Auffassungen diametral zur orthodoxen Lehrbuchmedizin steht*, die Ansichten dieser Schulmedizin (medizinischer Unterbau) in puncto medizinische Zusammenhänge unbesehen übernehmen und teilen? Oder beschneidet sie sich selbst hinsichtlich ihrer eigenen Erfolge, wenn sie vielfach von Voraussetzungen ausgehen muß, die auf recht wackelige Hypothesen gestützt sind, welche nicht selten den eigentlichen innewohnenden Naturgesetzen geradezu widersprechen?

Klassische Homöopathie ist angewandte Naturgesetzmäßigkeit und keine Theorie! (James Tylor Kent). Bei der Schulmedizin dagegen handelt es sich um eine Anhäufung von Hypothesen von kaum mehr als 10- oder 15jährigem Bestand, bevor diese revidiert und durch „neuere wissenschaftliche Erkenntnisse" ersetzt werden. Von Naturgesetz** also hier keine Rede. Um so lauter wird der Ruf nach *Gesetzmäßigkeiten auch in Hinblick auf das medizinische Grundwissen,* anhand derer man Phänomene wie Erkrankung oder deren Heilungsverlauf mitsamt seinen potentiell auftretenden Komplikationen (Heilungskrisen) überblicken und sicherer beurteilen kann; ganz besonders für die an Gesetze gewöhnte Homöopathie.

Im folgenden soll es um derartiges, *neues medizinisches Grundwissen* gehen, sozusagen um einen *neuen medizinischen Unterbau,* der auf *wahren biologischen Naturgesetzen* fußt und als *Grundlage für jegliche homöopathische Therapie* dienen kann. Diese neuen medizinischen Grundlagen exi-

---

* Wie z. B. bei der unterdrückten Angina, die schließlich in der Dialyse endete, und bei der die Schulmedizin von Autoimmunerkrankung sprach und entsprechend falsch behandelt hat. (siehe Kapitel 2.4.1.2 *Beispiel einer Unterdrückung*)

** Naturgesetze *sind.* Man kann keine Kompromisse mit ihnen schließen (100%-Regel). Entweder man ist schwanger oder nicht; ein bißchen schwanger geht nicht.

stieren seit etwa 17 Jahren und umfassen ein *auf Gesetzmäßigkeiten basierendes Diagnostiksystem* zur Beurteilung von Krankheits- und Heilungsphasen sowie ihrer Komplikationen. Sie erklären, *wie* jedes Krankheitsgeschehen auf der biologischen Ebene abläuft und was bei Anwendung einer jeden Heilmethode zu berücksichtigen ist. Entdeckt und exakt formuliert hat sie der deutsche Arzt Dr. R. G. Hamer in der Zeitspanne von etwa 1981 bis 1994 unter dem Titel *Neue Medizin**. Im Prinzip handelt es sich um 5 biologische Gesetzmäßigkeiten, welche, jede für sich genommen, erhebliche Konsequenzen für die gesamte Medizin haben:

- die sog. eiserne Regel des Krebses (bzw. der Neuen Medizin)
- die Zweiphasigkeit der Erkrankungen
- das ontogenetische System der Tumoren und Krebsäquivalenterkrankungen
- das ontogenetisch bedingte System der Mikroben
- der biologische Sinn dieser „Sonderprogramme der Natur"

Das Interessante daran ist, daß diese Naturgesetzmäßigkeiten sehr wohl im Einklang mit den Gesetzen der Klassischen Homöopathie stehen und quasi eine andere Facette der Realität darstellen. *Unter Zuhilfenahme dieses Diagnostiksystems ist es möglich, bessere und sichere Entscheidungen für die homöopathische Therapie und damit für das Wohl des einzelnen Patienten zu treffen,* denn es wird zunehmend klarer, *daß der Körper niemals etwas falsch macht.* Was er auch tut, seine Maßnahmen zielen daraufhin ab, das Leben zu erhalten.

Auf den nachfolgenden Seiten soll dieses Diagnostiksystem in seinen Umrissen insoweit beschrieben werden, wie es für die Anwendung der Homöopathie – speziell bei schwereren Erkrankungen und Störungen (wie z. B. epileptische Krampfanfälle im Kindesalter, extreme Frühgeburten oder behinderte und entwicklungsgestörte Kinder) – interessant ist. Hinsichtlich des besseren Verständnisses nachfolgender Themen wird jedoch an einigen Stellen „ein wenig weiter auszuholen sein". Für eine detailliertere Dar-

---

* Die Neue Medizin steht in diametralem Widerspruch zur Schulmedizin. Aus diesem Grunde weigert sich die medizinische Fakultät der Universität Tübingen bis heute – also bereits 17 Jahre lang! –, eine Verifikationsprüfung der Erkenntnisse der Neuen Medizin vorzunehmen, und das, obwohl sie dazu gerichtlich angehalten ist. Doch seit dem Spätsommer 1998 ist die Neue Medizin nun auch von offizieller Seite für richtig befunden worden: Die universitäre Überprüfung durch die tschechische Universität Trnava am 11.9.1998 hat ergeben, daß „nach den naturwissenschaftlichen Regeln der Reproduzierbarkeit die Verifikation dieses Systems festgestellt werden konnte" und somit „alle Naturgesetze der Neuen Medizin erfüllt sind". – Darüber hinaus sollte nicht unerwähnt bleiben, daß die Neue Medizin seit geraumer Zeit in Spanien anerkannt ist.

stellung (allerdings ohne die Aspekte der Homöopathie) sei auf die einschlägige Literatur im Anhang (Literaturverzeichnis) verwiesen.

3.1 Das auf Naturgesetzen basierende Diagnostiksystem

Entdeckt wurden die im folgenden zu beschreibenden Naturgesetzmäßigkeiten vornehmlich am Krebsgeschehen. Erst nach und nach zeigte sich, daß im Prinzip alle Krankheiten diesen Gesetzen unterliegen, wobei die Nachweise bei den schweren Krankheiten einfacher zu führen sind, da man aufgrund ihres Schweregrades auch die entsprechenden Veränderungen der Steuerungsareale im Gehirn mittels bildgebender Verfahren (Computertomographie) deutlich sichtbar machen kann. Kurz, auch jede Bagatellerkrankung (grippaler Infekt, Husten etc.) bis hin zu den Kinderkrankheiten unterliegt diesen Naturgesetzen, was die Nürnberger Kinderärztin Frau Dr. Mühlpfordt zusammen mit Professor Stemmann an der Städtischen Kinderklinik Gelsenkirchen vor einigen Jahren im Rahmen ihrer Forschungsarbeiten nachwies. Bei Kenntnis dieser Gesetzmäßigkeiten läßt sich in vielen Fällen sehr guter therapeutischer Nutzen ziehen, und die Homöopathika – chronisch wie akut (bei etwaigen erforderlichen Zwischenbehandlungen im Sinne von Interkurrenterkrankungen, akuten Exacerbationen oder Heilungskrisen) – lassen sich entsprechend treffsicherer (im Sinne von Kausalität) einsetzen.

3.1.1 Die Zweiphasigkeit der Erkrankungen und das Auftreten der Mikroben

Eine der wichtigsten Gesetzmäßigkeiten, die auch für die Homöopathie interessant ist, ist das Gesetz der *Zweiphasigkeit der Erkrankungen* (Bild 3.1). Nach diesem Gesetz verläuft jede Erkrankung biphasig, beginnend mit der sog. Dauersympathikotonie, um schließlich über die Dauervagotonie zur normalen Gesundheit zurückzukehren.

Wie allgemein bekannt, pendelt der Organismus im gesunden Zustand zwischen den beiden „Zügeln" des sog. vegetativen Nervensystems (VNS), also desjenigen Teils des Nervensystems, der den vegetativen Funktionen dient (Regelung der unbewußten und vom Willen unabhängigen inneren Lebensvorgänge und deren Anpassung an die Erfordernisse unserer Umwelt). Dieses VNS setzt sich aus zwei Anteilen zusammen: dem sog. Sym-

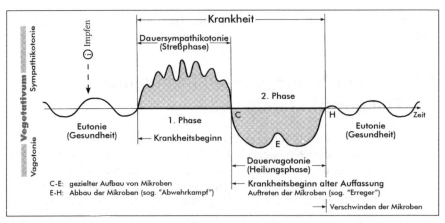

Bild 3.1: *Zweiphasigkeit der Erkrankungen mit Dauersympathikotonie und Dauervagotonie*

pathikus – dem Streßanteil – und dem Parasympathikus bzw. Vagus – dem Regenerationsanteil. Der Sympathikus dominiert in biologischen Situationen wie Kampf, Streß, Flucht und Abwehr und mobilisiert alle Kräfte, um – übertragend gesagt – „den Kampf" zu gewinnen bzw. seine „nackte Haut" in Sicherheit zu bringen, wohingegen der Vagus für die Regulation von Ruhe, Erholung und Regeneration steht. Unter dominant vagotoner Innervierung arbeiten vornehmlich die Verdauungsorgane, um Vitalstoffe aus der Nahrung zu assimilieren und wieder in die Zellen einzuspeisen, damit der nächste Tag – im vegetativen Sinne von Kraftverbrauch – erfolgreich bestanden werden kann. Global betrachtet, geht es also um den groben Tag-Nacht-Rhythmus.

Der gesunde Zustand, die sog. Eutonie, bedeutet normale Innervation und ist charakterisiert durch den steten Wechsel von sympathischem und parasympathischem Anteil des vegetativen Nervensystems. Diese gleichförmige sinusartige Schwingung wird im Falle einer Erkrankung jedoch jäh gestört. Der Organismus schaltet um auf *Dauersympathikotonie*, das heißt, es herrscht – nerval gesehen – Dauerstreß vor und kommt vorläufig nicht mehr zu einer vagotonen Erholungsphase. Diese vegetative Dauerstreßphase ist häufig erkennbar an kalten Händen und Füßen, Appetitlosigkeit, Schlaflosigkeit, Unausgeglichenheit, Nörgeligkeit der Kinder – man kann ihnen nichts recht machen – und vielem mehr. Jedermann kennt derlei Situationen, wenn Mütter die Veränderung ihrer Kinder wahrnehmen und meinen: „Ich glaube, unser Kleiner brütet was aus." Wenn die Kinder dann (im herkömmlichen Sinne) krank und bettlägerig werden, befinden sie sich in Wirklichkeit bereits in der *zweiten Phase der Erkrankung*, die häufig mit

110

Schlappheit und Fieber einhergeht und *bislang als die eigentliche Krankheit angesehen* wurde. Sie wird durch die vagotone (parasympathische) Innervierung, den anderen Teil und Funktionszustand des vegetativen Nervensystems, bestimmt, der sog. *Dauervagotonie.* Hierhin gehören Erkrankungen gemäß alter Auffassung, wie Bronchitis, Lungenentzündung, Scharlach, aber auch Neurodermitisschübe, epileptische Krampfanfälle, akute rheumatische Beschwerden und vieles mehr! Es handelt sich im Grunde genommen um Heilungsphasen von Erkrankungen, welche schon viel früher begonnen haben und welchen auch immer eine Phase von Dauersympathikotonie vorausging. Diese kann sogar durchaus schon im Mutterleib bestanden haben!

Jede Erkrankung, d.h. jede Bagatellerkrankung bis hin zum Krebs, verläuft demnach – grob gesehen – nach einem ganz bestimmten Muster: Sie ist zweiphasig, sofern die zweite Phase überhaupt erreicht wird, und wird im wesentlichen geregelt durch den „Zentralcomputer" – unser Gehirn. Zunächst beginnt die sogenannte Streßphase, in der der sympathische Anteil des vegetativen Nervensystems dominant ist, die Dauersympathikotonie, gefolgt von der zweiten Phase, der eigentlichen Heilungsphase bzw. der sog. Dauervagotonie. *Erst in dieser zweiten Phase der Erkrankung treten vermehrt die sogenannten „Erreger" auf, die eigentlich überhaupt keine echten Initiatoren (Verursacher) der Erkrankung* sind, sondern bestenfalls ihre *Indikatoren (Anzeiger).*

Dies wissen die Homöopathen schon seit langem, spricht doch Hahnemann – er lebte in der vor-bakteriologischen Zeit! – schon vom krankmachenden Agens und meint nicht etwa Mikroben, sondern ein *immaterielles geistartiges Agens!* Auch Allen lehrte, die Mikroorganismen seien nicht die Ursache krankhafter Zustände, sondern deren Folgen.

Genaugenommen muß es nun heißen: *Die Mikroben sind die Indikatoren der zweiten Phase einer Erkrankung, denn ihnen läuft immer eine sympathikotone Streßphase voraus!* Sie werden zentral dirigiert und aktiviert durch unser Gehirn und haben ganz bestimmte Aufräumarbeiten in Abhängigkeit ihrer Keimblattzugehörigkeit zu erfüllen. In diesem Sinne „bearbeitet" jede der Mikroben-Gruppen jeweils nur ganz bestimmte Organgruppen, welche dieselbe Keimblattzugehörigkeit aufweisen, was *ontogenetisch* – das heißt, entwicklungsgeschichtlich – bedingt ist *(Gesetzmäßigkeit des ontogenetischen Systems der Mikroben).* So sind beispielsweise Viren immer großhirngesteuert und gehören dem Ektoderm (äußeres Keimblatt) an, während Pilze immer vom Stammhirn dirigiert werden, dem entwicklungsgeschichtlich ältesten Teil unseres komplexen Gehirns, und dem Entoderm (inneres Keimblatt) zugehörig sind. Aus dem Mesoderm (mittleres

Keimblatt) entwickeln sich Kleinhirn sowie das Marklager des Großhirns, welche wiederum andere Mikrobengruppen steuern, wie z.B. Bakterien. Jedes Organ bzw. bestimmte Teile von Organen werden genau von einem dieser Hirnteile bzw. speziellen Arealen dieser Hirnteile innerviert und gesteuert und sind somit nur einem Keimblatt zugehörig, was gleichzeitig bedeutet, daß *im Krankheitsfall auch nur ganz bestimmte Mikrobengruppen zu erwarten* sind. So haben Viren die Aufgabe, Gewebe, welches in der dauersympathikotonen Phase der Erkrankung zerstört wurde im Sinne von mikroskopisch kleinen Ulcera (geschwürige Löcher), in der vagotonen Heilungsphase wiederaufzufüllen. Bei den Pilzen ist es genau umgekehrt; sie tragen Gewebe ab, welches in der ersten Phase der Erkrankung überschießend gewuchert hat.

Die Mikroben unterstützen also den Körper bei der Wiederherstellung seiner Gesundheit! Sie können ihre Aufgabe jedoch nur bei einer bestimmten Arbeitstemperatur – landläufig als Fieber bezeichnet – optimal erfüllen; deshalb verbietet es sich, jegliches Fieber zu bekämpfen.* Auch der Zeitpunkt, ab wann sie „bearbeiten" dürfen, hängt nicht etwa – wie bisher fälschlicherweise angenommen – von äußeren Faktoren ab, sondern wird vielmehr ausschließlich von unserem Zentralcomputer Gehirn bestimmt. *Die Mikroben samt Fieber haben also ihren Sinn und ihre physiologische Aufgabe.* „Und wir glaubten immer, die Mikroben hätten ein Organ ‚befallen' oder angegriffen!", Dr. med. Hamer in einem Vortrag über die Neue Medizin.

Es geht also nicht generell um die „bösen" Mikroben, die es auszurotten gilt, sondern jene verschwinden automatisch, wenn sie nicht mehr gebraucht werden. Der *vermeintliche Abwehrkampf*, welchen man unter dem Mikroskop immer zu sehen glaubte, ist überhaupt *kein echter Kampf*, sondern es handelt sich jeweils nur um *ein anderes Phänomen immunologischer Vorgänge zu einem späteren Zeitpunkt während der Heilungsphase.* Zunächst

---

* Die Fieberhöhe sagt nicht notwendigerweise etwas über den Schweregrad einer Erkrankung aus. Geht es einem Kind mit 40,5 °C Fieber relativ gut und spielt es sogar im Bett, so ist dies weniger bedenklich als bei einem Kind mit subfebrilen Temperaturen, welches fast apathisch auf dem Sofa liegt und nach nichts verlangt. „Eine Senkung der Temperatur trägt nichts zur Gesundung des Patienten bei. Unser Körper verfügt über einen eingebauten, nicht ganz erforschten Mechanismus, der ein Ansteigen von infektionsbedingtem Fieber auf Werte über 40,5 °C verhindert. Nur bei jenem Fieber, das durch Hitzschlag, Vergiftung oder andere äußeren Ursachen hervorgerufen wird, ist dieser Körpermechanismus überfordert und versagt daher. Allein in diesen Fällen steigt die Temperatur auf 41 °C oder darüber." (Dr. Mendelsohn, Kinderarzt in den USA) Und an anderer Stelle: „Die Fieberphobie ist eine Krankheit der Kinderärzte, nicht der Eltern."

werden die Mikroben in Abhängigkeit ihrer Keimblatt- und Organzugehörigkeit durch das dafür zuständige Gehirnareal aktiviert, um bestimmte Aufräumarbeiten wahrnehmen zu können (die sog. Infektion gemäß alter Auffassung), und dann, wenn diese Arbeiten weitgehend erfolgreich abgeschlossen sind, werden diese Mikroben wieder aus dem Verkehr gezogen (ca. ab Zeitpunkt E, Bild 3.1), was durch die Leukozyten, Makrophagen, Antikörper etc. pp. erfolgt, also durch den „Mitarbeiterstab", der landläufig als Abwehr oder Immunsystem bekannt geworden ist. Nur – um eine reine echte Abwehr kann es sich hierbei wohl kaum handeln, da es – bis auf wenige Ausnahmen – keinen echten Aggressor von außen gibt. Kommen die Mikroben doch von innen und werden zentral aktiviert durch unser Gehirn! Also – *weder Gut noch Böse!* Nur eine *andere Momentaufnahme natürlicher, rein immunologischer Phänomene!*

Die Vorstellung vom Immunsystem als dem Kampf von Gut gegen Böse kann demnach nicht mehr vollständig aufrechterhalten werden. Das Immunsystem im bisher geglaubten Sinne gibt es nicht! Es bleiben nur die Fakten, nicht aber das vermeintliche System! Das bedeutet nicht, daß derlei Reaktionen völlig harmlos sind! Im Gegenteil – sie können unter Umständen sehr heftig ausfallen und anstrengen, im Einzelfall auch zum Tode führen! Im Grunde genommen ist aber das Auftreten der Mikroben ein Anzeichen für die zweite Phase einer Erkrankung, der vagotonen Heilungsphase.

Mit anderen Worten, *die sogenannten Erreger treten immer erst mit einem bestimmten Terrain auf, unter einer ganz bestimmten Innervierung!* Also niemals bei vollkommener Gesundheit, bei der sich der sympathische und der vagotone Anteil des vegetativen Nervensystems die Waage halten – in der sogenannten Eutonie. Erst die Veränderung des Terrains, des Milieus – bedingt durch die zentrale Fehlsteuerung (eine Art Not- oder Sonderprogramm der Natur*) – begünstigt das Wachstum und die Vermehrung der Mikroben.

Dies wurde auch Pasteur mit der Zeit zunehmend klarer, als er in seinen späteren Jahren den Wahrheitsgehalt der Forschungsarbeiten seines Zeitgenossen und Kontrahenten Bêchamp** anerkannte und zugab, daß der

---

* Der Begriff „Erkrankung" oder „Krankheit" im herkömmlichen Sinne ist eigentlich meistens falsch. Es wäre besser, von *biologischen Sonderprogrammen* zu sprechen, denn es handelt sich in den meisten Fällen um die vagotone Heilungsphase einer Erkrankung (z. B. Lungenentzündung, Bronchitis, Mittelohrentzündung etc. – im Prinzip vornehmlich alle entzündlichen Geschehen).

** Antoine Bêchamp gehörte zu den Vorläufern, die dem „Boden" (dem Körper) mehr Bedeutung beimaßen als dem „Samen" (der Bakterie). Offizielle Berichte beweisen, daß viele Entdeckungen, die Pasteur zugeschrieben werden, auf Bêchamp zurückgehen.

Organismus zunächst in einen kranken Zustand verfällt, in dessen Folge Bakterien und Viren wuchern können. Er gestand schließlich: *„La bactérie n'est rien, le terrain c'est tout."* – *„Die Mikrobe ist nichts, das Terrain ist alles."* Der Vater der Mikrobiologie war nun gegen Ende seines Lebens der Überzeugung, daß die Mikroben nur Anzeiger, keineswegs aber Verursacher von Leiden seien. Darüber hinaus wurde ihm (sogar als Nicht-Homöopath) das Phänomen der Unterdrückung bewußt: „Wenn Sie meinen, Krankheiten einfach dadurch beseitigen zu können, daß Sie die dabei auftretenden Bakterien unterdrücken und abtöten, dann können Sie ganz schlimme Wunder erleben." – Auch Virchow, der Begründer der Zellularpathologie – „Die Krankheit sitzt in der Zelle" – bekannte sich gegen Ende seines Lebens zur Lebenskraft und erkannte damit eine der zentralen Säulen der Homöopathie an. *„Dennoch verharrt die etablierte Lehrmedizin auf den ‚Jugendsünden' Virchows und Pasteurs ungerührt bis zum heutigen Tag.",* Dr. med. Otto Eichelberger.

Auch die Forschungsarbeiten Dr. Rosenows tragen zu diesen Gedankengängen wesentliches bei. Er hat bereits 1910 nachweisen können, daß es *keine bestimmte Bakterienart* gibt und daß alle Mikroben imstande sind, ihre Struktur dem Nährboden anzupassen. Auch heute ist es möglich, einen Pneumococcus in einen Streptococcus oder Staphylococcus umzuwandeln, indem man im Labor nur den Nährboden verändert.* *Entscheidend ist also das Milieu, das den Keim bestimmt und entstehen läßt.* – Diese Zusammenhänge lassen erhebliche Zweifel entstehen an der ätiologischen (ursächlichen) Diagnose infektiöser Krankheiten.

Unabhängig davon gelang Professor Günther Enderlein, der auf den Forschungsergebnissen von Antoine Bêchamp aufbaute, schon 1916 der Nachweis, daß *alle Mikroben einen potentiellen Entwicklungskreislauf durchmachen (Bakterien-Cyclogenie),* der sich morphologisch unter genau festgelegten Voraussetzungen von allerkleinsten Ursprüngen im Bereich lebender Moleküle ultramikroskopischer Größenordnung über die Größen und Formen der Viren, Mikrokokken, Kokken, Spirillen, Plasmodien und Stäbchen bis hin zu den Pilzphasen erstreckt (Pleomorphismus der Mikroben). Die Lehrbuch-Bakteriologie kennt nur dogmatisch feststehende, als „Krankheitserreger" definierte Einzelstadien aus diesem Kreislauf und teilt die Mikroben in unveränderliche Arten und Gattungen ein.

---

* Als Herausgeberin einer Impfbroschüre sagt Veronika Carstens: „Eine Erfahrung, die fast jeder Mikrobiologe bestätigen kann: Fast jeder Erreger benötigt einen speziellen Nährboden, damit er wachsen kann. Steht dieser nicht zur Verfügung, gedeiht er nicht oder verwandelt sich, was sich immer wieder beobachten läßt."

Zwei grundlegende, sich ergänzende Erkenntnisse, die mit der Naturgesetzmäßigkeit der Zweiphasigkeit der Erkrankungen und mit dem ontogenetisch bedingten System der Mikroben im Einklang stehen. Denn woher sollen die *Mikroben* kommen, wenn schon nicht von außen? Sie kommen *von innen* und *entwickeln sich „auf Knopfdruck" vom Gehirn aus einer gemeinsamen Stammzelle, wenn sie gebraucht werden.* Sie sind sozusagen „milieubedingt" und treten erst dann auf, wenn die Dauersympathikotonie beendet ist und darüber hinaus auch *nur in ganz bestimmten Organbereichen.* So fühlen sich bespielsweise die vielerorts verteufelten Streptokokken im Rachenbereich geradezu zu Hause, da sie diesen Organbereich seit Jahrmillionen – im Falle einer „Wiederaufarbeitung" – zu bearbeiten haben, was wir bei Kenntnis obiger Zusammenhänge auch erwarten würden.

Eine andere sehr interessante Entdeckung, welche unsere bisherigen Betrachtungen unterstützt, betrifft das Licht in unseren Zellen. Gemäß den biophysikalischen Forschungsarbeiten an der Medizinischen Hochschule in Nowosibirsk geben die Zellen biologische Informationen durch sog. Photonen weiter, d. h. durch für das menschliche Auge nicht sichtbares Licht im UV-Bereich. Dem deutschen Forscher und Biophysiker Professor Fritz-Albert Popp gelang es 1975, dieses Licht in den Zellen exakt zu messen. 1981 hat er mit seinem Forschungsteam die Erbsubstanz im Zellkern als wichtigste Quelle der Biophotonenstrahlung erkannt. Darüber hinaus ist man zu der Erkenntnis gelangt, daß die Wirksamkeit von Medikamenten und der Einfluß nützlicher oder schädlicher Stoffe auf den Organismus im Grunde auf ihrer Einwirkung auf das Biophotonenfeld beruhen. Deshalb ist auch die biochemische Wirksamkeit von Stoffen letztlich nur auf *physikalischer*, nicht auf chemischer Basis zu verstehen (was ja die Wirkungsweise der Homöopathie schlechthin ist). Die Ergebnisse der Experimente zeigen z. B., daß *Mikroorganismen quasi durch Licht ‚generiert' werden:* Von zwei Zellkulturen in getrennten Glaskolben wurde nur eine mit einem Virus infiziert. Jedoch traten nach einer gewissen Zeit auch bei der anderen, unbehandelten Probe die gleichen Symptome der „Erkrankung" der Zellen auf, obwohl keinerlei materieller Kontakt zwischen beiden Zellkulturen bestand. Dagegen konnte in Kolben aus Glas, welches UV-Licht absorbierte, dieser Effekt nicht beobachtet werden. Das bedeutet, daß *die Mikroben erst aufgrund bestimmter biologischer Informationen, welche durch Licht (Biophotonen) weitergegeben werden, entstehen können.* Sie kommen also – wie bereits oben ausgeführt – von innen, nicht etwa von außen, und sind milieubedingt, entwickeln sich dann ganz gezielt (aus einer gemeinsamen Stammzelle, wenn die Bedingungen stimmen). Somit können sie *nicht autonom* sein und als kausale Krankheitsverursacher angesehen werden.*

3.1.1.1 Unterdrückung – Coupieren der Heilungsphase

Das Thema der Unterdrückung ist in der Homöopathie wohlbekannt und wurde bereits weiter oben ausführlich behandelt.** Heutzutage spielt es in der homöopathischen Praxis eine geradezu dominante und zentrale Rolle, denn aufgrund der vielerorts praktizierten schulmedizinischen Therapie kommt es sehr häufig zu derlei Phänomenen, und dies vielfach schon im frühesten Kindesalter!

Mit dem Gesetz der Zweiphasigkeit der Erkrankungen ist das Wesen der Unterdrückung noch viel einleuchtender und auch für den Laien sehr einfach zu verstehen. Erinnern wir uns an den präsentierten Fall der Unterdrückung einer einfachen Angina, aus dem dann schließlich die Abhängigkeit von der Hämodialyse (maschinelle Blutwäsche) wurde.*** Diese Angina ist, streng genommen, überhaupt keine echte Erkrankung, sondern die vagotone Heilungsphase einer Erkrankung (siehe Bild 3.1). Der Rachen ist entzündlich und bereitet Schmerzen, was nur in der zweiten Phase der Erkrankung unter Zuhilfenahme der Spezialarbeiter, nämlich ganz bestimmter Mikroben (meist Streptokokken), auftreten kann. Dies ist ein Zeichen dafür, daß das Gewebe, welches in der sympathikotonen Phase in Mitleidenschaft gezogen wurde, wiederhergestellt und regeneriert wird. Parallel dazu kommt es zu einer gewissen Temperaturerhöhung, der Arbeitstemperatur dieser speziellen Mikroben, dem Fieber, um optimale Arbeitsverhältnisse für unsere Symbionten zu gewährleisten. Wird nun das Fieber gewaltsam heruntergedrückt, so behindert man die Mikroben in ihrer Effektivität und der echte *Heilungsprozeß* wird *verlangsamt oder gar unterbrochen.* Werden darüber hinaus die Mikroben sogar gezielt bekämpft (z.B. durch Antibiotika), so wird die *Heilungsphase der Erkrankung direkt torpediert* (zurück zur latenten sympathikotonen Phase!) und es verbleiben „Ruinen" im Gewebe, die dann später wieder abzutragen sind, so daß ein Rezidiv geradezu vorprogrammiert ist. Dies wäre noch eine gute natürliche Reaktion und spräche für eine gewisse Vitalität. Ist die Lebenskraft allerdings schon zu

---

* Die menschlichen Mikroben greifen beispielsweise nie auf Haustiere über. Ihr Hund oder Ihre Katze werden also keine Sinusitis frontalis oder maxillaris (Stirn- oder Nebenhöhlenentzündung) bekommen, wenn Sie darunter zu leiden haben. Ebensowenig werden Sie Ihr Reitpferd mit menschlichen Krankheiten anstecken können. – *Jede Art hat ihre ihr eigenen spezifischen Mikroben!*

** siehe Kapitel 2.4.1.1 *Das Phänomen der Unterdrückung*

*** siehe Kapitel 2.4.1.2 *Beispiel einer Unterdrückung*

schwach für einen derartigen „zweiten Regenerationsanlauf", kann es – je nach miasmatischer Prädisposition und Konstellation des Individuums – zu Stellvertreterphänomenen kommen, die wir Unterdrückungssyndrom nennen (wie hier: akutes Nierenversagen).

Unterdrückung ist also – streng genommen – keine Unterdrückung von Erkrankungen, sondern es handelt sich eigentlich um die Torpedierung von Heilungsphasen von Erkrankungen. Die zweite Phase, der vagotone Heilungsprozeß, wird unterbrochen. Die energetische Krankheit verbleibt noch im Innern des Körpers und wird in eine andere Richtung gedrängt. In unserem Fall in Richtung Nieren, denn das Mädchen hatte früher schon des öfteren mit Harnwegsinfekten zu kämpfen. Um nun diese Krankheit ausheilen zu können, bedarf es nicht nur der Wiederherstellung der Nierenfunktion, sondern auch der Regeneration des Rachengewebes, denn diese ist ja noch nicht vollständig abgeschlossen. Die Notwendigkeit des Rückspulungsprozesses nach einer gelösten Unterdrückung ist also klar zu erkennen (erneutes Durchlaufen der damaligen vagotonen Heilungsphase).

3.1.1.2 Rückspulungsprozeß – schrittweises Lösen ‚erster‘ Krankheitsphasen

So kann also auch der Rückspulungsprozeß während einer homöopathischen chronischen Behandlung gemäß der Hering'schen Regel mit Bild 3.1 anschaulich erklärt werden. Gehen wir davon aus, daß die Krankheitskurve mit ihrer Dauersympathikotoniephase und anschließenden dauervagotonen Heilungsphase immer nur einen Prozeß repräsentiert, so gibt es bei einem chronisch Kranken fast immer mehrere sich überlagernde Kurven, die jeweils für eine andere Erkrankung zuständig sind.

Wurden beispielsweise diverse Tonsillitiden (Mandelentzündungen), Bronchitiden und Mittelohrentzündungen – alles Krankheiten gemäß herkömmlicher Nomenklatur, jedoch *eigentlich Heilungsphasen von Erkrankungen* gemäß den diskutierten Naturgesetzmäßigkeiten – im Kindesalter immunsuppressiv behandelt, bis sie letztendlich von der aktuellen Bildfläche verschwunden sind, kann man sicher sein, daß sich alles andere als grundlegende Gesundheit eingestellt hat. Denn mit dem Verschwinden dieser Krankheitserscheinungen ist die energetische Krankheit keinesfalls gelöscht, sondern nur von der vagotonen Heilungsphase in die sympathikotone Streßphase zurückgedrängt worden.

Unter einer homöopathisch antimiasmatischen Kur werden nun diese einzelnen Erscheinungen bewußt reaktiviert und tauchen in der Folge mehr oder weniger intensiv wieder auf, um endgültig ausgeheilt werden zu können. Sie alle befinden sich bei Aufnahme der Behandlung immer noch in dieser ersten Krankheitsphase (also quasi in „iatrogen zementierter" Latenz) – unter Umständen schon seit Jahren – und konnten bislang nie reaktiviert werden, da die Lebenskraft insgesamt zu geschwächt war. Mit dem chronischen Simile wird diese jedoch in die Lage versetzt, gezielte Heilungsmaßnahmen zu treffen und die jeweilige Sympathikotonie zu überwinden. Da es auf der Zeitachse nur *eine* Richtung hinsichtlich Gesundung gibt, müssen diese alten Krankheitserscheinungen nochmals ihre heilsame vagotone zweite Phase durchlaufen. Und dabei dürfen sie selbstverständlich nicht wieder mit herkömmlichen lokalen Maßnahmen bekämpft werden. Erst danach ist dauerhafte Heilung zu erwarten.

3.1.2 Psychogenese vieler Erkrankungen

Was löst denn nun die Erkrankung aus, wenn es nicht die Mikroben sind? Diese Frage hat im Prinzip schon Hahnemann beantwortet, indem er von einem krankmachenden Agens sprach und nicht etwa Mikroben meinte, sondern eine Art geistartige dynamische (immaterielle) Ansteckung.

Im folgenden soll dies noch ein wenig genauer formuliert werden, und zwar aus dem Blickwinkel der Neuen Medizin. Gemäß ihren entdeckten Gesetzmäßigkeiten geht es hierbei um sog. *biologische Konflikte**. Dabei handelt es sich um Konflikterlebnisschocks, die *hochakut, dramatisch* und *isolativ* sind. Das heißt, es trifft einen schockartig, unerwartet, und man steht mit seinem Problem allein da, ist völlig auf sich selbst gestellt, vertraut sich keinem anderen an und sieht auch keine Möglichkeit, aus dieser Situation herauszukommen. Diese Konflikte sind *entwicklungsgeschichtlich* zu verstehende Konflikte und bei Mensch und Tier analog zu finden. Sie haben nichts gemein mit unseren intellektuell-psychologischen oder alltäglichen Konflikten. Sie sind *von der Natur eingeplante Störungsfälle im archaischen Verhaltensprogramm unseres Gehirns.*

Ein solcher Konflikt verläuft gleichzeitig auf drei „Ebenen": der Psyche, dem Gehirn und dem peripheren Organ. Auf der Ebene der Psyche kann dieser Konfliktschock eine Veränderung der Persönlichkeit bewirken (Geistes- und Gemütssymptome). Auf der Ebene des Gehirns „schlägt" er in sog.

---

* Damit ist gemeint, daß die Art der Konflikte immer *Themen* berührt, die sich im Rahmen von *natürlichen, biologisch verankerten Bedürfnissen und Verhaltensbereichen abspielen,* wie sie bei Mensch und Tier gleichermaßen vorhanden sind. Somit bestimmen sie zwingend die emotionale und ebenfalls vegetative Reaktion anläßlich spezifischer Situationen. Es sind *die biologischen Konflikte,* die krank machen, nicht die intellektuell-psychologischen; *sie leiten sich von unserer Evolution ab.*

Schießscheibenkonfiguration ein*, und zwar immer an einer ganz bestimmten (vorhersehbaren) Stelle, welche – entwicklungsgeschichtlich bedingt – mit einem ganz bestimmten Organ in Verbindung steht und dieses steuert. Da der Organismus zu diesem Zeitpunkt schlagartig auf Dauersympathikotonie umschaltet, ändert das betroffene Organ augenblicklich seine Funktion und reagiert mit den Symptomen, die wir als Krankheitserscheinungen kennen.

*Der Konfliktinhalt** bestimmt die Lokalisation dieses Einschlags im Gehirn und damit auch die Lokalisation am peripheren Organ.* Das heißt, das *subjektive Empfinden* des Patienten im Moment des Schockerlebnisses ist ausschlaggebend. Sowohl die Art der Krankheit als auch der Ort der Erkrankung im Gehirn und am Erfolgsorgan hängen davon ab, *wie* der Patient im Augenblick des Konfliktes reagiert. Psychisch verwandte bzw. entwicklungsgeschichtlich vergeschwisterte Störungen liegen hirnorganisch dicht beieinander und sind Beweis für eine *wunderbare Ordnung der Natur.**** – So gesehen ist das Gehirn nichts anderes als die Schaltzentrale zwischen Psyche und peripherem Organ.

Der *Konfliktverlauf* entspricht dem *Verlauf der Veränderung des „gestörten" Hirnareals* und dem *Verlauf der Erkrankung am peripheren Organ* (aktiver Konflikt: Phase der Dauersympathikotonie; Konfliktlösung: Um-

* In der konfliktaktiven Phase kann dieser „Einschlag" mittels CCT (Computertomogramm des Gehirns) in vielen Fällen sichtbar gemacht werden und stellt sich in Form von konzentrischen Ringen dar, wie die Ringe auf einer Wasseroberfläche, die durch einen Steinwurf getrübt wurde; deshalb der Begriff „einschlagen".

** Die Konfliktinhalte sind uralte Konfliktmuster, die aus der Zeit stammen, in der sich der jeweilige Hirnbereich entwickelt bzw. ausdifferenziert hat, in welchem der „Einschlag" zu finden ist. Folglich entsprechen die Konfliktinhalte der jeweiligen Entwicklungsstufe unseres Gehirns zum damaligen Zeitpunkt und der speziellen Konfliktproblematik dieser Entwicklungsstufe. Je älter die korrespondierende Entwicklungsstufe ist, desto näher rückt der „Einschlagspunkt" in die Nähe der uralten sog. vegetativen Zentren unseres Urgehirns (Stammhirn), wo die Entscheidung über Leben und Tod fällt (zentraler Atemstillstand, Kreislaufversagen etc.)

*** Beispiel der Revierkonflikte, deren Relais beim rechtshändigen Mann auf der rechten Großhirnhemisphäre dicht nebeneinander lokalisiert sind, mitsamt den entsprechenden Organmanifestationen bei längerer Konfliktdauer. Dies sind im einzelnen (von der Stirne bis hin zum Hinterhaupt):

- Revierangst – Ulcera (Geschwüre) der Bronchialmuskulatur oder -schleimhaut (Plattenepithel)
- Revierverlust – Ulcera der Coronararterien mit Herzinfarkt in der Heilungsphase
- Revierärger – Magengeschwür, Gallengangsulcera, Bauchspeicheldrüsenulcera
- Reviermarkierung – Blasenschleimhautulcera

119

schlagpunkt zur Dauervagotonie bzw. Heilungsphase, siehe Punkt C in Bild 3.1). *Biologischer Konflikt und Erkrankung verlaufen also synchron.* Dasselbe gilt demnach auch für den Heilungsverlauf, sofern der Konflikt gelöst wird.

Ein weiteres charakteristisches Merkmal dieses Systems ist, daß es *überdeterminiert* ist im streng naturwissenschaftlichen Sinne. Kennen wir einen Parameter, läßt sich unter Einhaltung von ein paar weiteren biologischen Regeln (z. B. Händigkeit*, aktuelle Hormonlage etc.) auf die beiden anderen Ebenen schließen.

Was geschieht nun genau während der Heilungsphase der Erkrankung, nachdem der Konflikt definitiv gelöst ist? Wie oben näher ausgeführt, schaltet der Organismus von Dauerstreßinnervierung um auf Dauervagotonie mit all den bekannten Symptomen wie Fieber, Mikroben etc. pp. Parallel dazu füllen sich die konzentrischen Ringe der Störung im Gehirn mit heilsamem Ödem, so daß das ganze Relais anschwillt. Der Sinn ist die erneute Bildung von Gliagewebe (Hirnbindegewebe), um die betroffenen Nerven der Areale, welche unter „Kurzschluß" standen, wieder zu isolieren. Auch auf der Organebene finden bestimmte Reparaturvorgänge statt, die die meisten eigentlichen Krankheitssymptome gemäß alter Auffassung ausmachen. Auf dem Höhepunkt der Heilungsphase (Höhepunkt des Hirnödems) kommt es

---

* Die Händigkeit zeigt an, auf welcher der beiden Großhirnhemisphären der Mensch arbeitet. Die rechte Hemisphäre ist die männliche mit den oben beschriebenen Revierkonfliktrelais, während die linke als die weibliche mit den entsprechenden weiblichen Konfliktrelais angesehen wird. Bei Linkshändigkeit ist die Adressierung der Konflikte umgepolt; vom Gehirn zum peripheren Organ läuft es jedoch immer gleich. So kann beispielsweise ein linkshändiger Mann nach überstandenem Revierverlustkonflikt niemals einen Herzinfarkt erleiden, da der Konflikt auf die entsprechende linke (eigentlich weibliche) Hemisphäre (außerhalb der Relais, die bei Rechtshändigkeit mit Revierverhalten zu tun haben) einschlägt. *Die Linkshändigkeit zeigt uns also in ganz besonderer Weise, daß die biologischen Konflikte primär nichts mit Freud und der herkömmlichen Psychologie zu tun haben, sondern wirklich biologisch determiniert sind, denn sie machen „rein psycholigsch" gar keinen Sinn.* – Diese „hirnorganische" Händigkeit wird mithilfe des Klatschtestes (Klatschen wie im Theater) ermittelt und kann durchaus verschieden von der „herkömmlichen" Händigkeit sein. Die oben liegende bzw. schlagende Hand ist ausschlaggebend. – Interessant ist dies auch für die Homöopathie, denn sehr einseitig wirkende Arzneimittel, wie z. B. Lachesis, sollten meines Erachtens einmal unter dem Aspekt dieser Händigkeit geprüft werden. Jedenfalls konnte ich bereits mehrmals feststellen, daß dieses Arzneimittel bei eindeutig klarer Indikation im Akutfall und „hirnorganischer" Linkshändigkeit die Wirksamkeit verwehrte.

dann zur sog. *epileptoiden Krise**, während der sich der Organismus von seinem Hirnödem befreien will und langsam zur Normalität zurückkehrt (kleine Harnflutphase). Dieser Umschlagpunkt (Punkt E in Bild 3.1) ist der kritischste Punkt während der gesamten Heilungsphase und kann in einigen Fällen Probleme bereiten. Deshalb ist es für den Therapeuten wichtig, diese Phänomene zu kennen, damit er gezielt darauf reagieren oder, besser noch, ihnen vorab entgegenwirken kann.

Ein kleines Beispiel aus der Natur soll diese Zusammenhänge verdeutlichen. Nehmen wir einen alten Hirsch, der von einem jungen Artgenossen aus seinem Revier verjagt wird und nun seine Herde verliert. Dieser Hirsch hat einen sog. Revierkonflikt (Revierverlust) erlitten und läuft fortan „auf vollen Touren", Tag und Nacht, unter Dauersympathikotonie. Er steht unter biologischem Dauerstreß, „denkt" nur noch an die Revierzurückeroberung, frißt nicht mehr, schläft kaum noch und irrt unter Aufbietung aller Kraftreserven umher, um in einem günstigen Moment den jungen Hirsch zu stellen und den Kampf ein letztes Mal für sich zu entscheiden. Mit Beginn der Dauersympathikotonie läßt sich hirnorganisch rechts periinsulär (in der Nähe der sog. Insel, das ist in etwa über dem rechten Ohr) ein Bereich in Schießscheibenkonfiguration nachweisen, sofern man ein CCT anfertigen würde. Dieses Hirnrelais steht direkt mit dem Herzen in Verbindung – genauer ausgedrückt, steuert die Herzkranzgefäße (Coronararterien) –, an denen sich mit der Zeit kleine Ulcera („Minigeschwüre") bemerkbar machen, die Herzstiche verursachen (Angina pectoris-Symptomatik). Diese Ulcera haben die physiologische Aufgabe, das Lumen der Coronararterien derart zu weiten, daß das Herz besser durchblutet wird und mehr Leistung bringen kann, mit der Folge, daß der Hirsch mehr Kräfte mobilisieren kann als jemals zuvor. Gewinnt er den Kampf – der junge Hirsch hat ja nicht den biologischen Vorteil der Dauersympathikotonie – und ist wieder der Chef, so ist sein Revierkonflikt definitiv gelöst und die Heilungsphase mit der Dauervagotonie setzt schlagartig ein. Fortan frißt er wieder, wird müde und schlapp, bekommt heiße Extremitäten und nimmt wieder an Gewicht zu. Auf dem Höhepunkt der Heilung erleidet er einen Herzinfarkt (epileptoide Krise eines Revierkonfliktes dieser Art), sofern der Konflikt länger angedauert hat. Hat er diesen ohne Schaden überstanden, wird er noch für ein paar Jahre als unumstrittener Revierherr regieren können. Ist das nicht der

---

* Die epileptoide Krise entsteht immer auf der Basis eines Hirnödems (tiefste Vagotonie), meist nachts in der Abschlaffungs-, Ruhe- und Erholungsphase. Typische cerebrale Begleitsymptome sind Zentralisation, Angstschweiß, Atemnot, Brechreiz, Schwindel, Doppeltsehen, Krämpfe, Kopfschmerzen, Unruhe, Panik und vieles mehr.

Fall, weil der Konflikt zu lange und intensiv gewesen ist und damit außerhalb der von der Natur gesetzten Toleranzen verlief, stirbt er am Herzinfarkt (zu vehement ablaufende Heilungsphase) und muß auf diese Weise das Feld räumen. – Schafft er es nicht, das Revier zurückzuerobern, so stirbt er an Kachexie (Ausmergelung) und wird auf diese Weise von der Natur aus dem Verkehr gezogen, um für die Jungen Platz zu machen.

An diesem Beispiel läßt sich auch der biologische Sinn von „Erkrankungen" erkennen. Global betrachtet, ist *Krankheit kein sinnloses Geschehen, sondern ein entwicklungsgeschichtlich verstehbares, sinnvolles biologisches Sonderprogramm der Natur, sozusagen ein Korrektiv, um Änderungen in angemessener Zeit herbeiführen zu können.*

Bezogen auf den Menschen gibt es viele Reviere oder „Wirkungskreise": Das kann der eigene Betrieb sein, die Familie, das Auto, der Arbeitsplatz, der Tennisclub und vieles mehr.* Der Herzinfarkt – als akute Heilungskrise bzw. -komplikation – setzt in der Regel etwa drei bis sechs Wochen nach Lösung des Konfliktes ein und wird als solcher empfunden, wenn der Konflikt circa drei bis sechs Monate lang aktiv war. In der Größenordnung bis zu drei Monaten verläuft die Heilungsphase mehr oder weniger als grippaler Infekt ab, während der Herzinfarkt nach einer Konfliktaktivität von mehr als neun Monaten fast immer tödlich endet (sofern nicht im vorhinein therapeutisch gegengesteuert wird).

---

* Beispiel eines Revierkonfliktes beim Menschen: Herr Schulze, etwa 50jährig, soll nach dem Sommerurlaub die Abteilungsleitung übernehmen, was schon lange geplant ist. Aus den Ferien zurückkehrend erfährt er jedoch, daß dies zum jetzigen Zeitpunkt nicht möglich ist, da Herr Meier, ca. 30 Jahre alt, für einige Zeit diesen Posten erhält, weil er zum Fördernachwuchs der Firma gehört und „Karriere machen soll". Für Herrn Schulze kann dies einen Revierkonflikt bedeuten (Verlust der versprochenen und eigentlich geistig schon vollzogenen Abteilungsleitung), sofern er nicht mit dieser Lösung zurechtkommt. Für ihn „bricht eine Welt zusammen", und für ihn ist es ein „Gesichtsverlust", da ihm der Posten sehr wichtig war und sowohl seine ganze Verwandtschaft als auch Bekanntschaft bereits davon Kenntnis hatte. Kann er diesen Konflikt schließlich in angemessener Zeit lösen, z. B. daß er sich versetzen läßt oder mit Herrn Meier arrangiert oder einfach zwei weitere Jahre lang abwartet, so erleidet er auf dem Höhepunkt der Heilungsphase einen mehr oder weniger schweren Herzinfarkt (u. U. auch nur abortiv), je nach Konfliktdauer und -intensität. Hat Herr Schulze allerdings die Einstellung, daß es o. k. sei und er nun „eine ruhige Kugel schieben" könne bei sehr gutem Gehalt, so geschieht gar nichts (im Sinne von Konflikten und Krankheiten). – Es kommt also immer auf das subjektive Empfinden an! – *Und rein subjektive Symptome spielen ja auch bei der Hierarchisierung in der Homöopathie eine besondere, oft wahlanzeigende Rolle.*

3.1.3 Verschiedene Arten von Zellvermehrung

Bei der letzten Gesetzmäßigkeit geht es um „überschießende" Zellvermehrung, das was meist Krebs, Tumor, Zyste und dergl. mehr genannt wird. Nun lassen sich aber grundsätzlich zwei verschiedene Arten von Zellvermehrung unterscheiden: Zum einen *Zellvermehrung in der konfliktaktiven, sympathikotonen Phase*, welche in der konfliktgelösten Phase durch Mikroben (Pilze, Pilzbakterien) abgebaut wird, und zum anderen *Zellvermehrung in der vagotonen Heilungsphase* nach erfolgter Konfliktlösung, um die Ulcera und Nekrosen („Löcher" im Gewebe, Gewebseinschmelzungen), welche in der sympathikotonen Phase entstanden sind, wieder aufzufüllen (Gewebsneubildung mit Hilfe von Viren und Bakterien). Konflikte mit Zellvermehrung in der sympathikotonen Phase haben ihr korrespondierendes Hirnrelais immer im Stammhirn oder Kleinhirn, was man zusammengenommen Althirn nennt (entwicklungsgeschichtlich der älteste Teil unseres Gehirns), während Zellvermehrung in der Vagotonie eine überschießende Art der Heilung darstellt und ihr Relais immer im Großhirn hat (z.B. Nierenzyste, Ovarialzyste [Eierstockzyste]). *Weder die Lokalisation im Gehirn noch die Art der peripheren Reaktionen sind zufällig, sondern es ist alles logisch und einsehbar durch die Ontogenese (Entwicklungsgeschichte) vorherbestimmt.*

Es gibt also überschießendes Wachstum in der konfliktaktiven Phase und überschießendes Wachstum in der konfliktgelösten Heilungsphase, was nicht ein und dasselbe sein kann!* Außerdem wird dieses *überschießende Wachstum immer zentral von unserem Gehirn gesteuert*, dem „Zentralcomputer", der die Milliarden „Kleinstcomputer" – die Zellen – steuert. Das „Urgehirn" allen Lebens ist der Zellkern, Träger der Chromosomen und Gene, der kleinste Computer des Lebens überhaupt. Das Gehirn steht nun mit all diesen Zellkernen in nervaler Verbindung und sendet ständig Codes entsprechend dem Programm Gesundheit oder den biologischen Sonderprogrammen Dauersympathikotonie und Dauervagotonie. Am Gehirn vorbei in dem Sinne, daß eine Zelle völlig losgelöst und autonom wäre, läuft gar nichts. Zellvermehrung, ob in der ersten oder zweiten Phase der Erkrankung und ob überschießend oder nicht, ist demnach etwas Gewolltes und eng verknüpft mit der Entwicklungsgeschichte des Menschen oder der jeweiligen Art.**

---

* „Es ist ein ungeheurer Unsinn, eine vermeintliche Krankheit rein morphologisch nach einem Zuviel oder Zuwenig irgendeiner vermeintlichen Sorte Zellen einteilen zu wollen." (Dr. Hamer)

** Laut Prof. Dr. med. Dr. rer. nat. P. Pfitzer, Professor für Pathologie und Zyto-Pathologie und Dekan der Medizinischen Fakultät der Universität Düsseldorf, kann „in allen Orga-

Dies soll genügen, um die Zusammenhänge der biologischen Gesetzmäßigkeiten kurz und knapp zu umreißen, so daß sich die daraus ergebenden homöopathischen Konsequenzen und Entscheidungen, speziell bei den einzelnen Fallbeispielen, leichter nachvollziehen lassen. Abschließend gestatten wir uns ein kleines Beispiel, welches auch aus homöopathischer miasmatischer Sicht sehr interessant ist und nicht nur die Richtigkeit der diskutierten Gesetze bestätigt, sondern auch aufzeigt, wie sich diese in die Sichtweise der Klassischen Homöopathie integrieren.

3.1.4 Beispiel Lungen-Tbc

Die Lungentuberkulose ist eine sehr gefürchtete Krankheit, die früher viel häufiger auftrat, besonders in Elendszeiten. Wie Dr. Buchwald und andere Autoren im Zusammenhang mit der Impfdiskussion immer wieder aufzeigen, ist die Lungentuberkulose mitsamt allen anderen Infektionskrankheiten* seit etwa 150 Jahren deutlich rückläufig, was vornehmlich auf hygienisch-technisch-zivilisatorische Errungenschaften zurückzuführen ist (Bau von Abwasserkanälen, Trinkwasserleitungen, sanitäre Einrichtungen in Städten [z. B. Müllabfuhr], persönliche Hygiene, Bekämpfung des Hungers, Anbau der Kartoffel, Maisanbau etc.). Früher sind Tuberkulosekranke erfolgreich in Sanatorien behandelt worden, in völliger Ruhe und Abge

nen im Prinzip immer nur die gleiche histologische Art von Gewebe gefunden werden". Mit anderen Worten bedeutet dies, daß beispielsweise an einem Knochen keine wildgewordenen Prostatazellen weiterwachsen und ein vom Knochen verschiedenartiges Gewebe hervorbringen können. Es besteht auch kein Unterschied zwischen den Zellen von frischem Kallusgewebe eines Knochenbruches und denen eines sog. Osteosarkoms (sog. Knochenkrebs). Der Pathologe braucht immer die Verdachtsdiagnose und die näheren Umstände, um sich entscheiden zu können! Im Grunde genommen ist alles dasselbe: Zellen während der Heilungsphase des Knochens; zum einen nach einer Fraktur und zum anderen nach einer Osteolyse (Knochenentkalkung) während eines Selbstwerteinbruches.

* Eigentlich ein falscher Begriff, da Infektionskrankheit gemäß schulmedizinischer Auffassung bedeutet, daß man etwas – nämlich Mikroben – in den Organismus hineinsteckt (lat. inficere – hineinstecken). Da die Mikroben jedoch vom Gehirn zentral gesteuert werden und physiologisch nur in der vagotonen Heilungsphase auftreten, demnach also nicht von außen kommen, müßte ein Großteil der medizinischen Nomenklatur umgeschrieben werden. Wirklich echte Infektionskrankheiten – im Sinne von Hineinstecken – wären, gemäß neuer Terminologie, beispielsweise Tetanus und Botulismus (bakterielle Lebensmittelvergiftung). Beide Krankheiten gelten jedoch im herkömmlichen Sinne nicht als Infektionskrankheiten, sondern als Intoxikation, da sie nicht von Mensch zu Mensch weitergegeben werden, d. h. ansteckend sind. Genaugenommen implizieren aber gerade sie ein wirkliches „Hineinstecken" von Verunreinigungen und/oder Mikroben.

schiedenheit, fernab von jeglicher Aufregung und Streß. In homöopathischen chronischen Anamnesen älterer Mitbürger stoßen wir noch recht häufig auf diese Erkrankung.

Genaugenommen ist die Tuberkulose ein Heilungsprozeß! Gemäß der Zweiphasigkeit der Erkrankungen treten die Mykobakterien erst in der konfliktgelösten Phase der Dauervagotonie auf und haben die physiologische Aufgabe, das Lungengewebe wieder funktionstüchtiger zu machen. Dieser Heilungsphase vorausgegangen sind immer Lungenrundherde, eine bestimmte Art von Lungenkrebs. Er entsteht durch dramatische Todesangstkonflikte* in der Dauersympathikotonie, und sein korrespondieres Hirnrelais ist in einem bestimmten Teil des Stammhirns lokalisiert. Die Aufgabe der Mykobakterien ist es nun, die entstandenen Lungenrundherde wieder abzubauen. Das geschieht durch Verkäsung des betroffenen Gewebes und durch Abhusten, so daß es zu den bekannten akuten Tuberlulosesymptomen kommt, wie z. B. blutiges Sputum (Auswurf). Wichtig ist es, den Patienten völlig konfliktfrei zu halten, damit er nicht erneut in Todesangstpanik gerät, da damit die Heilungsphase augenblicklich stoppen würde (zurück zur Dauersympathikotonie). Dann wäre nämlich der Teufelskreis perfekt, denn ohne echte Ausheilung der akuten Tuberkulosesymptomatik kann es keine dauerhafte Heilung geben.

Durch die modernen bildgebenden Verfahren (Röntgen, Computertomographie) werden heute immer mehr Lungenrundherde in der Streßphase der Erkrankung entdeckt, welche früher erst als Lungentuberkulose in der konfliktgelösten Phase diagnostiziert wurden. Dadurch nahmen die Fälle akuter Lungentuberkulose ab und die der Lungenrundherdkrebse zu. In Indien beispielsweise sieht dies jedoch noch völlig anders aus. Hier kommen weniger als 25 Lungenkarzinome auf 100 000 männliche Einwohner, während in Europa bis zu 100 gezählt werden. Aber in Indien treten dafür 20 bis 50mal soviel Tuberkulosefälle auf.

Fehlen Tuberkelbakterien gänzlich – sie werden durch die Schulmedizin ja ständig bekämpft –, so verbleiben die kompakten Rundherde dort, wo sie sind. Sie werden eingekapselt und sind fortan Ursache einer verminderten

---

* Ein kleiner Exkurs hinsichtlich der BCG-Impfung (Tuberkulose-Impfung): Ein jeder wird zugeben, daß man durchaus öfter im Leben Todesangstkonflikte haben kann. Dauern diese für längere Zeit an und gehen schließlich in Lösung, so kommt es in der Folge zur Lungentuberkulose. – Also ein ganz natürlicher, biologischer Prozeß! – Bezogen auf die Wirksamkeit der propagierten BCG-Impfungen würde dies bedeuten, daß jene, im Grunde genommen, vor Todesangstkonflikten schützen müßten, was sicherlich absurd ist und einmal mehr beweist, daß diese Impfung keinerlei Immunität verleihen kann. Auch der Tine-Test und ähnliche Verfahren ergeben somit überhaupt keinen Sinn.

Atmungsfähigkeit, da die Elastizität des Lungengewebes stark beeinträchtigt ist (Widerstand). Durch die Verkäsung des Gewebes mittels Tuberkelbakterien dagegen und aufgrund des ständigen Abhustens bilden sich Kavernen (Hohlräume), die eine wesentlich bessere Atmungsfähigkeit und Elastizität der Lunge gewährleisten. – Die Tuberkulose ist also ein sinnvoll angelegtes Geschehen der Natur.

Für Kent, einen der bedeutendsten Homöopathen, der um die letzte Jahrhundertwende gelebt hat, spielen die Bazillen eine reinigende Rolle und kommen erst nach der Entstehung der Tuberkulose, sozusagen als „Kehrichtbeseitigung" vor. Da kann man nur immer wieder ehrfürchtig den Hut ziehen, wie genau die alten Homöopathen beobachteten und wie sicher sie dann in ihren Ansichten waren, ohne die oben besprochenen Naturgesetzmäßigkeiten detailliert zu kennen.

Genauso wie die anderen tuberkulinischen Organe – z.B. Halstonsillen (Mandeln), innerer Gehörgang samt Mastoidauskleidung (in der Heilungsphase spricht die Neue Medizin von „Mittelohr-Tuberkulose" [Mittelohreiterung], und aufgrund der Miasmenlehre wissen die Homöopathen, daß sich tuberkulinische Kinder meist über das Mittelohr entlasten in Form von Mittelohrentzündungen, Mittelohreiterungen und -ergüssen), adenoide Gewächse des Nasen-Rachen-Raumes (sog. Polypen) und Schilddrüse – sind die Lungenalveolen embryologisch „Teil des Darmtraktes" und aus dem Entoderm (inneres Keimblatt) entstanden und werden vom Stammhirn dirigiert. Auch viele Ängste incl. Todesängste sind dem tuberkulinischen Miasma eigen und zeigen damit einen direkten Zusammenhang zur ersten Phase dieser Erkrankung.

3.2 Konsequenzen für die Therapie

Die diskutierten fünf Gesetzmäßigkeiten sind ursprünglich am Krebs entdeckt worden, wahrscheinlich, weil sie dort am augenscheinlichsten sind und einem förmlich „ins Auge springen", denn ihre Manifestationen sind in Form von CCTs recht gut fotografierbar.* Sie gelten jedoch gleichwohl für alle Erkrankungen, wobei diese deutlich schwerer erkennbar sind aufgrund der mangelhaften Auflösung heutiger bildgebender Geräte. Und sie haben selbstverständlich weitreichende Konsequenzen für die Therapie. Eigentlich für jegliche Therapie. Uns soll in diesem Zusammenhang allerdings nur die Klassische Homöopathie interessieren.

* Ein Hirn-CT erzählt das, worüber der Patient nicht sprechen kann. Es lügt nie! Es ist im Prinzip das Abbild einer „interanimalischen Sprache".

Die erste direkte therapeutische Konsequenz ist, daß *nicht jede klinische Diagnose sowie Prognose „unbesehen" von der Schulmedizin übernommen werden* sollte. Aufgrund der besprochenen Gesetzmäßigkeiten und Zusammenhänge stellt sich nicht selten das Problem in einem etwas – häufig sogar völlig – anderen Licht dar.

Eine weitere direkte Konsequenz, die den Homöopathen schon lange bekannt ist, betrifft die Tatsache, daß die *Mikroben keine Krankheitsverursacher* sind, sondern, wie Allen es formulierte, bestenfalls *ihre Indikatoren.* Sie treten immer gezielt durch „Knopfdruck unseres Gehirns" auf in Abhängigkeit ihrer Keimblattzugehörigkeit und des zu bearbeitenden Organs. Sie zu bekämpfen käme einer *Torpedierung der Heilungsphase* gleich, da sie die natürlichen Symbionten dieses Stadiums sind. Darüber hinaus besteht immer die *Gefahr einer Unterdrückung.* Antibiotika, Cortison und andere immunsuppressive Medikamente verbieten sich deshalb aufs strengste, es sei denn, es geht auf Leben und Tod und man weiß sich keinen anderen Rat. – Um es kurz und prägnant zu sagen: *In puncto Mikroben verwechselt die Schulmedizin schlichtweg Ursache und Wirkung.*

Aber auch das gezielte Einbringen von Mikroben oder Zwischenstadien aus dem oben erwähnten Entwicklungskreislauf (Bakterien-Cyclogenie), wie dies bei bestimmten Reiztherapien mit sog. immunbiologischen Präparaten gehandhabt wird, kann nicht im Sinne der Biologie sein, da dieses Vorgehen ein lokales ist und vorbei am Gehirn stattfindet. Der Darm beispielsweise ist „verpilzt", und das nicht, weil die Pilze so resistent und aggressiv sind, sondern weil der Nährboden dazu paßt und das Milieu dafür vorhanden ist. Und dieses wird zentral durch unser Gehirn gesteuert! Eine Substitution durch spezifische Untergruppen von Mikroben niedrigerer Stufe, welche „die höheren Entwicklungsformen von pathogenen Keimen" bekämpfen, ist deshalb nicht der Weisheit letzter Schluß und schon gar nicht als ganzheitlich anzusehen. Durch das *direkte Manipulieren auf der Ebene der Mikroben, am Gehirn vorbei,* wie z. B. im Falle einer sog. Darmsanierung, kann es selbstverständlich auch *zu Krankheitsverschiebungen und damit zu den gefürchteten Unterdrückungen kommen,* was in der homöopathischen Praxis immer wieder festzustellen ist.

Auch das Fieber gehört in diese Kategorie. *Fieber ist ein Symptom der Heilung!* Fieber entsteht *aufgrund eines Hirnödems im Stammhirn* unter Mitreagieren des Wärmeregulationszentrums (wobei Antibiotika die Ödembildung behindern und damit die echte Ausheilung blockieren) und ist – in den meisten Fällen – weit davon entfernt, durch „Bakterienstoffwechselprodukte" entstanden zu sein oder zu entstehen. Fieber schafft die Voraussetzungen für die entsprechenden Mikroben, sauber arbeiten zu können, und kann als optimale Arbeitstemperatur für diese angesehen werden. Fieber zu bekämpfen kann ähnliche Folgen heraufbeschwören wie das Eliminieren von Mikroben und verlangsamt bestenfalls die Geschwindigkeit der Heilung. Es wäre eine starke Beeinträchtigung natürlicher Abläufe in der vagotonen Heilungsphase einer Erkrankung, und das *Risiko für chronische Spätfolgen* ist groß.

Dies bestätigen jedenfalls wissenschaftliche Untersuchungen des Deutschen Krebsforschungszentrums aus dem Jahre 1987, in denen auf die segensreiche, heilende Wirkung von Fieber hingewiesen wird. So wurde festgestellt, daß Menschen, die in ihrer Jugend kein Fieber hatten oder deren fieberhafte Krankheitsprozesse ständig medikamentös (z. B. durch Antibiotika, Paracetamol etc.) unterdrückt wurden, im Alter einem 8fach erhöhten Krebsrisiko ausgesetzt sind, im Vergleich zu denen, die Fieber „haben durften" und deren Immunsystem deshalb noch spontan reagieren kann. Dies ist auch aufgrund der biologischen Naturgesetze zu erwarten, insbesondere des *Gesetzes der Zweiphasigkeit der Erkrankungen*, da Fieber stets in der vagotonen Heilungsphase auftritt und den Mikroben *optimale Arbeitstemperaturen garantiert*, was seit Jahrmillionen Entwicklungsgeschichte gegeben ist. Sein Wegdrücken bedeutet keinesfalls Heilung im ursprünglichen Sinne des Wortes, sondern aus der heilwirksamen Dauervagotonie zurück zur Dauersympathikotonie oder besser gesagt zu einer *Form der Regulationsstarre!* Und genau das macht ja auch den Krebs aus: Dauersympathikotonie! Der Organismus kann nicht mehr automatisch umschalten auf Erholungsinnervation, auf Vagotonie.

Laut Dr. Ruediger Dahlke belegen andere Forschungen hinsichtlich der Rolle des Fiebers bei Infekten, daß die Stoffwechselrate mit jedem Grad Temperaturerhöhung um mehr als das Doppelte steigt und die Abwehrkraft sich damit ganz erheblich erhöht. Eine sofortige Fiebersenkung müßte demnach selbst für Schulmediziner völlig widersinnig sein.

Parmenides aus Elea (ca. 500 v. Chr.) wird der Satz zugeschrieben: „Gebt mir die Macht, ein Fieber zu erzeugen, und ich heile alle Krankheiten." In diesem Sinne gibt es heute Bestrebungen und ernsthafte klinische Versuche, bei bestimmten schweren Erkrankungen (z. B. bei Tumorgeschehen) Fieber künstlich zu erzeugen (sog. Hyperthermiebehandlung), in der Hoffnung, etwas bewirken zu können. Aufgrund der diskutierten Zusammenhänge kann dies allerdings nicht funktionieren, da es völlig gegen die Natur ist und keine positiven Auswirkungen hinsichtlich echter Heilung haben kann. Fieber darf man nicht isoliert betrachten und ist – biologisch gesehen – mehr als nur eine Temperaturerhöhung. Es ist ein Mosaiksteinchen aus einer groß angelegten konzertierten Aktion des Organismus. Echtes Fieber ist nur im

Einklang mit Psyche, Gehirn und Organ möglich, d.h., es tritt in der natürlichen vagotonen Heilungsphase auf, wenn der Konflikt definitiv gelöst wurde, und kann nicht losgelöst von den anderen vagotonen Heilungsphänomenen (z.B. Mikroben) betrachtet werden.

Eine andere Schlußfolgerung bezieht sich auf das Thema *Metastasen*. Metastasen, so wie es die offizielle Medizin sieht, gibt es nicht. *Metastasen sind immer neue Krebse, ausgehend von einem neuen Konfliktschock* (z.B. Diagnoseeröffnung und Prognoseschock bzgl. einer „sterbepflichtigen" Krankheit). Niemals greift ein Carcinom auf das nächst gelegene Gewebe über; niemals überspringt es die sog. Organschwelle! So wird beispielsweise niemals aus einem Gebärmutterhalscarcinom ein Gebärmutterkörpercarcinom, da diese beiden Teile der Gebärmutter entwicklungsgeschichtlich verschiedene Organe waren und von ganz anderen Hirnrealen gesteuert werden, ja sogar verschiedenen Keimblättern zugehörig sind. Das ontogenetische System widerlegt die Vorstellung, daß sich eine Zelle, die vorher vom Althirn gesteuert wurde und kompakte Tumoren machte (Entoderm, inneres Keimblatt), ihr zugehöriges Hirnrelais verläßt und sich nun via Blut oder Lymphe (sog. hämatogene oder lymphogene Aussaat) an das Großhirn ankoppelt, um plötzlich Zellschwund zu fabrizieren (Ektoderm, äußeres Keimblatt). Oder, daß ein Plattenepithelcarcinom des äußeren Keimblattes ein Adenocarcinom des inneren Keimblattes machen soll. Das ist vergleichbar mit einem Pferd, welches ein Kalb gebären soll.

Auch das Thema *Impfen* läßt sich mit Hilfe der beiden Gesetzmäßigkeiten der Zweiphasigkeit der Erkrankungen und des ontogenetisch bedingten Systems der Mikroben ad adsurdum führen.* *Impfen richtet sich im Prinzip gegen die Mikroben und somit gegen die eigentliche Heilungsphase einer Erkrankung, was widernatürlich ist und schwere Folgen für das Immunsystem und die angeborene Konstitution haben kann.* Die abgeschwächten oder abgetöteten Impfmikroben zusammen mit diversen Zusatzstoffen werden zu einem Zeitpunkt in den Organismus gebracht, an dem dieser auf die Invasion derlei Kleinstlebenwesen nicht vorbereitet ist, da er sich nicht in der Sonderprogrammphase der Dauervagotonie befindet (siehe Punkt i in Bild 3.1). Außerdem werden jene wahllos eingeführt, ungeachtet der Tatsache, daß eine jeweilige Dauervagotonie nur für die Aufräumarbeiten ganz bestimmter Organläsionen zuständig ist und aus diesem Grunde auch nur ganz bestimmte Mikroben zu erwarten sind. Durch eine Impfung wird der

---

* Siehe auch Kapitel 6 *Impfungen aus Sicht der Klassischen Homöopathie* und das Buch des Autors *Sind Impfungen sinnvoll? – Ein Ratgeber aus der homöopathischen Praxis*, Hirthammer Verlag, München

Organismus jedoch gleichzeitig mit bis zu fünf und mehr Antigenen überflutet (Diphtherie, Tetanus, Keuchhusten, Polio, HIB und neuerdings auch Hepatitis), was in der Natur nicht vorkommt (Man kann nicht gleichzeitig an all diesen Krankheiten erkranken!) und schwere chronische Folgen haben kann. – Aus diesen – und vielen anderen – Gründen sind *Impfungen der beste Weg, sein Immunsystem vollständig zu ruinieren.*

Auch die *Beurteilung des Heilungsverlaufes während einer homöopathischen antimiasmatischen Kur* gestaltet sich mit Kenntnis obiger Gesetzmäßigkeiten einfacher, sicherer und teilweise sogar anders. So kann man bei homöopathischen akuten Zwischenbehandlungen oder im Falle von therapiebegleitenden Beratungen gelassener, sicherer und überzeugender reagieren, *da System und Gesetzmäßigkeit hinter all den Phänomenen steckt.* Zum Beispiel ist das Auftreten von Zysten in den Eierstöcken während einer chronischen Behandlung nichts Dramatisches, auch wenn diese vorher noch nie bestanden haben und deshalb nicht mit der Hering-'schen Regel im Sinne eines Rückspulungsprozesses erklärbar sind. Bei ihnen handelt es sich um Heilungszelltumoren, also lediglich um überschießende Heilungsphänomene von zuvor nekrotisierenden Eierstöcken, einem ganz normalen, physiologischen und erfreulichen Prozeß, der nicht unbedingt ein anderes chronisches Arzneimittel erforderlich macht (bestenfalls eine akute Zwischenbehandlung, sofern die Zysten Schmerzen verursachen), da mit diesem Mittel erstmals die Ausheilung dieser Organbereiche in Gang gesetzt wird. Auch Knochenschmerzen, leukämische Phasen, die Leukämie selber, epileptische Krampfanfälle, Psychosen und vieles mehr werden anders gesehen und entsprechend homöotherapeutisch angegangen, da diese Symptome Zeichen von Heilungsphasen sind, was selbstverständlich nicht heißt, daß sie harmlos wären und auf die leichte Schulter zu nehmen sind. Auf jeden Fall lassen sich in schwierigen, komplikationsreichen Fällen heilwirksame homöopathische Arzneimittel mit größerer Sicherheit bestimmen, ohne daß das Risiko unkalkulierbar wird, denn man kann recht häufig *von kausalen und physiologischen Zusammenhängen ausgehen.*

Auch das Thema Schmerzen bekommt einen anderen Stellenwert. Bislang galt in der Medizin das ungeschriebene Gesetz, der Patient dürfe keine Schmerzen haben. Eigentlich sind Schmerzen aber nur eine vorübergehende Phase im Heilungsverlauf, ausgelöst durch Schwellungen, Ödeme und Vernarbungen. Sie bedeuten also etwas Positives und haben den biologischen Sinn, das betreffende Organ ruhigzustellen, damit die Heilung optimal erfolgen kann. Schmerzen in der konfliktaktiven Phase dagegen – z.B. beim Magengeschwür – verschwinden augenblicklich mit der Konfliktlösung und

130

dem Eintreten in die Dauervagotonie. Sie sind sozusagen psychisch lösbar.

Bezüglich der – bei der homöopathischen Repertorisation – hinsichtlich ihrer Wichtigkeit häufig diskutierten klinischen Rubriken muß aufgrund der Neuen Medizin festgestellt werden, daß diese gar nicht so unwichtig sind. In vielen Fällen deuten sie auf eine dauervagotone Heilungsphase hin (z. B. Otitis media, Pneumonie etc.) oder auf eine dauersympathikotone Streßphase (z. B. Mamma-Ca.). Spezifische Gewebsveränderungen sind eben nur in bestimmten Phasen einer Erkrankung möglich. Wenn sich nun gewisse Arzneimittel bei bestimmten Krankheiten seit über 150 Jahren bewährt haben, so ist dies einfach zur Kenntnis zu nehmen bzw. ist dem Rechnung zu tragen.* Aus diesem Grunde können die klinischen Rubriken doch von großer Relevanz sein! Darüber hinaus könnten sie beispielsweise auch Hinweise auf passende Mittel liefern, wenn entsprechende Gemütssymptome noch fehlen oder diese ad hoc nicht eruierbar sind; vorausgesetzt natürlich, daß diese Rubriken repräsentativ und nicht zu klein sind. Darüber hinaus sind klinische Rubriken wichtig für das chronische antimiasmatische Vorgehen, und dabei ist es von unersetzlichem Wert, über die diskutierten Naturgesetzmäßigkeiten und die dazugehörigen keimblattspezifischen Gewebsveränderungen Bescheid zu wissen.

Und nun noch ein paar Sätze zur sog. homöopathischen Erstverschlimmerung, die ja von vielen Therapeuten beinahe zur zentralen Frage erhoben wird, ob sie denn nun auftreten darf oder nicht. Betrachten wir diese mit den diskutierten Gesetzmäßigkeiten im Hinterkopf, so sollten wir zunächst einmal feststellen, daß es sich bei den akuten Erkrankungen immer – und bei bestimmten chronischen Phänomenen hin und wieder – um vagotone Heilungsphasen handelt. Das heißt: Der Patient befindet sich bereits in der Vagotonie auf dem Weg zur Ausheilung, ansonsten hätte er nicht die akuten Beschwerden! Und in dieser vagotonen Heilungsphase trifft nun das Simile den Organismus, so daß es bei entsprechender Homöopathizität die aktuelle Symptomatik selbstverständlich erhöhen kann, was in der Natur der Sache liegt. – Wir dürfen uns doch nicht zu sehr an den Buchstaben Hahnemanns klammern! Er war Forscher und hat uns die 6. Auflage des Organon hinterlassen. Aber niemand weiß, wie seine 7. oder 8. ausgesehen hätte. Hahnemann hat einen Anfang gemacht, auf dem wir aufsetzen können. Er hat vieles in seiner Laufbahn auch später wieder korrigiert und verfeinert (sonst gäbe es nicht 6 verschiedene Organon-Auflagen!). Dasselbe gilt – mutatis mutandis – für seine Diätvorschriften, die er später persönlich angezweifelt

---

* vergleiche hierzu das Beispiel in Band 2, Kapitel 3.3 *Komplikation bei Windpocken*

hat, als er die Hochpotenzen anwandte, was er in einem Brief an von Bönninghausen dokumentierte. „Der Buchstabe tötet, aber der Geist macht lebendig", steht in der Bibel.

Gemäß der Neuen Medizin sind alle Erkrankungen psychosomatisch und beginnen mit einem Konflikterlebnisschock. Dies kann ich jedoch *aus meiner Praxis heraus nicht bestätigen,* ganz besonders dann nicht, wenn es um grobstoffliche Manipulationen und – allen voran – um das große Thema der Impfungen* geht. Doch eines ist sicher: *Die Phänomene im Gehirn sind sehr wohl vorhanden, und die Verbindung vom Gehirn zum Organ stimmt ebenso! Nur der Auslöser muß nicht zwingend ein Konflikt sein. Das zeigen ganz besonders die Impfungen.* Diese sind immer „hirnaktiv" und führen fast immer zu einer mehr oder weniger ausgeprägten *demyelinisierenden Encephalitis***** (entmarkende Gehirnentzündung, bei der das Gliagewebe zerstört wird bzw. sich nicht weiter ausbilden kann und demzufolge Kurzschlüsse zwischen den Nerven resultieren, ähnlich wie bei den hirnorganischen „Einschlägen" der Konflikte) mit den entsprechenden schweren Störungen wie Hyperaktivität, Legasthenie, Autismus, Epilepsie, Ataxien, Sprach- und Entwicklungsstörungen und vielem mehr. Auch Strahlenbelastung kann schwer schädigen, ohne daß es zu Konflikerlebnisschocks kommen muß. Und auch am oben beschriebenen Beispiel des akuten Nierenversagens, welches stellvertretend für *viele Fälle von Unterdrückung* steht, ist für mich der Zusammenhang zwischen Psyche und Gehirn nicht direkt erkennbar.***

* Ich habe auch entwicklungsgestörte und behinderte Kinder in meiner Behandlung, die zuvor nach den Regeln der Neuen Medizin – im Sinne einer realen Konfliktlösung – therapiert wurden, ja sogar vom Begründer selbst, wo sich allerdings „nichts tat". Wie soll sich da auch etwas verändern, wenn es sich um handfeste Impfschädigungen handelt in einem so zarten Alter, in welchem man mit biologischen Konflikten sonst nicht viel zu tun hat, nimmt man einmal die neonatologische Intensivmedizin aus? Erst mit Hilfe der Klassischen Homöopathie und einer antimiasmatischen Behandlung begannen wirkliche Entwicklungen stattzufinden – wie beispielsweise koordiniertes Krabbeln –, und zwar bei Kindern, deren Prognose lautete, sich niemals in ihrem Leben selbständig fortbewegen zu können.

** siehe auch Kapitel 6.6 *Demyelinisierende Encephalitis als Impfreaktion bei Säuglingen*

*** Besonders deutlich wird dies auch an einem anderen Dialysefall aus meiner Praxis, bei dem auf dem CCT nachweislich keine entsprechenden Lokalisationen von „Einschlägen" im Nierenrelais zu finden waren. Selbst nicht vom Begründer der Neuen Medizin, Dr. Hamer – der Patient hatte ihn vor Jahren um Rat gebeten –, der dafür keinerlei Erklärung fand. Vergegenwärtigt man sich jedoch einmal die Lebensanamnese dieses Patienten, so wird einem schnell klar, daß auch dieser Dialysefall mit Unterdrückungen

Dennoch sind diese Naturgesetze für die Homöopathie eine Bereicherung, und es ist wichtig zu wissen, daß es Zusammenhänge und biologische Gesetzmäßigkeiten gibt, bei denen man einen roten Faden aufnehmen kann und welche im Einklang mit der Homöopathie stehen. *Das wichtigste Gesetz für die Klassische Homöopathie bleibt die Zweiphasigkeit der Erkrankungen und die Thematik bezüglich der Mikroben zur Beurteilung von Krankheitsphasen und Heilungsstadien.* Doch vielfach können uns auch die *Konflikterlebnisschocks* deutlich weiterbringen. *Ganz besonders bei der Thematik der schweren Geburten, Mangelgeburten und Frühgeburten mit Intubation, Sondenernährung und vielem mehr.* Unter Beachtung dieser biologischen Gesetzmäßigkeiten sind sie besser zu verstehen und auch therapierbar; gerade in puncto *schwerer Behinderungen* wie Tetraplegie (spastische Lähmung aller vier Gliedmaßen) und ähnlichem.*

Bei der Betrachtung von Krankheiten mit Hilfe der fünf Naturgesetzmäßigkeiten handelt es sich um eine reine *Akutbetrachtung.* Wenn jemand gesund ist – und das bedeutet im Sinne der Homöopathie ‚frei von Miasmen' –, wird er in recht kurzer Zeit den erlittenen Konflikt lösen und „die Welt ist wieder in Ordnung", ohne daß dies gesundheitlich in irgendeiner Weise aufgefallen wäre. Keiner lebt in einer konfliktfreien Welt; wir alle sind täglich Konflikten ausgesetzt. Treffen uns diese sozusagen „auf dem falschen Fuß" und handelt es sich damit wirklich um biologische Konflikte in oben beschriebener Weise, so sollten auch diese archaischen Störfälle schnellstmöglich der Vergangenheit angehören.

An dieser Stelle möchte ich ausdrücklich auf den großen Schweizer Homöopathen *Dr. Voegeli* hinweisen, der zwar keine besonderen Ergebnisse speziell bei der Behandlung von Krebskranken aufzuweisen hatte, *bei dem jedoch keiner seiner langjährigen Patienten – im Sinne einer jahrzehntelangen homöopathischen hausärztlichen Betreuung – jemals an Krebs erkrankte!* Deutlicher geht es schon gar nicht! Krebs und viele andere schweren Erkrankungen sind im Prinzip eine *Regulationsstarre* (Dauersympathikoto-

---

zu tun haben muß, und zwar mit Unterdrückungen ein ganzes Leben lang! Über 10 Jahre lang Bilharziose (tropische chronische Infektionskrankheit), immer wieder mit starken Antibiotika – häufig sogar stationär – behandelt; dann etwa zeitgleich Malaria tropica und tertiana, über viele Jahre hinweg mit Resochin gespritzt; jahrelanger Bluthochdruck, mit Betablockern und ACE-Hemmern bekämpft und last (but) not least sehr, sehr viele Impfungen wegen beruflicher Auslandsaufenthalte inclusive gegen Tollwut, Typhus, Cholera, Polio, Tetanus, Malaria und Pocken. Darüber hinaus gab es noch zwei Herzinfarkte, welche auch konservativ behandelt wurden. – Unterdrückungen ohne Ende – das ist die Idee dieser Geschichte!

* siehe Kapitel 7.3.3 *Ursachen aus ganzheitlicher Sicht*

nie) und diese Regulationsstarre kann nur verstanden werden vor dem Hintergrund der chronischen Krankheiten, der *Miasmen*, und *diese sind durch die Homöopathie schon im Kindesalter eliminierbar,* so daß ein jeder ein Leben lang „natürlich" reagieren kann. Auch die Impfungen, Antibiotika, Cortisone und andere immunsuppressive Mittel spielen hierbei eine große Rolle, daß der Organismus nicht mehr entsprechend natürlich regulieren kann, d. h. diese Regulationsstarre schon nach kurzer Zeit überwindet.

Zum Thema Krebs fragt Kent in seinen Lesser Writings: „Warum ist Krebs unheilbar? – Was muß entdeckt werden, um zur Heilung von Krebs zu führen?" Er führt dann aus, daß in den meisten Fällen nichts an guten homöopathischen Symptomen zu entdecken sei außer denen, die der Tumor macht. Dies seien aber die Symptome des Endstadiums, man brauche die des Anfangs. Deshalb, so postuliert er, seien die Gemütssymptome des Kindes voll zu erfassen, die Symptome der Kindheit etc., um einiges zu erreichen. – Heute wissen wir, *wo* genau zu suchen ist! Wir wissen, daß Krebs* kein primär chronisches Geschehen ist, sondern ein hochdramatisch akutes auf einem miasmatisch stark belastetem Terrain. Krebs ist eine Regulationsstarre unter Dauersympatikotonie. Der Patient leidet unter einem isolativen Konflikt und vertraut sich keinem an. Freiwillig erzählt er nichts (auch nicht in der Anamnese!), denn sonst hätte er ja auch keinen Tumor! Heute wissen wir also, wo gezielt zu suchen ist: in der Gemütssymptomatik des Patienten „jüngerer Vergangenheit", und zwar hinsichtlich Konfliktinhalt entsprechend der korrespondierenden Lokalisation des Krebses am peripheren Organ. Mit Kenntnis obiger Naturgesetzmäßigkeiten wird man in die Lage

---

* *Den* Krebs gibt es nicht! Es gibt nur *Krebs einzelner Organe*, z. B. Lungenkrebs, Blasenkrebs, Gebärmutterhalscarcinom, Brustkrebs. Es würde ja auch keiner auf die Idee kommen und von Bronchitis, Blasenentzündung oder Eierstockentzündung als einem einheitlichen Krankheitsgeschehen reden. Der Begriff Krebs ist irreführend; besser wäre es, von Mamma-Ca. (Mammacarcinom, Brustkrebs), Blasen-Ca. etc. zu sprechen. *Allen Krebsen gemeinsam ist nur die „Fehlinnervierung" (Dauersympathikotonie) und Konfliktaktivität etc.* – Aus diesen Überlegungen heraus kann auch die allgemeine Krebsrubrik der homöopathischen Repertorien nicht gerade als sehr sicher angesehen werden, und es macht auch keinen Sinn, ein neues Miasma zu „kreieren", ein sog. Krebsmiasma, wie es heutzutage – leider Gottes – von verschiedenen Seiten propagiert wird.
Darüber hinaus dürfte auch klar geworden sein, daß die Chirurgie hinsichtlich einer Krebstherapie nur eine lokale Maßnahme darstellt und keine kausale Therapie ist, denn durch Herausschneiden des Tumors wird keinerlei Änderung auf cerebraler bzw. psychischer Ebene herbeigeführt. Nur in Ausnahmefällen ist sie manchmal sinnvoll, und zwar fast ausschließlich aus „kosmetischen" Gründen, und zwar nur lokal begrenzt. – Chemotherapie und/oder Bestrahlung machen jedoch überhaupt keinen Sinn.

versetzt, kausal zu forschen, und kann auf diese Weise u. U. gute Symptome und Zusammenhänge für eine homöopathische Rezeptur herausarbeiten. Krebs wäre demnach zunächst akut zu behandeln und erst in zweiter Linie chronisch, um etwaige Konfliktrezidive zu verhindern und das miasmatische Terrain zu bereinigen. Eine derartige Vorgehensweise bestätigen übrigens auch die beiden englischen Homöopathen Burnett und Clarke, die uns schon um die letzte Jahrhundertwende viele Erfahrungen mit Tumorpatienten hinterlassen haben. Sie verabreichten i. d. R. kleine organotrope Arzneimittel im Wechsel mit großen antimiasmatischen und hatten sehr gute und über die Grenzen hinweg bekannt gewordene Erfolge zu verzeichnen.

3.3 Zwei Beispiele aus der homöopathischen Praxis

Im folgenden wollen wir anhand zweier einfacher Beispiele aus der Praxis zeigen, wie nützlich es ist, die besprochenen Gesetzmäßigkeiten zu kennen und in das homöopatische Denken und Wirken zu integrieren. Bei beiden Fallbeispielen handelt es sich um eine jeweilige Zwischenbehandlung während einer laufenden chronisch-homöopathischen Kur.

3.3.1 Progressive maligne Myopie – dramatischer Sehkraftverlust

Das Mädchen Mirja, ca. 7 Jahre alt, war seit etwa einem Jahr in chronischer Behandlung wegen Konzentrationsschwäche und schlechter Leistungen in der Schule. Es erhielt schon seit einer ganzen Weile Sulfur in chronischer Potenz und machte recht gute Fortschritte. Doch nun gab es ziemlich plötzlich neue Probleme, die zuvor noch nie da gewesen waren und über die sich die Eltern sehr große Sorgen machten. Mirjas Sehkraft hatte sich innerhalb der letzten drei Monate dramatisch verschlechtert, so daß sie auf dem einen Auge nur noch 50 % und auf dem anderen 70 % sehen konnte (Diagnose: progressive maligne Myopie, fortschreitende „bösartige" Kurzsichtigkeit)!

Wie ich aus dem Akutanamnesegespräch erfuhr, war die ganze Familie vor etwa drei Monaten auf der Rückfahrt aus dem Urlaub in zwei nächtliche schwere Autounfälle an ein- und demselben Tag verwickelt. Alles sei noch einmal glimpflich ausgegangen; außer viel Blechschaden, ein paar Hautabschürfungen und blauen Flecken sei nichts weiter passiert. Nur die Mutter hatte mit einer komplizierten Mittelfußsplitterfraktur zu kämpfen.

Seit diesem Tag war jedoch das Autofahren für Mirja „anstrengend" geworden. Immer wenn ihr Vater aufgrund der Verkehrssituation einmal etwas kräftiger zu bremsen hatte, versteckte Mirja ihr Gesicht hinter ihren Händen und kreischte „wie am Spieß". Und das war häufiger der Fall. – Außerdem machte sie fortan „Schwierigkeiten", wenn sie abends zusammen mit ihrem älteren Bruder allein daheim bleiben sollte, während ihre Eltern ausgingen. Früher wäre dies niemals vorgekommen.

So ließen die besorgten Eltern auf Anraten der Ärzte Mirja in der Augenklinik neurologisch untersuchen – nur um „ganz sicher zu gehen". Das schockierende Ergebnis – das EEG war nicht unauffällig – versetzte die Eltern dann in Panik. Man ließ sich dazu überreden, zur weiteren Abklärung ein CCT (cerebrales CT, Computertomogramm des Gehirns) anzufertigen. Der Termin wurde auf Mitte des Monats festgesetzt. – Wie man dann weiterverfahren wollte, konnte oder wollte allerdings niemand sagen. Für die Eltern war es wichtig, alles „wissenschaftlich" abklären zu lassen.

In intensiven Gesprächen riet ich den Eltern aufgrund meiner persönlichen Erfahrung von einer derartigen Diagnostik ab. Sie selbst verursache keinen direkten Schaden, ziehe aber in der Regel Angst und Panik nach sich, und man sei hinterher „genauso schlau wie vorher", dazu noch in höchstem Maße verunsichert. Schlimmstenfalls versuche man einen sogenannten „Hirntumor" aufzustöbern, den es überhaupt nicht geben kann, da sich Nervenzellen nach der Geburt bekanntlich nicht mehr teilen können, also keine Mitosen haben. – Beruhigt und überzeugt sagte die Mutter den Termin ab. Das könne man später immer noch einmal machen lassen.

Die „Panik- und Terror-Maschinerie" kam in Bewegung! Die einzelnen Aussprüche und Drohungen der neurologischen Ärztin der Klinik sollen an dieser Stelle nicht wiedergegeben werden; man würde den Eltern wahrscheinlich Unsachlichkeit und Übertreibung unterstellen. Aber nur so viel sei gesagt: Es war schlimm für die Mutter – sie „sei völlig fertig gewesen" und hatte schon fast Gewissensbisse! – Dennoch blieb sie standhaft – ein wahres Meisterstück!

Nun, wieso ist dieser Fall so klar zu beurteilen? Wieso sollte auf die Anfertigung eines CCTs verzichtet werden, wo doch derartige Diagnosehilfsmittel unter Umständen weitere Aufschlüsse hätten geben können bzw. in vielen Fällen sogar für die Beurteilung des Therapiefortschritts unabdingbar sind?

Bei diesem akuten Teil des Falles Mirja handelt es sich um einen typischen „Angst-im-Nacken-Konflikt". Hierbei wird eine ständig drohende Gefahr von hinten – sozusagen aus dem Hinterhalt – gesehen, im Gegensatz zu dem „Frontalangst-Konflikt", bei dem die Gefahr von vorne auf einen zukommt. Mirja war an den beiden Autounfällen in ein und derselben Nacht beteiligt! Das hat ihr einen „Schock" versetzt, den sie selbst aus eigener Kraft nicht lösen konnte! Seit dieser Zeit bekam sie in bestimmten Verkehrssituationen auf der Fahrzeugrückbank regelmäßig Panikattacken. – Ein Prozeß, der sich zeitweilig löste bzw. nicht aktiv war – nämlich dann, wenn sie nicht im Auto saß –, der aber immer wieder reaktiviert wurde, sobald sie mit ihren Eltern wegfuhr – ein sogenannter „hängender Konflikt".

Der „Angst-im-Nacken-Konflikt" „schlägt" in der occipitalen Großhirnrinde (Sehrinde, im Hinterhaupt gelegen) ein und hat, sofern er länger besteht, eine dramatische akute Sehbeeinträchtigung zur Folge. – Dies war auch bei Mirja der Fall, denn erst seit dem Sommer bestand die dramatische Zunahme ihrer Kurzsichtigkeit!

Aufgrund der eingeleiteten Therapie – Mirja erhielt wegen der laufenden chronischen antimiasmatischen Behandlung nur eine Bachblütenmischung von verschiedenen Angstblüten – wurde der Konflikt allerdings recht schnell und erfolgreich bleibend gelöst. Mirja hatte fortan keine Angst mehr beim Autofahren und konnte auch wieder abends allein sein, ohne in Panik zu geraten.*

Im Hirnbereich spielt sich dabei folgendes ab: Sobald der Konflikt gelöst ist, wird der „Kurzschlußbereich", der von dem aktiven Konflikt herrührt (hier occipitale Sehrinde), vermehrt stoffwechselaktiv; der betreffende Bereich wird mit Heilungsödem umsäumt und „repariert". Mit anderen Worten: dieser Bereich befindet sich im sog. vagotonen Reparationsstadium. Und dieser Prozeß kann mit Hilfe eines CCTs sichtbar gemacht werden. Es zeigt sich dann ein „anomaler" Bereich dunklerer Färbung, der derzeit von der Schulmedizin noch als Tumor angesehen wird, in Wirklichkeit aber das Reparationsstadium eines akuten Prozesses mit Heilungsödem ist! Je nach Ausmaß kann es dabei auch zu einem Verdrängungsprozeß kommen, das heißt, das mit Ödem umsäumte Gewebe drückt das umliegende Hirngewebe beiseite. – In dieser Phase macht es auch Sinn, daß das EEG nicht ganz „normgerecht" ausfällt (Schließlich gibt es ja etwas zu reparieren im Gehirn, was in vollem Gange ist!). Nach einer gewissen Zeit – je nach vorhergehender Intensität und Dauer des Konfliktes – verschwindet das Ödem wieder; der Hirnbereich ist repariert, die Gliaisolation verstärkt, der Verdrängungsprozeß beendet, so daß die Funktionstüchtigkeit dieses Hirnbereiches wieder in vollem Umfange gewährleistet ist. – Restitutio ad integrum (völlige Wiederherstellung).

* Ohne die Kenntnis der biologischen Gesetzmäßigkeiten könnte keine akute kausale Therapie im Sinne von „Angst im Nacken" erfolgen, sondern man hätte sich eher auf die reine Augensymptomatik verlassen.

Läßt man nun gerade in dieser Phase – der Konflikt von Mirja war ja schon längst gelöst, man brauchte sich nur noch in Geduld zu üben und abzuwarten, bis die Sehkraft wieder langsam zurückkam – ein CCT anfertigen und befindet sich in der Obhut von Therapeuten, denen diese Zusammenhänge unbekannt sind, so kann eine derartige Diagnose fatale Folgen haben! Das heißt im Klartext: Es wird ein Krebs (Hirntumor) – zumindest aber eine Geschwulst – diagnostiziert und meist gleich dazu noch geraten, diesen exstirpieren zu lassen! Und zwar „weit im gesunden Gewebe, damit nichts versehentlich stehenbleibt, was wieder nachwachsen könnte". Ein trauriges Kapitel! Einem jungen Mädchen in der Heilungsphase einen vermeintlichen Tumor zu entfernen und es zum Hirnkrüppel zu machen, wo doch schon alles „gelaufen" ist!*

Ich habe von der Anfertigung eines CCTs nur abgeraten, um Schlimmstes zu verhindern, damit sich die Eltern nicht von der „Übermacht" der Universitätsdoktoren „klein kriegen" lassen und einer eventuellen Operation zustimmen. Eine Nachuntersuchung bei der behandelnden Augenärztin ein paar Monate später ergab, daß Mirja auf dem einen Auge bereits wieder 100 % sah und auf dem anderen 60 %. Jenes sei aber vor dem Konflikterlebnisschock schon immer schwächer gewesen! Eine weitere Augenarztkonsultation drei Monate später übertraf die vorherigen Ergebnisse mit Tendenz zur weiteren Besserung. Die behandelnde Ärztin war nun auch der Überzeugung, daß nicht operiert zu werden braucht.

3.3.2 Status epilepticus

Timmy ist ein Frühchen (27. SSW) und heute 2 Jahre alt. Diagnosen: Tetraspastik, Mikrozephalie, Absencen, epileptische Krampfanfälle. Bei Notkaiserschnitt für ein paar Sekunden Atemstillstand. „Reanimation". „Gehirnblutung"**. Nach der Geburt 30 Tage intubiert. 6 Wochen Wärme-

---

* Der Autor hat (leider) schon des öfteren erfahren müssen, was es heißt, in ähnlichen Konstellationen hirnoperiert zu werden. In den meisten Fällen war das Kind vorher (relativ) gesund und recht unauffällig, um dann nach der Operation wesensverändert bis hin zu schwerst behindert zu sein mit Dauerkrampfanfällen, Spastik der Extemitäten, Blindheit, gestörter Verdauung und keinerlei Sprachvermögen.

** Bewußt in Anführungszeichen gesetzt, da es sich in den seltensten Fällen um eine echte Gehirnblutung handelt. Nach einer schweren Geburt – und ganz besonders bei Frühchen – wird man immer dunkel angefärbte Stellen im CCT vorfinden, welche jedoch die cerebralen Ödeme der Heilungsphase nach den schweren Schockerlebnissen der Geburt repräsentieren und welche sich i.d.R. relativ schnell verlieren. – Zu sog. Hirnblutungen siehe auch Kapitel 7.3.3 *Ursachen aus ganzheitlicher Sicht.*

bettchen. Nabelbruch. Leistenbruch. BNS-Krämpfe. Fokale Krämpfe. Schluckreflex nicht ausgebildet. Einige Impfungen (außer Pertussis). Spitzfuß. Keine Kopfkontrolle. Spricht nicht, dreht sich nicht, sitzt nicht. Mit ca. 1 Jahr Pneumonie (Lungenentzündung), antibiotisch behandelt. Und vieles andere mehr. Timmy erhält drei verschiedene Antiepileptika und seit langem Vojta-Therapie ohne erkennbare Fortschritte.

Selbstverständlich ist in der Blutsverwandtschaft auch einiges zu finden hinsichtlich miasmatischer Prädisposition und Ausprägung. Auch die Schwangerschaft verlief nicht ohne Probleme.

Auf die Darstellung der chronischen Behandlung soll hier jedoch nicht näher eingegangen werden; es war lediglich das chronische Umfeld kurz zu umreißen, denn eine saubere Einordnung und Beurteilung der Phänomene kann nur im betreffenden Kontext erfolgen. Im folgenden geht es ausschließlich um die epileptischen Krampfanfälle, also quasi um eine Akutbetrachtung, um eine akute Exacerbation des chronischen Gesamtgeschehens.

Knapp 5 Monate nach Beginn der chronischen Behandlung erfuhr ich von einem durchgemachten Status epilepticus*. 10 Tage Klinik. Allein 3 Tage ohne Bewußtsein! Intensivstation. Rückenmarkspunktion. Hohes Fieber (41,3 °C); „eine Lungenentzündung war mit dabei". Viele „krampflösende" Medikamente, Valium und Antibiotika. Timmy „stand kurz vor der Beatmung", aber nur aufgrund der Vielzahl von Arzneimitteln, welche auch atemdepressiv machen, so die Ärzte. Der Zustand wurde schon als sehr ernst betrachtet; hinter vorgehaltener Hand sprach man bereits von Reanimation. Nun – wieder daheim – sei er „wie verändert". Die Spastik, welche sich aufgrund der homöopathischen Therapie ein wenig zu lösen begann, sei schlimmer als vor Beginn unserer chronischen Behandlung. Er lacht nicht mehr. Der Kopf fällt auch wieder in alle Richtungen. Die alt bekannten Stuhlprobleme waren wieder in vollem Umfange da. Auch die kleinen „intellektuellen Fortschritte" und motorischen Entwicklungen schienen wie weggeblasen. Sogar der Schluckreflex wurde wieder zum Problem. Kurzum – das, was wir innerhalb eines halben Jahres mit der Homöopathie erreicht hatten, war zunichte gemacht. Viel schlimmer noch – Timmy war auf einen

---

* Definition *Status epilepticus:*
  Pschyrembel, Klinisches Wörterbuch: Wiederholung von mindestens 3 großen generalisierten Anfällen innerhalb von Minuten bis zu wenigen Stunden mit Bewußtlosigkeit, die auch in den Intervallen fortbesteht
  Roche Lexikon Medizin: Serie epileptischer Anfälle mit nur kurzen anfallsfreien Intervallen (ohne Erreichen des Ausgangsverhaltens)

Stand von vor ca. 1½ Jahren zurückgeworfen worden; ein Rückschritt auf der ganzen Linie.

Entlassen wurde der Kleine mit 5 schweren Medikamenten, davon allein 3 Krampfmittel (Orfiril, Epanutin, Sabril), welche sich eigentlich – laut Roter Liste – widersprechen und nicht gleichzeitig verabreicht werden dürfen.

Zusammen mit den Eltern besprachen wir nun ausführlich die Zusammenhänge von epileptischen Krampfanfällen. Wir verwendeten viel Zeit auf die Diskussion obiger fünf Gesetzmäßigkeiten, welche verstanden werden müssen, um sich nach ihnen richten zu können. Denn vieles, was früher als schlecht angesehen wurde, ist nun plötzlich positiv zu werten, und umgekehrt (ähnlich, wie in der Klassischen Homöopathie ohnehin seit langem praktiziert). Von sich aus waren sich die Eltern bereits vor unserem Gespräch einig. Sie wollten einen weiteren Klinikaufenthalt ihres Timmy auf jeden Fall vermeiden und ganz andere Wege gehen, sofern es solche gab. Beeindruckend war ihr Mut zu selbständigem Denken, gesundem Menschenverstand und dem neuartigen Bewerten derartiger Phänomene entgegen der Meinung aller anderen.

Epileptische Krämpfe sind ein Teil der Heilungsphase (so befremdend sich dies fürs erste auch anhört). Sie bedeuten den Höhepunkt der vagotonen Phase, dem zweitem Teil einer Erkrankung. Durch die epileptische Krise (siehe Punkt E in Bild 3.1) versucht der Organismus, sich von einem Teil des heilwirksamen Hirnödems im Großhirn zu befreien, eines Ödems, das in diesem Fall bis zum Gyrus praecentralis, dem zentralen motorischen Rindenfeld, hinaufreicht. Dieses Ödem tritt ausschließlich in der vagotonen Heilungsphase auf und fördert die Reparationsvorgänge im Gehirn.

In bezug auf epileptische Krampfanfälle beinhaltet die erste Phase des Krankheitsgeschehens – die Dauersympathikotonie – einen motorischen Konflikt. Mit anderen Worten ist der epileptische Krampfanfall der Höhepunkt der vagotonen Heilungsphase nach einem vorangegangenen motorischen Konflikt, der seine Lokalisation im motorischen Rindenfeld hat.

Für Timmy gab es von Anfang an seines Lebens, neben anderen, auch viele Konflikte motorischer Qualität. Diese begannen schon im Mutterleib (Notkaiserschnitt in der 27. SSW) – die „Angst-des-nicht-Entfliehen-können-nens" zuzüglich einer „Revierangst" (vorzeitig und mit Gewalt aus seiner geliebten und vertrauten Umgebung herausgerissen zu werden). Später kam sicherlich eine „Verlassenseinsangst", „sensorische Trennungskonflikte" und ähnliches mehr dazu (lange Intubationszeit, Wärmebettchen, die vielen

– wohl gut gemeinten – Dinge der meist bedrohlich empfundenen Gerätemedizin, Intensivstation, um nur einiges zu nennen). Von Anfang an also allerschwerste, hochdramatische, isolative Erlebnisschockkonflikte von höchster Intensität mit Panik, die von selbst wohl kaum zu beheben sind.*

Kommt es nun mit der Zeit zu Lösungen oder Teillösungen dieser Konflikte, so setzt augenblicklich die vagotone Heilungsphase ein mit den dazu gehörigen Symptomen und Phänomenen**. In unserem Sinne bedeutet dies zunehmende Krampftätigkeit. Diese ist jedoch laut herkömmlicher Schule nicht erwünscht. Im Gegenteil, man sagt sogar, daß bei einem Krampfanfall Tausende von Gehirnzellen absterben würden (was allerdings nie bewiesen wurde). Also werden sog. Antiepileptika verschrieben, um diesem – an sich begrüßenswerten – Interimszustand Herr zu werden. Das heißt, die moderne Medizin behindert massiv die natürlich-biologische Funktion des Ausschwemmens des Hirnödems und zementiert den Status praesens fest, ja verschiebt diesen sogar ins Chronische hinein. Ein Status epilepticus galt immer als „furchtbar", ist aber gerade – laut Mutter Natur (Biologie) – dringend erforderlich zur Gesundung des gesamten Organismus.

Genau das Gegenteil müßte erfolgen. Man müßte die Bereitschaft zu krampfen nicht unterdrücken (Unterdrückung der Heilungsphase!), sondern diese fördern und unterstützen. Erst dadurch kann man schrittweise Rezidive, welche beispielsweise häufig durch Träume verursacht werden, abschwächen und schließlich verhindern, so daß eine positive Entwicklung zu erwarten ist. Antiepileptika verbieten sich deshalb aufs strengste, handelt es sich doch bei diesen, laut Apothekerbuch, um Arzneimittel mit den am meisten und schwersten verlaufenden Nebenwirkungen (Nebenwirkungen bei Kindern: 75 %!). Und hiervon hat Timmy gleich drei zur gleichen Zeit einnehmen müssen; über Jahre! Dazu noch welche, bei denen laut Roter Liste Anwendungsbeschränkungen angegeben waren (z.B. Kleinkinder, bei denen die gleichzeitige Behandlung mit mehreren Antiepileptika erforderlich ist oder mehrfach behinderte Kinder; beides ist im Fall Tim gegeben! Darüber hinaus wird u.a. auf die Nebenwirkung Spastizität hingewiesen!).

Nach Durchsprache einer homöopathischen Hausapotheke, erweitert um einige wichtige Krampfmittel für Akutsituationen, haben wir dann den chronischen Werdegang weiter ins Auge gefaßt und die entsprechenden Entscheidungen getroffen (zunächst Opium LM18). Gut einen Monat später

---

* siehe Kapitel 7.3.3 *Ursachen aus ganzheitlicher Sicht*
** siehe auch weiter oben zum Thema „Hirnblutung"

konnten schon wieder bleibende Fortschritte verzeichnet werden (z. B. Kopfkontrolle, was von großer Bedeutung für die posturale Reaktibilität und Reife ist, denn wenn die Kopfkontrolle unvollendet ist, ist dies immer mit Störungen der Körperhaltung und Aufrichtungsentwicklung verbunden.). Aber Timmy bekam zunehmend mehr Krämpfe. Er hatte es geschafft, nochmals aus seiner Regulationsstarre herauszukommen! Kürzlich hatte er zweimal erhöhte Temperatur, trank auffallend wenig, allerdings war sein Appetit gut. Auch mit dem Stuhlgang klappte es wieder. Aufgrund der Beschreibung des Verlaufs des ersten Status epilepticus wurde mit dem chronischen Mittel ausgesetzt und zwischenzeitlich Cuprum metallicum D12, 2 Globuli täglich, verordnet.

Eine Woche später war es dann soweit. Die Krämpfe nahmen an Intensität und Dauer zu. Sie begannen in der linken Hand und verliefen aufwärts über den Kopf zur rechten Hand. Phasenweise 1 Minute lang. Zeitweise 30mal hintereinander. Einen Tag später nur noch ein Krampf in der Früh. Timmy war zu jedem Zeitpunkt „gut drauf", nicht blaß, hatte sogar rötliche Farbe im Gesicht. Seine Stirn war heiß, die Wangen kühl. Füße und Hände kalt, später wieder warm. Fieber um die 39 °C. Puls und Atmung gingen schneller. Nach jeder Cuprum-Gabe wurde er ruhiger. Zwischendurch Würgen. Dann war für einige Zeit „fast alles weg", nur die Augäpfel bewegten sich noch. Später wieder stärkeres Krampfen. Handteller und Fußsohlen waren nun schweißnaß. Timmy war zu jedem Zeitpunkt bei Bewußtsein (das war damals nicht der Fall!) und hatte niemals einen Hauch von Atemnot. Er erhielt nun einen Globulus Stramonium D12 und schlief prompt danach ein.

Noch am selben Tag fühlte er sich nicht mehr so heiß an. Hände und Füße waren trocken, die Atmung gleichmäßig. „Er ist zufrieden", so die Eltern. Gleich nach der Einnahme sei er bewußter geworden, die Krampftätigkeit sei zurückgegangen. Ich ließ Stramonium weiter geben.

Zwei Tage später waren die Krämpfe und Zuckungen vollständig verschwunden. Timmy schlief sehr viel. Nur die Absencen traten noch im Wachzustand auf. Er war „wesentlich besser drauf als damals im Krankenhaus". Hat gestern sogar wieder gelacht. Wirkt nicht „vernebelt".

Stramonium wurde noch für ein paar Tage beibehalten. Dann wurde die chronische Therapie mit Opium wieder fortgesetzt und parallel dazu ganz behutsam mit dem Ausschleichen des ersten Antiepileptikums begonnen. Insgesamt haben wir schrittweise alle drei Mittel über einen Zeitraum von etwa 8 Monaten absetzen können (jeweils 2 Monate ausschleichen und 1 Monat Abwarten wegen massiver Entzugserscheinungen), was Timmy zunehmend mit mehr Aufmerksamkeit und einer erfreulichen Gesamtentwicklung dankte (selbstverständlich unter begleitender adäquater chronisch homöopathischer Therapie).

Dieser Status epilepticus dauerte 5 Tage an. Es bestand zu keinem Zeitpunkt Atemdepression oder akute Gefahr. Ähnlich wie bei den Kinderkrankheiten, konnte man bei dem Bub auch einen kleinen Entwicklungsschub nach durchstandenem Status feststellen. Auf jeden Fall hat ihm diese Phase tiefster Vagotonie gutgetan. Besonders zu würdigen ist in diesem Zusammenhang auch der Mut und die Besonnenheit der beiden Eltern, die die biologischen Gesetzmäßigkeiten des Lebens erkannt, voll erfaßt und begriffen haben und so erheblich dazu beitragen konnten, diesen – gewiß nicht einfachen – Weg mit ihrem Bub und dem Therapeuten gemeinsam zu gehen.

3.3.3 Kurze Zusammenfassung

Diese beiden Beispiele zeigen auf auf anschauliche Weise, daß es sehr nützlich ist, die biologischen Grundlagen von Erkrankungen samt ihren Heilungskomplikationen zu kennen, denn die homöopathischen Arzneimittel sind so vielfach gezielter – weil kausal – einsetzbar. *Darüber hinaus hat der Homöotherapeut durch ein derartiges Vorgehen einen noch „größeren Hebelarm" (als er ohnehin schon hat),* da er nicht mehr von teilweise falschen medizinischen Voraussetzungen ausgeht; der „Ansatz stimmt schon". Es ist wie in der Mathematik: Ist der Ansatz verkehrt, so kann man sich noch so bemühen und richtig rechnen, das Ergebnis bleibt falsch (abgesehen von einigen Zufallstreffern). Für den Homöopathen ist es deshalb wichtig, immer streng nach dem Gesetz zu handeln, und das kann er nun auf einer viel breiteren Basis und mit noch größerer Sicherheit, da *sowohl das Wesen als auch die Kausalität vieler Erkrankungen besser verstehbar* werden.

So sollten fortan natürliche Phänomene von kritischen Heilungsphasen, wie epileptische Krampfanfälle, anders als bisher eingeordnet und therapeutisch angegangen werden. Da es sich primär um auszupressende Hirnödeme in der Heilungsphase handelt, machen *Antiepileptika* keinen Sinn. Im Gegenteil, sie *blockieren die Heilung und zementieren den Status praesens fest,* so daß es dem Körper vergönnt bleibt, sich von dem überschüssigen Ödem zu befreien. Fazit ist, daß mit der Zeit irgendwann soviel Flüssigkeit im Gehirn angestaut ist, daß es trotz mehrfacher schwerster Antiepileptika zu einem generalisierten Anfall kommen *muß* (z. B. Status epilepticus). Die schulmedizinische Reaktion darauf ist: „Das darf nicht sein.", und man erhöht die Dosen krampfunterdrückender Medikamente oder gibt noch

schwerere „Hämmer", so daß der kleine Patient wieder zurück in die Dauersympathikotonie befördert wird und förmlich „im Hirnödem ertrinkt". Folge
ist eine akute Entwicklungsretardierung mit vielen anderen unschönen Be-
gleiterscheinungen und motorischen Beeinträchtigungen ohne Aussicht auf
Heilung. Um zu einer echten Ausheilung zu kommen, muß man jedoch
erneut durch die Dauervagotonie hindurch, so daß ein Circulus vitiosus
(Teufelskreis) vorprogrammiert ist, dessen Schlinge man sich nur sehr
schwer entziehen kann („Einstellung" mit wiederum erhöhten Dosen und/
oder weiteren Antiepileptika unter dem Risiko weiterer schwerer Nebenwirkungen und der damit verbundenen fortschreitenden Stagnierung jeglicher biologisch normalen Entwicklung).

Das gilt selbstverständlich nicht nur für epileptische Krampfanfälle; diese
waren nur ein (einprägsames) Beispiel von vielen und sollten zeigen, daß
mit Kenntnis dieser Gesetzmäßigkeiten der *biologische Sinn des Krankheitsgeschehens* deutlicher zu erkennen ist und die homöopathischen Arzneimittel sich in vielen Fällen gezielter und *kausal* verabreichen lassen. Der
Therapeut wird in die Lage versetzt, besonnen und wohlüberlegt zu reagieren, im Sinne der Natur und Physiologie. Darüber hinaus gewinnt er bei
den schweren Fällen letztendlich auch mehr Zutrauen, sowohl in seine
homöopathische Therapie als auch in die individuelle Lebenskraft seines
Patienten, und kann versichert sein, daß jener durch manche Heilungsphänomene einfach „durch muß".

3.4 Die Naturgesetze von Gemütserkrankungen

Zu guter Letzt noch ein paar Sätze zu den Gemütserkrankungen. Schon
Hahnemann hat im Falle von psychischen Erkrankungen klare Verhaltensregeln hinterlassen und deutlich gemacht, daß man bei Gemütserkrankungen
psychische Symptome förmlich erwartet. Diese können deshalb niemals als
herausragende oder gar Leitsymptome für den Fall herangezogen werden, da
sie gewissermaßen pathognomonisch sind. Sie spielen – anders als bei allen
übrigen Erkrankungen – hinsichtlich der Arzneimittelauswahl kaum eine
Rolle und sind in den meisten Fällen völlig wertlos und zu „Lokalsym-
ptomen" degradiert. *Bei Gemütserkrankungen sind es vorwiegend die Kör-
persymptome, die aufgewertet werden und als Leitsymptom fungieren können.*

Genau dies bestätigen die biologischen Gesetzmäßigkeiten der Neuen
Medizin! Gemütserkrankungen, wie endogene Depressionen, Manie, Neurosen bis hin zu Psychosen und sog. Schizophrenie, sind ganz besondere

144

Konstellationen von Konfliktschocks, in die mehr oder weniger jeder recht schnell hineingeraten kann.*

Im Falle von Schizophrenie z. B. bedarf es mindestens zweier aktiver Konflikte, die in verschiedene Hemisphären des Gehirns „einschlagen". – Das heißt, für eine Erkrankung sind mehrere Konflikte notwendig! – So hat ein Konflikt beispielsweise sein hirnorganisches Areal linkshemisphärisch, während ein anderer rechtshemisphärisch lokalisiert ist (sog. Hemisphärenpatt). Der Mensch ist „verrückt"; jedoch nur, wenn beide Konflikte zur gleichen Zeit aktiv sind! Ist einer zwischenzeitlich gelöst, so ist der Patient von Sekund' an (d. h. schlagartig) völlig unauffällig. Bei der Schizophrenie handelt es sich demnach, wie bei anderen psychischen Erkrankungen auch, um *passagere Konstellationen* und nicht um festzementierte Unabänderlichkeiten! Die Schizophrenie als Wesensmerkmal oder Eigenschaft gibt es nicht. Deshalb ist es sinnvoller, von schiziophrener Konstellation zu sprechen.**

Hier haben wir auch eine logische Erklärung dafür, warum die Schizophrenie (wie auch andere psychische Erkrankungen) häufig in Schüben verläuft (Konfliktaktivität beider Konflikte!). Dazwischen liegt meist eine längere Latenzphase, in der mindestens einer der Konflikte, wenn auch nur vorübergehend, gelöst ist (somit ist nur noch eine Gehirnhemisphäre konfliktaktiv) und der Patient für seine Umgebung unauffällig wirkt. Da nun jedes Hirnareal mit ganz bestimmten Organen in Verbindung steht und diese steuert (vergl. die ontogenetischen Gesetzmäßigkeiten), können – bei längerer Konfliktdauer und/oder -intensität – minimale Organläsionen ausgemacht werden, denn diese Konflikte sind im Prinzip genau dieselben biologischen Konflikterlebnisschocks mit demselben Konfliktinhalt, wie wir sie oben beschrieben haben. Nur daß es diesmal mehrere gleichzeitig sind, welche darüber hinaus in gegenüberliegenden Hemisphären lokalisiert sind, und daß ihre jeweilige Aktivität nur recht kurz ist. Somit sind *periphere Organsymptome,* wenn man sie denn wahrnehmen kann, *deutliche Hinweise Richtung Konfliktinhalt und Lokalisation im Gehirn.* Und damit auch *Rich-*

---

* Eine „schizophrene Konstellation" hat sicherlich schon jeder einmal gesehen oder am eigenen Leib zu verspüren bekommen. Es ist genau die Situation, wenn man einmal für kurze Zeit „ausrastet" und als „verrückt" angesehen wird oder wieder einmal seinen „Rappel gekriegt hat" oder einen „Nervenzusammenbruch". So etwas dauert i. d. R. nur ein paar Tage und hat sich dann meist wieder von selbst erledigt. – Ob man für immer den Makel des Schizophrenen behält, hängt in unserer Gesellschaft davon ab, ob diese Diagnose einmal amtlich festgestellt wird.

** Im Hinblick auf unsere vielen verhaltensgestörten Kinder ist auch der Autismus eine bestimmte Form der schizophrenen Konstellation.

tung Lösung des korrespondierenden Konfliktes, was eine augenblickliche Lösung der schizophrenen Konstellation impliziert.

Die *organotropen Symptome* in der homöopathischen Behandlung von Gemütserkrankungen – so wie schon damals von Hahnemann postuliert – sind also Dreh- und Angelpunkt, um aus diesem Teufelskreis ausbrechen zu können (hochwertigste Symptome der Symptomenhierarchie). *Aus homöopathischer Sicht macht es also großen Sinn, diese wenigen Symptome sehr ernst zu nehmen, um zunächst relativ organbezogene Arzneimittel einzusetzen.* Ist der Patient dann unauffällig geworden, d. h. aus seiner akuten schizophrenen Konstellation herausgetreten, so kann mit einer antimiasmatischen Kur begonnen werden, um das chronische Terrain zu säubern (schrittweises Abtragen der Miasmen) und eventuelle Rezidive (die Neigung, immer auf derselben „Konfliktschiene" zu reagieren) zu vermeiden. Dies hat auch der erfolgreiche „homöopathische" Psychiater Wipp klar bestätigt, indem er immer wieder auf die Wichtigkeit einer gekonnten körperlichen Untersuchung hinwies!

Darüber hinaus ist die Neue Medizin der Beweis bzw. die einleuchtende Erklärung dafür, warum eine Organmanifestation ein Segen ist bei der Behandlung psychisch auffälliger Patienten, denn der Gesamtorganismus wird durch die organische Krankheitsmanifestation beschwichtigt und deutlich entlastet (z. B. durch Fluor vaginalis [Ausfluß], Otitis media [Mittelohrentzündung], Hautausschläge, sonstige entzündliche Prozesse), was häufig mit dem Begriff Somatisierung umschrieben wird. Oder anders ausgedrückt: Laut der Gesetzmäßigkeit der Zweiphasigkeit der Erkrankungen handelt es sich hierbei, streng genommen, um die *Heilungsphasen* von Erkrankungen, die Dauervagotonie mit ihren entsprechenden Mikroben, Hirnödemen, Entzündungen, katarrhalischen Absonderungen etc. pp. Das heißt, die entsprechende konfliktaktive, sympathikotone Phase ist auf der psychischen Ebene überwunden und das korrespondierende Reparationsstadium hat begonnen, so daß der Patient psychisch völlig unauffällig wird. – Umgekehrt kann eine Unterdrückung solcher Heilungskrisensymptome – landläufig als die eigentliche Krankheit bezeichnet – sehr leicht psychische Syndrome heraufbeschwören, sofern es noch mindestens einen weiteren aktiven Konflikt (sprich eine Dauersympathikotonie für einen anderen Prozeß) auf der gegenüberliegenden Hirnhemisphäre gibt. *Aus diesem Grunde kann die Unterdrückung einer „organischen Krankheit" zur Manifestation einer „psychischen Krankheit" führen,* welche im Grunde genommen zwei „Organkrankheiten" in der Sympathikotonie sind, eine aus der vagotonen Heilungsphase zurückgedrückte und eine, welche von Anfang an in der Streßphase bestand.

146

Wir haben hiermit also auch eine klare Bestätigung des von vielen früheren Homöopathen beobachteten Gesetzes des Wechsels zwischen geistigen und körperlichen Symptomen: Wenn sich der körperliche Zustand verschlimmert, verbessert sich der geistige Zustand, und umgekehrt.

Schon Plato hatte zu seiner Zeit erkannt: „Das ist der größte Fehler bei der Behandlung von Krankheiten, daß es Ärzte für den Körper gibt und Ärzte für die Seele, wo beides doch nicht voneinander getrennt werden kann."

3.5 Beurteilung orthodoxer Therapien

Wie bereits weiter oben ausgeführt, kann der schnelle Griff zu Antibiotika, Cortison und anderen immunsuppressiven Mitteln verheerende Wirkungen anrichten – akut sowie in chronischer Hinsicht (z. B. Unterdrückung). Dasselbe gilt auch für voreilige Operationen, den Einsatz von Antiepileptika und vielem mehr. Die Vorgehensweise der herkömmlichen Medizin ist im Grunde genommen immer dieselbe: Man geht davon aus, daß das kranke Organ autonom ist und mittels Chemie oder anderen Korrekturhilfsmitteln – vorbei am Gehirn – wieder in Ordnung gebracht werden kann. Die Strategie beläuft sich dabei auf das Bekämpfen von Symptomen und Phänomenen, ohne Rücksicht darauf, ob diese physiologisch normal sind und zu einem Sonderprogramm der Natur – im Sinne von Reparation – gehören.*

* Hierzu ein Beispiel von Trevor Gunn: „Asthmaanfälle können charakterisiert sein durch extreme Enge in der Brust, Giemen und infolgedessen Atemnot. Deren Behandlung bestünde nach den Regeln der orthodoxen Medizin in der Gabe von Bronchodilatatoren. Die Atemnot wird durch Medikamente gelindert, welche die Muskulatur der Atemwege relaxiert. *Die Enge der Brust dient jedoch einem ganz bestimmten Zweck. Diese Reaktion des Organismus, den Querschnitt der Atemwege zu vermindern (welche der Kranke als Enge und Atemnot empfindet), macht es sehr viel leichter, Schleim und Toxine abzuhusten, die sich in der Lunge angesammelt haben können.*

Die Wirkung von Bronchodilatatoren, Relaxation und somit Weitung der Atemwege, lindert das Gefühl von Enge und Atemnot, hat aber zur Folge, daß Schleim und Toxine schwieriger von der Lunge abgehustet werden können.

Diese Art der Behandlung läßt das Problem des Schleimauswurfes oder die Gründe, warum sich Schleim bilden konnte, und die gesteigerte Sensibilität, die an vorderster Stelle stehen, außer acht. Sie könnte daher eher zu beständigen Atemproblemen und Abhängigkeit von Bronchodilatatoren führen, als die eigentliche Krankheit heilen. *Alternative Therapien haben zum Ziel, die Reaktion des Organismus zu stimulieren, produktiven Schleimauswurf zu unterstützen und den Patienten zu stärken, so daß er von sich aus weniger Schleim produziert.* ... Asthma ist vor den Jahren 1950 keine lebensbedrohliche Krankheit gewesen. Die Asthmatodesfälle sind seitdem parallel zum Arzneimittelverbrauch angestie-

In diesem Sinne bekennt auch Prof. Hackethal in seiner Autobiographie: „Das Unnormale ist das Normale bei Lebewesen aller Art. Abnormsignale sind oft Heilsignale, Äußerungen ablaufender Selbstheilungsvorgänge, die man nicht stören darf, höchstens fördern sollte." ... und an anderer Stelle: „Völlig außer acht läßt die Schulmedizin, daß viele Signale einer Normalabweichung keine Unheilsymptome, sondern Heilsignale sind, die man nicht ‚wegbehandeln' darf."

Schon James T. Kent hat vor ca. 100 Jahren gesagt, daß es so etwas nicht gibt, daß ein Organ ein anderes krank macht. Krankheit ist etwas Energetisches, etwas Immaterielles! Die Lebenskranft ist verstimmt! Und diese kann man nicht grobstofflich positiv beeinflussen (d. h. mit Chemie), damit sie wieder in Harmonie schwingen kann. Vielmehr bedarf es einer feinstofflichen Methode, die gleichermaßen Auswirkungen auf Psyche, Gehirn und Organ hat. Und genau das macht die Homöopathie mit ihren entmaterialisierten Arzneimitteln!

Auch die vielen synthetischen Hormone (z. B. die Pille) sowie gezielte Hormonbehandlungen hinterlassen mit der Zeit einen bleibenden Eindruck auf die Lebenskraft. Wie gefährlich derartige Behandlungen sein können, wird ganz besonders deutlich mit Kenntnis der biologischen Gesetzmäßigkeiten der Neuen Medizin. Denn Behandlungen mit Sexualhormonen (Androgene, Oestrogene) können das Gehirn überstürzt „lateralisieren". Das bedeutet, daß ein weiblicher Konflikt* mit einem Mal auf die gegenüberliegende männliche Hemisphäre „springt"**, da der Patient durch die Hormonbehandlung andersartig reagiert (männlicher anstatt rein weiblich, wegen annähernden Ausgleichs des Sexualhormonspiegels). Man spricht hier von einem hormonellen Patt. In der Folge werden dadurch zwangsläufig andere Organbereiche bzw. gänzlich andere Organe in Mitleidenschaft gezogen, so daß sich damit das eigentliche Krankheitsgeschehen dementsprechend verlagert. Dieses hormonelle Patt in Verbindung mit ganz bestimmten Konfliktinhalten (Revierkonflikte) ist die häufigste Konstellation für tiefe

gen. Die meisten versterben in Krankenhäusern nach mehreren Tagen oder Wochen zunehmend aggressiver medikamentöser Behandlung. *Häufigster post mortem Befund sind Atemwege, die mit einem so festem Schleim verstopft sind, daß er nur mit dem Messer herausgelöst werden kann."* (Hervorhebungen durch den Verfasser)
Und Prof. Dr. Julius Hackethal schreibt: „Eine kanadische Forschungsgruppe stellte fest: ‚Mit jedem zusätzlichen Dosier-Aerosol' – also mit jeder zusätzlichen Asthma-Spray-Packung – ‚verdoppelte sich das Risiko auf einen tödlichen oder einen beinahe tödlichen Anfall.'"
* Weibliche oder männliche Konflikte sind an den Sexualhormonspiegel gebunden.
** Durch Hormonveränderungen kann die Hirnseite wechseln, auf der der Mensch arbeitet.

Depressionen und vielfach mit der Pille oder anderen Sexualhormongaben in Verbindung zu bringen. Selbstverständlich gibt es auch natürliche Konstellationen hormoneller Patts (z. B. vor der Menarche, nach der Menopause, bei Unterdrückung der Menses), bei denen Depressionen häufiger auftreten können. Die schlimmste Folge einer Lateralisation ist jedoch die schizophrene Konstellation, nämlich dann, wenn von zwei aktiven gleichseitigen Konflikten einer auf die andere Seite „springt", so daß der Patient schlagartig auffällig wird und Dinge tut, die man von ihm nicht gewohnt ist und die man ihm nie zugetraut hätte.

Ähnlich verhält es sich mit der Behandlung durch Zytostatika (z. B. bei der Behandlung des akuten Nierenversagens der kleinen Kim Kira). Zytostatika töten wahllos Zellen ab. Besonders betroffen sind dabei immer die sich schnell teilenden Zellen (Blutzellen im Knochenmark und die Zellen der Fortpflanzungsorgane). Somit verursachen Zytostatika i. d. R. eine Knochenmarksdepression und eine Blockade der Hormonproduktion, insbesondere der Sexualhormone, was quasi einer Kastration gleichkommt. Da das männliche/weibliche Verhalten aber sehr mit dem Sexualhormonspiegel gekoppelt ist, kann auch hier ein „Konflikt auf die gegenüberliegende Hemisphäre springen" (z. B. von der weiblichen linken Seite auf die männliche rechte), denn mit dem veränderten Sexualhormonspiegel ändert sich auch das subjektive Empfinden des einzelnen, so daß die entsprechenden Konflikte einen gewissen veränderten Inhalt erfahren. Auf diese Weise ist recht schnell eine iatrogene (durch die Therapie verursachte) schizophrene Konstellation erzielbar, sofern noch weitere Konflikte vorhanden sind, welche nicht an den Sexualhormonspiegel gebunden sind (z. B. Angstkonflikte) und deshalb stationär verbleiben. Dieselbe Transposition zur Gegenseite ist natürlich auch bei einer echten Kastration möglich (z. B. Totaloperation samt Ovarien [Eierstöcke]; der weibliche Organismus reagiert dadurch fortan männlicher).

Auch die Tranquillizer zum Sedieren (Ruhigstellen) können kein wirkliches Heilmittel sein. Denken wir nur an das Beispiel des Revierkonfliktes des alten Hirsches! Würde man versuchen, ihn mittels Tranquillizer ruhigzustellen, so käme er niemals in den „Genuß" einer kräftemobilisierenden Dauersympathikotonie und hätte nie die leiseste Chance, sein Revier zurückzuerobern. Im Gegenteil, man müßte seine „Streßphase" eher verstärken, um sein biologisches Ziel noch einmal erreichen zu können. Das bedeutet für eine Vielzahl unserer heutigen Patienten in der Psychiatrie, daß sie mit Psychopharmaka kaum die Möglichkeit haben, jemals eine echte Ausheilung zu erreichen, da sie niemals dazu in der Lage sein werden, ihr eigentliches „Thema" aktiv zu bearbeiten.

Auch Bestahlung, Transplantation*, Früherkennung (sog. Vorsorgeunter-suchungen) und vieles mehr machen keinen Sinn, da man immer von der Autonomie der Organe und Zellen ausgeht, welche aber im Sinne der Bio-logie nirgendwo existent ist. *Am Gehirn vorbei – und vor allem an der Psyche vorbei – kann es keine Heilung geben.* – „Das Ganze ist mehr als die Summer seiner Teile." (Aristoteles) – Wir sind mehr als nur ein Aber-milliarden großer Zellhaufen. Wir sind mehr als die Summe unserer Organe. Wir sind eine Einheit aus Psyche, Gehirn und Organen (Peripherie) – und genau dort setzt die Klassische Homöopathie an. Mittels Homöopathie wird wieder die richtige Information in den Lebensplan hineinprogrammiert, so daß man auch bei schwersten Erkrankungen relativ viel erreichen kann. Jedenfalls deutlich mehr als mit jeglicher anderen Therapieform. Dr. Eichel-berger nennt die moderne Schulmedizin bewußt Notfallmedizin. „Die zeit-genössische Schulmedizin hat als Ergänzungsmedizin ihre Mission; da wird sie gewünscht, dankbar begrüßt und ist unverzichtbar." Seiner Meinung nach macht sie im Grunde genommen erst dann einen Sinn, wenn man schon zu lange gewartet hat und sich „im Endstadium" befindet (z. B. Blinddarm-durchbruch). Oder bei dem großen Gebiet der Unfallchirurgie und ähn-lichem mehr. Dort sind wir froh, daß wir sie haben und ziehen ehrfürchtig den Hut, was heute alles möglich geworden ist. Jedoch bei der Vielzahl von „endogenen" Erkrankungen, oder besser gesagt, von chronischen Erkran-kungen auf der Basis der zugrundeliegenden Miasmen, ist es ausgesprochen verkehrt, die Ursache in der Zelle zu suchen oder gar noch tiefer in den Genen zu forschen. Primäres Ziel müßte vielmehr sein, *diese mit neuer Information zu versorgen, mit biologisch reiner Information,* so daß keine Veranlassung mehr besteht, Befehle gemäß defektem Code auszusenden

* Transplantationen machen nur bei körpereigenem Gewebe einen Sinn. Bei körperfremdem Gewebe oder Organen kommt es *immer* zu einer Abstoßungsreaktion, die nur sehr schwer mittels Dauercortison und anderen immunsuppressiven Medikamenten zu „beherrschen" ist. Darüber hinaus dürfte der sog. Blaiberg-Effekt hinreichend bekannt sein, d. h., das neu implantierte Organ wird mit der Zeit, sofern man noch die Abstoßungsreaktion mittels schwerster Medikamente in Schach halten kann, genau so degenerieren und mit denselben Krankheitssymptomen reagieren wie das ersetzte Organ. Besonders deutlich wird dies bei Knochenmarkstransplantationen: Man kann durch radioaktive Markierung des Spender-marks nachweisen, daß dieses eben nach einigen Wochen nicht mehr nachweisbar ist, d. h. es ist vom Körper vollständig abgebaut worden. Eine Knochenmarkstransplantation über-leben folglich nur diejenigen, denen man das eigene Knochenmark nicht ausreichend bestrahlt und zerstört hat und bei denen sich das eigene Knochenmark nach einiger Zeit wieder mühsam erholt hat. – Zu Transplantationen siehe auch „Die Pharma Story – Der große Schwindel" von Hans Ruesch, Hirthammer Verlag, München, S. 227 ff.

und krank zu sein. *Gefragt ist also nicht nur die Information, sondern auch der Informant!* Und genau hier setzt die Homöopathie ein, die ja eine feinstoffliche Heilweise ist! Zu dieser Thematik habe ich noch gut das Statement eines Genetikers einer Universitätsklinik im Ohr, der bei einem homöopathisch behandelten Kind mit Down Syndrom eben diesen Gendefekt nicht mehr nachweisen konnte und deshalb „die Welt nicht mehr verstand" und zu seiner homöopathischen Kollegin meinte: „Sie werfen mit Ihrer Homöopathie meine ganze Ausbildung über den Haufen."

Zusammengefaßt kann die *Neue Medizin als neuer medizinischer Unterbau* gelten für einen *medizin-therapeutischen Oberbau, die Klassische Homöopathie.* Auch sie fördert gleichermaßen ganzheitliches und energetisches Denken, und ihre biologischen Naturgesetzmäßigkeiten stehen im Einklang mit den Gesetzmäßigkeiten der Klassischen Homöopathie als tiefgreifend wirkender feinstofflicher Therapie.

4. Der Weg zum chronischen Simile

Wie in Kapitel 1.6 *Das Auffinden des Similes* beschrieben, ist die Voraussetzung für eine erfolgreiche chronische (antimiasmatische) homöopathische Behandlung das Zusammenstellen von wichtigen und für den Patienten typischen Symptomen und Zusammenhängen. Dies erfolgt i. d. R. durch ein längeres Anamnesegespräch, welches schon bei Säuglingen und Kleinkindern eine Stunde und mehr dauern kann (Lebensanamnese, Schwangerschaftsanamnese samt Familienanamnese) und bei Erwachsenen meist um die zwei Stunden beträgt. Ziel dieses Gespräches ist das Zusammentragen der Gesamtheit aller Symptome und lebenswichtigen Weichenstellungen im Leben eines Patienten, welche die Basis für die § 153-Symptome und die anderen mehr oder weniger gut ausgeprägten und evtl. wahlanzeigenden Symptome bildet.

4.1 Sinn und Zweck eines homöopathischen Fragebogens

Dieses Unterfangen ist recht aufwendig, und es ist offensichtlich, daß sich der Patient ohne gewisse Vorarbeit nicht ad hoc an alle für die Homöopathie wichtigen Dinge und Details in seinem Leben erinnern kann. So haben sich viele Zeitgenossen an bestimmte chronisch pathologische Zustände gewöhnt und damit zu leben gelernt (sie erachten diese demnach als für ihren Fall unwichtig), ohne daß ihnen direkt bewußt ist, daß u. U. gerade hier der Schlüssel für viele weitere Leiden zu finden ist. Darüber hinaus wird den wenigsten geläufig sein, wie sie ihre ersten Lebensjahre verbracht haben, besonders in puncto Infekten und anderen Krankheiten sowie deren Behandlung. Und ob ihre Mütter beispielsweise vorab Fehlgeburten hatten oder ob der Opa in seiner Jugend an einer Tuberkulose litt und lange Zeit in einem Sanatorium verbrachte oder ob irgend jemand eine Syphilis aus dem Krieg mit heimbrachte, etc. pp. Kurzum, die knappe Zeit während der Anamnese ist viel zu kostbar, um sie mit langwierigen Erinnerungsanstrengungen und -versuchen zu füllen. Es macht vielmehr Sinn, diese Arbeit im vorhinein zu leisten und sich auf ein Anamnesegespräch gezielt vorzubereiten.

Um nun so ein Gespräch effizienter und zielgerichteter gestalten zu können, bietet es sich an, *vorab* einen Fragebogen* zu verschicken und bearbeiten zu lassen, damit sich der *Patient intensiv mit sich selbst (oder mit seinem Kinde) beschäftigen* kann und ein Gefühl dafür bekommt, was alles für die Homöopathie interessant ist und – last (but) not least – damit er auch *von seiner Blutsverwandtschaft die entsprechenden Erkundigungen einziehen* kann (vollständige Erfassung der Primär- und Sekundärmiasmatik). Darüber hinaus ist es für den *Homöotherapeuten* hilfreich, den ausgefüllten Fragenbogen vorab – also bevor er überhaupt mit dem Patienten zusammentrifft – *zu sichten bzw. durchzuarbeiten,* um *wichtige Querbezüge/Zusammenhänge (z. B. Unterdrückungen) erkennen* zu können und ggfs. auf Dinge aufmerksam zu werden, die dem Patienten unwichtig erscheinen oder an die er sich schon lange gewöhnt hat. Somit wird er in die Lage versetzt, das Gespräch auf derlei Themenbereiche bewußt zu lenken, da diese anderweitig wohl kaum von selber zur Sprache gekommen wären.

Mit dem Fragebogen allein ist kein homöopathisches Arzneimittel bestimmbar! Auch wird die Homöopathie dadurch nicht „automatisiert", wie manchmal behauptet wird. Das wichtigste ist und bleibt immer das *persönliche Gespräch.* Der Fragebogen dient nur der zusätzlichen Sicherheit und hat im wesentlichen 3 Vorteile. Neben den beiden oben genannten soll an dieser Stelle noch auf einen dritten aufmerksam gemacht werden, der bei weitem nicht zu unterschätzen ist: Der Fragebogen dient als *Anstoß für das Unterbewußtsein des Patienten,* welches durch die intensive Beschäftigung mit demselben – und damit auch mit sich selbst – unentwegt (unbewußt) weiterarbeitet und mit der Zeit Dinge und Zusammenhänge zutage fördert, die einen immer wieder in Erstaunen versetzen. Dieser Effekt, daß sich die Patienten häufig im Anamnesegespräch auf einmal an längst vergessene Gegebenheiten zurückerinnern und wichtige Zusammenhänge spontan äußern, soll mit der Fragebogenaktion gezielt ausgenutzt werden.

Es gibt viele Wege, ein gutes Anamnesegespräch zu führen. Das Anamnesegespräch ist so individuell wie alles andere in der Homöopathie; demnach machen starre Regeln und Verfahrenshinweise keinen Sinn. Wichtig ist nur, daß alles einmal angesprochen wird und daß der Therapeut zu

---

* Beispiele von Fragebogen:
  Erwachsenenfragebogen: Grätz, J.-F., Fragebogen für Ihre Homöopathische antimiasmatische Behandlung, 4. Auflage 2001, 32 DIN A4-Seiten
  Kinderfragebogen: Plattner, I., Grätz, J.-F., Homöopathische Behandlung Ihres Kindes, 4. Auflage 2000, 16 DIN A4-Seiten
  Vertrieb: Andrea Grätz, Eyacher Straße 33, D-82386 Oberhausen i. Obb., Tel.: 08802/90 78 86, Fax: 08802/90 79 73
  siehe auch Anhang A.5 *Fragebogen für die Anamnese*

seinen Zusammenhängen und relevanten Symptomen kommt. Er muß den *roten Faden* oder die *Idee des Falles* erkennen können, denn *jeder Fall hat seine ihm eigene Logik.* – Auf Reihenfolge und Technik kommt es also primär nicht an. – Deshalb also dieser enorm große Aufwand. Aber er lohnt sich! Häufig wird der Patient spontan von seinen aktuellen Leiden und Beschwerden berichten und seine Version ihrer Ätiologie (Entstehungsgeschichte) präsentieren. Später kann dann an der einen oder anderen Stelle nachgehakt werden, und Details und Zusammenhänge tun sich auf. Darüber hinaus bietet es sich an, am Schluß noch einmal den Fragebogen gemeinsam durchzugehen und alle noch nicht angesprochenen, aber vom Therapeuten markierten Stellen ausführlich zu diskutieren, um zu prüfen, ob sich noch weitere gute Symptome herauskristallisieren. Zu guter Letzt ist noch ausführlich über die gesamte Blutsverwandtschaft zu sprechen. Auch bei diesem Punkt liefert der Fragebogen reichlich Anhaltspunkte und Stützen, worauf es hierbei ankommt, denn diese Dinge müssen ja vorab in der Verwandtschaft zusammengetragen werden.

Viele Therapeuten stehen auf dem Standpunkt, so ein Fragebogen – immerhin bei Erwachsenen stattliche 32 Seiten DIN A4 und bei Kindern etwa die Hälfte – sei abschreckend für den Patienten und dieser würde Mühe und Aufwand scheuen. Meiner Erfahrung nach trifft genau das Gegenteil zu. *Die meisten Patienten sind sehr dankbar, daß sie zum ersten Mal mit ihren Problemen wirklich ernst genommen werden.* Sie finden sich fast immer in den gestellten Fragen wieder und erkennen teilweise von selbst zeitliche und kausale Zusammenhänge! So füllen sie ihren Fragebogen regelrecht „gerne" aus, weil sie mit einem Mal einen roten Faden in ihrem Krankheitsgeschehen sehen und berechtigterweise Hoffnung auf baldige Änderung haben.

4.2 Mittelbestimmung durch Hierarchisierung und Repertorisation

Wie kommen wir nun zu den wahlanzeigenden Symptomen? – Dieser Schritt ist imminent wichtig, und mit ihm steht und fällt der gesamte Fall. Das galt selbstverständlich auch schon für die gekonnte Anamnese, denn wenn die einzelnen Weichenstellungen im Leben eines Patienten „übersehen" werden, ist der Fall von vorneherein zum Scheitern verurteilt. Basis für die Auswahl von wichtigen Symptomen ist – wie bereits früher dargestellt – zunächst die *Gesamtheit der Symptome* gemäß §7. Dazu also die aufwendige Lebensanamnese samt Akutanamnese und Familienanamnese.

Aus dieser Totalität heraus müssen nun im nächsten Schritt die *guten und wahlanzeigenden Symptome gemäß §153 herausgefiltert* werden, und zwar hinsichtlich Präsenz und Aktualität von Miasmen, wie bereits weiter oben beschrieben. Das heißt, zu Beginn ist auch eine *Miasmendiagnose* zu stellen, um sich ein Bild davon machen zu können, welche Miasmen überhaupt vorhanden sind und welches davon das derzeit aktive ist. Speziell hierzu wird auch die Familienanamnese benötigt, die viel Aufschluß darüber geben kann, welches Miasmenpotential erblich weitergegeben wurde. Des weiteren sind chronische Symptome von akuten strikt zu trennen, da eine Vermengung von beiden den Fall deutlich verzerren würde. Und schließlich ist eine Gewichtung (Hierarchisierung) vorzunehmen, die den Fall charakterisiert und seiner Idee recht nahe kommt (siehe hierzu auch Kapitel 1.6 *Das Auffinden des Similes*).

Die „Übersetzung" der während der Anamnese aufgezeichneten Symptome in die Sprache des Repertoriums, d. h. in die entsprechenden Rubriken, gestaltet sich i. d. R. auch als recht schwierig, denn nicht immer findet man eine adäquate Entsprechung von Symptom des Patienten zu Rubrik im Repertorium. So ist es nur logisch, daß der Therapeut sein Repertorium sehr gut kennen muß und auch weiß, wo er die einzelnen Entsprechungen zu suchen hat. Nicht unerwähnt lassen möchte ich, daß es häufig für ein und dieselbe „Sache" über das gesamte Repertorium hinweg „verstreut" mehrere unabhängige Einträge gibt, die selbstverständlich alle in Erwägung zu ziehen sind und gesichtet werden müssen. Hierbei handelt es sich um die sog. *Synonyma*, um welche sich Herr Dr. Eichelberger aufgrund seiner langjährigen Erfahrung sehr verdient gemacht hat. In minutiöser Kleinarbeit hat er diese in seiner Überarbeitung des Kent'schen Repertoriums (Kent Praktikum) durch Querverweise eigens kenntlich gemacht, was speziell für den Anfänger eine außergewöhnlich große Hilfestellung bedeutet.*

Auch bei der *Hierarchisierung* gibt es kein starres Schema, obwohl viele ein solches mehr oder weniger propagieren. Jeder Fall ist einzigartig und

---

* Synomyma am Beispiel des Symptoms *„schmerzhafte Menstruation"*, welches unter der Rubrik „Menses, schmerzhaft (Dysmenorrhoe)" im Kapitel „Weibliche Genitalien" zu finden ist:
  1. „Hypogastrium, Menses, vor" im Kapitel „Bauchschmerzen / Orte"
  2. „Krampfender, Menses, vor" im Kapitel „Bauchschmerzen / Empfindungen"
  3. „Uterus, Menses, vor" im Kapitel „Schmerzen der Genitalien, weibliche / Orte"
  4. „Krampfartiger, Uterus, Menses, vor" im Kapitel „Schmerzen der Genitalien, weibliche / Empfindungen"

  All diese synonymen Symptome sollten bei *schmerzhafter Menstruation* zusätzlich konsultiert werden.

sollte auch so behandelt werden. Sicher sind in den meisten Fällen die *Geistes- und Gemütssymptome* von großer Bedeutung, jedoch nur dann, wenn sie pathologisch sind, d. h., wenn es sich um eindeutige und ins Krankhafte verkehrte Geistes und Gemütssymptome handelt.* Des weiteren spielt eine etwaige Causa** eine zentrale Rolle, ganz besonders eine miasmatische Causa. Nicht zu vergessen sind diejenigen Symptome, deretwegen sich der Patient in die Behandlung begibt und welche schon seit geraumer Zeit bestehen *(sog. Hauptsymptome)*; ganz besonders dann, wenn sie sich durch die gesamte Blutsverwandtschaft ziehen und fast alle dieselben Probleme hatten. Die Familienanamnese ist also in jedem Fall fest ins Auge zu fassen! Und – last (but) not least – sind auch die *„auffallenderen, sonderlichen, ungewöhnlichen und eigenheitlichen (charakteristischen) Zeichen und Symptome des Krankheitsfalles“ (§ 153)* zu berücksichtigen, da sie durch ihre Unlogik und/oder Individualität vom Normalzustand abweichen und deshalb auffallend und typisch für den Fall sind. Sie werden i. d. R. klassifiziert durch *miasmatische Symptome, Keynotes* (Schlüsselsymptome), *Nuggets* (sog. Goldkörner; Symptome, die nur auf ein einziges Arzneimittel hinweisen und dazu noch in der höchsten Wertigkeit), *As-if-Symptome, paradoxe Symptome, Alternantien* (Entweder-Oder-Symptome), *Periodika* und sog. *Begleitsymptome nach von Bönninghausen* (Symptome, die zur gleichen Zeit auftreten, aber regional verschieden sind und klinisch nichts miteinander zu tun haben). Nicht minder wichtig sind alle *gesicherten Modalitäten.* Darüber hinaus kommen auch *gute Allgemeinsymptome*, die den ganzen Menschen betreffen inclusive dessen *Verlangen* und *Abneigungen, Schlaf-* und *Sexualsymptome* und *auffallende Lokalisationen* in Betracht. Grundsätzlich gilt: *Je zentraler ein Symptom ist, desto höher ist i. d. R. sein Rang in der Hierarchie.*

Die Mittelbestimmung erfolgt meist durch *Repertorisation* der wichtigsten Symptome. Diese stellt eine große Arbeitserleichterung für den Therapeuten dar und hat den Vorteil, eine *gute Übersicht über die in Frage kommenden Arzneimittel* zu liefern und damit den Einstieg in die Arznei-

---

* Speziell bei den Geistes- und Gemütssymptomen empfiehlt es sich, auch die Angehörigen des Patienten anzuhören, denn aus der Erfahrung heraus zeigt sich immer wieder, daß sich das Selbstbildnis nicht immer als wirklich objektiv erweist und daß wichtige (unbequeme) Zusammenhänge gerne unterschlagen werden.

** Causa-Einteilung (Causa: [Krankheits-] Auslöser, Ursache):
 • Causa occasionalis (zufällig oder natürlich, z. B. Nässe)
 • Causa in der Kindheit
 • hereditäre Causa (primär-miasmatisch)
 • iatrogene Causa (artifiziell)

mittellehre zu erleichtern. Anhand einer Repertorisation kann man auch recht schnell überschauen, wie sich die einzelnen Arzneimittel gegenüber den wichtigen Symptomen verhalten und welche Mittel für den weiteren Verlauf der chronischen Kur in Betracht zu ziehen sind. Es ist jedenfalls falsch, zu glauben, das Mittel, welches an höchster Stelle steht, wäre immer das zu verabreichende Simile. Erst nach Aufstellung der Repertorisation – der Arzneimittelübersicht in Form einer *Arzneimittelmatrix* – erfolgt das eigentliche Denkgeschäft des Homöotherapeuten hinsichtlich der Arzneimittelauswahl!*

Bei einer Repertorisation kommen nur die wichtigsten Symptome in Betracht, denn je mehr Symptome man für diesen Teil der Arbeit heranzieht, desto häufiger resultieren die großen und am meisten geprüften Arzneimittel. Würde man beispielsweise alle Symptome des Fragebogens ohne Hierarchisierung und Auswahl repertorisieren – und das können sehr schnell über 100 Symptome sein –, so käme als Mittel mit ziemlicher Sicherheit immer Sulfur heraus. Sulfur ist schließlich das am meisten geprüfte Mittel der gesamten homöopathischen Materia medica und zählt im Kent-Repertorium 8960 Symptome!

Eine andere Schwierigkeit besteht in der *Handhabung der großen Rubriken*. Im Falle einer Handrepertorisation lassen sich diese kaum bewältigen; der Schreibaufwand wäre ein viel zu beträchtlicher. Aus diesem Grunde hat man in der Vergangenheit den Einstieg zu dem jeweiligen Fall immer über die kleinen Rubriken gesucht, was sich sehr zeitsparend auswirkt. Dies birgt auf der anderen Seite jedoch eine *große Gefahr* in sich, *denn die kleinen Rubriken sind häufig noch recht unvollständig**, und es kann passieren, daß das erforderliche Mittel in dieser Rubrik nicht aufgeführt ist. Wird der Fall mit derartigen Rubriken begonnen, so wird das eigentlich erforderliche Mittel mit ziemlicher Sicherheit leicht verfehlt.

Aus diesem Grunde ist es besser, zumindest am Anfang mit „hieb- und stichfesten" Symptomen (sprich: großen und damit sicheren Rubriken) zu beginnen. So wird sich mit der Zeit eine kleine Gruppe von Mitteln (etwa 5 bis 10 Arzneimittel) herauskristallisieren, in welcher sich das heilende Si-

---

* siehe auch Bild 1.1 *Repertorsisationsschema* in Band 2, Kapitel 1 *Repertorsisationsschema*

** Beispielsweise beinhaltet die Kent'sche Rubrik „Mund, Sprache, lispelnd" nur 7 Arzneimittel und ist damit als kleine Rubrik anzusehen. Da es sich beim Lispeln aber um eine zentrale Koordinationsstörung handelt, bei der viele große chronische Mittel zum Tragen kommen können, kann man davon ausgehen, daß diese Rubrik unvollständig ist und nicht alle Arzneimittel umfaßt, die lispeln. Der Umkehrschluß ist demnach nicht zulässig, daß das zu verabreichende Arzneimittel unter diesen 7 Mitteln zu finden sein muß.

mile befinden *muß*. Aufgrund diffenzierender kleinerer Rubriken sowie unserer Arzneimittelkenntnis oder anhand mehrerer guter Arzneimittellehren (möglichst der alten Meister von vor etwa 100 Jahren, da diese nicht durch moderne Interpretationen und Philosophien verzerrt sind!) läßt sich dann endgültig das Simile treffsicher bestimmen.

Es kann nicht oft genug wiederholt werden, daß bei der Verwendung kleiner Rubriken höchste Vorsicht und Zurückhaltung geboten ist, denn diese Rubriken sind recht häufig unvollständig. Die sichersten Symptome sind i. d. R. jene mit den meisten Arzneimitteln, und von diesen ausgehend sollte man zu den differenzierenden, wahlanzeigenden Rubriken übergehen. Kent äußerte sich hierzu schon vor etwa 100 Jahren wie folgt: „Die Methode, die Ausarbeitung eines Falles mit den Allgemeinsymptomen ohne Berücksichtigung der begrenzenden Modalitäten zu beginnen und von da aus zu den begrenzenden Symptomen fortzuschreiten, ist die am meisten befriedigende. Das wird von den alten Praktikern bestätigt. Wenn ein Fall nur von den durch Modalitäten begrenzten Symptomen aus angegangen wird, ist es mehr als wahrscheinlich, daß man das richtige Arzneimittel übersieht; dadurch entstehen häufig Mißerfolge. Dies beruht auf der Tatsache, daß vielfach die Modalitäten der in der großen allgemeinen Rubrik enthaltenen Mittel noch nicht beobachtet und festgestellt worden sind. Deshalb würde man, wenn man sich auf eine kleine Gruppe von Mitteln, die Beziehung zu irgendeinem begrenzten Symptom haben, verlassen würde, andere Mittel ausschließen, die möglicherweise dieses Symptom haben, bei denen es aber noch nicht beobachtet wurde. Wenn man jedoch in der anderen Richtung arbeitet, nämlich vom Allgemeinen zum Besonderen, schließt die große allgemeine Rubrik alle Arzneimittel ein, die Beziehung zu dem betreffenden Symptom haben." Und an anderer Stelle: „Sobald Du anfängst, aufgrund von merkwürdigen Symptomen zu verschreiben, verschreibst Du aufgrund von Leitsymptomen und dann machst Du keine gute Arbeit. ... Niemals wirst Du auf diese Weise den Fall in den Griff bekommen oder seine wahre Natur ergründen."

Zum Schluß noch ein paar Sätze zu einem geeigneten Repertorium, der zentralen Grundlage jeglichen Repertorisierens. Heutzutage verfügt die Homöopathie über eine Vielzahl von Repertorien, und leider werden es „fast täglich" mehr. *Das Kent'sche Repertorium hat sich – gemäß den langjährigen Erfahrungen von Dr. Eichelberger und anderen namhaften Therapeuten – als das beste und verläßlichste erwiesen, denn diese Angaben sind recht gesichert und haben sich seit etwa 100 Jahren bewährt.* Neuere Bestrebungen, dieses Standardwerk zu erweitern bzw. – besser gesagt – „aufzublähen", d. h. es um viele kleinere Mittel und Rubriken ständig zu er-

gänzen, sind ein gefährliches Unterfangen, welches bestenfalls einen
Einfluß „auf die Stellen hinter dem Komma" hat. Ganz besonders der
Einsteiger in diese sanfte Heilkunde kann verunsichert werden, denn die
Rubriken werden zunehmend unübersichtlicher und enthalten zudem auch
noch nicht verifizierte Arzneimittel; also Mittel, die sich am Krankenbett in
ihrer Wirkungsweise noch nicht bestätigt haben. Eichelberger zufolge hat
sich Kent in jahrzehntelanger Arbeit bemüht, all diese Mittel und „Symp-
tömchen" wegen Irrelevanz zu eliminieren; und nun diese Bestrebungen,
all dies zunichte zu machen, indem man sie wieder hineinbringt! Kent
kannte alle großen Arzneimittellehren seiner Zeit und hatte sie für sein
Repertorium minutiös gesichtet. – Hauptgrundlage aller späteren Arzneimittellehren war und ist übrigens „der Hering", welchen auch Kent für sein
Nachschlagewerk zugrunde gelegt hat. – „In den heutigen Repertorien sind
ca. ein Drittel aller Symptome einwertig bzw. nicht verifiziert und können
somit (fast) nie Leitsymptom sein!" So geht Dr. Eichelberger mit jenen
Leuten hart ins Gericht und fordert sie diesbezüglich zu Recht heraus:
„Nennt mir einen einzigen Fall, den man nicht mit dem bewährten Kent-
Repertorium bewältigen kann, weil wichtige Arzneimittel oder zentrale
Rubriken fehlen!" (sinngemäß aus dem Gedächtnis rezitiert)

4.3 Softwareunterstützung – Computer- repertorisation

In chronischen Fällen ist die Repertorisation per manum (Handrepertorisation) fast nicht durchführbar. Zumindest lassen sich die großen Rubriken
kaum handhaben, und man wird sich darüber hinaus auch nur auf einige
wenige Rubriken stützen wollen, da anderweitig die Auswertung viel zu
unübersichtlich würde. Genaugenommen ist diese kaum durchführbar, zeitlich gesehen, aber auch vom Schreibaufwand und der Übersichtlichkeit her
betrachtet.

Völlig neue Perspektiven tun sich dagegen durch die moderne Computertechnologie auf *(Computerrepertorisation).** Neben dem *sekundenschnellen
Handling von großen Rubriken* sind auch neue Wege der Repertorisation
gangbar, die dem Therapeuten *mehr Sicherheit in der Arzneimittelwahl*
garantieren und die *Bearbeitungsgeschwindigkeit von chronischen Fällen
um ein Vielfaches beschleunigen.*

* Siehe auch Anhang A.6 *Neue Arbeitstechniken via CAR – Computer-Aided-Repertorizing*

160

Jeder, der schon einmal eine chronische Anamnese „zu Fuß" repertorisiert hat, weiß, wie mühsam dieses Geschäft sein kann! Häufig werden etliche Stunden damit verbracht, die Arzneimittel der entsprechenden Rubriken aus dem Repertorium herauszuschreiben – eine recht stupide und fehleranfällige Arbeit! Liegen nun darüber hinaus keine eindeutigen Leitsymptome oder andere herausragende Symptome nach § 153-Qualität vor, kann diese Arbeit ins Uferlose ausarten!

Der Computer (PC – personal computer) – sinnvoll eingesetzt – kann einem dieses Mengenproblem elegant abnehmen. Das Zusammenstellen der relevanten Symptome und die daraus abgeleitete automatische Auflistung der Arzneimittelmatrix geschieht ohne größeren Aufwand. Der Therapeut braucht nur noch „seinen" Kent zu kennen und die entsprechenden Rubriken anzuklicken; alles andere erledigt der Computer.

Dies dürfen wir jedoch nicht ganz wörtlich verstehen! Der Computer kann uns nur das *Mengenproblem abnehmen*; d.h., er hilft uns bei der Aufstellung der Medikamentenmatrix, wobei es für ihn keine Rolle spielt, ob es sich um große oder kleine Rubriken handelt.* Den Menschen, den denkenden Homöopathen, kann er jedoch nicht ersetzen und wird dies auch nie tun können! *Der Computer leistet nur die Vorarbeit im Zusammenstellen der relevanten Daten für die Similefindung* und ist quasi degradiert zum einfachen „Rechenknecht". Das eigentliche Denkgeschäft bleibt nach wie vor beim praktizierenden Homöotherapeuten.

Das an erster Stelle ausgedruckte Arzneimittel ist in den seltensten Fällen auch das gefundene Simile! Die eigentliche Arbeit des Homöopathen fängt nämlich mit dem Computerausdruck erst richtig an! Der Rechner entlastet den Therapeuten nur hinsichtlich der *Quantität* der Daten; die *Qualität* der Symptome, das Hierarchisieren, das Erfassen der *Idee des Falles* und das *Überprüfen dieser Idee mit dem Geist des zu wählenden Arzneimittels* – das kann einem keine Software abnehmen! Der PC kann die „Logik" eines Falles, d.h. die Gesetze der Homöopathie, angewandt auf ein Individuum, nicht beherrschen! Er ist vielmehr nur Hilfsmittel zu einer übersichtlichen Synopsis der relevanten Symptome und Daten. So ist es durchaus möglich, daß das Simile erst an 5. oder 7. Stelle oder noch weiter hinten in der Gesamtauswertung zu finden ist.

Ein weiterer grundsätzlicher Vorteil der Computerunterstützung bei der Repertorisation liegt im *„Durchspielen von Auswertungsvarianten"*. Hier zeigt sich im wesentlichen die gezieltere und vor allem elegantere Vorge-

---

* Damit werden endlich auch die großen Rubriken leicht handhabbar, was zu einer enormen Daten- und Treffsicherheit in der Arzneimittelauswahl führt.

hensweise eines zeitgemäß arbeitenden Homöopathen. Dazu wird zunächst die Gesamtheit aller echten Symptome in den Rechner aufgenommen – das sind bei einem chronischen Fall i. d. R. bis zu 30 Symptome – und ein Referenzausdruck samt Arzneimittelmatrix für die Unterlagen erzeugt (Organon § 7, Gesamtheit der Symptome). Zur eigentlichen Prozedur der Arzneimittelfindung erstellt der Homöotherapeut im Anschluß daran eine *„scharfe Repertorisation"*, welche *Basis für seine eigentliche Gedankenarbeit* ist – das Hierarchisieren, das Entdecken der *Idee des Falles*. Dazu „bricht er das Symptomenbild auf nur einige wenige Symptome herunter"; das heißt, all diejenigen Symptome werden eliminiert bzw. inaktiviert oder ausgeblendet, die von geringerer Bedeutung sind und keinen echten Beitrag zur Simile-Wahl beisteuern – allerhöchstens „hinter dem Komma" eine Rolle spielen, um das Mittel zu bestätigen. Auf diese Weise erhält man kleinere, überschaubare Mittelmatrizen (mit ca. 12–20 Symptomen) und kann darüber hinaus *verschiedene Variationen unter unterschiedlichen Gesichtspunkten durchspielen.*

Mit Hilfe einer solchen Systemfunktionalität läßt sich der Fall von allen Seiten eingehend und transparent beleuchten und die dahinterstehende *Idee* besser erkennen. Außerdem hat der Therapeut immer noch die Möglichkeit zur Beurteilung der Restsymptomatik bezüglich der getroffenen Simile-Wahl (Bestätigung des Mittels), da keinerlei Information verloren ist.

Eine derartige Vorgehensweise kann man verständlicherweise nur mit Computertechnologie erreichen, und zwar auch nur dann, wenn die Software dies hinreichend gut unterstützt und es zu keinem Medienbruch – dem wiederholten Wechsel zwischen Vorgehen per manum und via Computer – kommt. Warum also noch vor Eingabe der Symptome in den Rechner hierarchisieren und sich von vorneherein auf nur ganz wenige Symptome beschränken, wo man doch mit dem Rechner einen schnelleren und umfassenderen Überblick unter ganz verschiedenen Aspekten bekommen kann? Es liegt auf der Hand, daß man mit der neuen rechnerunterstützten Methode schneller und vor allem auch sicherer arbeiten kann. *Nur – das Hierarchisieren und das Entdecken der Idee des Falles nimmt einem keine Maschine ab!*

Der Gebrauch eines PCs für Homöopathen ist aus dem heutigen Praxisalltag also kaum mehr wegzudenken, zumindest nicht bei der Bearbeitung von chronischen Fällen. Seitdem qualifizierte Software zur Computerrepertorisation verfügbar ist, hat sich auch diese Marktlücke geschlossen. Aber – ein Softwaresystem dieser Art macht noch keinen Homöopathen aus! Man kann es nur als ein weiteres Vehikel zur schnelleren und sicheren Simile-Findung ansehen.

Auf zwei Gefahren beim rechnerunterstützten Repertorisieren möchte ich jedoch noch eingehen, da sich der Anfänger leicht dazu verleiten läßt, alles mögliche einzugeben, ohne vorher geprüft zu haben, ob es sich wirklich um ein gutes Symptom in obig besprochenem Sinne handelt. Einige Systeme unterstützen heutzutage auch *integrierte Fragebogen* mit einem hohen Komfort an Eingabetechnik; nur – verlassen sollte man sich auf die dort automatisch angebotenen Rubriken nicht unbedingt. Es ist immer besser und daher auch empfehlenswerter, die Rubriken selber aufzusuchen und damit unabhängig und frei zu repertorisieren, zum einen wegen des Lerneffektes (Zurechtfinden im Repertorium) und zum anderen, weil nicht alles vom Fragebogen wörtlich übernommen werden kann, sondern häufig auch *gewisse „Übersetzungsarbeit" zu leisten* ist und man *„zwischen den Zeilen lesen" muß. Integrierte Fragebogen sind für mein Verständnis nur als Lernprogramm sinnvoll, um als Anfänger einen Eindruck zu bekommen, was sich hinter den einzelnen Fragen verbergen kann.* Für den Fortgeschrittenen und/ oder Experten sind sie eher hinderlich und in der Repertorisationsgeschwindigkeit sowie Kreativität störend.

4.4 Die Unersetzlichkeit des Homöotherapeuten durch eine Maschine

Abschließend wollen wir an einem kleinen, sich selbst erklärenden Beispiel demonstrieren, daß sich – auch im Zeitalter der Computerrepertorisation – nichts daran geändert hat, daß zunächst der denkende Mensch als Therapeut gefordert ist. Der Homöopath hat nach wie vor nach der *Idee des Falles* zu suchen; ein bloßes Aneinanderreihen von Symptomen führt i.d.R. nie und nimmer zum Ziel. *Die Qualität der Symptome und nicht die Quantität ist entscheidend bei der Arzneimittelwahl. Geht man an den eigentlichen Ursachen vorbei, dann wirken auch keinerlei Potenzen!*

Der vorliegende Fall handelt von einer für die warme Jahreszeit typischen Krankengeschichte, welche in abgewandelter Form, das heißt sinngemäß, sehr häufig vorkommen kann. Ende Juni '92 ruft mich eine in chronischer Behandlung befindliche Patientin wegen einer akuten Kiefergelenkkapselentzündung an. Ein derartiges Leiden hätte sie noch nie zuvor gehabt, das wisse sie ganz genau. Damit steht dieses in keinem Zusammenhang mit ihrer chronischen Behandlung, zumal die Patientin noch gar nicht mit der Kur begonnen hatte.

Die Entzündung sei einseitig, nur das linke Gelenk sei betroffen. Die Lymphknoten vor dem Ohr seien stark angeschwollen. Im Prinzip sei mehr oder weniger die ganze Gesichtshälfte betroffen. In Höhe des Kiefergelenks, direkt vor dem Tragus, befinde sich ein Knoten, welcher sehr schmerzhaft sei. Darüber hinaus tue ihr der Hals auf der linken Seite weh; sie empfinde jedoch keine innerlichen Halsschmerzen. Es ziehe herunter bis zur Schulter (Schlüsselbein). Beißen sei auch schmerzhaft; außerdem sei das Kopfdrehen nach rechts kaum möglich vor Schmerzen. Beim Bücken empfinde die Patientin einen starken unangenehmen Blutandrang zum Kopf. Äußere Wärme tue ihr sehr gut. Sie habe kein Fieber. Die Blutsenkung sei normal. Am Tage zuvor habe sie das Gefühl gehabt, als ob sie auf ihrer Gebärmutter säße. Sie empfand ein kurzes Stechen, was auch schon früher einmal vorhanden war.

Soweit die Krankengeschichte. Eine Causa war nicht aufzutreiben. Alles kam sehr plötzlich. Die Perspektive bestand nun darin, daß am nächsten Tage eine Röntgenaufnahme gemacht werden sollte und unter Umständen zu einer Operation geraten wurde. Man wollte allerdings noch den Befund abwarten.

Es handelt sich hier um ein lokales entzündliches Geschehen mit recht dramatischem Verlauf unter Beeinträchtigung weiter Teile der Umgebung. Das Mittel der Wahl – mit und ohne Repertorisation – ist zunächst Belladonna. In der D12 verordnet, anfangs 5 Globuli alle halbe Stunde (sofern eine Wirkung noch ausblieb), sollte es die erhoffte Erleichterung bringen. Bei Reaktionslosigkeit nach über zwei bis drei Stunden bat ich um Rückruf, denn dann sei die Tollkirsche mit Sicherheit das falsche Mittel.

Und so kam es auch. Der Prozeß war am nächsten Tag keineswegs zum Stillstand gekommen. Im Gegenteil! An diesem Morgen schien es besonders schlimm. Es ziehe nun auch zum Ohr, Rachen und Mund. Ein konsultierter Zahnarzt habe die zuvor diagnostizierte Kiefergelenkkapselentzündung ausgeschlossen. Es handele sich um einen Gelenkschmerz, der tue immer weh. Eine Röntgenaufnahme sollte am Nachmittag gemacht werden.

Nun war guter Rat teuer. Das Mittel hatte überhaupt nichts bewirkt, obwohl so viele Entzündungssymptome zumindest für eine vorübergehende Linderung sprachen. Der Kern des Geschehens war also noch nicht getroffen! Die Idee mußte eine völlig andere sein!

Ich ließ mir nochmals die Krankengeschichte erzählen. Keine neuen Aspekte! Ich fragte nach der Möglichkeit eines Insektenstiches. Auch dies wurde strikt abgelehnt. Es sei kein Einstich zu sehen, auch kein Stachel oder dergleichen. Außerdem sei alles ganz plötzlich über Nacht gekommen und im Schlafzimmer sei kein „Viehzeug" auszumachen gewesen. Nun erkundigte ich mich, ob die Patientin bei offenem Fenster schlafe. Dies tue sie immer und habe sie auch noch nie beeinträchtigt. Auch sei sie schon des öfteren von Mücken gestochen worden – immer ohne Probleme.

Last (but) not least bestand also doch noch die Möglichkeit einer Folge von Insektenstich, was für den Homöopathen ganz andere Mittel auf den Plan ruft. Diese Chance, die Causa eines Insektenstiches, sollte also nicht ungenutzt bleiben, bevor sich die ultima ratio in Form eines operativen Eingriffs nicht mehr abwenden ließ. Die Patientin bekam nun also Ledum D12, mit dem Hinweis, dies müßte eine merkliche Erleichterung innerhalb ein paar Stunden verschaffen, sofern die Causa ein Insektenstich sei. Andernfalls könne auch dieses Mittel nichts ausrichten und die Patientin solle es nach ein paar Stunden absetzen.

Schon nach zwei Stunden kam der erleichterte Anruf. Der Schmerz hatte innerhalb kurzer Zeit deutlich nachgelassen und die Schwellung sei rückläufig. Ich ließ Ledum reduzieren und nur nach Bedarf einnehmen. Das heißt, sobald sich die Beschwerden wieder verschlimmerten, ein paar Globuli, ansonsten dreimal täglich. Das Leiden verschwand nach ein paar Tagen vollständig. Von einem operativen Eingriff war nicht mehr die Rede. – *Die Ursache dieser Entzündung bestand also in der Folge von Insektenstich; ansonsten hatte das Mittel kaum einen Bezug zu diesem entzündlichen Geschehen und hätte nicht wirken können.*

Derlei Gedankengänge sind in der Homöopathie an der Tagesordnung. *Der Therapeut muß einen Sinn in dem krankhaften Geschehen erkennen können; er muß die Idee der Erkrankung aufspüren.* Gelingt dies nicht, dann ist die Therapie zum Scheitern verurteilt. Würde man in diesem Fall nur die entzündlichen Phänomene als Symptome aufnehmen, so käme unweigerlich Belladonna heraus, eines der Hauptentzündungsmittel des gesamten homöopathischen Arzneimittelarsenals. Ich habe mir den Spaß gemacht, aus didaktischen Gründen diesen Fall einmal nachzurepertorisieren. Folgende 12 Rubriken habe ich dabei zugrunde gelegt:
- Kopf, Blutandrang zum Kopf
- Kopf, Blutandrang, Bücken, beim
- Allgemeines, Entzündungen, Knochen
- Allgemeines, Entzündungen, innerlich
- Gesicht, Schwellung
- Gesicht, Schwellung, Drüsen, hart, schmerzhaft
- Gesichtsschmerz/Modalitäten, beim Kauen schlechter
- Ohren, Schwellung, vor dem Ohr
- Äußerer Hals, Schmerz
- Äußerer Hals, Schmerz, Seiten
- Äußerer Hals, Schmerz, erstreckt sich zur Schulter
- *Haut, Insektenstiche*

Bei diesem Vorgehen steht Belladonna wirklich an der Spitze der Arzneimittelmatrix (Auswertung nach Wertigkeit). Ledum, das wirklich heilende Mittel, rangiert erst auf Position 69! Aufgrund einer Repertorisation allein – ohne die entsprechende Gedankenarbeit des Therapeuten – kann man also in diesem Fall niemals auf das Simile kommen. Selbst dann nicht, wenn die Leitsymptomfunktion zugrunde gelegt wird, d.h., wenn alle Mittel, die nichts mit Insektenstichen zu tun haben, eliminiert werden. Ledum steht dann immer noch an 18. Stelle!

Dieser Fall ist gewiß ein „krasses Beispiel"; aber er zeigt unmißverständlich, daß man es sich in der Homöopathie nicht leisten kann, sich von Maschinen abhängig zu machen. Dies gilt ganz besonders auch bei der Behandlung chronischer Leiden. Nicht immer kommt das in der Auswertung an erster Stelle ausgewiesene Mittel zum Zuge; häufig steht auch hier das heilende Arzneimittel viel weiter hinten.

5. Schwangerschaft und Geburt

Um die Krankheiten unserer Kinder besser verstehen zu können, ist es unabdingbar, sich zunächst mit dem Beginn des neuen Lebens und dessen Entstehen intensiver zu beschäftigen. Ganz besonders hinsichtlich der Manifestation der chronischen Miasmen kommen sowohl der Schwangerschaft als auch der Geburt Schlüsselfunktionen zu. Schon hier werden bestimmte Weichenstellungen hinsichtlich der gesundheitlichen Anlagen und Schwächen unserer Kinder gestellt! Aber auch die üblich gewordenen Routineuntersuchungen und -medikationen in der Schwangerschaft und der Zeit danach spielen eine nicht minder ernst zu nehmende Rolle. Schwangerschaft und Geburt werden von der orthodoxen Medizin zunehmend mehr als Krankheit behandelt; man hat das Vertrauen-in-die-Natur-zu-haben völlig verlernt und agiert nur noch aufgrund irgendwelcher Blutwerte und anderer Parameter sowie bildgebender Verfahren (Ultraschall, Dopplersonographie, CTG [Cardiotokographie], Computer- und Magnetresonanztomographie [sog. Kernspintomographie] etc.). Die Verfassung der werdenden Mutter, ihre Gefühle, Befürchtungen und Ängste werden größtenteils ignoriert. Es gelten nur die „harten Fakten", und diese sind alles, was man sehen, fühlen und vor allem messen kann. Die Schwangere ist zusammen mit ihrem Fetus* zu einer Maschine degradiert, die zu funktionieren hat. Für Emotionen und deren Auswirkungen ist da kein Platz.

Diese Deviation weg von der Natur muß wieder umgekehrt werden. Wir brauchen wieder das In-sich-Hineinhorchen und das Urvertrauen in einen selbst. Schwangerschaft und Geburt sind ganz natürliche Vorgänge und gehören nicht in die Obhut der Gynäkologie** bzw. eines Krankenhauses. Sie gehören in den Schoß der Familie und sollten von einfühlsamen Hebammen betreut werden, die auch sanfte Geburten begleiten und sich vor allem auf Hausgeburten spezialisiert haben. „Der sicherste Ort für die Geburt ist das eigene Zuhause", so Dr. Mendelsohn, berühmter Kinderarzt aus den USA. Oder auch die in letzter Zeit mehr werdenden Geburtshäuser stellen eine sehr gute Alternative dar.

---

  * Begriffsabgrenzung:
- Embryo – ungeborenes Kind zur Zeit der Organentwicklung
- Fetus – ungeborenes Kind nach Abschluß der Organentwicklung

** Übrigens versteht sich die Gynäkologie als chirurgisches Fach! – Siehe hierzu auch das Buch „Pfusch an der Frau: Krankmachende Normen – Überflüssige Operationen – Lukrative Geschäfte" von Eva Schindele.

In der Schwangerschaft spricht das Miasma sehr deutlich, das wissen alle klassisch arbeitenden Homöopathen. Deshalb bietet es sich an, diese Zeit intensiver zu betreuen, sofern die Patientin nicht sowieso schon in chronisch homöopathischer Behandlung ist. Mit dem schrittweisen Abtragen der Miasmen während der Schwangerschaft kann man einen sehr positven Einfluß auf die werdende Mutter und das Kind nehmen, so daß diese Zeit ruhig und harmonisch verläuft und das junge Leben einen besseren Start erhält.

5.1 Schwangerschaft

Die Zeit der Schwangerschaft ist eine Zeit der Besinnung, eine Zeit des Nach-innen-Schauens, In-sich-Hineinhörens. Biologisch gesehen – gemäß der Gesetzmäßigkeit der Zweiphasigkeit der Erkrankungen – ist sie spätestens ab circa dem dritten Schwangerschaftsmonat (SSM) eine *Zeit der Dauervagotonie*;* deshalb also oft auch das Gefühl von Schlappheit und Müdigkeit in dieser Phase. Dies sind physiologisch ganz normale Reaktionen, damit sich die werdende Mutter während dieser Zeit nicht zu sehr strapaziert und sich und ihr Kind in unnötige Gefahr bringt. Aus diesem Grunde sind Ruhe und Muße nicht nur wichtige Verhaltensregeln während der Schwangerschaft, sondern auch die biologisch normalen.

Die Schwangerschaft ist sozusagen ein Ausnahmezustand, ein Sonderprogramm der Natur. Dies bestätigt schon die natürliche Dauervagotonie, die dem noch Ungeborenen optimale Wachstums- und Entwicklungsmöglichkeiten garantiert. Jeglicher Streß ist demnach störend und sollte aus dieser Zeit verbannt werden. Vielmehr sollte es einem sehr gut gehen; man sollte diese Zeit regelrecht genießen, denn wenn das Baby erst einmal da ist, muß man auf alle angehäuften Kraftreserven zurückgreifen können.

Dies bedeutet für mich auch, daß sich die werdende Mutter auf die Zeit danach vorbereiten sollte. Damit ist nun nicht nur das allgemein Bekannte verbunden, wie beispielweise die Anschaffung von Kinderwagen, Bettchen, Strampler, Windeln, Wickeltisch etc. pp. Nein, ich meine etwas viel Ge-

---

* Ein Hinweis am Rande: Aufgrund dieser biologischen Zusammenhänge stoppt jegliches Krebswachstum spätestens ab dem dritten Schwangerschaftsmonat, was nicht gleichbedeutend damit ist, daß der Krebs mit der Schwangerschaft grundlegend „besiegt" wäre, denn er kann nach Beendigung dieser zurückkommen, sofern der entsprechede Konflikt nicht dauerhaft gelöst wurde. Mit dem Einsetzen der Wehen endet nur die Dauervagotonie, welche bekanntlich die Heilungsphase von Erkrankungen ist. *Der Schwangerschaft kommt also eine biologisch herausragende Rolle zu; sie hat absoluten Vorrang gegenüber allem anderen.* – Dies ist reine Beobachtung von natürlichen Gesetzmäßigkeiten.

wichtigeres. Unter *Vorbereitung* in diesem Sinne verstehe ich die Beschäftigung mit *Themen, die sich um die Gesundheit des Kindes drehen.* Dazu gehört das Lesen über die normale (natürliche) Entwicklung eines Kindes sowie das Sich-Beschäftigen mit dem Stillen und Wickeln*. Darüber hinaus sollte man aber auch darüber Bescheid wissen, welche Untersuchungen wann und wo durchgeführt werden, und sich davon ein Bild machen, ob diese sinnvoll sind und ob Sie diese auch gutheißen und wollen. Dies betrifft schon sämtliche Untersuchungen in der Klinik nach der Entbindung, aber auch alle weiteren sog. U-Untersuchungen beim Kinderarzt. Damit eng verbunden sind *die Themen Vitamin-D-Gaben, Stempeltests und Impfungen.*** Sind die Eltern nicht genügend vorbereitet, werden sie nicht in der Lage sein, sich eine eigene unabhängige Meinung zu bilden, und laufen Gefahr, überrumpelt zu werden und sich die Entscheidungen abnehmen zu lassen, was u. U. dann später bitter bereut wird. Die Zeit der Schwangerschaft eignet sich deshalb besonders, sich mit diesen Themenkreisen in aller Ruhe zu beschäftigen. Wenn das Kind dann erst einmal da ist, findet man i. d. R. kaum mehr Zeit für solche Dinge; der Alltag „frißt einen regelrecht auf", ganz besonders beim ersten Kind. Bei den folgenden wird wieder alles routinierter, aber das „bittere Lehrgeld" muß das erstgeborene zahlen, und in puncto Gesundheit kann dies fatale Auswirkungen haben.

5.1.1 Untersuchungen und Medikation in der Schwangerschaft

Wie gesagt, seit geraumer Zeit wird die Schwangerschaft fast als Krankheit angesehen (zumindest in der Medizinwelt); nur so erklärt sich das engmaschige Raster von Vorsorgeuntersuchungen und das Gebären in unpersönlichen und „kalten" Kreißsälen. Beleuchten wir im folgenden einmal einige dieser Untersuchungen sowie die heutige Arzneiroutine bei Schwangeren, ganz besonders unter dem homöopathischen Aspekt.

5.1.1.1 Ultraschall
Bei den meisten ist der erste Weg zu Beginn einer jeden Schwangerschaft

---

* Hierzu eignet sich „Das Stillbuch" von Hanny Lothrop ganz besonders, welches von vielen Hebammen empfohlen wird.

** Siehe hierzu beispielsweise „Das Impfpaket" (Hirthammer Verlag), bestehend aus vier hochkarätigen Büchern, die über die Thematik des Impfens informieren und aufklären. Nicht zu vergessen auch das Buch von Dr. med. Gerhard Buchwald „Impfen – Das Geschäft mit der Angst" (Droemersche Verlagsanstalt Th. Knaur).

der Gang zum Arzt. Man will sicher sein, daß man schwanger ist; dem herkömmlichen Schwangerschaftstest wird kein allzu großer Glauben geschenkt; erst wenn der Arzt aufgrund seines Ultraschallgerätes die Schwangerschaft bestätigt (und man ein Bildchen mit nach Hause nehmen kann), sind heutzutage die meisten zufrieden. Nur – ob sich diese Beschallungen auf die Schwangerschaft negativ auswirken können, darüber machen sich die wenigsten Gedanken. Und genau dies sollte ein jeder tun!

Wie funktioniert nun so ein Ultraschall vom Prinzip her? Laut klinischem Wörterbuch Pschyrembel und dem Roche-Lexikon für Medizin werden zwei Verfahren von Sonographie (Ultraschall) unterschieden: das Impulsechoverfahren und das Dauerschallverfahren. Beim ersteren ist der Schallgeber ein piezoelektrischer* Kristall, der durch Anregung mit der entsprechenden Hochfrequenz zu mechanisch gleichfrequenten Schwingungen** angeregt wird. Der Kristall, der die Schallwellen erzeugt, wirkt auch als Schallempfänger, d.h. der Schallkopf ändert in Bruchteilen einer Sekunde seine Funktion. Zunächst gibt der Schallkopf kurze Schallimpulse ab (Sendefunktion), wird dann zum Empfänger umgeschaltet und nimmt die reflektierten Schallwellen (Echos) wieder auf (Aufnahmefunktion). Die Zeitdifferenz zwischen ausgesandtem Impuls und Echoimpulsen ist proportional der Tiefenlage einer reflektierenden Schicht und auch abhängig von deren Gewebsdichte. Die wiederaufgenommenen Schallwellen werden direkt in elektrische Impulse umgewandelt, verstärkt und auf einer Kathodenstrahlröhre (Bildröhre) als Lichtpunkte sichtbar gemacht und graphisch dargestellt.

Bei dem zweiten Verfahren, dem Dauerschallverfahren (Doppler-Sonographie), sendet ein piezoelektrischer Kristall kontinuierlich Ultraschallwellen von konstanter Frequenz (Dauerschall) aus. Trifft das Schallwellenbündel auf eine sich bewegende Grenzfläche, so wird ein Teil der Wellen mit geänderter Frequenz (Doppler-Effekt) reflektiert. Die Interferenz der Frequenzen des einfallenden und des reflektierenden Strahls ergibt einen niederfrequenten Ton, welcher durch Verstärkung hörbar gemacht wird. Seit einiger Zeit werden die Frequenzunterschiede auch in Farbtöne elektronisch umgewandelt und graphisch dargestellt. Das Doppler-Verfahren ist geeignet

---

* piezo – (griechisch) pressen, drücken
** Wellen mit 20 000 Schwingungen pro Sekunde, die oberhalb der menschlichen Hörfähigkeit liegen. – Für Fledermäuse jedoch durchaus hörbar. Ihre Schreie sind für das menschliche Ohr auch nicht wahrnehmbar! – Woher nimmt man eigentlich die Gewißheit, daß der menschliche Fetus diese Schallwellen nicht hören kann? Vielleicht kann er es doch? Eine direkte Antwort werden wir nie erhalten, denn fragen kann man diesen nicht! Man kann sich höchstens auf die *Interpretation* von Meßdaten stützen!

z. B. zum Nachweis der kindlichen Herztöne in der Frühschwangerschaft (etwa ab der 10.–12. SSW [Schwangerschaftswoche]), zur stichprobenartigen und kontinuierlichen Überwachung der kindlichen Herztöne in der Schwangerschaft und während der Geburt, zur grob-klinischen Plazenta- und Nabelschnurlokalisation.

In biologischen Geweben wirken geringe Schallintensitäten als Reiz, höhere sind dagegen schädigend. *Eine irreversible Schädigung wird bewirkt durch absorptionsbedingte Wärmeentwicklung, mechanische Überbeanspruchung und Kavitation* (Desintegrierung von Zellstrukuren, Lösung physikochemischer Bindungen!). Die Radiologin Liebeskind beoachtete Veränderungen in der Zellstruktur und Zellbeweglichkeit von beschallten Zellgenerationen sowie eine veränderte DNS-Synthese und warnte daraufhin vor unbedachtem Ultraschallgebrauch.*

Dies sind die Grundlagen des bildgebenden Verfahrens mittels Ultraschall. Gewebe wird in Schwingung versetzt – und dazu noch Gewebe, das erst im Werden begriffen ist, das also extrem empfindlich und anfällig für Störungen von außen ist! *Derartige Störungen in Form von intensiven Schwingungen in den tiefsten Lagen des Uterus gibt es in der Natur nicht*; deshalb sind sie äußerst gefährlich. Es kann demnach auch kein Not- oder Sonderprogramm der Natur geben, auf derlei Störungen angemessen zu reagieren und deren Folgen dann zu reparieren. Setzt man Zierfische im Aquarium solchen hochfrequenten Schallwellen aus, so kippen diese sofort um und sind tot!** Das müßte uns zu denken geben. Denn in welchem Stadium befindet sich der menschliche Embryo bzw. Fetus im Mutterleib? Durchläuft er nicht in den neun Monaten Schwangerschaft die komplette Phylogenese (Stammesentwicklung) und damit auch die niederen Stufen der Entwicklung, vergleichbar einem kleinem Zierfisch? Ganz große Gefahr besteht besonders zu Beginn der Schwangerschaft, denn aufgrund der hohen Empfindlichkeit des Embryos könnte leicht ein Abortus resultieren. Die bei weitem größte Gefahr geht von den modernen *Vaginalultraschalluntersuchungen* aus, da hier die Leibesfrucht *direkt* – aus unmittelbarster Nähe – beschallt wird, ohne die Absorption durch die etwas schützende Bauchdecke der Mutter und die Muskulatur des Uterus. – Jedenfalls habe ich mindestens

---

* Aufgrund dieser Untersuchungsergebnisse werden in Japan Ultraschalluntersuchungen nicht mehr routinemäßig durchgeführt, sondern nur in begründeten Einzelfällen.
** Die Rüstungsindustrie benutzt Ultraschall für ihre U-Boote zur Ortung von Hindernissen. Es ist bekannt, daß im Operationsbereich dieser Boote massenhaftes Fischsterben zu verzeichnen ist, welches durch die Hitze und Blasenbildung infolge von Ultraschall bewirkt wird.

zwei unfreiwillige Schwangerschaftsabbrüche durch Vaginalultraschall während der ersten Schwangerschaftswochen erlebt! – Darüber hinaus kann es auch zu Mißbildungen von Organen oder Teilen davon kommen, wenn diese während ihres Entstehens intensiv beschallt werden.

Bei chronischen Anamnesen haben mir Eltern schon des öfteren berichtet, daß die Feten den Schallwellen im Mutterleib ausweichen und sich in den letzten Winkel des Uterus „verkrümeln" oder gar „Purzelbäume schlagen", was selbstverständlich die Gefahr von Nabelschnurstrangulierungen und/ oder Knoten in der Nabelschnur deutlich erhöht. Der verniedlichende Kommentar des behandelnden Arztes, „Sehen Sie, er spielt mit mir", zeugt von Ignoranz und völliger Fehleinschätzung der Lage. Der Fetus hat Angst; er hört im Uterus unbekannte Töne und Frequenzen (durch die Blasenbildung), spürt die durch den Ultraschall verursachte Wärmeentwicklung und gerät schließlich in hellen Aufruhr und in Panik. Häufig dreht und wendet er sich im Mutterleib hin und her und stößt recht gezielt nach dem Schallkopf. Außerdem ist meist auch eine deutliche Erhöhung seiner Herzfrequenz zu verzeichnen. Dies alles wird dann von dem behandelnden Arzt als „Zappelphilipp" abqualifiziert, nicht ahnend, daß er die eigentliche Ursache für das hyperaktive Verhalten des Fetus darstellt. Es ist erwiesen, daß das Fruchtwasser durch Ultraschall zu einer brodelnden Flüssigkeit wird, welche betörend laut ist, so als ob es plötzlich zu kochen beginnen würde.* Dies gibt es

---

* Ein kleiner Vergleich am Rande: Wenn Sie einmal in Ihrer vollen Badewanne untertauchen, so sind Sie imstande, akustisch viel deutlicher wahrzunehmen, und bekommen u. U. auch Gespräche mit, die in der unter Ihnen liegenden Wohnung geführt werden, welche Sie sonst nicht verstehen würden. – In einer ähnlichen Situation befindet sich der Embryo/Fetus im Prinzip ständig, da alle Töne von außen durch das ihn umgegebende Fruchtwasser verstärkt werden.

Ein Rat für alle Schwangeren und diejenigen, die es werden wollen: Wenn Sie die Wirkungen von Ultraschall wirklich einmal – im wahrsten Sinne des Wortes – sehen und hören möchten, dann empfehle ich Ihnen folgendes: Begeben Sie sich zu Ihrem Optiker oder Juwelier, und lassen Sie sich ein Ultraschallreinigungsbad vorführen! Sie werden staunen. Das Ultraschallreinigungsbad, eine mit einem Reinigungsmedium gefüllte quaderförmige Wanne, findet für das Reinigen, beispielsweise von Brillen, Schmuck oder Zahnersatz, Verwendung. Durch hochfrequente Ultraschallwellen wird das Reinigungsmedium (z. B. Wasser mit Lösungsmitteln) durch Longitudinalwellen (Längswellen, d. h. periodische Druck- und Zugphasen in Schwingungsrichtung) in Schwingung versetzt, so daß es infolge des Schallwechseldruckes zu wechselseitigen Verdichtungen und Verdünnungen kommt. Die Zugkräfte in der Sogphase der Schwingung (Verdünnung) können die Flüssigkeit zerreißen; es kommt zur sog. Kavitation (Hohlraumbildung in Flüssigkeiten, Blasenbildung). Um die Kavitationsblasen herum entstehen durch das knallartige Implodieren hohe örtlich Drücke und starke Turbulenzen und Strömungen in der Flüssigkeit. Diese

unter normalen Bedingungen in der Natur nicht und ist deshalb schon per se unerträglich für das noch ungeborene Kind. Außerdem beginnt die fetale Entwicklung des Ohres schon sehr früh, und das Gehör ist laut Dr. Alfred Tomatis, Professor des Psycholinguistik in Paris, damit eines der ersten – oder überhaupt das erste Sinnesorgan, welches angelegt und voll ausgereift wird. Darüber hinaus sind Gehör und Gefühl in derselben Gehirnzone angesiedelt, so daß Hörstörungen aufgrund dieser Nachbarschaft oftmals eine Reflexion von emotionalen Schwierigkeiten sind, die im Laufe der Schwangerschaft oder durch Geburtstraumata entstanden sind. Dazu nimmt das Kind vor der Geburt – unabhängig von den üblichen Sinnesorganen – wahr und zeichnet diese Wahrnehmungen als sog. Engramme (Erinnerungsbilder) auf der zellularen Ebene auf! Deshalb sollte eine schwangere Frau jede Rücksicht erfahren, denn Negativerlebnisse (Streit, Angst und Panik, großer Lärm, hysterisches Verhalten, Verletzungen, Coitus während der Schwangerschaft, Abtreibungsversuche etc.) können auch das Kind nachhaltig prägen. Konflikterlebnisschocks seitens der Mutter und/oder des Fetus können sogar zu Entwicklungsrückstand, vorzeitigen Wehen, Verengung der Plazentagefäße, Abort etc. pp. führen. Die werdende Mutter ist also gemeinsamer Bestandteil aller vorgeburtlichen Engramme des Kindes! Es gilt als wissenschaftliche Tatsache, daß gesunde Kinder von zufriedenen und glücklichen Müttern kommen. Auch Rudolf Steiner hat dies schon damals erkannt, indem er sagt: „Die Gesundheit der Kinder ist abhängig von der Gesundheit der Frauen."

Der Fetus bekommt also viel mehr mit, als uns landläufig bewußt ist! Unter Umständen ist auch die extreme Schreckhaftigkeit und Geräuschempfindlichkeit vieler heutiger Säuglinge – manche beginnen ja schon hysterisch zu weinen, wenn nur der Wasserhahn aufgedreht wird oder wenn ein Löffel vom Tisch auf den Boden fällt – Resultat eines Ultraschalltraumas.

Des weiteren sollte man sich fragen, was man mit dem Diagnosehilfsmittel Ultraschall erreichen will und welche Aussagekraft dieses wirklich hat. Genaugenommen gibt es – schulmedizinisch gesehen – nur die vage Vermu-

---

Erscheinungen sind die eigentlichen Kriterien, die zum Ablösen bzw. regelrechten Absprengen von Schmutzpartikeln auf einer Warenoberfläche führen. Kavitationsblasen entstehen vorwiegend an den Grenzflächen zwischen Flüssigkeit und Reinigungsgut. Diese Blasen sprudeln mit Kraft an die Oberfläche und erinnern somit an kochendes Wasser. Mit Hilfe dieser Flüssigkeitsvibration werden hartnäckige, festsitzende Schmutzpartikel beispielsweise von einer Brille schnellstens entfernt. Das Ganze ist mit einem hochfrequenten, durchdringenden und nicht zu überhörenden Pfeifton verbunden.

tung, eine Mißbildung zu erkennen*, und als Konsequenz daraus die beiden Extreme: entweder das Kind zu behalten oder abzutreiben. Darüber hinaus beläuft sich die Rate der Fehldiagnosen auf 20 %! Was dies bedeutet, brauchen wir nicht weiter zu vertiefen. – Homöopathisch hat man allerdings sehr viel mehr – oder überhaupt erst richtige – Möglichkeiten!

Wie wenig Aussagekraft ein Ultraschall wirklich hat (dies wird schon hinsichtlich der Geburtsterminbestimmung deutlich; ich habe Unterschiede von bis zu 5 Wochen erlebt!), soll anhand von einigen knappen Beispielen exemplarisch dargestellt werden. In einem Fall wurde der werden Mutter zu Beginn des 8. Schwangerschaftsmonats mitgeteilt, der Kopf ihres Kindes sei nicht weiter mitgewachsen. Daraufhin gab es verständlicherweise zwei Monate lang Ängste und Sorgen bis hin zum Geburtstermin. Machen konnte man ja ohnehin nichts mehr. Nur – als das Kind dann geboren wurde, war alles in Ordnung! Der Kopf hatte eine normale Größe, und alles andere stimmte auch. Die acht Wochen Panik und Aufregung waren also völlig zu Unrecht. – Einer anderen Patientin wurde im 5. Schwangerschaftsmonat aufgrund der Ultraschalluntersuchung eine schon in diesem Stadium klar zu erkennende Behinderung des Fetus prophezeit. „Ihr Kind kommt ‚deppert‘ zur Welt", so die wörtliche Aussage des Arztes. „Ich mache Ihnen das weg." Es handelte sich um das 6. Kind, und der Gynäkologe bedrängte die junge Frau, sich und ihre Familie doch nicht mit einem behinderten Kind zu belasten und unglücklich machen zu wollen. Die Mutter lehnte jedoch trotz

* Ge- bzw. vermessen werden u. a. auch: Kopfdurchmesser, Bauchdurchmesser, Scheitel-steißlänge, Uterusdurchmesser, Fruchtblasendurchmesser. Auch die Lage des Kindes sowie dessen Herztätigkeit lassen sich feststellen. – Doch wozu dies alles? Geht es der Schwangeren deshalb besser danach? Oder besteht hier mehr oder weniger nur ein wissenschaftliches und akademisches Interesse an derartigen Daten? Den Geburtstermin errechnen – naja, damit kann man mich nicht überzeugen; da habe ich bislang viel zu große Abweichungen gesehen, und zwar in beiden Richtungen bis hin in den Monatsbereich! – Und last (but) not least kann die Lage der Plazenta beurteilt werden, was in meinen Augen noch die sinnvollste Anwendung ist, damit man bei sehr tiefliegender Plazenta (PPT – placenta praevia totalis – die Plazenta verlegt den Eingang zum Geburtskanal total; PPP – placenta praevia partialis – die Plazenta verlegt den Eingang zum Geburtskanal zum Teil) gegebenenfalls frühzeitig einen Kaiserschnitt planen kann, um bei der Geburt das Leben von Mutter und Kind nicht unnötig aufs Spiel zu setzen. Diese Anwendung des Ultraschalls braucht aber erst recht spät zu erfolgen (>36. SSW), denn eine anfängliche Fehllage der Plazenta kann sich noch mit der Zeit normalisieren – ganz besonders mit Hilfe der Homöopathie! Dennoch ist auch hierbei – laut Aussage von erfahrenen Hebammen – die Sonographie nicht obligatorisch, da es im Falle einer Placenta praevia spätestens ca. 4 Wochen vor der Geburt „so oder so zu Blutungen kommt", welche darauf aufmerksam machen, daß eine Klinikbetreuung sowie ein Kaiserschnitt vonnöten sind.

der düsteren Perspektive „dankend" ab (es sei ihr Kind und sie wolle es austragen) und – dieses Kind kam als das gesündeste von allen sechsen zur Welt! Hierzu muß allerdings vermerkt werden, daß sich diese Mutter schon vor Beginn dieser Schwangerschaft in homöopathisch chronischer Behandlung befand und während der Schwangerschaft weiterhin homöopathisch begleitet wurde. – *Vernunftmäßig kann es sich also unmöglich um Zufälle handeln, denn es gibt für jeden einzelnen Fall eine strenge Logik und Gesetzmäßigkeit!* – Eine andere werdende Mutter, der man im vergleichbaren Monat zu wenig Fruchtwasser konstatierte und schon von Hirnschaden und/oder schwerem Nierenschaden des Ungeborenen sprach, ging auf die Empfehlungen ihres Arztes ein und ließ die Schwangerschaft noch in diesem späten Stadium (5. SSM) abbrechen. Bei der Obduktion stellte sich dann aber heraus, daß dem Kind nichts fehlte und dieses vollständig gesund war!

Ich könnte noch weitere Fälle anführen; doch dies soll genügen, um einen kleinen Eindruck darüber zu gewinnen, wie aussagekräftig derartig moderne Diagnoseverfahren sind, was alles in die Bilder hineininterpretiert wird und wie traurig die Resultate sein können. *Ultraschall trägt, jedenfalls in meinen Augen, neben seiner gesundheitlichen Schädlichkeit zu einer totalen Verunsicherung bei. Die graphische Auflösung der Geräte ist viel zu gering, als daß man treffsicher Diagnosen stellen könnte.* Fehldeutungen sind deshalb an der Tagesordnung. Dies wird nicht zuletzt auch schon daran ersichtlich, daß die vorzeitige Bestimmung des Geschlechtes häufig völlig daneben ist. Darüber hinaus werden vorzeitige Wehen immer häufiger provoziert, und auch Frühgeburten mehren sich, was nicht selten mit der übermäßigen Beschallung zu tun hat. Viele Mütter berichten auch von deutlich zunehmenden Kindsbewegungen nach den ersten Ultraschalluntersuchungen.

Auch die Messung der fetalen Herztöne (CTG – Cardiotokogramm) arbeit in ähnlicher Weise (Ultraschallwellen) und kann dazu beitragen, Unruhe zu stiften und den Fetus zu verunsichern. Von vielen Müttern wird immer wieder berichtet, daß das Kind unruhig wird und ganz gezielt nach dem Meßwertaufnehmer stoße, der sich über seinem Herzchen auf der mütterlichen Bauchdecke befindet, so daß sie des öfteren eine Korrektur der Position des Aufnehmers vornehmen mußte.

5.1.1.2 Amniozentese

Die Amniozentese (Fruchtwasseruntersuchung) erfolgt durch Punktion der Amnionhöhle (Fruchtwasserblase, die Umhüllung des ungeborenen Kindes) unter Ultraschallkontrolle, gewöhnlich durch die Bauchdecken hindurch oder aber durch das hintere Scheidengewölbe bzw. mittels Amnioskop vom

Gebärmutterhalskanal aus. Hauptanwendungsgebiet ist die Gewinnung von Fruchtwasser und kindlicher Zellen zur frühzeitigen Pränataldiagnostik genetischer Defekte (Chromosomen-Aberrationen), was heutzutage bei „älteren" Gebärenden empfohlen wird. Die Gefahren dieser Fruchtwasseruntersuchung bestehen – rein „wissenschaftlich" betrachtet – im wesentlichen in der Verletzung des Fetus, der Nabelschnurgefäße und der Plazenta. Über andere Zusammenhänge macht man sich ansonsten kaum Gedanken. Allerdings hat schon der Entwickler der Fruchtwasserpunktion, Dr. Steward Orkin, selbst beobachtet, daß dieser Test in nicht wenigen Fällen zum Abort führt!

Anamneseberichten zufolge bekommen die Feten diesen Eingriff in die Integrität und Unversehrtheit ihres Lebensraumes sehr wohl *bewußt* mit. So wurde mir mehrfach berichtet, daß die noch ungeborenen Kinder beim Eindringen der Kanüle dieser eine Hand abwehrend entgegengestreckt haben und in die der Punktionslokalisation diametral gegenüberliegenden Ecke des Uterus ausgewichen sind. Dieses Phänomen wird recht häufig beobachtet, jedoch von der Ärzteschaft völlig verkannt, fehlinterpretiert oder überhaupt nicht zur Kenntnis genommen! Der Kommentar eines Schweizer Gynäkologen während der Durchführung einer Amniozentese bei einer in der 16. Schwangerschaftswoche befindlichen Patientin von mir spricht Bände: „Dieser Lauszapfen hält die Hand um die Hohlnadel!" Es war jedoch eher umgekehrt: Der Gynäkologe hat wohl die kleine Hand des verängstigten Feten mit seiner Kanüle verletzt und sah sich nun genötigt, eine zweite Fruchtwasserpunktion durchführen zu müssen. – Ein anderes Beispiel: Ein junger Arzt führte in der Anamnese seiner kleinen, psychomotorisch behinderten Tochter aus, er habe via Monitor (Ultraschall) miterlebt, wie man sie bei der Amniozentese an einem Ärmchen getroffen habe und tat dies gleichermaßen als Bagatellverletzung ab. Aber ist es dies wirklich? Dürfen wir so locker mit diesem Piks umgehen? – Für einen Erwachsenen vielleicht schon. Der Fetus jedoch kennt nur seine paradiesische Geborgenheit, ohne Verletzungen von außen, welche es – unter normalen (biologischen) Umständen – schlichtweg nicht gibt! Für ihn muß so ein Eingriff fatal sein und nicht zuletzt mit viel Panik einhergehen. Panik, welche in ähnlichen Situationen u. U. ein ganzes Leben lang bestehen bleibt (und auch körperliche Symptome im Gefolge haben kann, wir z. B. epileptische Krampfanfälle, Schiefhaltungen etc. pp.) oder welche auch „nur" die akute Ursache für die Auslösung vorzeitiger Wehen ist, was nicht selten zum sofortigen Abort führen kann!

Genau dies bestätigen auch die Erfahrungen des weltweit bekannten Dr. Tomatis. Aus seiner Klinik wird beispielsweise von einem sechzehn Monate alten Jungen berichtet, der mit einem Kopfspasmus zur Welt kam, welcher seinen Kopf auf die linke Schulter herabgedrückt hielt und diese in ihrer Beweglichkeit so stark einschränkte, daß er kaum krabbeln konnte. Darüber hinaus schreckte der Bub bei jeder Körperberührung mit seiner Mutter zurück, was dieser unerklärlich erschien und worüber sie recht aufgebracht war. Die eingehende Schwangerschaftsanamnese brachte jedoch Licht in dieses Verhalten und das körperliche Handicap. Sie ergab, daß die Mutter damals im achten Schwangerschaftsmonat eine Amniozentese vornehmen ließ. Während dieser Untersuchung hatte die Nadel das Baby unglücklicherweise links am Hals getroffen, woraufhin es offenbar zum Schutz dieses Körperteils eine Schonhaltung eingenommen hatte (welche bis dato bestand), und seiner Mutter gegenüber ein starkes Mißtrauen entwickelt.

Schwerwiegende Schäden sind demnach nicht auszuschließen. Das zeigen auch die vielen homöopathischen Anamnesen von behinderten Kindern, denn bei jenen wurde vielfach eine Amniozentese vorgenommen, da deren Mütter während der Schwangerschaft ausgeprägte Ängste vor möglicher Behinderung oder anderen gravierenden Störungen hatten. Man wollte deshalb „ganz sicher gehen" und eine solche möglichst frühzeitig ausschließen, aber genau das Gegenteil kann das Resultat sein.

Das homöopathische chronische Arzneimittel Silicea ist eines der Hauptmittel bei Mangelgeburten, Störungen in der Aufrichtungsentwicklung, allgemeiner Entwicklungsverzögerung und Behinderungen, und Silecea hat in seinem Arzneimittelbild auch die sog. Spritzenangst bzw. Angst vor Nadeln. Sollte hier in manchen Fällen ein kausaler Zusammenhang bestehen?

Die Zielgruppe der Amniozentese besteht im wesentlichen in der Spätgravidität. Werdende Mütter ab Mitte Dreißig sind angeblich sehr gefährdet. Man spricht sogleich von Risikoschwangerschaft und behandelt sie wie Kranke, indem man sie zur häufigen Kontrolle in die Praxis einbestellt. Doch sollte Mutter Natur dermaßen eklatante Fehler gemacht haben? Ist es denn nicht so, daß jede Frau, solange sie menstuiert ist, von der Biologie her gesehen, schwanger werden darf und auch gesunde Kinder gebären können sollte? Oder warum ist sie noch so viele Jahre menstruiert; was sollte dies sonst für einen Sinn haben?

Daß heutzutage bei Schwangeren häufiger Probleme auftreten, liegt nicht primär am Alter, sondern an den *zugrundeliegenden Miasmen* (Hormonlage, Pilzinfektionen, Fluor vaginalis [Ausfluß], Chlamydien, Mykoplasmen, Trichomonaden, Condylome, Eileiterverklebungen, unregelmäßige und/oder schmerzhafte Menstruation, PMS [prämenstruelles Syndrom], Migräne etc. pp. – siehe hauptsächlich *sykotische Belastung!*). Dies bedeutet wiederum, daß man *sehr gut mittels Homöopathie korrigierend eingreifen* kann, und zwar *schon vor der Schwangerschaft,* so daß alles *ohne Risiken und Komplikationen* abläuft, oder aber auch *während der Schwangerschaft* in Form einer *Schwangerschaftsbegleitung,* indem man auf die auftretenden Beschwerden akut – und parallel dazu chronisch antimiasmatisch im Hintergrund – angemessen reagiert. *Auf diese Weise dürfte das Alter für eine Schwangerschaft eine kaum nennenswerte Rolle spielen.*

Häufig wird die Amniozentese heutzutage auch dazu mißbraucht, lediglich das Geschlecht des Kindes zu bestimmen. Angesichts der enormen Risiken bei diesem Eingriff ist mir dies schlichtweg unbegreiflich. Aufgrund von vielen homöopathischen Anamnesegesprächen ergibt sich für mich das Bild, daß die Amniozentese extrem gefährlich ist und Behinderungen und andere schwerwiegende Störungen geradezu *provoziert,* welche man eigentlich gezielt hatte vermeiden wollen.

5.1.1.3 Chorionbiopsie

Bei der Chorionbiopsie verhält es sich ähnlich wie bei der Amniozentese. Die Aufgabe besteht darin, Trophoblastzellen aus dem Chorion frondosum der Plazenta (Biopsie mit Probeentnahme von Plazentagewebe) für genetische Zwecke mittels eines speziellen Katheters unter Ultraschallkontrolle oder endoskopisch unter Sicht zu gewinnen. Dies kann schon in der 7.–12. Schwangerschaftswoche erfolgen und damit wesentlich früher als bei der vergleichbaren Fruchtwasserdiagnostik. Die gewonnen Zellen werden biochemisch und gentechnologisch untersucht mit dem Ziel der pränatalen Diagnostik chromosomaler und anderer Anomalien. Die Auswertung ist – im Gegensatz zur notwendigen Zellkultur bei der Amniozentese – sofort möglich.

Es liegt auf der Hand, daß bei einem so frühzeitigen, grobmanipulativen chirugischen Eingriff in das hochempfindliche System Gebärmutter, Embryo, Fruchtblase und Plazenta schwerwiegende Störungen mit irreparablen Schäden – geistig und/oder organisch – resultieren können.

Die Schwangerschaft als uraltes „symbiotisches System" kann also im Falle einer gewaltsamen Störung von außen, wie der einer groben Manipulation in Form von Amniozentese oder Chorionbiopsie, bei beiden „Partnern" – Mutter und Kind, letzteres ist ja von Anfang an ein beseeltes Wesen! – biologische Konflikte im Sinne der Neuen Medizin auslösen und schwerwiegende Folgen haben, von leichten Behinderungen angefangen über schwerere bis hin zu Abort oder Frühgeburt.

5.1.1.4 Impfungen während der Schwangerschaft

Das Thema der Impfungen ist ein sehr komplexes. Um es wirklich von

Grund auf zu verstehen, bedarf es einiger Voraussetzungen, die wir an dieser Stelle nicht ausführlich besprechen und entwickeln können, da es den Rahmen dieses Werkes sprengen würde und das Wesentliche schon anderswo gut verständlich und für den Laien nachvollziehbar niedergelegt ist. Dem interessierten Leser sei mein Buch *„Sind Impfungen sinnvoll? – Ein Ratgeber aus der homöopathischen Praxis"* wärmstens empfohlen, um einen systematischen Einblick in die Gesamtzusammenhänge dieser wichtigen Thematik zu bekommen. Dies sollte – bitte sehr – schon vor dem Ende einer Schwangerschaft erfolgen, da hierdurch die Gefahr minimiert wird, aufgrund von Unkenntnis im Krankenhaus oder beim Kinderarzt überrumpelt zu werden. Darüber hinaus werden wir uns in Kapitel 6 noch einmal mit dieser Thematik auseinandersetzen und auch einige nützliche Erweiterungen für Therapeuten skizzieren.

Bei Impfungen während der Schwangerschaft geht es meist um die Röteln oder um Krankheiten in den Tropen, wenn nämlich die Hochzeitsreise in derartige Gefilde angetreten wird und die Braut bereits schwanger ist. Es kommen aber auch zunehmend andere Impfungen vor, wie zum Beispiel gegen Hepatitis. Dabei wird stillschweigend vorausgesetzt, daß eine Impfung wirken und damit auch einen spezifischen Schutz verleihen kann und daß es kaum bzw. nur äußerst selten zu Nebenwirkungen, Impfreaktionen oder sogar Schäden kommen kann.

Und genau dies ist verkehrt! Das soll an dieser Stelle nochmals deutlich gesagt werden. *Impfungen können nicht in dem Sinne wirken, wie dies propagiert wird, und Impfungen können damit auch nicht schützen!* Darüber hinaus sind *Impfungen sehr gefährlich* und *bringen das Immunsystem auf unnatürliche Weise nachhaltig durcheinander,* so daß sie immer negativ wirksam sind. Ja, sie sind, streng genommen, *immer hirnaktiv* und *schädigen das Gehirn* – ganz besonders bei kleinen Kindern, da bei ihnen die Hirnreifung bis zum vollendeten dritten Lebenjahr noch nicht abgeschlossen ist.

Die Hauptargumente, warum Impfungen nicht funktionieren können, liegen in den *Naturgesetzmäßigkeiten*, die wir schon weiter oben eingehend besprochen haben und die in dem Impfbuch systematisch bzgl. dieser Thematik erläutert werden. Es sind dies vor allem:
- die Zweiphasigkeit der Erkrankungen
- das ontogenetisch bedingte System der Mikroben
- und die miasmatischen Zusammenhänge der chronischen Erkrankungen.

Damit wird klar, daß der schulmedizinische Ansatz hinsichtlich Immunität und damit hinsichtlich der Impfungen deutlich daneben liegt, denn er beinhaltet nur den materialistischen Aspekt, nämlich das Thema der Mikroben und der Antikörper (Antigen-Antikörper-Theorie, welche für sich genommen schon in den eigenen Reihen hinter den Kulissen recht umstritten ist), und berücksichtigt in keiner Weise energetische Zusammenhänge, geschweige denn hirnorganische Aspekte und Reaktionen.

Wenn diese Zusammenhänge also eindeutig sind (und davon müssen wir hier ausgehen), dann macht es keinen Sinn, sich während der Schwangerschaft impfen zu lassen. Im Gegenteil, es besteht die große Gefahr, das noch ungeborene Kind nachhaltig zu schädigen. Dies bezieht sich nicht nur auf die Krankheit, gegen die geimpft wird, sondern – und wer sich mit der Impfthematik eingehend beschäftigt hat, der weiß dies – auch auf Reife und Entwicklung des Fetus, so daß keinerlei gezielte Voraussage gemacht werden kann. Jeder ist ein Individuum ohnegleichen im gesamten Kosmos! Und jeder hat seine eigenen blutsverwandtschaftlich bedingten Miasmen, die selbstverständlich schon im Mutterleib wirken können. Und genau diese Miasmen werden ja durch die Impfungen verstärkt und/oder auch gesetzt. Und genau deshalb lassen sich keine spezifischen Voraussagen für den einzelnen machen, wie und in welchem Maße mit einer Schädigung zu rechnen ist. Beispielsweise kann es auch zum Abort kommen oder zu extremen Frühgeburten mit allem, was an „Unannehmlichkeiten" im Gefolge davon verbunden ist, u. U. sogar ein Leben lang.* Mir ist ein Fall bekannt, bei dem die werdende Mutter ziemlich unmittelbar nach erfolgter Rötelnimpfung, kurz vor ihrer eigenen Hochzeit, verstorben ist – und kein Mensch hat dies mit der Impfung in Zusammenhang gebracht (oder vielleicht besser gesagt, in Zusammenhang bringen wollen).

Die amerikanische Virologin Dorothy Hartmann, die als Spezialistin für Probleme der Röteln und Rötelnimpfung gilt, fand bei echten Röteln eine Zweiterkrankungsrate von nur etwa 3 %. Bei Geimpften stieg diese jedoch auf circa 80 % an! *Mehr als die Hälfte der geimpften Kinder erkrankte also trotz Impfung!* Somit schließt die Rötelnimpfung die Gefahr einer erneuten Rötelninfektion während der Schwangerschaft keineswegs aus und damit auch nicht die Gefahr einer rötelnbedingten Schädigung des Ungeborenen (Rötelnembryopathie). Frau Hartmanns Rat „Möglichst vielen jungen Mädchen sollte weiterhin die Möglichkeit belassen werden, schon als Kind die echten Röteln mitzumachen", spricht für sich. Darüber hinaus ist auch schlußzufolgern, daß *die Rötelnimpfung während der Schwangerschaft das Szenario einer Rötelnembryopathie geradezu provoziert!*

Außerdem, wenn wir bei dem materialistischen Ansatz der Schulmedizin bleiben, muß festgestellt werden, daß die Impfviren das Immunsystem nicht

---

* siehe hierzu auch Kapitel 7. *Entwicklungsgestörte und behinderte Kinder.*

in dem gleichen Maße „aktivieren" können wie die natürlichen „Wildviren". Das zeigt sich zum Beispiel auch daran, daß die Antikörperkonzentration nach einer Impfung geringer ist als die nach natürlichen Erkrankungen. Und ich habe in Anamnesen sogar häufig erlebt, daß junge Frauen mehrfach ohne Erfolg geimpft wurden, daß es also zu gar keiner Antikörperbildung gekommen ist! *So sind also Säuglinge geimpfter Mütter schlechter „geschützt"* (gemäß herkömmlicher Nomenklatur)! Weiterhin zeigen Tabellen der Seuchenverläufe, daß Geimpfte häufiger und schwerer erkranken als Nicht-Geimpfte.

Auch die sog. Titerbestimmung (z. B. Rötelntiter) ist sehr fragwürdig und überhaupt nicht wirklich aussagekräftig. Neuere Forschungsergebnisse verweisen nämlich die Antikörper ganz klar in den Hintergrund! Demzufolge sind die *Antikörper nur eine Begleiterscheinung einer extrem komplexen immunologischen Reaktion* und bestenfalls *als letztes Glied einer langen Reihe von Abwehrmechanismen anzusehen* und werden *im gesunden Zustand selten* hervorgerufen. So gab es von jeher Menschen mit natürlicher Immunität, die aber keine positiven Antikörpertiter aufweisen. Dies gilt auch für sehr virulente Krankheiten (z. B. Cholera*), die sogar zum Tode führen können. Das Widersprüchliche bezüglich der Antikörpertiter gipfelt in der Tatsache, daß Menschen mit sehr wenig oder fehlenden Antikörpern durchaus äußerst virulenten Krankheiten widerstehen, wohingegen andere, die erkrankt sind, hohe Antikörpertiter aufweisen! Oder – bei Kranken bzw. bei durch die Epidemie Verstorbenen konnte kein einziger Erreger definitiv isoliert werden! Hingegen bestätigte sich wiederholt, daß viele Gesunde in dem jeweilig betroffenen Gebiet sog. Bazillenträger waren; Leute also, von denen man erwartet hätte, daß sie zumindest in irgendeiner Form reagierten und erkrankten. So kommen beispielsweise auch „während infektiöser Epidemien auf einen Kranken mit Kinderlähmung oder Ruhr 1000 bis 10 000 nichterkrankte Träger der entsprechenden Viren oder Bakterien", so Dr. Peter Smrz.

---

* Ein sehr früher Zweifler der heutzutage etablierten Antigen-Antikörper-Theorie war schon damals der berühmte Hygieneprofessor Max Josef von Pettenkofer aus München, der durch Einführung sanitärer Maßnahmen (Schwemmkanalisation) und hygienisch einwandfreier Trinkwasserversorgung München zur gesündesten Stadt Europas machte. Sein bekannter „Cholera-Vibrionen-Selbstversuch", live vor den Augen seines international anerkannten Kollegen Robert Koch, des Entdeckers der Cholera-Bakterien, spricht Bände: „,Was zählt, das ist der Organismus! Wenn Ihre Theorie stimmte (zu Koch gewandt), wäre ich in 24 Stunden ein toter Mann.' Er entriß Koch eine Retorte mit einer Reinkultur von Cholerabazillen, die genügt hätten, ein Regiment zu infizieren, und schluckte vor den Augen seiner entsetzten Kollegen den ganzen Inhalt. – Aber nur Koch fühlte sich elend."

Durch Impfungen während der Schwangerschaft wird schon der Fetus mit den Auswüchsen artfremdem Eiweißes konfrontiert und belastet. Wenn man sich vor Augen führt, woraus sich so ein Impfstoff zusammensetzt, kann einem ganz schlecht werden. Neben den eigentlichen „Impfstofferregern" (Viren, Bakterien, Toxine) gibt es noch eine ganze Reihe von *Zusatzstoffen*, die bekanntermaßen gefährlich sind und etliche Nebenwirkungen* haben (z. B. *Antibiotika*, um etwaig auftretende Immun- oder Überreaktionen präventiv zu dämpfen). Darüber hinaus enthalten Impfstoffe auch sog. *Stabilisatoren, Neutralisatoren, Träger- und Konservierungsstoffe*, welche wir niemals freiwillig über unsere Nahrungsmittel in unseren Körper aufnehmen würden. Zu diesen Stoffen zählen unter anderem *Formaldehyd, Quecksilber, Azeton, Aluminiumphosphat* und *Phenol*. Doch dessen nicht genug! Aufgrund der Züchtungsmedien (lebende Tiere, Hirngewebe von Kaninchen, Nierengewebe von Hunden, Meerschweinchen, Kaninchen und Affen, Eiweiß von Hühner- oder Enteneiern, Hühner-Embryos, Kälberserum, Blut vom Pferd oder Schwein etc.) können Impfstoffe auch durch *artfremde Viren* kontaminiert sein, welche bei ihrem Wirt völlig harmlos sind, jedoch bei der Überquerung der Artenschranke, d. h. wenn sie in andere Lebewesen gelangen, besonders gefährlich werden. Und diese „Impfcocktails" gelangen meist *direkt in den Blutkreislauf* des Organismus, was *widernatürlich* ist! Unter Umgehung sämtlicher physikalischer Abwehrbarrieren – wie z. B. Haut, Schleimhäute, Mandeln, Magen/Darmtrakt, Leber – werden die *artfremden Eiweiße* direkt in den Muskel (und damit ins Blut) injiziert! „Natürlicher" wäre es, einen solchen Cocktail zu trinken; aber auf eine derartige Idee würde kein normal denkender Mensch kommen; ihn würde es – schon beim Gedanken daran – regelrecht schütteln.

Wenn man dies alles auf die Schwangerschaft bezieht, so kann einem „ganz anders" werden. *Schon von der Idee her können Impfungen nicht funktionieren und verbieten sich deshalb grundsätzlich; sie richten nur Schaden an, und das ganz besonders vor oder gar während einer bestehenden Schwangerschaft. Sie beschleunigen* und *verstärken die miasmatischen Anlagen* und *tragen zur Miasmenkomplexität bei* und damit zu

---

* *Echte Nebenwirkungen gibt es nicht!* Es gibt nur *Wirkungen eines Stoffes* oder einer Kombination von Stoffen (Medikament). – Dies sollte eigentlich spätestens seit den homöopathischen Arzneimittelprüfungen am Gesunden bekannt sein! – In der Schulmedizin wird alles, was unerwünscht ist und nicht ins Konzept paßt, als sog. Nebenwirkung deklariert und damit bagatellisiert. Jedoch – jeder Stoff hat seine nur ihm eigenen (typischen) Wirkungen; eine Vielzahl von Wirkungen! Davon sind manche sehr dominant; andere dagegen fallen zunächst weniger intensiv auf oder erst im Laufe der Zeit, sind aber dennoch vorhanden.

schweren destruktiven Krankheiten bis hin zu Behinderungen bzw. sind oft deren Auslöser. Leider scheint es neuerdings auch die Tendenz zu geben, Schwangere „durchzuimpfen", wie ich von einigen Patientinnen erfahren habe. Wer da nicht vorab gut informiert ist, kann dann u. U. „schlimme Wunder erleben". Aber vielleicht handelt es sich ja auch nur um einige wenige „übereifrige" Impfärzte.

5.1.1.5 Sonstige Arzneiroutine bei Schwangeren

Neben den vielen Ultraschalluntersuchungen gibt es eine regelrechte Arzneiroutine bei Schwangeren. Dies erstreckt sich meist von Jod über Eisen, Zink bis hin zu Magnesium. Darüber hinaus werden auch aufwendige Bluttests gemacht, um diverse Parameter zu kontrollieren und festzustellen (z. B. hinsichtlich Toxoplasmose, Syphilis, Aids etc.). Wie umfangreich derartige Tests durchgeführt werden, liegt in den wenigsten Fällen an den medizinischen Notwendigkeiten, sondern daran, wie die Patientin versichert ist (dies ist jedenfalls das, was mir viele Mütter berichtet haben).

Weiterhin werden Schwangere nicht selten mit Hormonen „gefüttert", weil irgendwelche Werte „nicht ganz der Norm entsprechen" oder weil ein drohender Abort bevorstehen könnte, ohne darüber nachzudenken, ob Mutter Natur nicht schon zu dieser Zeit erkennt, daß das Kind nicht richtig lebensfähig sein wird und es sich somit um eine natürliche Regulation handelt. Normalerweise findet eine Fehlgeburt nur dann statt, wenn das Kind genetisch mißgebildet ist oder wenn Abtreibungsversuche unternommen wurden. Die Erfahrungen aus meiner Praxis heraus – und ich habe auch viele Risikoschwangerschaften homöopathisch begleitet und direkte Vergleiche zu späteren, völlig unauffälligen Schwangerschaften mit homöopathischer Vorbehandlung – gehen dahin, daß es bei einem derartigen Procedere sehr leicht zu Frühgeburten, Behinderungen und/oder anderweitigen Störungen kommen kann.

Auch mit Vaginalzäpfchen gegen genitale Pilzinfektionen ist man nicht sparsam. „Das gehört da nicht hin und darf nicht sein" ist die landläufige Meinung. Nur – daß man mittels derartiger Medikation beispielsweise einen Ausfluß unterdrücken kann und deren Folgen in keiner Weise überblickt, ist kaum jemandem klar. Handelt es sich doch im Falle von Ausfluß oder Pilzinfektionen meist um deutliche Anzeichen einer miasmatischen Disposition, der Sykosis, welche ganzheitlich zu behandeln ist. Diese läßt sich nicht unterdrücken, zumindest nicht ohne (chronische) Folgen.

Schwangere, Säuglinge und Kinder weisen die höchste Empfindlichkeit für Arzneiwirkungen auf. Deshalb sollte bei dieser Zielgruppe grundsätzlich eher Arzneiverzicht angestrebt werden. Dr. Friedrich Graf nimmt zu Recht mit seinem Heftchen „Kritik der Arzneiroutine bei Schwangeren und Kindern – Jod, Eisen, Magnesium, Vitamin K, Vitamin D, Fluor aus ganzheitlicher homöopathischer Sicht" zu dieser Thematik kritisch Stellung, was hier im einzelnen nicht wiederholt werden soll (als Lektüre für Schwangere sehr zu empfehlen).

5.1.1.6 Empfindlichkeit für Arzneiwirkungen von Mutter und Fetus

Wie empfindlich das System Mutter/Kind ist, soll an einem plastischen Beispiel verdeutlicht werden, denn „Ein Bild sagt mehr als 1000 Worte". (Archimedes). Zu diesem Zweck rufen wir uns noch einmal den „vorweihnachtlichen Fall" aus Kapitel 2.4.5.1 ins Gedächtnis zurück, bei dem die hochschwangere junge Frau nach dem Genuß eines Holunderpunsches am nächsten Morgen mit Kopfschmerzen, Halsverschleimung, Husten und einem Katergefühl reagierte und ihr noch ungeborenes Kind im Mutterleib mit fetaler Tachycardie (hochfrequente Herztöne), worauf die Ärzte die Vision eines Herzfehlers heraufbeschworen und einen sofortigen Kaiserschnitt in Aussicht stellten.

Dieses Beispiel zeigt unmißverständlich, *wie subtil und empfindlich der menschliche Organismus auf Arzneiwirkungen reagiert.* Und dazu haben wir hiermit auch den *direkten Beweis, daß der Fetus deutlich mitempfindet und mitreagiert!* Dies war sogar mit den heutigen wissenschaftlich anerkannten Methoden meßbar (moderne graphische Darstellung der fetalen Herztöne mittels CTG); es läßt sich also nicht wegdiskutieren! Wenn nun ein „harmloser" Holunderpunsch derartige Wirkungen verursachen kann, wie muß dies dann erst bei Antibiotikumgaben, Antimykotika (Pilzmittel), Hormonen, wehenhemmenden Mitteln und dergl. sein? Erinnert sei in diesem Zusammenhang auch an die teratogenen Folgen von Contergan, eines angeblich harmlosen Schlafmittels, welches auch für die Schwangerschaft geeignet gewesen sei. Es ist doch nur eine Behauptung der orthodoxen Medizin, daß bestimmte Arzneimittel plazentagängig sind und andere nicht. Wie will man denn den echten Beweis antreten, daß manche Mittel den Fetus erreichen, während andere „völlig harmlos" sind und deswegen während der Schwangerschaft unbedenklich konsumiert werden dürfen? *Die wirkliche Wirkungsweise von Arzneimitteln ist energetischer Natur – das ist spätestens seit den Arzneimittelprüfungen von Hahnemann bekannt – und damit erreichen diese auch den Fetus!* Und zwar immer! Die Plazentagängigkeit der Schulmediziner kann demnach nur die materielle Vergiftung der heroischen Medikamente betreffen. *Jede Arzneieinnahme wirkt also stets auf das „Ganze" ein und nicht allein auf den gewünschten Ort.*

5.1.2 Komplikationen während der Schwangerschaft

Komplikationen während der Schwangerschaft sind stets Ausdruck schwerer miasmatischer Belastungen und keinesfalls Zufälle. „Während der Schwangerschaft spricht das Miasma sehr deutlich", das wissen alle Homöopathen, denn die Schwangerschaft gehört zu den natürlichen Verschlimmerungszeiten* der chronischen Miasmen. Es gibt keinen Zufall! *Hinter jedem Ereignis steht ein Gesetz.* Nicht immer können wir dieses Gesetz auf Anhieb erkennen; doch dies berechtigt uns nicht, seine Existenz zu leugnen. Auch für den Zeitraum der Schwangerschaft gibt es nur die (bereits eingehend diskutierten) Naturgesetzmäßigkeiten und damit eine innere Logik zu jedem einzelnen Fall! Demnach passiert nichts „auf der grünen Wiese" oder bricht völlig unerwartet über einen herein. *Gesunde Menschen werden auch gesunde und damit komplikationslose Schwangerschaften haben und gesunde Kinder zur Welt bringen.* Doch wer kann sich heutzutage so glücklich schätzen und ist wirklich noch *gesund im Sinne von „frei von Miasmen"?*

Übelkeit und Erbrechen während der Schwangerschaft, und wenn es auch „nur" für die ersten drei Monate ist, sind – streng genommen – schon Komplikationen und sollten nicht vorkommen. Daß dies so selbstbewußt gesagt werden kann, liegt daran, daß homöopathisch gut vorbehandelte Frauen diese Phänomene nicht kennen und homöopathisch begleitete Schwangerschaften i.d.R. sehr zufriedenstellend verlaufen. Andere Phänomene, die immer wieder als „normal" klassifiziert werden, weil sie eben so häufig vorkommen, sind Anämie, Fluor vaginalis (Ausfluß), Pilzinfektionen, Herpes genitalis, Ödeme bzw. Wassereinlagerungen und nächtliche Wadenkrämpfe. Darüber hinaus zählen auch viele andere behandlungsbedürftige Erkrankungen während der Schwangerschaft dazu. Allerdings rechnet man beispielsweise Nebenhöhlenentzündungen und Blasen- oder Nierenbeckenentzündungen zu den ernster zu nehmenden Erkrankungen, welche bei Verschleppung leicht zu wirklichen gravidätären Komplikationen führen können. Bei allen hat die Schulmedizin ein breit gefächertes Arsenal an Medikamenten zu bieten, welches auch meist zur Anwendung kommt, ohne intensiver darüber nachzudenken, ob diese dem Fetus nicht in irgendeiner Weise schaden könnten.

Zu den in der Gynäkologie richtig anerkannten Komplikationen zählen erst Blutungen und/oder vorzeitige Wehen und damit die Gefahr einer drohenden Frühgeburt (je nach Intensität wird meist ein wehenhemmendes Mittel wie Partusisten verabreicht, Bettruhe verordnet und/oder eine Cerc-

---

* siehe Kapitel 2.2.5 *Verschlimmerungszeiten der Miasmen*

lage* gelegt und bei weiterhin bestehender Gefahr einer Frühgeburt eine sog. Frühreifungsspritze für das noch Ungeborene zur Ausreifung der Lungen verabreicht), zu viel oder zu wenig Fruchtwasser, Lageanomalien wie z. B. Steißlagen**, zu tief liegende Plazenta wie z. B. PPP (placenta praevia partialis) oder PPT (placenta praevia totalis) mit der Gefahr eines akuten Sauerstoffmangels während der Austreibungsphase, zu kurze Nabelschnur und damit die Gefahr, bei der Geburt den Mutterkuchen durch die Nabelschnur herauszureißen, Nabelschnurstrangulierung***, wiederum mit der großen Gefahr eines akuten Sauerstoffmangels bei der Geburt, Gestosen (sog. Schwangerschaftsvergiftungen wie z. B. EPH-Gestose oder HELLP-Syndrom), Toxoplasmose und ähnliches mehr.

* Cerclage: Kreisnaht; gebraucht für den operativen Verschluß des Zervikalkanals (Gebärmutterhalskanal) in der Schwangerschaft bei Zervixinsuffizienz (klaffender äußerer Muttermund)

** Steißlagen gehören meist zum sykotischen Miasma. – Anbei ein paar Überlegungen hinsichtlich Schwangerschaft und Sport: Übermäßiger Sport impliziert eine allgemeine Tonuserhöhung der Muskulatur. Beim Sport während der Schwangerschaft ist selbstverständlich auch der Uterus mitbetroffen. Das Kind wird gestört und hat, wenn es sich in fortgeschrittenem Stadium bereits „ins Becken gesetzt hat", aufgrund der erhöhten Spannung und der immer enger werdenden Platzverhältnisse kaum noch die Möglichkeit, sich zurückzudrehen. Aus diesem Grund ist von Sport in der Schwangerschaft – ganz besonders bei sykotischen Frauen – abzuraten! Dies gilt cum grano salis auch für übermäßigen Streß und körperliche Belastungen am Arbeitsplatz und/oder zu Hause. – Tip des homöopathischen Kinderarztes Dr. Pfeiffer: Bei bestehender Steißlage nicht mehr arbeiten, staubsaugen etc.; am besten die Beine hochlegen, selten in die Aufrechte gehen und alle Wege hauptsächlich durch Krabbeln erledigen. Die Hüfte darf nicht gestreckt werden, da sonst der Uterustonus erhöht wird.

*** Die extreme Berührungsempfindlichkeit am Hals vieler Patienten mit Panik und/oder akuter Atemnot ist eines der Leitsymptome für das homöopathische, syko-syphilitische Arzneimittel Lachesis. Dieses Mittel ist auch ein Hauptmittel bei der Behandlung von entwicklungsgestörten und/oder behinderten Kindern und scheint einen starken Bezug zu den Folgen von Nabelschnurstrangulierungen zu haben, was man bei Anamnesen von Kindern, aber auch Erwachsenen immer wieder feststellen kann. Bei den scheinbar ohne erkennbare Zusammenhänge ausgelösten Panikattacken (z. B. Unverträglichkeit von Lätzchen oder Waschen am Hals bei kleinen Kindern, Unverträglichkeit von Rollkragen, engen Kettchen, Berührung am Hals bei den Erwachsenen) handelt es sich wohl eher um konkrete Ur- und Todesängste, welche durch die umliegende Nabelschnur während der Austreibungsphase ex utero erfahren wurden (vergl. auch die Parallele zu Silicea und der Amniozentese). – Nützlicher Tip zur Vermeidung von Nabelschnurstrangulierungen: Die Ellenbogen niemals über Augenhöhe nehmen (z. B. nicht strecken; lieber einen Hocker nehmen, wenn etwas aus oberem Schrank zu holen ist)! (Quelle: ein afrikanisches Naturvolk, Hinweis einer südwestafrikanischen Patientin)

Wie bereits diskutiert, können auch die heutzutage üblichen Untersuchungsmethoden bei Schwangeren Komplikationen auslösen. Ganz besonders gefährlich sind die besprochene Amniozentese, die Chorionbiopsie und der Ultraschall – besonders der Vaginalultraschall. Aber auch die gewöhnlichen digitalen Untersuchungen sind – streng genommen – gegen die Natur, da am Muttermund einer Schwangeren nicht manuell manipuliert werden sollte. Jedenfalls habe ich durch die Vielzahl von Schwangerschaftsanamnesen die Gewißheit gewonnen, daß hierdurch auch Blutungen, Ängste und andere Verletzungen ausgelöst wurden bis hin zu schweren Pilzinfektionen, welche es zuvor während der gesamten Schwangerschaft nicht gegeben hatte. Einige werdende Mütter lehnen derartige Untersuchungsmethoden aus eigener Überzeugung bereits ab und haben damit sehr gute Erfahrungen gemacht.

5.1.3 Homöopathische Schwangerschaftsbegleitung

Unter *homöopathischer Schwangerschaftsbegleitung* ist eine *chronische Behandlung der werdenden Mutter* zu verstehen, um die Zeit der Schwangerschaft so angenehm wie möglich zu gestalten, so – wie es eigentlich von der Natur aus vorgesehen ist, und um die miasmatischen Belastungen weitgehend abzutragen, damit das werdende Kind einen besseren Start ins Leben erhält. Darüber hinaus werden aber auch alle vorkommenden Unregelmäßigkeiten während der Schwangerschaft akut behandelt und damit ohne Nebenwirkungen und ohne Gefahren für den Fetus.

Der beste Einstieg für eine homöopathische Behandlung aus Sicht eines Kindes liegt weit vor der geplanten Schwangerschaft, und zwar bei beiden Elternteilen, da hiermit auf beide blutsverwandtschaftliche Richtungen Einfluß genommen werden kann. Kommt man erst zu Beginn einer Schwangerschaft zur Homöopathie, so läßt sich die väterliche Richtung nicht mehr berücksichtigen.

Mit einer solchen Vorgehensweise lassen sich Schwangerschaftskomplikationen minimieren bzw. gänzlich vermeiden. Dies ist – wie alles in der Homöopathie – eine sehr individuelle Sache und liegt sowohl an der Komplexität und Virulenz der vorhandenen Miasmen als auch am Fortschritt und Erfolg der chronischen Behandlung. So ist es beispielsweise bei bestehender Neigung zu Aborten ratsam, mit Beginn der chronischen Behandlung eine längere „Verschnaufpause" einzulegen, damit der Körper die miasmatischen Verhältnisse bereinigen kann und sich nicht gleich wieder mit einem erneuten Schwangerschaftsversuch belasten muß. Es kann nicht sein, daß, wenn 20 oder 30 Jahre lang alles, was – im Sinne der Gynäkologie und damit der

Miasmen – gewissermaßen pathologisch verlaufen ist, mit Beginn der Homöopathie sofort verschwindet. Die Gefahr, daß das Kind länger behalten wird als bisher, aber zu einem späteren Zeitpunkt doch noch „abgestoßen" wird, weil es eigentlich nicht lebensfähig ist, so daß es möglicherweise zu einer (extremen) Frühgeburt kommt, was meist mit Behinderungen einhergeht, ist viel zu groß. Der Organismus braucht Zeit, um die notwendigen „Reparaturarbeiten" vornehmen und abschließen zu können. Meiner Erfahrung nach sollte frühestens ab circa einem Jahr chronischer und natürlich auch Erfolg versprechender Behandlungszeit mit einer erneuten Schwangerschaft begonnen werden. Vorher sind i. d. R. viel zu viele Komplikationen möglich, welche dann akut recht schwer zu beherrschen sind.

Selbstverständlich kann man auch zu einem späteren Zeitpunkt – während einer bestehenden Schwangerschaft – mit einer homöopathischen Behandlung beginnen oder auch nur auf Akutzustände reagieren. Dies ist jedenfalls immer noch besser als eine übliche schulmedizinische Behandlung mit all ihren Nebenwirkungen. Auf der anderen Seite schränkt man sich jedoch dadurch von vorneherein ein, da mangels Zeit nicht alle Möglichkeiten der Homöopathie voll ausgeschöpft werden können. *Die meisten Probleme während der Schwangerschaft sind eben chronischer Natur und miasmatischen Ursprungs,* so daß reine Akutbehandlungen gewissermaßen vergleichbar sind mit der Behandlung einer akuten Mittelohrentzündung bei bestehender Neigung zu einer Vielzahl jährlicher Rezidive. Um es in einem Satz zu sagen: Reine Akutbehandlungen während der Schwangerschaft (ohne eine begleitende chronische Therapie) sind palliativer Natur, also quasi das Niederhalten von akuten Exacerbationen, und keine ursächliche Behandlung; sie gehen damit am eigentlichen Kern der Dinge vorbei.

Die *homöopathische Schwangerschaftsbegleitung* ist eine genauso *individuelle chronische Behandlung* wie eine herkömmliche antimiasmatische Kur, nur unter dem besonderen Aspekt der Schwangerschaft und bei ausgeprägter miasmatischer Konstellation mit all ihren Risiken. Eine sorgfältige Lebens- und Familienanamnese sind deshalb unabdingbare Voraussetzung für eine erfolgreiche Therapie. Zusätzlich ist auch eine detaillierte Schwangerschaftsanamnese von besonderer Bedeutung, insbesondere bei fortgeschrittener Gravidität.

Doch leider gibt es immer wieder Bestrebungen, die Homöopathie zu vereinfachen und zu nivellieren, und das macht sogar vor der Behandlung von Schwangeren keinen Halt! Eine Ausgeburt besteht in der von einigen Therapeuten propagierten sog. „Eugenischen Kur"*. Bei diesem Vorgehen

* siehe auch Kapitel 2.7 *Moderne, jedoch nicht praktikable Vereinfachungen*

werden nach einem bestimmten Schema alle paar Wochen Einzelgaben Sulfur, Medorrhinum, Syphilinum, Tuberculinum, Psorinum, Carcinosinum und andere antimiasmatische Grundmittel in Hochpotenz (z. B. LM120!) verabreicht, in der Hoffnung, so die Miasmen der Schwangeren sukzessive abzutragen. Also alles andere als ein individuelles antimiasmatisches Vorgehen! – Wo bleibt hier die eingehende individuelle Anamnese, die Hierarchisierung und gezielte Arzneimittelauswahl? – Und dazu wird auch noch der eklatante Fehler gemacht, die Nosoden (Medorrhinum, Syphilinum, Tuberculinum, Psorinum) mit dem entsprechenden Miasma gleichzusetzen und zu meinen, bei einem vorliegenden Miasma heile nur die Nosode. Dies kann nicht funktionieren! Genausowenig wie die Komplexmittelhomöopathie funktioniert oder die propagierten sog. homöopathischen Impfungen. Bei allen dreien handelt es sich um Schubladendenken, dem das Individuelle verlorengegangen ist und welches homöopathisches Gedankengut mit herkömmlichem medizinischem Denken vermengt. Das tut der Homöopathie nicht gut! Nicht wenige Patientinnen haben mir von Unannehmlichkeiten bis hin zu stärkeren Reaktionen während einer solchen Kur berichtet, teilweise sogar so, daß es ihnen dabei überhaupt nicht mehr gut ging und sie sich gezwungen sahen, die Kur kurzerhand abzubrechen.

Um es noch einmal in aller Deutlichkeit zu sagen: *Homöopathie ist Individualtherapie.* Falsch angewandt, kann sie auch schaden! Bewahren Sie sich bitte die Achtung vor dieser sanften, aber sehr tiefgreifenden Heilweise! Und ganz besonders während einer bestehenden Schwangerschaft. Auch eine Schwangerschaftsbetreuung sollte stets individuell zugeschnitten sein.

5.2 Geburt

Nach einer längeren homöopathischen chronischen Behandlung, wenn also die Miasmen nicht mehr so gravierend und zerstörerisch wirken können, verläuft die Geburt in aller Regel zügig und unproblematisch, so daß keine medizinischen Maßnahmen notwendig werden – auch keine homöopathischen.

In den anderen Fällen, wo man hier und da eingreifen muß, setzen Hebammen heutzutage erfreulicherweise vielerorts schon Akuthomöopathie oder Bachblüten zur Unterstützung des Geburtsvorganges mit Erfolg ein. Dies geht sogar soweit, daß einige Hebammen eine gezielte Geburtsvorbereitung mittels homöopathischer Mittel anbieten, so daß die von ihnen begleiteten Geburten sehr zufriedenstellend verlaufen.

Auch Lageanomalien lassen sich homöopathisch korrigieren. So sind in der homöopathischen Materia medica mindestens zwei Arzneimittel (Aconitum, Pulsatilla) bekannt, welche Steiß- oder andere Beckenendlagen zu Normallagen führen können oder auch das Festsitzen des Kindskopfes auf den Beckenknochen der Gebärenden während der Geburt wieder zu lösen vermögen, so daß ein Kaiserschnitt vermieden werden kann. Doch sollte man hier ein wenig Vorsicht walten lassen, da *Lageanomalien miasmatische Symptome* sind und damit nicht primär akut behandelt werden sollten. Sie haben sicherlich ihren Sinn, wenn uns dieser auch nicht in allen Fällen voll bewußt wird.

Zwei kleine Beispiele aus Anamnesen meiner homöopathischen Praxis sollen dies exemplarisch untermauern. In dem einen Fall – das Kind saß regelrecht im Becken der Mutter – war die Nabelschnur so kurz, daß bei einer Drehung und anschließender normaler Geburt mit einem akuten Sauerstoffmangel durch Abriß der Plazenta zu rechnen gewesen wäre. – Der andere Fall ist ähnlich gelagert. Hierbei handelt es sich um einen Geburtsstillstand bei voller Wehentätigkeit, weil sich der Kopf des Kindes nicht absenken wollte und auf dem Knochen des kleinen Beckens der Kreißenden festsaß. Schließlich kam es zu einem erlösenden Kaiserschnitt. Man war nachträglich sehr froh über diese Entscheidung, denn die Nabelschnur war gleich zweimal um den Hals des Kindes gewickelt, so daß bei normaler Geburt die Gefahr einer akuten Strangulierung im Geburtskanal bestanden hätte. – Beide Fälle verdeutlichen, daß Lageanomalien nicht separat für sich gesehen werden dürfen, sondern nur eines unter vielen miasmatischen Symptomen sind. Auch die zu kurze Nabelschnur oder die um den Hals oder Bauch des Kindes gewickelte Nabelschnur sind meist ausgeprägte sykotische Phänomene, die keinesfalls mit Zufall erklärt werden können. Im Gegenteil, man wird immer wieder weitere hochkarätige sykotische Symptome aus den Schwangerschaftsanamnesen herauslesen, so daß sich ein roter Faden und damit eine strenge Logik für jeden einzelnen Fall ergibt.

Abschließend noch einige wissenswerte Angaben zum sog. APGAR-Wert*. Dieser Kontrollwert nach der Geburt sollte im Normalfall eigentlich

---

* APGAR: nach der amerikanischen Ärztin Virginia Apgar (1953) benanntes Akronym für **A**tmung, **P**uls (Herzschlag), **G**rundtonus (Muskeltonus), **A**ussehen (Hautfarbe), **R**efexe (Reaktion auf Nasenkatheter). Ein Punktsystem zur Vitalitätsbeurteilung von Neugeborenen anhand bestimmter Befunde unmittelbar nach der Geburt. Der erste Wert wird 1 Minute nach der Entbindung ermittelt; eine Wiederholung erfolgt nach 5 und 10 Minuten. Ein optimal lebensfrisches Kind erhält 10 Punkte; weniger als 7 Punkte zeigen einen Depressionszustand des Neugeborenen an, welcher häufig mit Behinderungen einhergeht.

immer 10/10/10 betragen. Deutlich tiefere Werte – wie z. B. nach Steckenbleiben im Geburtskanal, meist verbunden mit mehr oder weniger längerem Sauerstoffmangel – weisen häufig auf Auffälligkeiten oder sogar auf später manifest werdende Behinderungen hin. Jedoch kann man in der homöopathischen Praxis immer wieder beobachten, daß auch sehr niedrige APGARs (beispielsweise 2/6/7) bei Säuglingen von miasmatisch wenig belasteten oder homöopathisch gut vorbehandelten Eltern schnell kompensiert werden und in der Folge größere Schäden einfach nicht an der Tagesordnung sind.

Auch Dammschnitte und Folgen von Kaiserschnitten bei der Mutter sowie Folgen durch den Einsatz von Geburtszangen oder Saugglocken beim Säugling lassen sich nachträglich sehr gut homöopathisch behandeln. Besonders sei darauf hingewiesen, daß die Narkosenachwirkung und -belastung stets homöopathisch abgetragen werden sollte; zum einen, damit der Körper der jungen Mutter schnellstmöglich entgiftet wird und damit die für den Säugling so wichtige Vormilch (Kolostrum) genießbar bleibt, und zum anderen, um auch die Narkosewirkungen auf den Säugling, die dieser zweifelsfrei mitbekommen hat, zu eliminieren. Selbstverständlich wird hierbei nur die Mutter direkt behandelt; das Kleine erhält die notwendige Information automatisch über die Muttermilch.

Dieser kurze Ausschnitt soll genügen, um einen kleinen Einblick darüber zu bekommen, was mit Hilfe der Homöopathie während der Geburt und kurz danach alles möglich ist. Wie gesagt, das Zentrale ist und bleibt stets der chronische miasmatische Hintergrund. Wurde dieser zuvor durch eine gezielte antimiasmatische Behandlung minimiert oder gar gelöscht, so „löst sich alles in Wohlgefallen auf".

Im folgenden noch ein paar aufschlußreiche Gedanken der jungen Münchener Ärztin Dr. Almut Paluka, die gewissermaßen Pionierin einer neuen, ganzheitlich vernetzten Gynäkologie ist, zu den heutigen Gepflogenheiten bei der Geburt: „Gebären prägt. Wenn ich ein Kind aus eigener Kraft geboren habe, kann mir nie mehr jemand dieses Gefühl der Kraft und Stärke nehmen. Nie mehr. Das stärkt mich für den Rest meines Lebens. Wenn ich in der Geburt aber betäubt werde, verletzt, entmachtet, gedemütigt, nicht ernst genommen, betrogen werde, dann schwächt mich das für den Rest meines Lebens. Mit Medikamenten abgespritzt, betäubt, in Rückenlage gezwungen, auf dem Bauch herumgedrückt, gekniet, gepreßt, der Damm zerschnitten, das Kind mit Saugglocke herausgezerrt – es ist grauenvoll, was den Frauen bei der Geburt oft angetan wird. Das ist eine Art moderner Folter. Wenn man sie hingegen einfach gebären läßt, haben sie eine andere Beziehung zu sich und ihrem Kind. Deswegen ist mir die Arbeit mit

Schwangeren und neuen Müttern so unendlich wichtig. *Über Frauen findet Gesundheitsbewußtseinsbildung statt* (Hervorhebung durch den Verfasser). Sie können nur weitergeben, was sie erlebt haben. Auch darum sollte man Frauen sehr gut behandeln."

5.3 Postpartale Untersuchungen und Tests

Nach der Geburt wird der Säugling i.d.R. einer Vielzahl von Untersuchungen und Tests unterzogen, welche sicherlich gut gemeint sind (bzw. zumindest so „verkauft" werden), aber andererseits auch mehr oder weniger nur wissenschaftlichen Zwecken dienen. Die wichtigsten sollen im folgenden ein wenig kritisch betrachtet werden.

5.3.1 Credé-Prophylaxe

Bis vor ein paar Jahren wurde in Deutschland jedes Neugeborene mit beißenden, ätzenden Silbernitrat-Augentropfen empfangen. Diese sog. Credé-Prophylaxe ist nun – Gott sei es gedankt! – nicht mehr gesetzlich vorgeschrieben und wird deshalb auch nicht mehr routinemäßig praktiziert. Ausnahmen bestätigen allerdings die Regel. Deshalb sollten junge Eltern darauf vorbereitet sein, um vorab zu entscheiden, ob sie dies gutheißen oder nicht. Sinn und Zweck dieser Maßnahme war es, die sog. Gonoblennorrhoe, den Augentripper der Neugeborenen, eine Form von eitriger Bindehautentzündung, welche große Schäden an den Augen anrichten kann, zu verhindern. Doch diese bösartige Erkrankung kann eigentlich nur dann vorkommen, wenn die Mutter unter der Geburt an einer akuten Gonorrhoe (Tripper) leidet und der Säugling sich durch die Passage durch den Geburtskanal direkt infizieren kann. Dies dürfte heute – im Zeitalter der Antibiotika – äußerst selten vorkommen bzw. ist vorab kalkulierbar und bekannt. Es macht also keinen Sinn, alle Säuglinge einer derartigen Tortur zu unterziehen. Übrigens handelt es sich bei Silbernitrat, homöopathisch gesehen, um Argentum nitricum, ein potentes antisykotisches Arzneimittel. Somit wird auch die schulmedizinisch gute Wirkung (quasi in „Urtinktur") verständlich, was aber auch wiederum heißt, daß dieses Mittel nicht bei jedem wirken kann, sondern nur bei entsprechender Homöopathizität.

5.3.2 Vitamin-K-Prophylaxe

Weitere große Beachtung sollte der sog. Vitamin-K-Prophylaxe geschenkt werden, die eine Vitamin-K-Mangelblutung, speziell im Gehirn, verhindern soll. Gemäß den Angaben von Dr. Graf wird dieses fettlösliche Vitamin, welches in der Leber gespeichert wird und für die Blutgerinnung notwendig ist, in bis zu 1000facher Überdosierung verabreicht! Erfahrungen hinsichtlich Langzeitauswirkungen dieser Belastungen sind jedoch noch sehr begrenzt. Wissenswert für junge Mütter ist außerdem, daß *das Kolostrum (Vormilch) die Vitamin-K-reichste Milch überhaupt ist und das Neugeborene bei sofortigem Anlegen auf natürliche Weise und in optimaler Dosis schützt.*

Darüber hinaus ist die sog. Vitamin-K-Mangelblutung mit 4 auf 100 000 Fälle extrem selten. In der medizinischen Wissenschaft wird primär zwischen Frühblutungen, Blutungen in der ersten Lebenswoche und Spätblutungen unterschieden. Bisher bekannte Risikofaktoren für *Frühblutungen* sind Frühgeborene, übermäßiger Geburtsstreß mit Gewalteinwirkungen, Lebererkrankungen und Medikamenteneinnahme in der Schwangerschaft und unter der Geburt (z. B. Schlafmittel, Antibiotika, Schmerzmittel wie Aspirin™ etc.). *Blutungen in der ersten Lebenswoche* haben meist Lebererkrankungen und Galleflußstörungen als organische Ursache, während für die tückischen *Spätblutungen* (3.–7. Lebenswoche) kaum Risikofaktoren bekannt sind! Als ungünstige Vorausssetzungen werden hierfür nur Früh- und Mangelgeburten angegeben.

Dies macht gewissermaßen auch Sinn; nur schulmedizinisch läßt es sich nicht erklären. Vergegenwärtigen wir uns dazu nochmals die fünf biologischen Naturgesetzmäßigkeiten*, insbesondere das Gesetz der Zweiphasigkeit der Erkrankungen samt den dazugehörigen hirnorganischen Prozessen. Die erste Phase bestand in der Dauersympathikotonie, welche psychisch durch massive Konflikterlebnisschocks ausgelöst wurde. In dieser Phase gab es dann „Kurzschlüsse" im Gehirn, die man mittels CCT sichtbar machen konnte (Schießscheibenkonfiguration). Kam es schließlich zu einer Konfliktlösung, so resultierte augenblicklich die Heilungsphase in Form einer Dauervagotonie. Parallel dazu füllten sich die konzentrischen Ringe auf der hirnorganischen Ebene mit Ödem, was im CCT als dunkel angefärbte Areale fotografierbar wurde.

Ob es sich nun bei diesen dunkel angefärbten Stellen im Gehirn um Ödeme oder Hirnblutungen handelt, vermag kein Arzt anhand der Computerbilder eindeutig zu differenzieren! Und genau dies ist der Punkt mit den

---

* siehe Kapitel 3 *Neue allgemeinmedizinische Grundlagen*

sog. Hirnblutungen bei Mangelgeburten, Frühchen und/oder Behinderungen! *Die vermeintlichen Hirnblutungen sind eigentlich gar keine wirklichen Hirnblutungen, sondern Hirnödeme in der Heilungsphase nach gelösten schweren Konflikten.* Und Konflikte hat es bei diesen Kontrollgruppen zuhauf gegeben! Und zwar immer! Nehmen wir beispielsweise einen Notkaiserschnitt. Denken Sie daran, daß das Kind deutlich vorzeitig aus seiner vertrauten sicheren Umgebung „herausgerissen" wird, um es anschließend notärztlich und vielfach auch intensivmedizinisch zu versorgen (Verlust der Mutter, Brutkasten, künstliche Beatmung [unphysiologisch!], Sondenernährung, permanenter venöser Zugang für „alles mögliche", Ableitungen zur Überwachung der Herztöne, ständige Untersuchungen und Medikamentengaben, Impfungen, die intensivmedizinische Atmosphäre und vieles mehr). Mögliche resultierende Konflikte, die das Kind in dieser Situation unfreiwillig erleidet, sind sicherlich: Nestrevierkonflikt, Verlustkonflikt, Revierärgerkonflikt, Angstkonflikte, Panikattacken, Konflikt-des-nicht-Entfliehen-Könnens, Konflikt-des-Ausgeliefert-Seins, Konflikt-des-Verlassen-Seins und Vergleichbares mehr. Erholt es sich dann nach ein paar Wochen und schöpft wieder Vertrauen, weil sich beispielsweise die Eltern rührend gekümmert haben und somit die Geräte abgeschaltet werden können, so gehen auch seine einzelnen Konflikte in Lösung, was im CCT durch Dunkelfärbung der betreffenden Hirnrelais erkennbar wird und auch auf der organischen Ebene zu passageren Erscheinungen führen kann (z. B. Krampfanfälle, wenn das motorische Rindenzentrum in Form des Gyrus praecentralis betroffen ist). Dies wird aber in fast allen Fällen als Hirnblutung diagnostiziert und damit fehlgedeutet! Und aus dieser Fehldeutung leitet sich die Vitamin-K-Prophylaxe für alle (somit also auch für gesunde) Säuglinge ab!

Das Interessante daran ist, daß es bei Frühgeborenen, Mangelgeburten und anderen Risikogruppen fast immer zu – schulmedizinisch ausgedrückt – späten „Hirnblutungen" kommt; das bestätigen jedenfalls die Fälle meiner homöopathischen Praxis. Somit verlieren die „tückischen" Spätblutungen ihren bedrohlichen Charakter. Im Gegenteil: Diese Form der „Hirnblutung" ist bei miasmatisch schwer belasteten Kindern physiologisch normal, denn es handelt sich um gar keine echte Blutung, sondern um die Ausheilung der korrespondierenden Hirnrelais zu den schweren psychischen Störungen, welche aufgrund ihrer vermehrten Stoffwechselaktivität mittels CCT sichtbar gemacht werden können.*

---

* Aufgrund dieser Zusammenhänge muß man sich als Homöotherapeut fragen, ob die Rubrik „Kopf, Gehirnblutung" im Repertorium weiterhin Gültigkeit hat und bei derartigen Kon-

Außerdem kann „die Verabreichung von Vitamin K beim Neugeborenen Gelbsucht hervorrufen, die den Kinderarzt dazu veranlaßt, die dabei auftretende Hyperbilirubinämie (erhöhter Serumbilirubinspiegel) mit Lichtstrahlen zu behandeln. Diese Bestrahlung setzt das Baby einem Dutzend nachgewiesener Gefahren aus, die eine weitere Behandlung erfordern können und womöglich zu bleibenden Schäden führen." (Dr. Mendelsohn)

5.3.3 Vitamin-D-Prophylaxe und Fluor

Eine andere Arzneiroutine bei Neugeborenen und Kleinkindern besteht in der sog. Vitamin-D-Prophylaxe*, meist in der Kombination mit Fluor. Sie richtet sich gegen Rachitis, die „englische Krankheit", welche hauptsächlich mit einer ungenügenden Knochenfestigkeit, Verbiegungsneigung bei Belastung und anderen Skelettveränderungen verbunden ist. Diese Krankheit trat besonders gegen Ende des letzten Jahrhunderts auf, zur Zeit der industriellen Revolution und insbesondere bei Kindern, die in den Bergwerken schwere Arbeit unter Tage zu leisten hatten und ansonsten in den dunklen Hinterhöfen groß wurden, unter fast absolutem Sonnenausschluß, mit großem sozialen Elend und Mangelernährung.

Vitamin D, ein fettlösliches Vitamin, wird mit der Nahrung aufgenommen, seine Resorption erfolgt über den Darm, oder es wird aus einer Vorstufe (Provitamin) durch auf die Haut gebrachte Sonnenstrahlen und weitere Umbauvorgänge in der Leber und Niere gebildet. Deshalb sind Spaziergänge oder der tägliche Mittagsschlaf an der frischen Luft so wichtig für den kleinen Erdenbürger. Darüber hinaus erhält ein vollständig gestillter Säugling genügend Einheiten Vitamin D über die Muttermilch. Später spielt noch

stellationen für die Repertorisation herangezogen werden kann. – Meiner Meinung nach ändert sich hier, trotz neuartiger Sicht, rein gar nichts, denn die hirnorganischen Phänomene wurden damals – wie heute – einfach nur fehlinterpretiert, so daß man die heilenden homöopathischen Mittel unter dem „Titel" Hirnblutung zusammengefaßt hat. Somit würde sich lediglich der Name der Rubrik ändern, nicht aber die darin enthaltenen Arzneimittel selber. Dennoch stellt sich die berechtigte Frage, ob diese Rubrik wirklich als hochkarätige Rubrik gelten kann, da es sich nun doch nicht um echte Blutungen handelt und diese Rubrik hinsichtlich Hirnlokalisationen nicht weiter spezifiziert ist, wo diese Heilungsödeme auftreten. Eine „Blutung" (Heilungsödem) im Nierenrelais bedeutet sicherlich etwas anderes als eine „Blutung" im Bereich des Lungen- oder Bronchialrelais und ruft demzufolge auch andere homöopathische Mittel auf den Plan.

* Aufgrund der Wirkung von Vitamin D sollte man, laut Dr. Graf, besser von *Hormon D* sprechen. Dann würden junge Eltern sicherlich mehr Respekt haben und Vorsicht walten lassen.

die körperliche Bewegung eine bedeutende Rolle, denn je aktiver der Mensch ist, desto aktiver ist auch sein Knochenstoffwechsel. Auch eine ausgewogene vitalstoffreiche Ernährung* ist Voraussetzung für eine genügende Vitamin-D-Zufuhr.

Im Hinblick auf die natürliche Vitamin-D-Produktion ist die Überzeugung des homöopathischen Kinderarztes Dr. Pfeiffer sehr interessant und aufschlußreich, denn er bezieht aufgrund langjähriger Erfahrung sehr klar und eindeutig Stellung: „Es genügt, Ihr Kind alle paar Tage für ein paar Sekunden (!) ans offene Fenster zu halten, um den Vitamin-D-Haushalt in ausreichendem Maße zu stimulieren." Sonne ist hierbei natürlich das Optimum, jedoch zeigt meist schon die normale UV-Strahlung gute Wirkung. „Ein regelmäßiges Hinausgehen ist absolut überflüssig. Ich habe in den letzten 20 Jahren ganze zwei Rachitisfälle gesehen, und diese beiden Kinder kamen nie mit Tageslicht in Berührung."

Durch Überdosierung von Vitamin D kommt es recht schnell zur Vitamin-D-Vergiftung, denn für die ungewöhnlich hohe Zufuhr an fettlöslichen Vitaminen gibt es keine schützende Regulation. Sie kann sich anfangs durch unspezifische Symptome wie Kopfschmerzen, Müdigkeit, Schwindel, Appetitmangel, Erbrechen, Durchfall, Verstopfung und ähnliches äußern. Später kommt es zu Knochendeformationen, Gefäßveränderungen, Verkalkungen der Niere und anderen schwerwiegenden Erscheinungen wie beispielsweise Minderwuchs bzw. Zwergwuchs durch vorzeitige Verknöcherung der Epiphysenfuge (Wachstumszone der langen Röhrenknochen).

Typische Vitamin-D-Schäden, die gar nicht so selten vorkommen, imponieren als Knochendeformationen, insbesondere des Schädels und der langen Röhrenknochen. Beim Kopf des Säuglings, dessen Schädelnähte ja noch relativ weich sind und bei dem die große Fontanelle bis zu einem Jahr offen bleiben sollte, fällt dies meist zuallererst auf. Die Fontanelle schließt sich schon sehr früh, teilweise schon mit 3 bis 5 Monaten, und verknöchert vorzeitig, so daß mit der Zeit eine Art Birne resultiert, wobei sich der obere Kopfumfang in Höhe der Stirn deutlich verjüngt. Insgesamt ertastet man einen ungleich härteren Kopf als bei einem unbehandelten Vergleichskind. Ich habe schon derartig auffallende Schädeldeformationen erlebt, bei denen die Schulmediziner zu einer operativen Korrektur rieten. Das muß man sich einmal vorstellen: Zuerst wird das physiologisch normale Knochenwachstum des Kindes in Richtung Pathologie grob manipuliert, um es dann unter schwersten Torturen am knöchernen Schädel zu operieren! Man darf darüber gar nicht lange nachdenken; da kann einem ganz übel werden. Einem

---

* siehe Anhang A.7 *Hinweise für eine gesunde, vitalstoffreiche Ernährung*

kleinen unschuldigen Kind den Schädel aufzumeißeln, um die artifiziellen Schäden unserer „wissenschaftlichen" Medizin mit brachialer Gewalt zu korrigieren!

Mittels einer antimiasmatischen chronischen homöopathischen Behandlung lassen sich derartige Eingriffe selbstverständlich vermeiden. – Und bei Verzicht auf Vitamin D treten natürlich solcherlei Schäden erst gar nicht auf! – Durch die Einnahme des chronischen Similes werden die Schädelnähte mit der Zeit wieder weicher – u.U. kann man, je nach Alter, auch wieder die Fontanelle ertasten –, so daß sich die Deformationen vollständig zurückbilden, und zwar dergestalt, als ob nie etwas gewesen wäre. Restitutio ad integrum nennt man das in der medizinischen Fachsprache.

Als diagnostisches Warnzeichen hinsichtlich einer rachitischen Veranlagung gilt die sog. *Craniotabes* in etwa der Mitte des ersten Lebensjahres. Hierbei handelt es sich um tastbare Unregelmäßigkeiten in der Schädelkalotte, wie kleine Lochdefekte ab circa Pfennigstückgröße. Bei leichtem Druck kann man auch Eindellungen des insgesamt zu weichen Schädels (Hinterhaupt) provozieren (Eindrückbarkeit des Schädels im Bereich der Lambdanaht).

Weitere Frühzeichen für eine solche Entwicklung sind feuchtkalte Hände und Füße, Kopfschweiß bei geringer Anstrengung (z.B. beim Stillen) oder im Schlaf, Neigung zu Erkältungen, Lymphdrüsenschwellungen, Trägheit der Verdauung, Bewegungsfaulheit, Geräuschempfindlichkeit, sog. Liegeglatze, Nabelbruch, sehr weiche Bauchdecken, Zahnungsprobleme, spätes Laufenlernen und einiges mehr. Homöopathisch sollte schon bei einer derartigen Symptomatik eingegriffen werden, da man dann auf jeden Fall weitere rachitische Erscheinungsformen und Eskalationen vermeiden kann. Mit anderen Worten: *Homöopathisch ist die Rachitis, die Frühform wie die Spätform, sehr gut behandelbar; sie gehört zum tuberkulinischen Miasma* und hat mit Calcium carbonicum Hahnemanni, Calcium phosphoricum, Silicea, Sulfur etc. sehr kompetente Hauptmittel.

Eine andere Schädigung, die auf Vitamin-D-Gaben zurückzuführen ist, kann in einem Insulin-pflichtigen Diabetes mellitus (Zuckerharnruhr, sog. Zuckerkrankheit mit einem Nüchternblutzuckerwert >120 mg%) resultieren! So konnten wir während der chronischen Anamnese eines 8jährigen Buben eindeutig herausarbeiten, daß sein Diabetes nach nur 6wöchigem Verabreichen von Vitamin D begonnen hatte. Und zwar drängte damals der Kinderarzt seine Eltern, ihm im Alter von 5 Jahren (!) nochmals Vitamin D zu verabreichen, allerdings aus ihnen unerklärlichen Gründen. Sie hatten dies (leider) nicht weiter hinterfragt und gaben das empfohlene Präparat in dem Glauben, ihrem Kind etwas Gutes angedeihen zu lassen. Doch nach etwa 6 Wochen fiel der Junge durch extrem starken Durst, ständigen Harndrang und unnatürlich häufiges nächtliches Wasserlassen, etwa 3–4mal pro Nacht, auf. Daraufhin konsultierte man nochmals selbigen Arzt, der das Kind umgehend in eine Klinik einwies, in der dann endgültig der Diabetes festgestellt wurde, mit Blutzuckerwerten von über 400 mg%. Der Junge wurde stationär „eingestellt" und seither muß er 4mal täglich Insulin spritzen; und das seit nunmehr 3 Jahren! Die Mutter hatte damals das Vitamin D sofort abgesetzt in der Annahme, daß da ein Zusammenhang bestehen könnte, denn derartige Symptome hatte ihr Bub zuvor noch nie gehabt. Doch die Ärzte versicherten: „Davon kann so etwas nicht kommen!" Ein Blick in die Rote Liste* jedoch – auf die Seiten mit den Neben- und Wechselwirkungen – überzeugte uns sofort, daß diese Erscheinungen sehr wohl in einem direkten Zusammenhang mit den Vitamin-D-Gaben stehen. Und zwar ist unter dem Stichwort Intoxikationen unter anderem zu lesen: „Bei Überdosierung kommt es neben einem Anstieg von Phosphor im Serum und Harn zum Hypercalciämiesyndrom (vermehrter Gehalt des Blutes an Calcium [Anmerkung des Verfassers]), später auch hierdurch zur Calciumablagerung in den Geweben und vor allem in der Niere (Nephrolithiasis, Nephrocalcinose [Nierensteinbildung durch Ablagerung von Kalksalzen, Anmerkung des Verfassers]) und den Gefäßen (Hypertonie [Bluthochdruck, Anmerkung des Verfassers]). Das klinische Bild des Hypercalciämiesyndroms ist uncharakteristisch: Schwäche, Müdigkeit, Abgespanntheit, Kopfschmerzen, Übelkeit, Erbrechen und Diarrhö. Bei verminderter Konzentrationsfähigkeit der Niere ferner *Polyurie, Polydipsie, Nykturie* und Proteinurie." (Hervorhebung durch den Verfasser), was die damalige Symptomatik des kleinen Patienten in wesentlichen Teilen genau wiedergibt. Das heißt, es ist der Pharmazie, und damit auch den Ärzten, schon lange bekannt, daß ein Zuviel an Vitamin D zu „vielem Pieseln, vielem Trinken und zu vermehrtem nächtlichen Wasserlassen" führen kann. Somit hätte man bei Kenntnis dieser „Nebenwirkungen" damals – nach Absetzen des Mittels – wohl einfach nur abzuwarten brauchen und die Sache hätte sich von selbst erledigt. Statt dessen – ohne dem Hinweis der Mutter bzgl. des Vitamin Ds nachzugehen – diagnostizierten die Ärzte „einfach" einen „unabänderlichen" Diabetes – wobei jene Symptome zweifelsohne auch klassische Diabetessymptome sind! – und stellten den Jungen mit Insulin ein, so daß von nun an die

---

* jährlich neu herausgegebenes Arzneimittelverzeichnis des Bundesverbandes der Pharmazeutischen Industrie e.V., des Verbandes Forschender Arzneimittelhersteller e.V., des Bundesfachverbandes der Arzneimittel-Hersteller e.V. und des Verbandes aktiver Pharmaunternehmen e.V.

Langerhans'schen Inselzellen seiner Bauchspeicheldrüse immer weniger körpereigenes Insulin produzierten und somit ein echter – jedoch im Grunde genommen iatrogener, d. h. durch ärztliche „Kunst" herbeigeführter – Diabetes erst entstehen konnte!

Dieser Fall scheint leider kein Einzelfall zu sein. So hat auch Dr. Pfeiffer während eines seiner homöopathischen Seminare direkt auf die Gefahr eines nephrotischen Syndroms (eine Nierenerkrankung) oder eines Diabetes mellitus durch Anreicherung von Vitamin D hingewiesen.

Da Vitamin D meist als Kombinationspräparat mit Fluor verabreicht wird, abschließend noch ein paar Sätze zum Fluor. Grundsätzlich gesehen ist Fluor ein Gift; zur Gesunderhaltung ist es überflüssig, ja sogar risikoreich und gefährlich. *Je kleiner und jünger der Mensch ist, um so weniger Fluor verträgt er; und dies gilt ganz besonders für Kinder.*

Sinn und Zweck der Fluor-Gaben ist die Bekämpfung der Zahnkaries.* Durch Fluor werden zwar der Zahnschmelz, die Zahnsubstanz sowie die Knochen härter, jedoch um den Preis einer unnatürlich gesteigerten Knochenbrüchigkeit bzw. nachlassender Elastizität. Und Fluor läßt sich nun einmal nicht selektiv nur in den Zahnschmelz bringen! Es wird 30–40mal (!) intensiver in die Knochen eingelagert und „landet" nicht dort, wo man es eigentlich hin haben will! „Diese Fluorosen können sich auch in Knochenschmerzen mit Behinderungen bis zur Gehunfähigkeit äußern. ... Andere Fluorvergiftungszeichen sind allgemeines Unwohlsein, anhaltende Übelkeit, Gewichtsabnahme, Schlappheit, Blutarmut, dauerhafte Nierenschädigungen etc.", so Professor Hackethal. Darüber hinaus kann es zu weißen Fleckenbildungen und partiellem Abbröckeln der Zahnsubstanz kommen. Im psychischen Bereich sind Depressionen, Unnachgiebigkeit, Härte, Aggresivität und vieles mehr bis hin zu suizidalen Impulsen als Reaktionen zu nennen. Trauriges Beispiel für den Fluorunfug ist Finnland, wo im Vergleich zu den übrigen europäischen Ländern auffallend wenig Karies vorherrscht und dies mit dem erhöhtem Fluorgehalt natürlicher Wasserquellen in direktem Zusammenhang steht. „Übersehen" hat man jedoch dabei, „daß in Finnland – wiederum im europäischen Vergleich – die mit Abstand höchste Selbstmordrate festzustellen ist. ... Der Mensch hat nicht den geringsten Bedarf an Fluor; die Mutter schützt gar das Kind mit ihrer Milch biologisch vor Fluoraufnahme." (Dr. Graf)

* Karies ist keine Fluormangelerkrankung, sondern das Ergebnis von Fehlernährung mit dem Zusammenwirken der chronischen Miasmen. Naturvölker, wie beispielsweise das Volk der Hunza, ein Bergvolk im Himalaya-Karakorum-Gebiet, beweisen dies immer wieder, denn bei ihnen waren Karies sowie diverse andere Zivilisationskrankheiten völlig unbekannt, bis zu dem Zeitpunkt, wo die westlichen Errungenschaften Einzug hielten.

Auch der der Naturheilkunde sehr verbundene Arzt Dr. Heede, der auf einer nach ökologischen Grundsätzen geführten Farm im Süden Spaniens lebt und praktiziert, macht immer wieder darauf aufmerksam, daß die Zähne trotz Zahnpflege und allgemeiner Verbesserung der Mundhygiene immer schlechter werden und weist auf endogene und exogene Ursachen hin. Zahnverfall und Karies gibt es aber hauptsächlich in der westlichen Zivilisationsgesellschaft; Naturvölker und die Tiere, die weder Zahnbürste noch Zahnpasta kennen, weisen bis ins hohe Alter ein gesundes Gebiß auf! In dieselbe Kerbe schlägt auch der Londoner Zahnarzt Dr. R. P. Cullen. Auf dem 16. Australischen Zahnärzte-Kongreß sorgte er für eine kleine Sensation unter seinen Kollegen und unter Anwesenheit der Weltpresse, indem er öffentlich erklärte, wer Wert auf ein gesundes Gebiß lege, solle schleunigst seine Zahnbürste wegwerfen. Die Zahnpasta sei der größte Feind der Zähne. – Karies ist keine Fluormangelkrankheit, sondern das Ergebnis von Fehlernährung, Immunschädigung und den zugrundeliegenden Miasmen.

5.3.4 Guthrie-Test

Der Guthrie-Test ist ein mikrobiologischer Hemmtest zur Früherkennung der Phenylketonurie (PKU), einer seltenen, autosomal-rezessiven Stoffwechselanomalie aufgrund eines Enzymdefektes. Er wird mit einem Tropfen Blut am Ende der ersten Lebenswoche des Neugeborenen in Form eines Fersentests durchgeführt.

Der Guthrie-Test selbst ist nicht gefährlich, sieht man einmal davon ab, daß hierbei eine Kanüle in die Ferse gestochen werden muß, wodurch sich Bakterien oder anderen Verunreinigungen, von denen es auf jeder Säuglingsstation und generell im Krankenhaus nur so wimmelt, eine Eintrittspforte öffnet. „Das wahre Problem liegt bei den Testergebnissen, die auffallend oft falsch sind und zu Fehldiagnosen führen!", so der kritische Kinderarzt Dr. Robert Mendelsohn aus Illinois. „Wenn man bei einem Kind PKU diagnostiziert, wird es auf eine einseitige Diät gesetzt, bestehend aus Eiweißersatzstoffen, die einen widerlichen Geschmack haben, Fettleibigkeit fördern und schrecklich eintönig sind. Unter den Ärzten herrscht Uneinigkeit darüber, wie lange die Diät fortgesetzt werden solle. Der diskutierte Zeitraum reicht von 3 Jahren bis zu einem Leben lang. Die meisten Ärzte, die PKU diagnostizieren, gestatten der Mutter nicht, daß sie ihr Kind stillt."

Dr. Mendelsohn findet es „lächerlich", Kinder wegen einer selten auftretenden Krankheit (weniger als 1:100 000 Babys) zu einer unangenehmen Spezialdiät zu verurteilen – und dies aufgrund eines möglicherweise falschpositiven Testergebnisses –, „wo doch die verordnete Diät selbst Anlaß zu ernsten Zweifen gibt".* Seine Empfehlung: „Sofern es in Ihrer Familie keine Fälle von PKU gab/gibt, rate ich Ihnen, *den Test zu umgehen und Ihr Kind zu stillen,* was meines Erachtens ohnehin die *beste Behandlung* ist, *selbst wenn es die Krankheit hat"* (Hervorhebung durch den Verfasser). „Wenn Sie sich dem Test nicht entziehen können (In einigen US-Bundesstaaten ist der Guthrie-Test gesetzlich vorgeschrieben; in Deutschland nicht!) und der Befund positiv ausfällt, bestehen Sie darauf, daß er wenige Wochen später wiederholt wird, um Gewißheit darüber zu haben, daß das erste Ergebnis richtig war. Fällt er wiederum positiv aus, dann vergewissern Sie sich, daß der Arzt ermittelt, ob es sich bei der PKU um die klassische Form oder eine Abart handelt, und überzeugen sich auch davon, daß die Diät, die Ihr Kind bekommt, auf die diagnostizierte Art abgestimmt ist. Schließlich sollten Sie darauf bestehen, neben der Diät *weiterhin zu stillen,* denn dies ist *die beste Maßnahme zum Schutz der Gesundheit Ihres Kindes"* (Hervorhebung durch den Verfasser). Und wenn der zweite Test negativ ist, so solle man sich nicht jahrelang mit dem Gedanken quälen, ob nicht vielleicht doch das erste Testergebnis richtig war. „Eine der bedauerlichen Folgen aller unüberlegten Reihenuntersuchungen ist das seelische Trauma, das die Eltern durchmachen, wenn sie von einem falschen positiven Befund unterrichtet werden."

Zusammenfassend äußert sich der amerikanische Kinderarzt drastisch: „Es ist lächerlich, alle Kinder und deren Eltern den physischen und psychischen Gefahren von Untersuchungen auszusetzen, durch die Krankheiten erkannt werden sollen, die nur alle Jubeljahre einmal vorkommen."

5.3.5 U-Untersuchungen

Auf den ersten Blick sind die Basisuntersuchungen im Säuglings- und Kleinkindalter, die sog. U-Untersuchungen, eine begrüßenswerte Einrichtung für die frühkindliche medizinische Vorsorge und Versorgung. Sie wurden *ursprünglich dazu eingeführt, möglichst frühzeitig Entwicklungsstörungen und Behinderungen erkennen zu können,* um diese dann einer gezielten Therapie zuzuführen. Diese Termine werden allerdings heutzutage – laut Dr. Buchwald und Dr. Graf – dazu mißbraucht, „um gesunde Kinder zum Impfen zu bringen" bzw. „zur Überwachung der Routineverordnungen, des Impfkalenders und zur Patientenanbindung". – Wer würde sonst freiwil-

---

* Laut Mendelsohn ernthüllten Behandlungszentren in den USA, Australien, England und Deutschland während der 70er Jahre, daß einige Kinder mit Phenylketonurie „fortschreitende Geistesentartung" zeigten, „obwohl man die Störung bei ihnen frühzeitig erkannt und unverzüglich mit einer Diätbehandlung begonnen hatte". All jene Kinder, die laut Diagnose an „irgendeiner Abart der klassischen PKU" litten, starben!

lig einen Arzt aufsuchen, ohne wirklich krank zu sein? – Diese Behauptung, zumindest hinsichtlich der Impfungen, kann ich aus meiner homöopathischen Praxis heraus voll bestätigen. Ganz besonders, was unser Nachbarland Österreich betrifft, denn es liefert den indirekten Beweis für die Richtigkeit obiger Thesen. So haben mich meine vielen österreichischen Patienten immer wieder darauf hingewiesen, daß die bis vor kurzem vom Staat gewährte sog. Geburtenbeihilfe (sie entspricht in etwa unserem Kindergeld und war bis Anfang 1997 ein stattlicher Betrag) an den ausgefüllten Impfpaß gekoppelt war. Das heißt, ohne Impfungen kein Geld! Eine kaschierte Form eines indirekten Impfzwanges also und ein direkter Mißbrauch der pädiatrischen Vorsorgeuntersuchungen. Aus gut informierter Quelle gibt es neuerdings in Deutschland sogar Bestrebungen, Kinderärzten für jedes geimpfte Kind eine Prämie zu zahlen (anderen Quellen zufolge wird von „Kopfgeld" gesprochen).

Ob es nun der U-Untersuchungen wirklich bedarf oder nicht, das sollte ein jeder für sich entscheiden. Sicher ist jedoch eines: Es gibt keine besseren Beobachter und Kenner ihrer Kinder als die Eltern selbst, und ganz besonders die Mütter*, da sie ihre Kinder i. d. R. ständig „um sich herum haben". Und diese Mütter können sehr wohl ein gesundes Kind von einem kranken bzw. entwicklungsgestörten Kind unterscheiden. Im Prinzip wissen sie, was anders läuft – deshalb gehen sie ja schließlich zum Arzt! –, nur sie kennen nicht den lateinischen Fachbegriff für ihre beoachteten Auffälligkeiten!

Entwicklungsstörungen sind meist schon im Säuglingsalter zu erkennen, auch für den medizinischen Laien! Erste Anzeichen können sein: fehlender Blickkontakt, fehlendes Lächeln, keinerlei Kontaktaufnahme, absolutes Desinteresse, kein Lautieren, ausgeprägte Berührungsempfindlichkeit bzw. Abneigung dagegen, unkoordinierte Bewegungen (z. B. unkoordiniertes Strampeln), kein natürlicher Schalfrhythmus, Unzufriedenheit, Absencen, Blitz- und Nickkrämpfe, übermäßige Schreckhaftigkeit, fehlende Kopfkontrolle, Asymmetrien, ausgeprägte bevorzugte Lagen bzw. Haltungen, Schiefhals und andere Koordinationsstörungen sowie vieles mehr. Auch das Überspringen des sog. Krabbelstadiums zählt dazu. Das Kind kommt über das Robben nicht hinaus, rutscht im folgenden nur auf dem Popo oder krabbelt rückwärts oder steht und läuft sehr früh, worauf uninformierte Eltern meist sehr stolz sind, was aber im Grunde genommen der Beginn einer tiefgreifenden Störung – einer Wahrnehmungstörung – ist! Oder genau

---

* Prof. Dr. Hellbrügge schreibt zu diesem Thema: „Erfahrene Kinderärzte, die über die Entwicklung des Säuglings gut Bescheid wissen, haben schon immer behauptet, daß Mütter ihre Kinder sehr genau beobachten können. Sie merken auch Feinheiten, worüber selbst Fachleute oft staunen."

das Gegenteil – alles läuft stark verzögert ab; das Kind lernt sehr spät laufen und/oder das Sprechen erfolgt erst viel später als bei anderen Gleichaltrigen. Wer dies alles weiß, sehr gut beoachtet und gegebenfalls auch andere Auffälligkeiten wahrnimmt, kann sich viele Unannehmlichkeiten (z. B. Panikmache) und schlechte Erfahrungen mit der heroischen Medizin ersparen, sofern er zur chronischen Homöopathie findet und von Anfang an mit einer antimiasmatischen Kur beginnt. *Denn diese Entwicklungsstörungen haben immer einen starken Bezug zu einem oder mehreren gleichzeitig zugrundeliegenden Miasmen sowie zu Impfungen, Unterdrückungen durch grobstoffliche Medikamente und operative Eingriffe und/oder sonstige Gerätemedizin und sind somit auch gut, sanft und Erfolg versprechend therapierbar.*

5.4 Homöopathische Betreuung von Mutter und Kind

Es empfiehlt sich, gleich nach der Geburt Mutter und Kind homöopathisch zu betreuen, damit sich das junge Leben nicht von Anfang an mit all den lebensfeindlichen Medikationen auseinandersetzen muß, sondern seine Lebenskraft auf natürliche Weise gezielt gestärkt werden kann. Dies soll keine Verteufelung unserer Schulmedizin sein; doch gleich mit Kanonen auf Spatzen zu schießen ist nicht sinnvoll. Wir sind froh, daß es Antibiotika, Cortison und dergleichen gibt; nur – Sinn machen diese Mittel erst dann, wenn es um Leben und Tod geht und alle vorherigen Maßnahmen versagt haben!

Auf akute Situationen sollte in jedem Fall sofort akut homöopathisch reagiert werden, ganz gleich, ob es sich um das Neugeborene oder die junge Mutter handelt (z. B. eitrige Bindehautentzündung, Brustdrüsenentzündung, Wochenflußstau etc.). Eine gegenseitige Interaktion und Beeinflussung ist nicht zu erwarten, solange man im Tiefpotenzbereich bleibt (z. B. D12, C6, LM6 bzw. Q6) und die Medikation nicht über Wochen andauert.

Eine chronische Behandlung für den Säugling kann im Prinzip auch sofort beginnen, sofern handfeste und gut ausgeprägte miasmatische Symptome vorhanden sind, welche dem Kleinen – und damit auch der jungen Familie – das Leben erschweren (z. B. Trinkschwäche, Erbrechen der Muttermilch, Blähungskoliken, Windeldermatitis, Schlafstörungen etc.). Hierbei hat allerdings eine vollständige Anamnese zu erfolgen, insbesondere eine Schwangerschafts- und Geburtsanamnese (Bild 5.1) sowie eine ausführliche Anamnese der Blutsverwandtschaft. Im Falle von gestillten Kindern ist jedoch auf die Behandlung der jungen Mutter so lange zu verzichten, wie diese gestillt werden, da es ansonsten zu „Confusion" kommen würde, also zu einem Durcheinander, denn die homöopathische Information der mütterlichen Therapie würde über die Muttermilch an das Kind weitergegeben werden. Dies gilt allerdings nur dann, wenn Mutter und Kind verschiedene chronische Mittel brauchen. Bei Mittelgleichheit genügt es, wenn die Mutter das heilende Simile einnimmt; ihr Säugling bekommt es

---

- Verlauf der Schwangerschaft / Untersuchungen (Fruchtwasser-U. etc.) / Impfungen / Blutgruppenunverträglichkeit / Bluttransfusion / Virusinfekte / sonstige Erkrankungen, Ängste, Aufregungen, Unfälle, schockartige Erlebnisse / Ängste? – Bitte genaue Angaben.
- Vorausgegangene Fehlgeburten / Frühgeburt / Totgeburt? – Wann? / Mögliche Ursache?
- Nikotin / Alkohol / Drogen / Medikamente? – Wieviel? Wann? – Frühreifungsspritze? / Wehenhemmende Mittel / wehenfördernde Mittel – Wenn ja, in welchem Monat?
- Schwangerschaftserbrechen? Wie lange? / Wie schwer?
- Blutungen während der Schwangerschaft? – In welchem Monat? / Behandlung?
- Drohende Fehlgeburt? / Drohende Frühgeburt? / Frühgeburt? – In welcher Woche?
- Entbindung termingerecht? / Farbe des Fruchtwassers.
- Narkose / Lachgas / Periduralanästhesie (Spinalanästhesie).
- Lage des Kindes.
- Entbindung mit Saugglocke / Zange / Kaiserschnitt.
- Sonstige Beschwerden während dieser Zeit?

- Sofort geschrien? / Atemstörungen? / blau / gekrampft?
- Geburtsgeschwulst / Hirnblutung?
- Nabelschnurstrangulierung?
- Schlüsselbeinbruch? – links / rechts?
- Gelbsucht (wie lange, wie stark?) – Brutkasten / Wärmebettchen?
- Nabelbruch? / Leistenbruch? – angeboren / erworben?
- Nabelentzündung? – Absonderung?
- Schiefhals? – links / rechts?

Bild 5.1: Schwangerschafts- und Geburtsanamnese – Auszug aus dem Kinderfragebogen*

* Plattner, I., Grätz, J.-F., Homöopathische Behandlung Ihres Kindes (Kinderfragebogen), 4. Auflage 2000; Vertrieb: Andrea Grätz, Eyacher Straße 33, D-82386 Oberhausen i. Obb., Tel.: 08802/90 78 86, Fax: 08802/90 79 73

dann via Muttermilch. Das heißt, sofern Mutter und Kind verschiedene chronische Arzneimittel brauchen, hat die Mutter so lange mit ihrer eigenen Behandlung auszusetzen, bis sie vollständig abgestillt hat.

Die in letzter Zeit immer mehr in Mode kommende und von einigen Hebammen propagierte „homöopathische" Aufbereitung der eigenen Plazenta zu einer Plazentanosode ist nicht der Weisheit letzter Schluß. Sie ist im Grunde genommen recht unhomöopathisch, da dieses Mittel bestenfalls potenziert ist, nicht aber am Gesunden geprüft wurde. Wir wissen also nicht, welche Symptomatik mit diesem Mittel verbunden ist und wann wir es wirklich verabreichen dürfen. Erst dann, wenn genügend Arzneimittelprüfungen durchgeführt wurden und sich die Symptome am Krankenbett verifizieren ließen, könnte man eine solche Nosode treffsicher einsetzen. Doch nur auf Verdacht hin ist es ein recht großes Wagnis und hat nichts mit echter Homöopathie gemein. *Homöopathie ist nur in einer Similebeziehung möglich,* d. h., wir können nur auf Zusammenhänge und Symptome reagieren mit einem adäquaten Arzneimittel, von dem wir auch das entsprechende Symptomenbild kennen. – Ähnlich verhält es sich auch mit der Muttermilch, welche vor ein paar Jahren als Lac humanum Eingang in die homöopathische Materia medica gefunden hat.

Abschließend noch ein paar Beispiele von homöopathisch gut behandelbaren Problemfeldern während der Schwangerschaft, Geburt und danach: Schwangerschaftsübelkeit und -erbrechen, Fluor vaginalis (Ausfluß), genitale Pilzinfektionen, Herpes genitalis, Condylome, Blutungen während der Schwangerschaft, vorzeitige Wehen, Placenta praevia (tiefliegende Plazenta), drohende Frühgeburt, Sterilität, Neigung zu Fehl-, Tot- und Frühgeburten und/oder Eileiterschwangerschaften, Polyhydramnion (zu viel Fruchtwasser), Oligohydramnie (zu wenig Fruchtwasser), Lageanomalien, Zervixinsuffizienz (klaffender äußerer Muttermund), Wehenschwäche, Mangelgeburt, Neugeborenengelbsucht*, Geburtsverletzungen, Windeldermatitis, Blähungskoliken, katarrhalische Conjunctivitis (eitrige Bindehautentzündung mit Verklebungen der Lider), Torticollis (Schiefhals), Hodenhochstand, Pendelhoden, Scheidenverklebung, Phimose, Synechie, offene weite Fontanellen, vorzeitiger Fontanellenschluß, Hydrocephalus (Wasserkopf), sog. Hirnblutungen, BNS-Krämpfe (epileptische Krampfanfälle), Absencen, Spastiken, Rachitis, Nabel- und/oder Leistenbruch, Stillprobleme

---

* Es kommt leider häufiger vor als man denkt, daß Neugeborene aufgrund der konservativen Gelbsuchtbehandlung mittels Phototherapie in einem Wärmebettchen Brandblasen davontragen. So wurde beispielsweise einem kleinen Mädchen, das mit neun Jahren zur Homöopathie kam, gleich nach der Geburt der ganze Rücken verbrannt!

aller Art, Milchstau, Lochialstauung (Wochenflußstau), Wochenbettdepression, Mastitis (Brustdrüsenentzündung) und vieles mehr. Natürlich sind auch leichtere Auffälligkeiten wie Kopfschweiß, Handteller- und Fußschweiß, Nabeleiterungen, Hautunreinheiten etc. pp. gut therapierbar.

6. Impfungen aus Sicht der Klassischen Homöopathie*

Noch nie zuvor hat es in der Geschichte der Medizin eine so heftige „Diskussion" bezüglich der Impfungen gegeben wie in den letzten fünf Jahren, und dies, obwohl in Deutschland seit fast 15 Jahren kein Impfzwang mehr besteht. Die einschlägige Werbung seitens der Pharmariesen und ihrer Handlanger wird zunehmend aggressiver (allerdings ohne wirkliche Argumente, sondern nur mit dem Machtmittel der Angst**), teilweise aber auch subtiler (z.B. gut getarnt als Szene in Spielfilmen und diversen, derzeit aktuellen Ärzteserien). Nicht umsonst hat Dr. Buchwald sein Impfbuch „Impfen – Das Geschäft mit der Angst" betitelt. Darüber hinaus versucht auch immer wieder der Staat in diese Entwicklung einzugreifen und schlägt sich auf die Seite der Impfbefürworter. Beispielsweise fordert man bei uns in Deutschland immer noch in den Schulen zum Impfen auf oder „informiert" diesbezüglich. Im Raum München wurde sogar den Lohnsteuerkarten 1998 ein beidseitig bedrucktes rotes Werbeblättchen pro Impfungen beigelegt, eine Maßnahme, mit der man so ziemlich jeden Haushalt erreicht. Darüber hinaus wird derzeit kolportiert, es gäbe Pläne, Kinderärzten für jedes geimpfte Kind eine Prämie zu zahlen, und dies von unseren so knappen Steuergeldern! Oder – in unserem Nachbarland Österreich war die bis vor kurzem gewährte sog. Geburtenbeihilfe (sie entspricht in etwa unserem Kindergeld, ist jedoch viel höher bemessen) an den ausgefüllten Impfpaß gekoppelt! Ohne Impfungen also kein Geld. Und, und, und...

Der Hauptgrund dieser breit angelegten Kampagne ist wohl darin zu sehen, daß junge Eltern – allen voran die Mütter – in zunehmendem Maße erkennen, daß sie *mündige Bürger* sind, und vieles – anders als bislang gewohnt – hinterfragen. Sie übernehmen Verantwortung und beschäftigen sich selbständig mit Dingen, die man in der älteren Generation kraft Autorität einfach hinnahm und glaubte. Diese Entwicklung macht erfreulicherweise auch in der ärztlichen oder naturheilkundlichen Praxis nicht halt. *Die*

---

* Für eine ausführliche und detailliertere Darstellung dieser schwierigen Thematik siehe auch das Buch des Autors: *Sind Impfungen sinnvoll? – Ein Ratgeber aus der homöopathischen Praxis*, Hirthammer Verlag, München.

** „Die Angst ist ein zeitlos beliebtes Mittel für Ideologen und Demagogen, weil sie nach Antoine Comte de Rivarol (1753–1801) die gefährlichste der Leidenschaften ist und weil ihr erster Angriff stets gegen die Vernunft gerichtet ist; sie lähmt Herz und Verstand." – Wolfgang Thüne

Eltern von heute wollen verstehen, fragen nach dem Warum. Sie besinnen sich – gerade zum jetzigen Zeitpunkt der Jahrtausendwende mit dem Eintritt in das Wassermannzeitalter – auf ihren *gesunden Menschenverstand* und ihre *Intuition,* welche in unserer Gesellschaft – „dank" unserer Erziehung – zuvor kaum gefragt waren. Darüber hinaus sind mittlerweile ca. 10 impfkritische Bücher im deutschsprachigen Raum verfügbar, die wohl auch eindeutig Wirkung zeigen. Hier können sich Eltern zum ersten Male sachkundig machen und werden auf diese Weise, zum einen nicht unvorbereitet und zum anderen nicht erst in der kinderärztlichen Praxis, mit dieser schwierigen Thematik konfrontiert bzw. überrumpelt*, was leider immer noch allzu häufig zum Praxisalltag gehört.

6.1 Impffrage in der homöopathischen Anamnese

Wie kaum ein anderer in unserer Gesellschaft hat der Homöopath – sofern er chronisch zu therapieren versteht – einen sehr tiefen Einblick in unsere Gesellschaft. Dies liegt vor allem daran, daß die *Homöopathie eine streng individuelle, kausale Therapie* ist und die Anamnesen nicht nur den Status praesens betreffen, sondern auch das ganze bisherige Leben mit allen Höhen und Tiefen beleuchten. So kommen auch äußerst persönliche, interne und intime Dinge, mit denen sich der einzelne bislang noch keinem anvertraut hat, zur Sprache, denn gerade diese Zusammenhänge können der Schlüssel zur richtigen Abfolge von heilenden homöopathischen Arzneimitteln sein. Darüber hinaus – und das gibt es weltweit in keiner anderen Therapieform – ist für eine fundierte homöopathische chronische Behandlung die familiäre Belastung des Patienten – die sog. *miasmatische Prädisposition* – von größtem Interesse. Es wird also auch – wie bereits besprochen – eine aus-

---

* Zur Abschreckung und Einschüchterung, aber auch zu ihrer eigenen Absicherung gegenüber dem Gesundheitsamt und der kassenärztlichen Vereinigung (denn die Ärzte werden dazu angehalten, fleißig zu impfen), gehen die Kinderärzte im Falle einer Ablehnung von Impfungen immer mehr dazu über, sich ein ausführliches DIN A4-Blatt von den Eltern unterschreiben zu lassen, in welchem diese über die Gefahren bei Unterlassung „aufgeklärt" werden und die volle Verantwortung für ihre Entscheidung übernehmen. Dies ist eigentlich völlig überflüssig, da die Verantwortung in jedem Falle bei den Eltern liegt (Diese müssen ja ihre Einwilligung für eine Impfung geben, andernfalls handelte es sich um Körperverletzung!) und es darüber hinaus keine gesetzliche Grundlage dafür gibt, daß die Kinder geimpft werden müssen. Ein Impfzwang bestand früher nur in der Pockenimpfung. Heute existiert lediglich eine Empfehlung von seiten der Ständigen Impfkommission (STIKO) und des Gesundheitsamtes.

führliche Familienanamnese erhoben, um die eigentliche *Idee der zu behandelnden Beschwerden und Krankheiten* erkennen zu können, denn *jedes krankhafte Geschehen hat seine ihm eigene innere Logik. Und eine immer öfter vorkommende Idee in unserer heutigen Zeit ist auf das Impfprogramm für Kinder zurückzuführen!*

So spielte die Impffrage schon von jeher eine zentrale Rolle bei einer chronischen homöopathischen Behandlung. Dies gilt in zunehmendem Maße für unsere jetzigen Generationen von Kindern, aber sicher auch noch für deren Eltern. Bei der chronischen Anamnese, welche schon bei Säuglingen in der Regel 1 bis 1½ Stunden dauert, wird neben sonstigen vorherigen Behandlungen (z.B. durch Antibiotika, Cortison oder andere immunsuppressive Arzneimittel nebst Operationen) immer nach Impfungen zu fragen sein. Besonderes Interesse gilt der Frage, wie viele Impfungen wann und in welchem Zeitraum durchgeführt und wie diese vertragen wurden. Kleinste „Unauffälligkeiten", die manchmal nach einer Impfung beobachtet werden können – wie zum Beispiel ein leises Zucken von Armen oder Beinen –, oder offensichtlichere Auffälligkeiten – wie hohes Fieber, nächtliches schrilles Schreien, vermehrte Schlafsucht, Interessenlosigkeit, Sprachverzögerung, Bettnässen, Hautreaktionen und dergleichen mehr – sind für die Homöopathie Zeichen und Zusammenhänge von großer Bedeutung. Aber nicht nur derartige „Überreaktionen" zeigen einen möglichen Impfzusammenhang an, sondern auch „Unterreaktionen" – wie beispielsweise das Nicht-Angehen der Pockenimpfung, weshalb dann Wiederholungsimpfungen durchgeführt wurden – können wegweisend für die Mittelwahl sein. Gerade eine nicht angegangene Impfung – wenn keinerlei lokale Erscheinungen aufgetreten sind, mit denen sich der Organismus mehr oder weniger von den eingebrachten Toxinen befreit – greift tief in die Konstitution des Menschen ein und kann der Schlüssel vieler chronischer Folgegeschehen sein.

Bereits vor über 150 Jahren, also noch zu Lebzeiten Hahnemanns, machten namhafte Schüler, wie Constantine Hering, auf die „Gefährlichkeit der Pocken-Vaccine" aufmerksam.* Heute verfügt die Homöopathie über ein fast 200jähriges Wissen in der Behandlung von Impfnebenwirkungen und -komplikationen.

---

* Constantine Hering (1831), Stapfarchiv 10, 24–32: „Ich habe deutlich gesehen, und mehr als einmal, und von ähnlichen Fällen viel gehört, daß *Kinder vom Tage der Impfung an kränkelten, und die früher blühend gesund waren, es nachher nie wieder so geworden sind,* … ferner daran, wie oft die Impfung der Schutzpocken auch eine Krätzimpfung sein möge, und die erzeugte Komplikation dann weit schwerer zu überwinden ist." (Hervorhebung durch den Verfasser)

6.2 Verschärfung der Primärmiasmatik durch Impfungen

Um die Zusammenhänge hinsichtlich der Impfungen besser verstehen zu können, ist es zwingend notwendig, zunächst erst einmal über die Miasmen gut Bescheid zu wissen. Darüber hinaus sollten die einzelnen miasmatischen Symptome, die Beschreibung des sykotischen Säuglings, das Wesen der hereditären Miasmen, natürliche Verschlimmerungenzeiten und vieles mehr als bekannt vorausgesetzt werden können.

Impfungen können tief in die Konstitution des Menschen eingreifen. Homöopathisch betrachtet, sind *Impfungen in der Lage, die miasmatische Prädisposition, welche das Kind von seinen Eltern geerbt hat, zu aktivieren.* Die latente Sykosis oder Tuberkulinie, die zuvor kaum wahrnehmbar war, erwacht nun aus ihrem Dornröschenschlaf, kommt an die Oberfläche und kann sich in vielfältigen Formen zeigen. In nicht wenigen Fällen wird sie sich sogar mit einem anderen aktiven Miasma verbinden, welches dem kleinen Erdenbürger bereits zu schaffen macht, und auf diese Weise nicht selten für verheerende Wirkungen sorgen. Diese können anfänglich von vorübergehender Natur sein und geben sich i. d. R. erst viel später mit gravierenden Beschwerden zu erkennen. Von der Polio ist beispielsweise bekannt, daß Folgeschäden im Sinne des sog. PPS, des PostPolioSyndroms, erst nach ca. 20 Jahren auftreten können.

Aber auch bei Kindern, die im Sinne der Klassischen Homöopathie kaum erbliche miasmatische Belastungen aufzuweisen haben, können Impfungen zu chronischen Folgereaktionen führen. Erinnert sei daran, wie viele Impfungen in welch kurzem Zeitraum unsere Kinder über sich ergehen lassen müssen! Gesunde Kinder – im Sinne von frei von Miasmen – werden sicherlich ein paar Impfungen ohne nennenswerte Beeinträchtigungen „wegstecken", da ihr Immunsystem noch vollständig intakt ist. Aber bei den heutigen Gepflogenheiten – Mehrfachimpfstoffe mit bis zu fünf verschiedenen Antigenen gleichzeitig und den vielen Wiederholungsimpfungen – kommt man locker auf über 20 Impfungen im frühesten Kindesalter! Und dies wird selbst ein fast absolut gesunder Organismus wohl kaum aushalten, denn eine Impfung kann nicht nur ein *latentes Miasma aktivieren* und fast bis ins Unermeßliche verschärfen, sondern auch noch nicht vorhandene *Miasmen setzen (miasmatische Imprägnation)!* So läßt sich z. B. oft beobachten, daß der kindliche Organismus nach erhaltener BCG-Impfung mit tuberkulinischen Symptomen reagiert, wie Infektneigung der oberen Atemwege bei kühler Witterung bis hin zu häufigen Bronchitiden und Lungenentzündungen. Darüber hinaus werden vielfach Mittelohrentzündungen (sogar mehr als 10mal jährlich!) registriert. Des weiteren gehören Tonsillitiden (Mandelentzündungen), Vereiterungen der Mandeln, Krupphusten (Pseudokrupp), Keuchhusten, adenoide Wucherungen (sog. Polypen, Wucherung der Rachenmandel), Neurodermitis und andere – in der Lehrbuchmedizin als eigenständig angesehene Krankheiten – mit zu diesem Formenkreis. *Besonders gefährlich wird es, wenn die Tuberkulinie auf ein sykotisches Terrain trifft oder umgekehrt.* Spätestens dann ist mit erheblichen Reaktionen und schwerwiegenden Komplikationen zu rechnen, und ganz besonders nach Impfungen, denn diese sykotisieren und/oder tuberkulinisieren den kleinen Erdenbürger nochmals obendrein.

Ein anderer Aspekt bei diesen Betrachtungen betrifft die *Reaktions- und Komplikationsgeschwindigkeit* auf Impfungen. So läßt sich bei genauer Beobachtung immer wieder nachweisen, daß die ältere Generation meist noch einige Impfungen ohne nenneswerte Beeinträchtigung „überlebt" hat, durchaus sogar 20 bis 30 an der Zahl, ohne extrem auffällig reagiert zu haben. Auf den ersten Blick lassen sich jedenfalls weder deutliche noch dauerhafte Schädigungen registrieren. Anhand einer ausführlichen homöopathischen Lebensanamnese wird man jedoch immer wieder gewahr, daß diese Impfungen schlußendlich doch einen negativen Einfluß auf das damalige junge Leben ausgeübt haben, so daß gewisse Weichenstellungen im Laufe des Lebens eines Patienten klar erkennbar und auch besser verstehbar werden. Darüber hinaus reagieren die Kinder dieser Generation bei weitem schneller, und zwar durchaus schon nach der ersten, zweiten oder dritten Impfung! Und dazu vielfach noch deutlich heftiger und destruktiver als ihre Vorfahren! Durch die *Weitergabe der verschärften miasmatischen Prädisposition* seitens ihrer Eltern, welche *durch die Impfungen nochmals ins Negative potenziert* wird, kann es schon nach nur wenigen Impfungen zu folgenschweren Behinderungen kommen, wie beispielsweise epileptischen Krampfanfällen, geistiger Retardierung, West-Syndrom, Mucopolysaccharidose (wird meist als erbliche Krankheit „verkauft"!), Ataxien, Autismus, schweren Verhaltensstörungen, elektivem Mutismus und vielem mehr. Kinder relativ gesunder Eltern dagegen reagieren niemals mit derart schweren Krankheitsbildern und Syndromen und scheinen die Impfungen besser zu „vertragen", wie es immer so schön heißt, was jedoch bei näherem Hinsehen in erster Linie mit der Generationsfolge zu begründen ist. Aber auch bei ihnen handelt es sich um eine leise tickende Zeitbombe, denn Spätschäden sind keineswegs auszuschließen und die darauffolgenden Generationen werden wiederum deutlicher und offensichtlicher reagieren, so daß handfestere Schäden spätestens dann für jedermann erkennbar werden. Damit stellt sich dieser Sachverhalt – aus der Vogelperspektive betrachtet – als eine nur kurze „Generationsverschiebung" dar.

Da also Folgen von Impfungen stets mit der miasmatischen Brille zu betrachten sind, bedeutet dies, daß *die Homöopathie auch in der Lage ist, oben genannten Aktivierungsprozeß zurückzudrehen.* Ja sogar meist noch viel mehr! Die miasmatische Prädisposition läßt sich in der Regel gänzlich löschen, so daß die Prognose recht positiv ist und es häufig zu – medizinisch gesehen – völlig unauffälligen Kindern kommt. Unüberbrückbare Schwierigkeiten entstehen in der Regel erst dann, wenn schon schulmedizinisch über Jahre hinweg mit schwersten Medikamenten therapiert oder einschneidende Operationen als notwendig erachtet wurden. Aber selbst dann ist noch verhältnismäßig viel zu erreichen!

Aus diesem Grunde ist bei der chronischen Anamnese immer nach Impfungen zu fragen. *Impfungen haben sozusagen die Qualität einer miasmatischen Causa* – einer ursächlichsten Ursache –, egal, wie weit sie auch zurückliegen mögen. Selbst Hinweise von Reaktionen auf Impfungen aus der Blutsverwandtschaft sind oft richtungsweisend.

Homöopathisch analysiert, sind *die meisten Impfreaktionen und -schäden sykotischer Natur.* Seit dem enormen Impfboom der letzten Jahrzehnte mit einer Vielfalt von Antigenen kommen aber *auch andersmiasmatische, vor allem tuberkulinische Impfreaktionen* vor! – *Impfreaktionen gehören also zu einem ganz bestimmten Typ chronischer Grundkrankheit (Miasma),* welche im Körper des Kindes schon latent vorhanden ist oder erst durch die Impfung ins Leben gerufen wird.

6.3 Kinderkrankheiten und Impfen

Wie in Kapitel 2.5 eingehend diskutiert, nehmen die Kinderkrankheiten aufgrund ihres miasmatischen Bezugs eine Sonderstellung ein. Sie fungieren sozusagen als *Entwicklungskorrektiv,* um sich von einem der zugrundeliegenden Miasmen für eine gewisse Zeit zu befreien und bessere Rahmenbedingungen herbeizuführen. Somit bekommt nicht jedes Kind jede Kinderkrankheit, sondern nur diejenigen, welche es für seine individuelle Entwicklung braucht. Und somit *sind die Kinderkrankheiten ein wahrer Segen,* denn es kann immer wieder beobachtet werden, daß das Kind nach gut überstandener Kinderkrankheit einen sichtbaren Entwicklungssprung* macht.

* Entwicklunssprünge habe ich auch nach durchgemachten (nicht unterdrückten!) Krankheiten wie z.B Stomatitis (Mundfäule), Mittelohreiterung etc. erlebt. Das Kind konnte danach wesentlich stabiler laufen und sprach schlagartig viel deutlicher und verständiger.

Wird nun das Durchmachen einer für den Organismus notwendigen *Kinderkrankheit durch eine Impfung behindert*, so gibt es *kaum eine Möglichkeit, sich auf natürliche Weise von dem zur Zeit aktiven Miasma zu befreien.* In der Regel kommt es zu einem Schwelprozeß, der nicht selten ins Chronische abdriftet. Außerdem ist immer wieder zu beobachten, daß eine Impfung nicht vor der Krankheit schützt, gegen die geimpft wird, sondern diese nach einer Infektion bestenfalls gedämpft bzw. atypisch abläuft. Was aber im allgemeinen darunter zu verstehen ist, ist – mit der homöopathischen Brille betrachtet – sehr fragwürdig. Da ziehen sich auch banale Krankheiten recht häufig in die Länge (beispielsweise dauert ein Schnupfen 3 Wochen und länger), ein Hautausschlag kommt nicht richtig heraus (wie z. B. bei exanthematischen Krankheiten, bei welchen der Organismus des Kindes kaum noch die Kraft hat, die Toxine über die Haut abzuleiten), und/oder – was bei schon fast allen Kindern heutzutage beinahe der Fall ist – der Organismus sieht sich außerstande, ein adäquates Fieber zu entwickeln! Das heißt, um es kurz und prägnant zu sagen: *Der kindliche Organismus ist seiner natürlichen Selbstregulationsfähigkeit beraubt; er steckt schon in diesem zarten Alter in einer tiefen Regulationsstarre!* Damit sind chronische Leiden und Krankheitsverläufe zwangsläufig vorprogrammiert, was unsere homöopathischen Anamnesen von Kindern, aber auch Erwachsenen jeglicher Altersstufe, immer wieder bestätigen. Dr. Eichelberger sieht in Kinderkrankheiten sogar eine Form von Entwicklungsstörung und sagt unmißverständlich, daß die Unterdrückung dieser Korrektive die Ursache vieler anderer (schwerer) Krankheiten ist.

Der homöopathische Arzt oder Heilpraktiker wird also immer wieder feststellen, daß Kinder, welche geimpft wurden, doch an der Kinderkrankheit erkranken, gegen die sie eigentlich hätten immun sein sollen. Das erscheint auch ganz logisch, denn Impfung bedeutet im Prinzip *direkte Ansteckung und Verbreitung der Krankheit!* Nicht nur die Geschichte der Impfungen, sondern auch die homöopathische Praxis belegt dies jedesmal aufs Neue. So habe ich die Erfahrung gemacht, daß mir ältere Patienten während ihrer chronischen Lebensanamnese zu Protokoll gaben, daß sie selbst oder ihre Eltern damals als einzige in der Schulklasse nicht gegen

---

Entwicklungssprünge sind sicherlich nicht nur an Kinderkrankheiten gebunden. Erinnert sei daran, daß alle entzündlichen Prozesse – somit auch die Stomatits und die Mittelohreiterung – gemäß der Zweiphasigkeit der Erkrankungen – streng genommen – Heilungsphasen („Heilungskrisen") sind und dadurch zu einer Verbesserung des Allgemeinzustandes beitragen können. Darüber hinaus handelt es sich hierbei um Entlastungsphänomene des sehr destruktiven tuberkulinischen Miasmas.

Diphtherie geimpft wurden und – selbstverständlich! oder eher erstaunlicherweise? – auch die einzigen waren, die nicht an dieser Krankheit erkrankten! Diese Beoachtung bestätigt die englische Ärztin Dorothy Sheperd wie folgt. Sie stellte fest, daß Kinder nach der Diphtherieimpfung mindestens 6 Monate besonders empfänglich für Diphtherieinfektionen und somit Überträger waren. – Oder ein anderes Beispiel: Ein heute 36jähriger junger Mann war im Alter von etwa zwei Jahren nach seiner Polio-Impfung drei Wochen lang für seine Eltern in der Klinik „unauffindbar", da man die ausgebrochene Polio (Impfpolio!), welche dann später sein Hausarzt ausdrücklich diagnostizierte, vertuschen wollte!

Impfung ist – auch bei Kinderkrankheiten – nicht gleichbedeutend mit durchgemachter Krankheit! Es wird weder lebenslange Immunität erzielt, noch werden Reifeeffekte beobachtet! Auch die Möglichkeit zu erkranken wird nicht beseitigt – das zeigen die vielen Erkrankungen nach Impfungen, die Epidemien in Gebieten mit hohem Durchimpfungsgrad und die Massenimpfungen in Entwicklungsländern.*

6.4 Die vermeintlichen bösen „Erreger" – falsche Zielgruppe der Schulmediziner

Gemäß den Ausführungen in Kapitel 3 hat jede Erkrankung einen biphasigen Verlauf, sofern die zweite Phase überhaupt erreicht wird, und wird im wesentlichen geregelt durch unsere „Steuerungszentrale" Gehirn, was mit Hilfe moderner Technologie (Computertomogramm des Gehirns, sog. CCTs, ohne Kontrastmittel) fotografiert, also sichtbar gemacht werden kann und so einwandfrei nachgewiesen und „wissenschaftlich" reproduzierbar ist.

---

* Eines der jüngsten Beispiele der traurigen Impfgeschichte ist Albanien, wo vom 8. bis 13. 4. 1996 Massenimpfungen gegen Polio durchgeführt wurden (800 000 Dosen) und schon während dieser Kampagne bzw. kurz danach Fälle von Kinderlähmung bis hin zu Todesfällen auftraten (laut offiziellen Statistiken 90, davon 12 mit tödlichem Ausgang)! Bis dato war die Polio in Albanien fast gänzlich unbekannt. „Es sind bestimmt mehr Fälle als zugegeben wird, da in Fällen wie dem vorliegenden alles daran gesetzt wird, die Wahrheit zu vertuschen und die Dinge zu verniedlichen. Immerhin sagt die Tatsache, daß die Polio Albaniens erst nach der Massenimpfung aufgetreten ist, weit mehr, als was die Gesundheitsbehörden gewillt sind, zuzugeben. ... Wenn Polio auf natürliche Weise auftritt, verläuft sie in 98 % der Fälle wie eine Grippe und vergeht in wenigen Tagen ohne Folgen. Die schwersten Fälle, die von Lähmungen begleitet sind, treten sehr selten auf, wenn die Krankheit spontan auftritt; doch sind sie als Folge von Impfungen sehr häufig." (Orizzonti Mitteilungen, 12/1996)

Erst in der zweiten Phase der Erkrankung treten vermehrt die sogenannten „Erreger" (Mikroben) auf, die eigentlich überhaupt *keine echten Initiatoren der Erkrankung* sind, sondern bestenfalls ihre *Indikatoren.* – Somit ist auch der Begriff „Erreger" eigentlich verkehrt (deshalb hier immer in Anführungszeichen geschrieben)! – Diese Mikroben sind – genaugenommen – die *Indikatoren dieser zweiten Phase einer Erkrankung (der eigentlichen Heilungsphase!),* denn ihnen läuft immer eine sympathikotone Streßphase voraus! Sie treten immer erst mit einem bestimmten *Terrain* auf, unter einer ganz bestimmten Innervierung, der *Dauervagotonie!* Also niemals bei vollkommener Gesundheit, bei der sich der sympathische und der vagotone Anteil des vegetativen Nervensystems die Waage halten (Eutonie). Erst die Veränderung des Terrains, bedingt durch die zentrale Fehlsteuerung (eine Art Not- oder Sonderprogramm der Natur), begünstigt das gezielte Wachstum und die Vermehrung der Mikroben. Demnach sind diese bewußt gesteuert und *gewollt* und haben ihre *physiologische Aufräumfunktion* in Abhängigkeit ihrer Keimblattzugehörigkeit, was entwicklungsgeschichtlich bedingt ist: entweder Gewebe unter Schleimabsonderung wieder aufzufüllen, welches in der Streßphase der Erkrankung zerstört wurde, oder Gewebe wieder abzutragen, welches zuvor gewuchert hat. Und wenn sie dann nicht mehr gebraucht werden, werden sie wieder aus dem Verkehr gezogen (was bei Unkenntnis dieser Zusammenhänge unter dem Mikroskop durchaus so aussieht wie ein wütender Abwehrkampf).

Die Vorstellung vom Immunsystem als dem Kampf von Gut gegen Böse sowie die damit verbundene sog. Antigen-Antikörper-Theorie (im Sinne von zentraler Säule der Abwehr) kann demzufolge nicht mehr vollständig aufrechterhalten werden. Sie ist schon unter schulmedizinischen Aspekten keinesfalls schlüssig und fortan als antiquiert anzusehen. Das Immunsystem im bisher geglaubten Sinne gibt es nicht! Es bleiben nur die Fakten, nicht aber das vermeintliche System!

Somit kann es auch nicht die Gewohnheit sein, welche Immunität verleiht, und noch viel weniger ist es eine erzwungene Einführung von Mikroben, welche – wenn alles reibungslos verläuft – die Produktion von bestimmten Antikörpern veranlaßt! Das Einbringen solcher Mikroben zwecks „Training" des Immunsystems in einen gesunden Organismus, der nicht auf Vagotonie „umgeschaltet" ist, – und geimpft wird ja meist in die Eutonie hinein (Bild 6.1) – muß demnach zwangsläufig Folgen haben.* *Der Körper*

---

* Selbstverständlich kann es auch vorkommen, daß in eine dauersympathikotone Phase oder eine vagotone Heilungsphase (Dauervagotonie) hineingeimpft wird, was u. U. noch schneller zu unliebsamen Reaktionen führen kann.

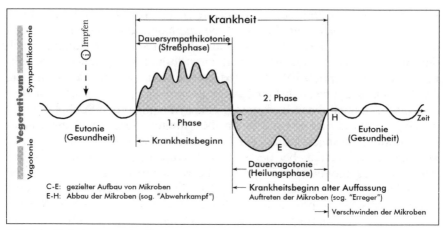

Bild 6.1: *Einbringen von Impfmikroben in einen gesunden Organismus (Eutonie)*

ist auf die Invasion derlei Kleinstlebewesen in keiner Weise vorbereitet! Und schon gar nicht auf derlei verschiedenartige Mikroben, was in der Natur so nicht vorkommt. Denn das gibt es nicht, daß ein Kind gleichzeitig an Diphtherie, Keuchhusten, Tetanus, Meningitis (Hirnhautentzündung) und Kinderlähmung erkrankt! *Impfungen können deshalb kein gezieltes aktives Immuntraining sein, sondern sie sind die Ursache für ein völlig durcheinandergebrachtes Immunsystem!*

Ein Glaubenssatz der etablierten Lehrmedizin besteht darin, ständig das Auftreten von Mikroben bekämpfen zu müssen, ohne sich dessen bewußt zu sein, damit die Heilungsphase der Krankheit direkt zu torpedieren. Durch ihre grobstofflich therapeutischen Maßnahmen bringt sie das natürliche Gleichgewicht im Organismus durcheinander, ohne an den eigentlichen Ursachen der Krankheit zu rühren. Ganz besonders deutlich wird dies im Falle von Antibiotika und Cortison. Cortison – ein Streßhormon – wirkt direkt auf das Gehirn (hauptsächlich Großhirn), indem es die Heilungsphase der Erkrankung unterdrückt und den Patienten zurück in die Dauersympathikotonie (Streßphase) treibt! Am Beispiel einer Neurodermitis ist dies besonders offensichtlich. Diese scheint durch Cortison zunächst zu heilen, da ihre Symptome zum Verschwinden gebracht werden, wird aber in Wirklichkeit – zeitlich gesehen – „zurück an den Anfang" gedrückt (in die Dauersympathikotonie bzw. Streßphase der Erkrankung hinein!), was bedeutet, daß der Hautausschlag im Falle eines erneuten Heilungsversuchs (erneutes Durchlaufen der vagotonen Heilungsphase) wieder aufblühen *muß,* und das meist bedeutend schlimmer als zuvor. Bleibt der Hautaus-

216

schlag dennoch weg, so ist dies keinesfalls gleichbedeutend mit „echter"
Heilung, da sich in der Regel andere Gesundheitsstörungen – im Sinne
eines Stellvertreterprozesses – einstellen, wie z. B. Asthma bronchiale, spastische Bronchitis, epileptische Krampfanfälle und vieles mehr, je nach
Schwachpunkt des Organismus und miasmatischer Prädisposition. Dieses
Phänomen – heutzutage leider keine Seltenheit – wird *Unterdrückung**
genannt: *Eine Krankheit verschwindet, dafür gibt es eine andere, meist
schwerwiegendere.* Energetisch betrachtet, handelt es sich jedoch um ein
und dieselbe Krankheit. – Dasselbe gilt – mutatis mutandis – für viele
ansteckende Krankheiten (Infektionskrankheiten), die mit Antibiotika oder
anderen immunsuppressiven Medikamenten behandelt werden, beispielsweise für die heutzutage vielfach auftretenden Scharlachrezidive. – Ich habe
in meiner Praxis Kinder kennengelernt, die bis zu 8–10mal Scharlach hatten! – Im Grunde genommen ist der Scharlach eine recht harmlose Kinderkrankheit; erst wenn er ständig durch heroische Medikation weggedrückt
wird, so daß der heilsame Hautausschlag im Sinne eines Reinigungspro-
zesses ausbleibt, kann es gefährlich werden und zu späteren Komplikationen
führen.

Welch Auswüchse der Glaubenssatz von der Erregertheorie bereits angenommen hat, zeigt ein Artikel im Magazin Focus vom Februar 1998. Darin
ist zu lesen, daß sich, laut Impfbericht der WHO, derzeit Impfstoffe gegen
ca. 60 verschiedene Krankheiten in den letzten Teststadien befinden. Darunter gegen Durchfall, Mittelohrentzündungen, Magengeschwüre, Borreliose und Atemwegsinfektionen. Ein Irrwitz sondergleichen, besonders unter dem Aspekt der Miasmen, die durch derartige Maßnahmen exorbitant
verschärft werden! „Schon bald werden wir gegen praktisch jede Krankheit
impfen können. Und die Zahl der Kombinationsmöglichkeiten ist nahezu
unbegrenzt." (Dr. Klaus Gritz, Präsident des Berufsverbandes der Kinder-
und Jugendärzte und Mitglied der Ständigen Impfkommission [STIKO]) –
Ein Unterfangen, das aufgrund der Naturgesetzmäßigkeiten von vorneherein
zum Scheitern verurteilt ist. Auf der anderen Seite scheint jedoch damit der
Weg zu noch mehr chronischen Erkrankungen – und dazu im frühesten
Säuglingsalter – geebnet bzw. vorprogrammiert zu sein. Schon heute gibt es
Kleinstkinder mit Asthma bronchiale, Colitis ulcerosa, Epilepsie und anderen – gemäß Schulmedizin – unheilbaren Krankheiten zu beklagen, und
die Zahl ist stetig steigend! Sollte obiges „Programm" Wirklichkeit werden,
so wird sich die Kurve der chronischen Krankheiten im frühen Kindesalter
progressiv verändern. Volksgesundheit ade!

* siehe Kapitel 2.4.1.1 *Das Phänomen der Unterdrückung*

Da *schulmedizinisch Immunität gleichgesetzt wird mit dem Vorhandensein von spezifischen Antikörpern* im Blut, reduziert sich die Betrachtungsweise auf einen vollkommen *materialistischen Denkansatz,* welcher das gezielte künstliche Aufbauen von Antikörpern sowie das ständige Bekämpfen von Mikroben im Akutfall impliziert. *Doch unser Immunsystem ist weitaus komplexer! Es läßt sich niemals auf eine rein materielle Komponente reduzieren wie auf das bloße Vorhandensein der einen oder anderen Antikörperkonzentration;* dies erweist sich als zu einfach und darüber hinaus auch als falsch! Erinnert sei in diesem Zusammenhang auch an die homöopathische Idee der Lebenskraft, das immaterielle, energetische Steuerungszentrum des Organismus, welches sämtliche chemischen und immunologischen Reaktionen erst möglich macht. Damit sollte die Antigen-Antikörper-Theorie als tragende Säule der Immunität endgültig widerlegt sein und der Vergangenheit angehören. Bereits Pasteur schien dies schon geahnt zu haben, hatte er doch damals die Öffentlichkeit bewußt „getäuscht" und mehrfach wissenschaftlichen Betrug begangen, indem er die in Wahrheit weniger überzeugenden Ergebnisse seiner Studien „schönte". Dies konnte allerdings erst 1993 – nach fast 20jähriger wissenschaftlicher Sichtung und Studium von Pasteurs privaten Aufzeichnungen seiner Laborarbeit (ca. 10 000 Seiten)* – durch Dr. Gerald L. Geison vom Historischen Institut der Universität Princeton (USA) aufgedeckt werden. Auch Tabellen und graphische Darstellungen der Seuchenverläufe der letzten 150 Jahre schlagen in dieselbe Kerbe und zeigen immer wieder auf, daß *Geimpfte sogar häufiger und schwerer erkrankten als Nichtgeimpfte, was nicht verwunderlich ist, denn ihr Immunsystem wurde ja „systematisch" zerstört.*

6.5 Impfreaktionen und -schäden

Die Reaktionen auf Impfungen können vielfältiger Natur sein. Die Skala reicht von „gar keine" bis hin zur schwersten Encephalitis (Gehirnentzündung) oder Meningitis** (Hirnhautentzündung) mit nachfolgender Demenz

---

* Die persönlichen Aufzeichnungen von Pasteur wurden circa ein Jahrhundert lang sorgsam unter Verschluß gehalten.

** Die Meningitis ist keine echte eigenständige Krankheit, sondern eine *Komplikation!* Nicht jeder bekommt eine Meningitis, so wie einen Schnupfen. Aufgrund vieler homöopathischer Anamnesen und der Berücksichtigung der chronischen Miasmen habe ich die Erfahrung gemacht, daß diese Form von Erkrankung *hauptsächlich nach Impfungen oder Unterdrückungen* auftritt, und zwar *bei deutlich tuberkulinisch belasteten Menschen* (siehe hierzu auch das Beispiel in Band 2, Kapitel 5.1 *Chronische Schlaflosigkeit*). Das

(Verlust intellektueller Fähigkeiten und des Persönlichkeitsniveaus infolge Hirnschädigung). *Im Prinzip gibt es nichts, was nicht durch eine Impfung ausgelöst werden könnte!* Der Schweregrad der Reaktionen ist *abhängig von den zugrundeliegenden Miasmen und der Anzahl der erhaltenen Impfungen.* – In meiner Praxis hält derzeit eine junge Frau den traurigen Rekord von sage und schreibe 45 Impfungen, im Gefolge davon auch eine handfeste Meningitis in ihrer Jugend. – Vergleichbar harmlose Reaktionen sind Fieber, Schmerzen und Entzündungen an der Einstichstelle. Aber auch Komplikationen, welche vorübergehender Natur oder von Dauer sein können, treten vermehrt auf. So geht in den meisten Fällen die Ursache einer Verhaltensstörung, wie zum Beispiel das hyperkinetische Syndrom (Hyperaktivität), Aggressivität* oder der allgemeine „Entwicklungsrückstand" (spätes Laufen- und Sprechenlernen bis hin zur Legasthenie), auf das Konto vorausgegangener Impfungen zurück. Dies alles ist auch unter dem Akronym MCD, der minimalen cerebralen Dysfunktion (minimaler Hirnschaden), bekannt, einer Teilleistungsstörung des Gehirns. In vielen Fällen treten auch Legasthenie und Hyperaktivität kombiniert auf. Auch die sogenannte Neurodermitis oder der Heuschnupfen sowie das frühkindliche Asthma (bereits mit drei Jahren Tierhaarallergien sind heutzutage keine Seltenheit!) sind vielfach mit den Impfungen in Zusammenhang zu bringen. Andere Erscheinungen sind Schlafsucht, Interessenlosigkeit, Lähmungen, Augen-, Ohren- und Stimmdefekte sowie Defekte des Atemsystems, Charakterstörungen bis hin zu Gewalttätigkeit und Kriminalität, Wachstumsstillstand, Erkrankungen aus dem rheumatischen Formenkreis, Reaktionsstarre (unvollständige Reaktionen bei Infektionen; beispielsweise keinerlei Fieberentwicklung, wo Fieber zu erwarten wäre), stundenlanges unmotiviertes schrilles Schreien (Cri encephalique, sog. Hirnschrei, ein unverkennbares Zeichen einer akuten entzündlichen Hirnreaktion!), Krampfanfälle, die im Gegensatz zur Epilepsie mit Medikamenten kaum zu beeinflussen sind, muskuläre Hypotonie (Schwäche der Arme und Beine), Spastizität, Autismus, elektiver

Immunsystem wurde nachhaltig oder akut geschwächt, so daß sich banale Erkrankungen in die Länge ziehen konnten und – je nach Schwachstelle des Organismus – zu Komplikationen neigten. Erinnert sei in diesem Zusammenhang auch an das akute Nierenversagen nach Unterdrückung einer einfachen Angina (siehe Kapitel 2.4.1.2) – ein analoger Fall auf sykotischem Terrain! – Unlängst erhielt ich einen Anruf von einer engagierten Journalistin aus Südtirol, die bzgl. des Todesfalles eines Kindes aufgrund einer Meningitis recherchierte und einen direkten Zusammenhang zu vorher verabreichten Impfungen aufdeckte.

* Heute nehmen bereits 1,5 Millionen Kinder in Deutschland Psychopharmaka wegen sog. Hyperaktivität und der damit verbundenen Aggressivität.

Mutismus, Identitätsstörungen, Chorea (Veitstanz, mit schnellen, unwillkürlichen Kontraktionen einzelner, wechselnder Muskeln oder Muskelgruppen; dadurch das Bild der allgemeinen motorischen Unruhe mit unwillkürlichen und unkontrollierbaren ständigen Bewegungen der Extremitäten, verbunden mit Grimassieren, Schnalzen etc.), Thrombozytopenie (Blutungsneigung durch Armut an Blutplättchen), Autoimmunkrankheiten (z. B. autoimmun-hämolytische Anämie, eine bestimmte Art von schwerer Blutarmut), Ataxien (Gangschwierigkeiten), insulinpflichtiger Diabetes, Bettnässen und vieles mehr.

Im wesentlichen geht es bei den einzelnen Impfungen gar nicht darum, welche Antigene welche Schäden verursachen! Im Gegenteil – *im Prinzip kann jede Impfung jede Reaktion auslösen,* da *das Zentralthema bei den Impfstoffen das Fremdeiweiß ist.* Bekanntlich werden die meisten Impfstoffe auf lebendigen Tieren oder Tierprodukten gezüchtet, so daß Verunreinigungen und artfremde Viren und Bakterien von dieser Seite nicht auszuschließen sind. Darüber hinaus werden den Impfstoffen meist auch nicht deklarierte Zusätze beigemischt, wie z. B. Antibiotika, Thiomersal (chemische Verbindung aus Thiosalicylsäure und Äthylquecksilber; zerfällt bereits in der Impfampulle in diese Bestandteile und enthält dann zu 50 % reines Quecksilber!), Aluminiumhydroxid, Phenol, Formaldehyd, Azeton etc., als sog. Stabilisatoren, Neutralisatoren, Träger- und Konservierungsstoffe, und um die zahlreichen toxischen Nebenwirkungen und krankmachenden Eigenschaften unter Kontrolle zu halten. Ein solcher „Cocktail", bestehend aus einer Vielzahl artfremder Eiweiße, wird dann unter Umgehung sämtlicher physikalischer Abwehrbarrieren und Entgiftungsinstanzen des Körpers – wie z. B. Haut, Schleimhäute, Mandeln, Magen/Darmtrakt, Leber – direkt in den Muskel und damit in den Blutkreislauf gespritzt, was *widernatürlich* ist! *Derartige Verletzungen sind in der Natur nicht einprogrammiert, da es sie schlichtweg nicht gibt!* Folge muß doch sein, daß der Organismus – je nach miasmatischer Vorbelastung – mehr oder weniger bzw. total überfordert wird. Vor allem bei Kindern im Entwicklungsstadium können allein schon die vielen Impfzusatzstoffe einen sehr nachhaltigen Schaden anrichten. – Die (verschiedenen) Antigene sind also gar nicht das alleinige Thema bei den Impfungen! *Aus diesem Grunde sind die vorkommenden Impfreaktionen und -schäden i. d. R. nicht unbedingt spezifisch für einen ganz bestimmten Typ von Impfung.* Deshalb kommen auch so viele ähnliche Reaktionen und Schäden bei ganz unterschiedlichen Impfungen vor!

Impfreaktionen und -schäden sind also nicht isoliert zu betrachten (bezogen auf nur eine bestimmte Impfung), sondern immer im Zusammenhang mit den zugrundeliegenden Miasmen und Vorbehandlungen im Leben eines

Patienten zu sehen! Im Prinzip kann sogar jede beliebige Einzelimpfung „alles" abrufen und der Tropfen sein, der das Faß zum Überlaufen bringt, je nach Komplexität der miasmatischen Prädisposition sowie bedingt durch frühere immunsuppressive Behandlungen und Eingriffe.

In den USA leiden etwa 20 % der Kinder – eines von fünf – an einer sog. Entwicklungsstörung. „Das ist eine verblüffende Zahl. Würde ein feindlicher Staat unserem Land dermaßen zusetzen, so würden wir ihm den Krieg erklären", sagt der Medizinhistoriker Harris L. Coulter in seinem Buch „Impfungen – der Großangriff auf Gehirn und Seele". „Aber es sind wir selbst, die uns dermaßen zusetzen, und wir hören und hören nicht auf damit." – Bei uns in Deutschland ist dies nicht anders, und das, obwohl wir keinen Impfzwang mehr haben, sondern lediglich Empfehlungen. Aber welche unbedarften Eltern wissen dies schon? Oft werden sie geradezu überrumpelt mit dieser schwierigen Thematik und meinen, das beste für ihr Kind getan zu haben. Sie hinterfragen wenig und haben vollstes Vertrauen zu ihren Kinderärzten, welche leider in puncto dieser Zusammenhänge – von ihrer Ausbildung her – unwissend gehalten werden.

Von Impfschäden spricht man bei den Behörden im allgemeinen erst dann, wenn es um dramatische Schäden geht, die für jedermann offensichtlich sind und bei denen sich der Impfzusammenhang nicht mehr abstreiten läßt. Nur diese werden offiziell anerkannt! „Das ist aber nur die Spitze des Eisbergs!", meinen viele Kritiker, und auch die Homöopathen wissen es aus ihrer Praxis heraus. Sie können unmittelbar auf die Impfung folgen, oder sie treten erst nach einigen Tagen bis Wochen auf, vielfach sogar erst nach Monaten oder Jahren! – Ein prägnantes Beispiel hierzu aus meiner Praxis betrifft einen tragischen Polioimpfschadensfall. Dieser begann bereits akut im Kleinkindalter von etwa einem Jahr mit einem therapieresistenten, 41 °C hohen, eine Woche anhaltenden Fieber, worauf ca. 18 Jahre vermeintlicher relativer Gesundheit folgten, bis schrittweise deutliche Symptome einer sog. Friedreich'schen Ataxie auftraten. Bei genauer Analyse des Falles sind jedoch sehr typische Symptome des sog. PPS, des PostPolioSyndroms klar erkennbar. Die heutige Mutter von zwei ungeimpften Kindern, die früher aktive (!) Ballettänzerin war, ist 32 Jahre alt und kann seit etwa 2 Jahren nur noch mit einer Gehhilfe (Rollator, eine Art Karren) laufen. Natürlich wird von seiten der Ärzte – damals wie heute – jeglicher Zusammenhang abgestritten. Interessant in diesem Zusammenhang ist jedoch die Tatsache, daß sich sämtliche Labors unter Angabe von fadenscheinigen Argumenten weigern, genetische Gutachten der Eltern und Kinder dieser Frau zu erstellen, um dieser für den Fall einer Klage kein Beweismaterial hinsichtlich einer Impfschädigung an die Hand zu geben.

Auch Todesfälle gehören immer wieder zu Impfreaktionen! Häufig stellt sich dann heraus, daß die Krankheit atypisch verlaufen ist und eigentlich gar nicht hätte auftreten dürfen, da das Todesopfer gegen sie geimpft worden war (z. B. Masern). Auch der „plötzliche Kindstod" oder Krippentod (SIDS – Sudden Infant Death Syndrome), der sehr gefürchtet ist und – aus schulmedizinischer Sicht – nach wie vor unerklärlich zu sein scheint, wird von vielen Forschern in einem offensichtlichen Zusammenhang mit Impfungen – insbesondere gegen Pertussis (Keuchhusten) – gesehen.* Andere Beispiele kommen von amerikanischen GIs, die vor ihren Auslandseinsätzen in der Regel bis zu 23 Impfungen erhalten. Kriegsveteranen und Truppenärzte berichten einstimmig und klagen gemeinsam an, daß sie mehrfach erlebt haben, wie GIs nach erhaltenem „Schuß" im Flur kollabierten oder sogar noch im Impfzimmer tot umfielen. Besonders seit dem Golfkrieg geistert in den USA das sog. Golfkrieg-Syndrom herum, bei dem, ähnlich wie damals bei den Contergankindern, schwere kongenitale Mißbildungen dominieren. Damals haben die werdenden Mütter Talidomid während ihrer Schwangerschaft eingenommen, nicht ahnend, daß diese Droge beim Menschen teratogene Eigenschaften besitzt; sie waren also selbst „aktiv". Heute jedoch sind die Väter all dieser Kinder die „Verursacher", denn sie haben vor und während ihres Wüsteneinsatzes eine Vielzahl von Impfungen über sich

---

* In Japan ist die Zahl der plötzlichen Kindstode nach dem Zweiten Weltkrieg rapide gestiegen. Das war, als auch dort die Massenimpfungen anfingen. Nachdem Japan dann das Mindestalter für die DPT-Impfung auf zwei Jahre festgesetzt hatte und die Babys nun nicht mehr im ersten Lebenshalbjahr geimpft wurden, ging die Zahl der Krippentode stark zurück, ja dieser wurde sogar zur Seltenheit. – Auch Dr. Robert Mendelsohn, berühmter Kinderarzt aus den USA, äußerte sich folgendermaßen: „Mein Verdacht, der mit anderen Kollegen geteilt wird, ist, daß die nahezu 10 000 jährlichen SIDS-Fälle in den Vereinigten Staaten mit der einen oder anderen Impfung, die routinemäßig gegeben wird, zu tun haben. Die Keuchhustenimpfung ist der wahrscheinlichste Missetäter, aber es könnte auch eine andere sein." – Und genau dies kann man immer wieder erleben. So ist erst neulich das Kind von Verwandten einer befreundeten Familie im Alter von $3\frac{1}{2}$ Monaten ganz unerwartet an plötzlichem Kindstod verstorben. Auf die Frage hinsichtlich Impfungen stellte sich dann im nachhinein heraus, daß das Kind 4 Tage zuvor frisch geimpft wurde! Die wahre Diagnose müßte demnach korrekterweise heißen: iatrogen (d. h., durch Verschulden der Mediziner) verursachte Atemlähmung mit Todesfolge durch Impfung. Und, streng genommen, kann in den meisten Fällen das Auftreten von Krupphusten, Pseudokrupp – teilweise mit Atempausen von bis zu 20 Sekunden! – und/oder spastischer Bronchitis bereits ein Vorstadium solcher Ateminsuffizienz sein, welches bei sehr kleinen Kindern eben ziemlich schnell und fast gänzlich unbemerkt zum Atemstillstand und damit zum plötzlichen Tode führt.

ergehen lassen* und mußten sich darüber hinaus noch mit der Ölpest, diversen Insektiziden und chemischem Kampfmaterial direkt auseinandersetzen. Circa neun Monate nach ihrer Heimkehr aus dem Kriegsgebiet traten die ersten Mißbildungen in diesen Familien auf! – Zufall? – Das Golfkrieg-Syndrom wird selbstverständlich in der Öffentlichkeit totgeschwiegen.

Was muß in den Köpfen von Leuten vorgehen, die sich keinerlei Gedanken darüber machen, was sie überhaupt tun, und fleißig weiterimpfen, vielleicht auch noch selbst Vater oder Mutter von eigenen Kindern sind bzw. schon Großvater oder Großmutter von Enkelkindern, ohne die Reaktionen und/oder Schäden, welche durch die Impfungen verursacht werden, direkt wahrzunehmen und therapeutische Konsequenzen daraus ziehen? Irgendwann wird auch sie einmal das schlechte Gewissen drücken, wie vielen Menschenkindern und jungen ahnungslosen Familien sie Unglück gebracht und sie in Kummer und Leid gestürzt haben, ganz zu schweigen von den Millionen leichten Schäden wie der Neigung zu Infekten (z. B. Mittelohr- und Mandelentzündungen, Bronchitis, Polypen, Krupphusten etc.) oder Hyperaktivität, Konzentrationsstörungen und leicht ausgeprägter Legasthenie, die ja bislang kaum jemand mit den Impfungen in Zusammenhang bringt.

6.6 Demyelinisierende Encephalitis als Impfreaktion bei Säuglingen

Bei Säuglingen und Kleinkindern sind Impfschäden, die eine Gehirnschädigung und damit eine geistige Behinderung oder sog. Teilleistungsstörungen des Gehirns zur Folge haben, in der Regel schwer erkennbar, da in diesem Lebensalter Krankheitszeichen nicht gezielt geäußert werden können – das Kind kann in der Regel weder laufen noch sprechen – und bestimmte spezifische Krankheitszeichen auch noch nicht auftreten. *Das Gehirn ist wegen seiner Unreife – bis etwa zum Ende des dritten Lebensjahrs – nicht in der Lage, auf die durch die Impfung gesetzte Schädigung in einer bestimmten Art (Entzündung) zu reagieren.* Das liegt darin begründet, daß der sog. *Myelinisierungsprozeß im Gehirn noch nicht abgeschlossen* ist, das heißt, die einzelnen Nervenstränge im zentralen Nervensystem sind noch nicht vollständig ummantelt mit Myelin, also quasi „gegen Kurzschluß

---

* Ich selbst habe eine amerikanische aktive Kriegsteilnehmerin homöopathisch behandelt, die vor ihrem Einsatz gegen alles mögliche geimpft wurde, incl. gegen Anthrax (Milzbrand), was noch nicht offiziell genehmigt war, und ein paar Jahre zuvor auch gegen Schweinegrippe!

isoliert". Erst danach, wenn diese „Isolierung" weitgehend vervollständigt worden ist, lassen sich alle zu einer „postvaccinalen Encephalitis" (Impf-Gehirnentzündung) gehörigen Symptome eindeutig nachweisen!

Bei uns in Deutschland werden aber die Kinder sehr früh geimpft, sozusagen vor Erreichen des „Encephalitisalters" bzw. vor Erreichen der erfolgreich beendeten Myelinisierung! Die mögliche Reaktionsform kann daher „nur" in einer *„postvaccinalen Encephalopathie"* (Gehirnerkrankung nach Impfung) bestehen, welche *in ihrem akuten Stadium relativ symptomlos* verläuft und deshalb schwer zu erkennen ist. Sie hat außerdem in einem *viel größeren Maße Spätschäden zur Folge* (Hyperaktivität, Autismus, Lernstörungen aller Art, retardierte Entwicklung, Sprachverzögerung, Intelligenzdefekte, Fettsucht, Abmagerung, Erkältungsneigung, Aggressivität, Diabetes etc.), bedingt durch die Unterbrechung des Myelinisierungsprozesses im Gehirn, was Coulter in „Impfungen – der Großangriff auf Gehirn und Seele" eindeutig nachweist und als Formen des *„postencephalitischen Syndroms"* beschreibt, ein Sammelbegriff für die nach einer mehr oder weniger stark ausgeprägten Gehirnerkrankung auftretenden körperlichen, seelischen und geistigen Schäden! – Früher traten derartige Erscheinungen sehr selten auf; eine Häufung gab es ausschließlich im Gefolge der epidemischen Encephalitis (wie z. B. zwischen 1919 und 1928), auf die derartige bleibende Schäden zurückgingen. – Das Tückische und Erschreckende daran ist, daß *schwere langfristige neurologische Folgen nicht unbedingt verknüpft sein müssen mit heftigen akuten Reaktionen auf vorangegangene Impfungen.*

Für die homöopathische chronische Anamnese bedeutet dies, daß die von vielen Eltern oft mit Erleichterung gemachte *Aussage „Alle Impfungen wurden gut vertragen."* völlig wertlos ist. Die miasmatische Stigmatisierung kann längst in aller Stille erfolgt sein und erst viel, viel später, unter Umständen erst nach Jahren oder Jahrzehnten, in ihrem vollständigen Ausmaße in Erscheinung treten.*

Impfungen sind also immer hirnaktiv! Ob wir uns dessen bewußt sind

---

* Beispielsweise legt Professor Dr. Wolfgang Ehrengut, ehemaliger Direktor des Instituts für Impfwesen und Virologie, Hamburg, sowie medizinischer Sachverständiger und Gutachter in Sachen Impfschäden, in seiner Arbeit „Pertussis-Impfenzephalopathie: Wende der Akzeptanz in den USA" (Der Kinderarzt, 1995) anhand einer Stellungnahme des Institute of Medicine der National Academy of Sciences in Washington D.C. (1994) zu den Nebenwirkungen der Keuchhustenimpfung unzweifelhaft dar, daß *eindeutig Dauerschäden 10 Jahre nach der Pertussisimpfung* in der englischen NCES-Studie (National Childhood Encephalopathy Study) bei Kindern festgestellt wurden, die *in der akuten Situation keine Schädigungen erkennen ließen.*

oder nicht. Sie unterbrechen den Myelinisierungsvorgang bzw. können diesen durchaus auch rückgängig machen. Das bedeutet, daß *Impfreaktionen bis hin zu schweren Impfschäden primär neurologischer Natur* sind *(demyelinisierende Encephalitis)* – also quasi mit einem Hardwarefehler vergleichbar – und sich kaum durch Psychotherapie und dergleichen nennenswert beeinflussen, geschweige denn heilen lassen (was eher dem Ausbessern von Softwarefehlern entspräche). So gesehen, erscheinen Syndrome wie Hyperaktivität, Legasthenie, Aggressivität, elektiver Mutismus, Autismus und vieles mehr in einem ganz anderen Licht. Für mich handelt es sich hierbei um *neurologische Störungen des Gehirns in einem unterschiedlichen Manifestationsgrad.* Im Prinzip ist alles „dasselbe", nur sind gewissermaßen andere Hirnareale betroffen und verschieden stark in Mitleidenschaft gezogen (vergleichbar mit der Schießscheibenkonfiguration in der konfliktaktiven Phase, siehe Kapitel 3). Die Übergänge, was nun hyperaktiv, verhaltens- und/oder wahrnehmungsgestört oder autistisch ist, sind fließend. Genau genommen, bestehen *nur akademische Unterschiede*, indem man einzelne Symptome unterschiedlichen Krankheitsbegriffen zuordnet, ohne auf deren Kausalität zu achten. So kann man beispielsweise in der Literatur sehr viele Schattierungen von Autismus finden, so daß schon dieser Begriff, für sich genommen, ein weit gefächertes Spektrum von Verhaltensstörungen umfaßt. Das Akronym MCD, minimale cerebrale Dysfunktion, differenziert lediglich hinsichtlich „leichterer" partieller Hirnreifungsstörungen, wohingegen POS (psycho-organisches Syndrom) unter Umständen eher alle Formen beinhalten könnte. Bei genauem Studium wird man aber immer wieder feststellen, daß hyperaktive Kinder durchaus mehr oder weniger dezent ausgeprägte Zeichen von Autismus erkennen lassen und umgekehrt. Nichtsdestotrotz gehören all diese Krankheitsbilder ursächlich zusammen, denn ihnen liegt eine *gemeinsame Kausalität* zugrunde: die *Entmyelinisierung von Hirnarealen.* Hirnorganisch gesehen, handelt es sich um dasselbe Phänomen: *neurologische Kurzschlüsse im Gehirn durch mangelnde Myelinisierung*, jedoch in unterschiedlichen Regionen und Schweregraden.

Bei Kenntnis dieser Zusammenhänge bekommen kleinste Auffälligkeiten wie z. B. geringfügiges Fieber, vermehrtes Schlafen, ein leichtes Zucken mit Armen und/oder Beinen, das Verdrehen von Augen oder eine ausgeprägtere Schreckhaftigkeit seit erfolgter Impfung eine ganz andere Wertigkeit. Sie erscheinen als die einzigen Hinweise auf eine postvaccinale Encephalopathie, welche bekanntermaßen relativ symptomlos verläuft, und sind somit in keinster Weise zu bagatellisieren! Der schnelle Griff zum Antibiotikum oder Fieberzäpfchen entspräche der Vogel-Strauß-Methode „Kopf in den Sand". Selbst wenn sich diese Symptome mit der Zeit verlieren, kann es später doch noch ein „böses Erwachen" geben. Spätestens dann, wenn die Kinder in den Kindergarten oder in die Schule gehen, wenn sie mit vielen gleichaltrigen zusammen sein müssen bei erhöhtem Lärmpegel, Disziplin und Konzentration, wird offenbar, daß sie große Probleme haben. Sie benehmen sich auffällig (hyperaktiv, aggressiv oder sehr zurückgezogen), haben Lernprobleme aller Art und machen es sich und ihrer Umwelt sehr schwer.*

6.7 Homöopathische Impfbegleitung

Wenn Eltern oder Betroffene trotz aller Bedenken dennoch an Impfungen festhalten (vielleicht nur an einigen wenigen, wie z. B. Diphtherie, Tetanus und Polio), so sollte dies als freie persönliche Entscheidung respektiert werden. – Es gilt *das kosmische Gesetz der Nichteinmischung und der Selbstbestimmung!* Informieren ist gestattet und ausdrücklich erwünscht, nur – jeder muß seinen eigenen Weg gehen; er darf diesen nicht von außen aufgezwungen bekommen. – Viele dieser Eltern sind sich aber um die Verträglichkeit der Impfungen doch nicht ganz so sicher. So kommt es, daß das Thema der homöopathischen Impfbegleitung in vieler Munde ist und auf den ersten Blick ein guter Kompromiß zu sein scheint. Die meisten meinen, wenn sie die Impfungen homöopathisch begleiten lassen, liegen sie in jedem Falle auf der sicheren Seite und es könne nichts schiefgehen. Sie fahren diesen zweigleisigen Weg i. d. R. nur aufgrund ihrer Unsicherheit und zur Beruhigung ihres eigenen schlechten Gewissens.

Natürlich ist eine *homöopathische Impfbegleitung* ratsam, um Schäden und Impfreaktionen weitgehend zu vermeiden bzw. zu dämpfen, jedoch kann es *keine absolute Garantie* dafür geben, daß es nicht doch zu Reaktionen und/oder Schäden kommt. – Man kann nicht auf der einen Seite destruktive Maßnahmen ergreifen, die eklatant gegen die Gesetzmäßigkeiten der Natur verstoßen, und auf der anderen Seite erwarten, die Homöopathie werde dies schon wieder hinbiegen (und dazu noch ohne aktuelle Symptome!). – Hierzu ist stets ein erfahrener Homöopath zu konsultieren, der speziell für das Kind oder den Erwachsenen aufgrund einer eingehenden Anamnese ein *individuelles Mittel zur Impfbegleitung* auswählt (beispiels-

---

* Bei den sog. „schwer erziehbaren Kindern" handelt es sich also im Grunde genommen gar nicht (bzw. nur äußerst selten) um Fehler in der Erziehung. Diese Kinder können nicht anders! Sie sind meist Opfer des Systems und aufgrund der vielen Impfungen verhaltensgestört! Mit Erziehung hat dies wenig zu tun. *Ungeimpfte, gesunde Kinder sind i. d. R. sehr leicht zu führen* und bedürfen relativ selten „wirklich durchgreifender Maßnahmen".

weise Thuja, Sulfur, Silicea, Arsenicum album, Malandrinum, antimiasmatische Nosoden, Impfnosoden oder andere). *Homöopathie ist Individualtherapie! Deshalb gibt es auch bei Impfbegleitungen keine „Kochrezepte", sondern nur ein gezieltes ganzheitliches individuelles Vorgehen!* Grundsätzlich gesehen lassen sich zwei Alternativen unterscheiden:

- Das chronische Simile *ist* bereits Impffolgemittel.
- Das chronisches Simile *ist nicht* Impffolgemittel.

Bei ersterem Fall erscheint es sinnvoll, einfach mit der chronischen Kur fortzufahren und gegebenfalls während des Impfzeitraums (Impftag ± 8–10 Tage) das Mittel etwas häufiger einnehmen zu lassen (LM- bzw. Q-Potenzen). Im letzteren Fall dagegen ist es empfehlenswert, die chronische Kur für etwa denselben Zeitraum zu unterbrechen und ein individuelles chronisches Impffolgemittel gemäß Anamnese und möglichem aktiven Miasma, welches sich durch die Impfung als am wahrscheinlichsten herauskristallieren könnte, zu verabreichen. Kommt es zu keinen auffälligen Reaktionen und/oder Symptomenverschiebungen, so kann ca. 8–10 Tage nach der Impfung mit dem ursprünglichen chronischen Simile fortgefahren werden; anderfalls ist zu überprüfen, ob die Impfung einen Miasmenwechsel provoziert hat, und mit allen homöopathischen Konsequenzen darauf zu reagieren.

Von einigen Therapeuten wird heutzutage auch die homöopathische Begleitung durch die entsprechende Impfnosode propagiert, was jedoch meiner Ansicht nach sehr gewagt ist, da diese Nosoden, wie bereits oben ausgeführt, nicht bzw. kaum geprüft sind und niemand klar sagen kann, wie sie wirklich wirken werden. Darüber hinaus ist dieses Verfahren nicht wirklich homöopathisch, denn wodurch hat man die Gewißheit, daß die entsprechende Impfnosode auch wirklich angezeigt ist? Vielmehr handelt es sich hierbei um ein „Schubladenverfahren" ohne die in der Homöopathie so grundlegende Vorgehensweise in puncto Individualität! Die Erfahrungen und Beobachtungen aus meiner Praxis heraus sind jedenfalls für mich Beweis genug, diese Methode nur als allerletzte Möglichkeit in Betracht zu ziehen.

Auch die Meinung, man gebe als Begleitmittel einfach ein Akutmittel für die zu impfende Krankheit, wie beispielsweise Arnica, Ledum oder Hypericum bei Tetanus, Rhus toxicodendron, Pulsatilla oder dergleichen bei Windpocken oder Lathyrus sativus bei Polio, ist unhomöopathisch, da wir im voraus nicht erkennen können, welches das richtige Arzneimittel sein wird. *In der Homöopathie brauchen wir immer Symptome und bestehende Zusammenhänge, auf die wir mit den entsprechenden Arzneimitteln reagieren können; das – und nur das – bedeutet der Begriff Homöopathie: ähnliches*

Leiden! Insbesondere sind Arnica, Ledum und Hypericum keine Tetanusmittel, sondern sie kommen nur deshalb in Frage, weil sie die Hauptverletzungsmittel sind und weil zu diesen speziellen Verletzungen dann auch ein großer Bezug zum Wundstarrkrampf besteht (Bild 6.2). Bei einer routinemäßig verabreichten Tetanusimpfung gemäß Impfkalender gibt es jedoch diese Verletzung nicht; somit machen diese Mittel als Prophylaxe hinsichtlich etwaiger Impfreaktionen keinen Sinn.

Auszug aus Kent-Repertorium:

Nr.	Symptome	AM	Seite
1 allgemeines – konvulsionen – **tetanische** steifheit		69	1-422
2 allgemeines – konvulsionen – **tetanische** steifheit – **wunden** an sohlen, fingern oder handflächen		3	1-423
3 allgemeines – wunden – **penetrierende**		10	1-454
4 allgemeines – wunden – **penetrierende** – der handflächen und sohlen		2	1-454
5 allgemeines – **tetanusprophylaxe** (Quelle: **SR**)		5	2-327

SR = Synthetisches Repertorium, Nachtrag von Pièrre Schmidt

				Symptom:							1								
Nr.	Mittel	Neg	Wert	1	2	3	4	5	6	7	8	9	0	1	2	3	4	5	6	7	8
1	**hyper**	0	*14*	3	3	2	3	3												Hypericum
2	**led**	0	*13*	2	2	3	3	3												Ledum
3	**arn**	3	*5*	2	.	.	.	3												Arnica
4	cic	3	*4*	3	.	1	.	.												
5	bell	3	*4*	2	2	.	.	.												
6	sep	4	*3*	3	.	.	.	.												
7	plb	3	*3*	2	.	1	.	.												
8	plat	4	*3*	3	.	.	.	.												
9	petr	4	*3*	3	.	.	.	.												
10	nux-v	4	*3*	3	.	.	.	.												
..	tetox	4	*1*	.	.	.	.	1												(Tetanotoxinum)
..	thuj	4	*1*	.	.	.	.	1												

Bild 6.2: Potentielle Arzneimittel zum Vorbeugen gegen Tetanus

Letztendlich kann es auch bei homöopathischer Impfbegleitung keine absolute Garantie dafür geben, daß nicht doch Reaktionen bis hin zu schwereren Schädigungen (MCD – Minimale Cerebrale Dysfunktion) auftreten können. Ein sicherer Schutz besteht also keineswegs; bestenfalls eine Minimierung von drohenden Gefahren. Dies ist aber, wie bereits hinreichend beschrieben, immer vor dem individuellen familiären miasmatischen Hintergrund zu sehen, denn jeder Fall hat nur seine ihm eigene Logik! Ein

Impfkritiker hat einmal treffend gesagt: „Die beste und sicherste Impfung ist nur diejenige, die nie gegeben wird."

6.8 „Homöopathisches Impfen"?

Einige homöopathische Fachkreise vertreten leider immer wieder die Lehrmeinung, homöopathisch impfen zu können, und gehen damit sogar an die Öffentlichkeit. So werde ich in der Praxis und auf Vortragsveranstaltungen immer wieder von jungen Eltern, aber auch von Therapeuten, zu dieser Thematik angesprochen. Mittlerweile ist es schon soweit, daß mir Patienten, beispielsweise aus dem Raum Bodensee und Umgebung, berichtet haben, dort ansässige Therapeuten würden regelrecht für bzw. mit homöopathischem Impfen werben. Aus diesem Grunde scheint es an der Zeit, zu dieser Thematik grundlegend Stellung zu nehmen.

Gesetzt den Fall, das homöopathische Impfen funktionierte, dann wäre auch denjenigen Eltern geholfen, die sich mit der schwierigen Impfthematik nicht recht auseinandersetzen wollen und/oder keine Verantwortung übernehmen möchten und sich alle Entscheidungen lieber abnehmen lassen. Die schulmedizinische Konzeption bleibt dabei vom Prinzip her bestehen; nur man macht alles „viel harmloser" und eben „homöopathisch", d. h. landläufig gesagt, ohne Nebenwirkungen.

Doch dies kann in Wirklichkeit nicht funktionieren, denn es geht an Hahnemanns homöopathischem Gedanken – Similia similibus (Ähnliches durch Ähnliches) – vorbei! Es ist – genaugenommen – ein allopathisches Vorgehen mit dynamisierten Mitteln. Um es ganz klar und deutlich zu sagen: *Es gibt keine homöopathischen Impfungen, und es wird auch nie welche geben! Homöopathie ist nur in einer Similebeziehung möglich*; d. h., ohne individuelle Zeichen, Symptome und Zusammenhänge (wie z. B. auslösende Ursachen etc.) läßt sich das richtige Arzneimittel nicht bestimmen; und schon gar nicht vorab. Man kann es nicht oft genug wiederholen: *Homöopathie ist Individualtherapie!* Jeder braucht sein eigenes persönliches Mittel. So können beispielsweise fünf verschiedene Keuchhustenpatienten durchaus fünf verschiedene Arzneimittel benötigen, was jedoch im vorhinein in keiner Weise kalkulierbar ist. Oder woher will man wissen, wie der jeweilige individuelle Verlauf der Erkrankung aussehen wird?

Schauen wir uns die Zusammenhänge einmal am Beispiel Masern an (Bild 6.3). Für die Erkrankung Masern hält das Kent'sche Repertorium 38 – seit etwa 200 Jahren – gut bewährte Arzneimittel bereit. Rechnet man die Masern-Nosode Morbillinum mit hinzu, so stehen uns mindestens 39 ho-

Acon., *Am-c.*, *Ant-c.*, **Apis**, *Arn.*, *Ars.*, *Bell.*, **Bry.**, Camph., *Carb-v.*, *Carb-s.*, Cham., *Chel.*, Chin., *Chlor.*, *Coff.*, *Cop.*, *Crot-h.*, *Dros.*, **Euphr.**, *Ferr-p.*, *Gels.*, Hyos., Ign., *Ip.*, *Kali-bi.*, Kali-s., Mag-c., Nux-v., *Phos.*, Phyt., **Puls.**, *Rhus-t.*, *Scil.*, *Stram.*, **Sulf.**, Verat., Zinc.; zzgl. Morbillinum

Erläuterung: **3wertige**, *2wertige*, 1wertige Arzneimittel

Bild 6.3 Masern-Rubrik im Kent-Repertorium

möopathische Mittel zur Verfügung, um im Ernstfall auf diese Kinderkrankheit reagieren zu können. Woher will der Therapeut nun im vorhinein wissen, welches dieser Mittel im Sinne einer Impfung prophylaktisch schützen wird?

Eine gezielte Prophylaxe – im Sinne einer vorab gegebenen Hochpotenz – kann es daher nicht geben, selbst dann nicht, wenn einige Homöotherapeuten dies so propagieren*. Sie tun der Impffrage und Homöopathie damit keinen Gefallen und gefährden trotzdem Menschen, da die angeblichen homöopathischen Impfungen keinen sicheren Schutz verleihen können und eine vermeintliche Sicherheit vortäuschen.** Auch die Gabe einer entsprechenden Nosode geht am eigentlichen Thema vorbei (siehe oben), denn erstens sind diese Mittel nicht vollständig geprüft – man weiß also nicht, was mit der Gabe dieser Nosode auf einen zukommt; demnach ist der Therapieverlauf überhaupt nicht kalkulierbar! – und zweitens wird hier eine gewisse Form der Isopathie propagiert, die so nicht richtig sein kann und nur Behauptung ist. Das würde ja andersherum auch bedeuten, daß z. B. Tuberculinum in jedem Falle bei akuter Tuberkulose helfen müßte, was jedoch nicht sein kann und Sie allein daran ersehen können, daß es eine ganze Reihe

---

* Einige Homöotherapeuten weisen darauf hin, daß sie mit „homöopathischen Impfungen" bei Reisen nach Fernost sehr gute Erfahrungen gemacht hätten. – Nun, dazu ist festzustellen, daß sich diese Patienten *nicht (!)* schulmedizinisch haben impfen lassen und daß es ihnen schon aus diesem Grunde recht gut dabei ging. Dies sind jedenfalls die Erfahrungen aus meiner Praxis heraus, und ich habe direkte Vergleiche von z. B. ungeimpften Indienreisenden, die keinerlei gesundheitliche Probleme bekamen, zu deren mitreisenden geimpften Freunden, die ihre Reise überhaupt nicht genießen konnten.

** Der bekannte Arzt und Psychotherapeut Dr. med. Ruediger Dahlke äußert sich zu dieser Thematik in einem Impfbeitrag der Zeitschrift CO'Med, er habe schon Erkrankungsfälle trotz „homöopathischer Impfung" erlebt, z. B. bzgl. Malaria, und zweifelt – sogar als Nichthomöopath – die Verläßlichkeit dieses Verfahrens zu Recht an.

von Rubriken für die Tuberkulose gibt, die darüber hinaus auch noch recht viele andere Arzneimittel enthalten!* – Jedenfalls habe ich in meiner Praxis bei derart vorbehandelten Patienten immer wieder enorme Negativwirkungen (z. B. im Sinne von Arzneimittelprüfungssymtomen) aufgrund von voreilig verabreichten Nosoden beobachten können! – Einzige Ausnahme von derartigen Gaben bildet das Lösen von sogenannten Impfblockaden, also erst im nachhinein, wenn Impffolgen (Symptome) aufgetreten sind und individuell ausgesuchte Arzneimittel bislang keinerlei Wirkung zeigten! Eine solche Nosode oder auch Impfnosode soll dann die Klärung erzielen, um im Anschluß daran wieder ganz gezielt personenbezogene Arzneimittel einsetzen zu können.

Gestatten wir uns an dieser Stelle noch einen weiteren Hinweis. Abgesehen von der Wirkungslosigkeit der sog. „homöopathischen Impfungen" und dem Verstoß gegen die homöopathischen Gesetzmäßigkeiten, ist meines Erachtens dieses in Mode kommende, propagierte Vorgehen aus einer ganz anderen Sicht recht gefährlich: Es trägt die Idee der Impfungen weiter und gibt dem schulmedizinischen Gedanken fortwährend Nahrung, so daß damit – ohne dies eigentlich zu wollen – den Impfbefürwortern in die Hände gespielt wird. Also das genaue Gegenteil der ursprünglichen Intentionen! Die Impfungen werden demnach viel langsamer verschwinden, denn sie werden zunehmend durch eine immer breiter werdende Öffentlichkeit aus dem Lager der Naturheilkunde indirekt unterstützt! – Nach dem kosmischen Gesetz, daß jeder Gedanke die Kraft und den Drang hat, sich zu manifestieren! – Aus diesem Grunde ist es äußerst wichtig, mit einer derart falsch verstandenen Homöopathie aufzuhören.

Die *beste Prophylaxe* gegenüber Erkrankungen ist immer eine *antimiasmatische Behandlung* mit einer individuell festgelegten Abfolge von chronischen Similia. Hierdurch wird die Lebenskraft in die Lage versetzt, Krankheiten und Schädigungen – auch durch Impfungen – abzuwehren, da die chronischen Hintergrundgeschehen, die Miasmen, eliminiert werden und man so zu fast absoluter Gesundheit kommt.

Nur in Ausnahmefällen besteht die Möglichkeit, gezielt prophylaktisch homöopathisch vorzubeugen. Dies ist aber nur bei Ausbruch einer bereits bestehenden „Seuche" möglich. Beispielsweise lassen sich Kinder und Säug-

---

* Im Kent-Repertorium gibt es ganze 18 Rubriken für die Lungentuberkulose mit insgesamt 99 Arzneimitteln, wobei die Nosode Tuberculinum Koch alt nur zweimal vertreten ist, während beispielsweise die klassisch-sykotische Nosode Medorrhinum dagegen sechsmal genannt wird! Und Pulsatilla führt die Liste sogar mit acht Treffern an. Somit dürfte klar sein, daß nicht alle Tuberkulosefälle nach Tuberculinum verlangen.

linge, deren Geschwister im Kindergarten Kontakt mit Masern oder anderen Kinderkrankheiten hatten, durch die Gabe des entsprechenden Similes mit großer Wahrscheinlichkeit homöopathisch vorsorglich schützen. *Voraussetzung ist aber das gehäufte Auftreten der Infektionskrankheit und die Übereinstimmung des Similes mit dem sogenannten Genius epidemicus der Seuche.** Das heißt, daß in einem solchen Falle die meisten erkrankten Kinder dasselbe homöopathische Arzneimittel bräuchten und dieses nun auch vorab den noch nicht erkrankten – quasi als Prophylaxe – gegeben werden kann. Dies gilt selbstverständlich für alle Infektionskrankheiten und bleibt nicht auf Kinderkrankheiten beschränkt; es hat auch von der Idee her nichts mit dem eigentlichen Impfen gemein! Dennoch sollte diese Maßnahme im Falle von Kinderkrankheiten (bis auf wenige Ausnahmen) unterbleiben, da die Kinderkrankheiten aufgrund der miasmatischen Zusammenhänge eine Sonderfunktion haben und für die Entwicklung des kindlichen Organismus durchaus erwünscht sind (miasmatische Entlastung), deshalb also nicht behindert oder unterdrückt werden sollten. Das beste wäre eine gezielte homöopathische Akutbehandlung, um den Ausscheidungsprozeß zu beschleunigen, so daß die Krankheit in der Regel sehr glimpflich abläuft und meist auch der gewünschte Entwicklungssprung zu verzeichnen ist.

6.9 Zentrale Impffolgerubriken

Es ist zu einfach und oft auch falsch, im Zusammenhang mit den Impfungen nur von *Impfsykosis* zu sprechen. Aus der heutigen Praxis heraus können wir zunehmend erkennen, daß wir unsere Vorstellung überdenken müssen, gemäß derer eine Impfung stets eine Sykosis aktiviert. Strenggenommen galt dies nur für die Pockenimpfung, die in der damaligen Zeit – als von Bönninghausen und Burnett gelebt haben – als einzige Form der Vaccination üblich war. Heutzutage kann aber aufgrund der Vielzahl von Impfungen und der unterschiedlichen „zu immunisierenden"** Krankheiten sowie der daraus abgeleiteten Antigene im Prinzip jedes Miasma durch eine Impfung aktiviert werden.

---

* siehe auch Kapitel 1.5.4 *Die epidemische Krankheit*
** Im allgemeinen Sprachgebrauch und in der medizinischen Literatur wird der Begriff Immunisation synonym für Impfung bzw. „Schutzimpfung" verwendet. In dem vorliegenden Buch wurde allerdings sehr sparsam mit diesem Fachwort umgegangen, da weiterhin stillschweigend unterstellt und suggeriert würde, daß Impfungen eine Immunität verleihende Wirkung hätten.

Beschäftigt man sich eingehend mit der neueren impfkritischen Literatur, insbesondere mit den beiden Büchern von Harris L. Coulter „Dreifachimpfung – ein Schuß ins Dunkle" und „Impfungen – der Großangriff auf Gehirn und Seele", so wird man staunen, was Impfungen alles anrichten können. In sehr vielen Kasuistiken, die nicht unter homöopathischen Aspekten geschrieben wurden, findet sich die *Tuberkulinie mit an vorderster Front!* Eine Fundgrube für das Studium eines jeden Homöopathen! – Besonders gefährlich und destruktiv wird es immer dann, wenn das tuberkulinische und das sykotische Miasma aufeinandertreffen, denn mit dieser Konstellation sind im Prinzip alle Miasmen in einem Organismus vertreten. Und die modernen Impfgepflogenheiten können dieses Szenario exorbitant provozieren.

Darüber hinaus zeigt Coulter auf, daß Impfungen den Organismus immer nachhaltig schädigen können, ganz besonders, wenn schon sehr früh mit dieser Praxis begonnen wird. Er weist vortrefflich nach, daß Phänomene wie Autismus, MCD, Hyperaktivität, Aggressivität, Konzentrationsschwäche, Aufmerksamkeitsstörungen, Lernstörungen aller Art, retardierte Entwicklung, Allergien, Sprachverzögerung, Intelligenzdefekte, Erkältungsneigung und vieles mehr Symptomenkomplexe des sogenannten *postencephalitischen Syndroms* sind (siehe oben) und besonders seit den großen Impfprogrammen enorm zugenommen haben.

Die diesen Phänomenen zugrundeliegende *demyelinisierende Encephalitis* läßt sich jedoch *nicht immer als akute Encephalitis oder Meningitis nachweisen.* Das liegt – wie bereits erwähnt – vor allem daran, daß bei Säuglingen und Kleinkindern das Gehirn wegen seiner Unreife nicht in der Lage ist, sichtbar bzw. typisch auf die durch die Impfung gesetzte neurologische Schädigung zu reagieren. Somit lassen sich mögliche Schädigungen in ihrem Frühstadium mangels Symptomen kaum erkennen. Und im Falle von aufkommendem Fieber hat man schnell ein Zäpfchen zur Hand! Ist diese Fieberreaktion, die den Müttern „als normal und harmlos" verkauft wird, denn wirklich so unbedenklich? Oder ist sie nicht doch schon als minimaler, aber deutlicher Hinweis auf einen fatalen schleichenden Hirnentzündungsprozeß zu werten?

Aufgrund dieser Tatsachen und Zusammenhänge scheint es an der Zeit, unsere allgemeine Impfrubrik, welche noch aus der Pockenimpfzeit resultiert, gehörig zu erweitern. Dazu brauchen wir allerdings gar nicht mühselig irgendwelche Mittel aus der Literatur zusammenzutragen, sondern es genügt, wenn wir uns auf die vorhandenen Rubriken unseres bewährten Kent-Repertoriums beziehen! In Frage kommen vor allem die *Encephalitis-Rubriken*, die in Bild 6.4 zusammengetragen sind. Das heißt, alle Mittel, die hier vertreten sind, können auch als Impffolgemittel betrachtet werden, da – wie uns Coulter nicht besser hätte aufzeigen können – *kausal* ein *postvaccinales encephalitisches Syndrom* vorliegt und diese Mittel sich seit über 150 Jahren bewährt haben, somit hochgradig verifiziert sind!

Hauptrubriken für Impffolgen (Kent-Repertorium)

Nr.	Symptome	AM	Seite
1	kopf - gehirnentzündung	28	1-183
2	kopf - gehirnentzündung - gehirnhäute	29	1-183
3	kopf - gehirnentzündung - tuberkulös	9	1-184
4	rücken - wirbelsäule - entzündung - meningitis spinalis	27	2-314
5	**modalitäten - impfung, nach**	9	1-503
6	**pockenimpfung, folgen von**	Synthetisches Repertorium,	Vol.2-672

Impffolgemittel sortiert nach Treffern:

Nr.	Mittel	1	2	3	4	5	6
1	sulf	1	2	2	.	3	4
2	merc	2	2	2	1	.	2
3	apis	1	2	.	3	1	2
4	sil	.	2	2	.	3	4
5	bell	3	3	.	3	.	2
6	acon	2	1	.	2	.	2
7	rhus-t	1	2	.	2	.	1
8	zinc	.	3	2	2	.	.
9	op	2	2	.	2	.	.
10	hyos	2	2	.	2	.	.
11	calc	.	2	2	2	.	.
12	bry	2	2	.	2	.	.
13	plb	1	2	.	2	.	.
14	phos	2	2	.	.	.	1
15	nat-m	.	2	1	2	.	.
16	cupr	2	1	.	1	.	.
17	crot-h	1	.	.	1	.	1
18	thuj	.	.	.	.	3	4
19	maland	.	.	.	.	3	3
20	hell	2	3	.	.	.	.
21	gels	.	2	.	3	.	.
22	stram	1	3	.	.	.	.
23	ars	.	.	.	.	2	2
24	tub	.	.	2	.	.	1
25	lach	1	2	.	.	.	.

Nr.	Mittel	1	2	3	4	5	6
26	glon	1	2	.	.	.	.
27	cocc	.	2	.	1	.	.
28	cina	1	2	.	.	.	.
29	verat-v	1	.	.	1	.	.
30	nux-v	1	.	.	1	.	.
31	kali-chl	.	.	.	.	1	1
32	hep	.	.	.	.	1	1
33	echi	.	.	.	.	1	1
34	canth	1	1	.	.	.	.
35	vac	.	.	.	.	.	3
36	sars	.	.	.	.	.	3
37	mez	.	.	.	.	.	3
38	ped	.	.	.	.	.	2
39	vario	.	.	.	.	.	2
40	psor	.	.	.	.	.	2
41	nat-s	.	.	.	2	.	.
42	lyc	.	.	2	.	.	.
43	kali-m	.	.	.	.	.	2
44	kali-br	.	2	.	.	.	.
45	jod	.	.	2	.	.	.
46	ip	.	.	.	2	.	.
47	hippoz	.	2	.	.	.	.
48	con	2	.	.	.	.	.
49	cimic	.	.	.	2	.	.
50	cic	.	.	.	2	.	.

Nr.	Mittel	1	2	3	4	5	6
51	camph	2	.	.	.	.	.
52	calc-p	.	2	.	.	.	.
53	arn	.	2	.	.	.	.
54	ant-t	.	.	.	.	.	2
55	skook	.	.	.	.	.	1
56	lac-v	.	.	.	.	.	1
57	sep	.	.	.	.	.	1
58	sec	.	.	.	1	.	.
59	sabin	.	.	.	.	.	1
60	puls	1	.	.	.	.	.
61	phys	1	.	.	.	.	.
62	par	1	.	.	.	.	.
63	ox-ac	.	.	.	1	.	.
64	kali-j	.	.	.	1	.	.
65	hyper	.	.	.	1	.	.
66	graph	.	.	.	.	.	1
67	dulc	.	.	.	1	.	.
68	cham	1	.	.	.	.	.
69	cadm	1	.	.	.	.	.
70	bufo	.	.	.	.	.	1
71	arg-n	.	1	.	.	.	.

Anmerkung: *Medorrhinum* wäre nachzutragen, welches sich in meiner Praxis als eines der hochkarätigsten sykotischen Impffolgemittel bestätigt hat.

Bild 6.4: Erweiterung der zentralen Impffolgerubrik um die Encephalitisrubriken

Abschließend noch ein paar Bemerkungen zur BCG-Impfung (Bile- oder Bacillus-Calmette-Guérin, Tuberkuloseimpfung). Sie im speziellen ist in der Lage, das tuberkulinische Miasma zu aktivieren oder zu setzen, so daß alle tuberkulinischen Schwächen zum Vorschein kommen. Das erscheint auch sehr logisch, denn ursprünglich war die „BCG-Impfung" nur geeignet, eine tuberkulöse Erstinfektion auszulösen (die seine Anhänger als weniger gefährlich beurteilten als die natürliche Erstinfektion). Erst im Laufe der Zeit ist sie in den Rang eines Immunität vermittelnden Impfstoffes aufgerückt. Aber wie, so fragen sich ernstzunehmende Wissenschaftler, soll die BCG-Impfung vor Tuberkulose schützen, wenn eine überstandene echte Tuberkulose keinen Schutz gegen neuerliche Erkrankungen darstellt, das heißt, wenn selbst die Natur keine Immunität nach überstandener Krankheit verleiht?

Erwähnenswert in diesem Zusammenhang ist auch der in der Fachwelt existierende Begriff der „BeCeGitis", worunter man eine Art von Tuberkulose der Lymphe versteht, die sich in einer eitrigen Adenitis mit Fieber äußert (iatrogen nach BCG-Impfung!). Aber auch der Tine-Test (Stempeltest), der immer noch sehr häufig durchgeführt wird, um festzustellen, ob eine Tbc durchgemacht wurde, kann sich wie eine BCG-Impfung mit den entsprechenden Folgen auswirken.

Aufgrund dieser Betrachtungen ist im Einzelfall zu überprüfen, ob auch die Kent'sche *Rubrik „Brust, Lungen, Tuberkulose"* als *spezifische BCG-Impffolgerubrik* fungieren kann.

Darüber hinaus ist es sicherlich sinnvoll, im Falle von Reaktionen und Schäden aller Thiomersal-haltigen Impfstoffe, die *zentrale* Quecksilberrubrik *„Modalitäten, Folgen des Mißbrauchs von Quecksilber"* samt seinen 40 *lokalen* Quecksilberrubriken zu Rate zu ziehen (syphilitische Miasmatisierung).

6.10 Impfungen – grobe Mißachtung von Naturgesetzen

Immer wieder trifft man die weitverbreitete therapeutische Mentalität an, jede Impfung separat für sich zu betrachten, entsprechend zu beurteilen und diesbezüglich zu beraten. So vertreten leider recht viele Therapeuten immer noch den Standpunkt, auf jeden Fall Diphtherie, Tetanus und Polio impfen zu lassen, da diese Krankheiten sehr gefährlich seien, und verweisen dabei auf Fälle, von denen sie irgendwann einmal etwas gehört haben oder die irgendwo in Krankenhäusern gesehen wurden, allerdings ohne jemals einem einzigen Fall wirklich akribisch nachgegangen zu sein.* Auf Impfungen gegen Kinderkrankheiten (MMR – Masern, Mumps, Röteln) könne man dagegen getrost verzichten, da jene für den Reifeprozeß des kindlichen Organismus notwendig und homöopathisch auch gut zu unterstützen seien. Genau diese Therapeuten haben es jedoch nicht verstanden, *daß es bei den Impfungen um eine grundsätzliche Frage geht.* Mit ihrer Differenzierung suggerieren und unterstellen sie unbewußt, daß es doch einen wirksamen Schutz durch selektive Impfungen geben könne, und tragen auf diese Weise ungewollt zur Verunsicherung und Verbreitung von Angst und Panik bei; gar nicht erst davon zu reden, daß sie unseren Kindern nichts Gutes tun und durch ihr Verhalten unbeabsichtigt an vielen chronischen Krankheiten indirekt mitbeteiligt sind.

Meine persönliche Erfahrung aus meiner homöopathischen Praxis heraus ist sehr eindeutig: *Wenn wir generell aufhörten zu impfen, wären mindestens 80 % der Kinder deutlich gesünder und wir hätten in der Praxis auch weniger mit schweren Fällen zu tun.* Am besten läßt sich dies – wie bereits oben angedeutet – bei kinderreichen Familien studieren, da hier aufgrund derselben hereditären miasmatischen Verhältnisse direkte Vergleiche von geimpften und ungeimpften Kindern zulässig sind.**

Aber auch ohne medizinische Ausbildung, d. h. nur mit gesundem Menschenverstand, lassen sich zu jedem Zeitpunkt nicht nur die destruktiven Auswirkungen der Impfungen, sondern auch die segensreiche Wirkung der klassischen Homöopathie genau begutachten und daraus weitreichende therapeutische Konsequenzen ziehen. Diese Phänomenologie können aufmerksame Mütter bereits in ihren Still- und Krabbelgruppen studieren und eindeutig verifizieren, denn ab ca. dem dritten Lebensmonat ihrer Sprößlinge beginnen i. d. R. die Beschwerden bzw. nehmen deutlich zu, und ab da fangen auch die empfohlenen Impfprogramme an! Ab da treten gehäuft Mittelohrentzündungen, sog. Polypen, Mandelentzündungen, Husten, Bronchitis- und Schnupfenneigung, Krupp, Schlafprobleme und vieles mehr auf, und dies oft auch bei Kindern, die vorher zufrieden, robust und gesund waren. Kurz, ab circa dem dritten Lebensmonat beginnt der sog. Entwicklungsknick, der in nicht wenigen Fällen mit der Zeit ständig zunimmt und spätestens im Kindergartenalter oder in der Schule – unter Abforderung von

---

* Beispielsweise gibt es laut Dr. Buchwald seit 1978 keinen einzigen echten Poliofall mehr in Deutschland. „Alle derzeit bekannten Polio-Erkrankungen in den Kliniken Deutschlands sind ausnahmslos Impf-Poliomyelitiden, also direkte Folgen einer Impfung." (in einem Vortrag 1993 in Gauting)

** siehe Kapitel 2.6 *Bester Einstieg in die Homöopathie aus Sicht eines Kindes*

Streß und Leistung – als Legasthenie, Aggressivität, Hyperaktivität etc. pp. deutlich in Erscheinung tritt.

Gesundheit erhebt – homöopathisch betrachtet – einen viel höheren Anspruch als in der herkömmlichen Medizin oder Naturheilkunde. Hier bewegen wir uns in Dimensionen, welche an *fast absolute Gesundheit* grenzen – und das muß auch das Ziel einer jeden homöopatischen chronischen Behandlung sein. Impfungen bewirken dagegen das genaue Gegenteil! Darüber hinaus können sie eine chronische Behandlung oft um Monate zurückwerfen und verschärfen die Miasmen, häufig bis ins Unermeßliche!

Um es abschließend auf den Punkt zu bringen und in einem Satz treffend zu formulieren: *Impfungen sind eine grobe Mißachtung von Naturgesetzen!**

6.11 Genmanipulierte Impfstoffe – der Gipfel der Perversität

Diese Mißachtung von Naturgesetzen scheint leider immer mehr Schule zu machen und darüber hinaus zunehmend krasser zu werden, wie eine Schraube ohne Ende. Besonders deutlich wird dies am Beispiel der genmanipulierten Impfstoffe, welche immer mehr auf den Markt drängen und der Öffentlichkeit unter dem Deckmantel einer größeren Reinheit und höheren Spezifität in geringerer Konzentration sowie einer gesteigerten Sicherheit und Wirksamkeit verkauft werden. Doch im Prinzip sind diese neuen „wissenschaftlichen Errungenschaften" noch gefährlicher als die althergebrachten Impfstoffe, denn obige Behauptungen der Pharmaindustrie stehen „im krassen Gegensatz zu dem gesicherten Wissen, das in den letzten 2 Jahrzehnten in der freien Forschung an internationalen Universitäten erarbeitet wurde", so Dr. Lanka, Sprecher der Forschungsgruppe regimed in Stuttgart.

---

* Auf mein Impfbüchlein hin habe ich sehr viele schriftliche wie auch fernmündliche, positive Reaktionen erhalten. Auch Ärzte und Kinderärzte vom In- und Ausland waren darunter. Einige begannen mit: „Herzlichen Glückwunsch zu diesem Buch. ..." Und ein Professor der Mikrobiologie (!), der vor Jahren schon einmal für den Nobelpreis vorgeschlagen wurde (und anonym bleiben möchte), bestätigte: „Mit Ihren Darstellungen haben Sie den Nagel auf den Kopf getroffen." – Es handelt sich eben um Naturgesetzmäßigkeiten! Deshalb kann es keine Gegenargumente geben; nur eben Polemik und Verbreiten von Angst. Mittlerweile teilen viele Therapeuten meine Meinung, und es werden immer mehr; auch solche, die zuvor (wohl aus Unsicherheit) wenigstens noch für DT und Polio eintraten. Doch – wenn die Naturgesetzmäßigkeiten stimmen, dann macht keine Impfung Sinn (ohne Ausnahme)!

Auch ohne Kenntnis der erörterten Naturgesetzmäßigkeiten und miasmatischen Aspekte hinsichtlich der Impfgepflogenheiten wird allzu deutlich, daß genmanipulierte Impfstoffe der Gipfel der medizinischen Perversion schlechthin sind.

Dr. Stefan Lanka schreibt hierzu in der Zeitschrift raum&zeit, Heft 96: „Mit brachialer Gewalt versucht das internationale Pharma-Kartell, die Gentechnik auf allen Gebieten des Lebens durchzusetzen. Dabei scheut sie weder ständige Rechtsbrüche noch Menschenopfer. Was das Kartell und seine korrumpierten Wissenschaftler und Behörden jetzt planen, kommt einer zunächst partiellen Zerstörung gesunden, normalen menschlichen Lebens gleich. Man plant, ‚bessere' Impfstoffe auf den Markt zu werfen. *Impfstoffe, die allerdings geeignet sind, die Keimbahnen der Menschen zu zerstören, so daß deren Nachkommen als Behinderte zur Welt kommen.* Sozusagen ein Contergan-Impfstoff." Und an anderer Stelle: „Von gentechnischen Impfstoffen geht eine Gefahr aus, die schwerer wiegt als alles bisher Bekannte: Die *irreversible Verseuchung des eigenen Erbguts, das der Kinder und vor allem der Keimbahn,* das heißt die Eizellen und Samenfäden und *das gesamte Erbgut aller daraus hervorgehenden, zukünftigen Generationen.*" Weiter unten heißt es dann: „Genverseuchung kann nicht mehr aus dem Körper entfernt oder neutralisiert werden und führt bei Anwesenheit in der Keimbahn unweigerlich zu schweren Entwicklungsstörungen und Mißbildungen." ... „Der Unterschied zur Radioaktivität oder chemischen Verseuchungen liegt darin, daß sich manipulierte Erbsubstanz selbständig vermehren und in der ganzen Natur willkürlich ausbreiten kann." Somit ist – zusammenfassend betrachtet – die „*Gentechnik, vor allem in Form von gentechnischen Impfstoffen, gefährlicher als unkontrollierte Radioaktivität.*" (Hervorhebung durch den Verfasser)

Welche Auswüchse das Impfen bereits angenommen hat – sei es mit genmanipulierten oder mit durch konventionelle Herstellungsverfahren gewonnenen Impfstoffen – und welche Intentionen weltweit wirklich dahinterzustehen scheinen, läßt sich ansatzweise erahnen, wenn man die Meldung von Frau Dr. Milly Schär-Manzolis Orizzonti-Mitteilungen Nr. 67 aus dem Jahre 1996 studiert. Darin ist ein Artikel mit der Überschrift „*Menschliche Versuchskaninchen: Schwere Anschuldigungen gegen die WHO – Ein als Starrkrampf-Serum ausgegebenes Abtreibungsmittel wurde auf Millionen von Frauen ohne deren Wissen ausprobiert!*" und nachfolgendem Text zu lesen: „Verschiedene internationale Vereinigungen haben die WHO angeklagt, im verborgenen Geburtenkontrolle auszuführen. Laut ‚Human Life International', einer der gegen die höchste Gesundheitsautorität der Welt angetretenen Vereinigungen, *habe die Weltgesundheitsorganisation bei Mil-*

lionen von schwangeren Frauen in Mexico, auf den Philippinen und in Nicaragua einen Impfstoff spritzen lassen, der einen Abort herbeiführt; der Impfstoff wurde *als Starrkrampfmittel ausgegeben* und im zweiten Quartal der Schwangerschaft empfohlen, wobei sehr viele Frauen abortierten (und vielleicht starben). – Es handelt sich um ein Starrkrampfantigen, das mit einem natürlichen Hormon vermischt ist, dem menschlichen Gonatropina corionica humana (HCG). Dieses Hormon entwickelt sich spontan bei schwangeren Frauen; es wird von der Plazenta produziert und hat die Aufgabe, das Hormongleichgewicht während der Schwangerschaft zu wahren. *Doch wenn es gewaltsam eingeführt wird, zum Beispiel durch eine Impfung, wird es vom menschlichen Organismus nicht anerkannt und führt zum Abort.* Der Streit ist im Juni vergangenen Jahres ausgebrochen und dauert heute noch an. Die WHO hat erst alles abgestritten, doch wurde sie vor *die harten Tatsachen* gestellt: *Laboranalysen der geimpften Frauen und des Impfstoffes selbst.* Sie hat danach zugegeben, daß effektiv Gonatropina beigefügt war; doch hat sie sich sofort gerechtfertigt mit der Erklärung, daß es sich um kleine Mengen handelt, die Teil des Fortpflanzungsprozesses sind. *Die ersten Vermutungen waren bereits 1994 in Mexico aufgetreten, weil in der Tetanus-Impfkampagne die Männer ausgeschlossen waren, nur die Frauen im fortpflanzungsfähigen Alter (von 15 bis 45 Jahren) sollten geimpft werden.* Dasselbe wurde in Nicaragua festgestellt und in den Philippinen. – Einige Frauenorganisationen haben nähere Untersuchungen angestellt und die WHO verklagt, Beweis bei Hand. Seit letztem Jahr hat das Bezirksgericht von Manila das Absetzen der Impfungen angeordnet, und zwar wegen der Verunreinigung des Impfstoffes. – *Der Umstand, daß die WHO lediglich Frauen im zeugungsfähigen Alter in ihr Programm aufgenommen hat, war aufschlußreich: trifft doch der Starrkrampf sowohl Männer als Frauen aller Altersklassen, auch Kinder.* In Wirklichkeit, wie dies von vielen Seiten behauptet wird, wollte die WHO ihren Impfstoff auf Millionen von ahnungslosen Frauen ausprobieren, die nicht über die Risiken, die sie eingingen, informiert wurden und somit als menschliche Versuchskaninchen dienten. *Allein auf den Philippinen wurden 3,4 Millionen Frauen gegen Tetanus geimpft!* Ähnlich in Mexico und Nicaragua (in diesem Land ist die Starrkrampf-Impfkampagne im Jahre 1993 gestartet worden). Auch aus Indien kommen Anklagen. In dieser Kampagne wird die WHO von der Rockefeller-Stiftung, der Weltbank, dem Population Council (Abort-freundlich), dem indischen Institut der Medizinwissenschaft und verschiedenen Universitäten (Upsala, Helsinki, Ohio) begleitet. Das Hormon HCG wurde durch das Nationale Institut für Kinder-Gesundheitswesen von Maryland (USA) geliefert. *Die WHO befaßt sich seit mindestens zwanzig Jahren mit der Ausarbeitung eines ‚Anti-Schwangerschafts-Impfstoffes'* und verwendet ausgerechnet das Hormon HCG, verbunden mit den Toxinen des Tetanus." (Hervorhebungen durch den Verfasser) – Hat das alles wirklich noch etwas mit dem der Öffentlichkeit vorgemachten honorigen Ziel einer medizinischen Hilfe zu tun, die Welt von schlimmen Infektionskrankheiten zu befreien? Oder ist der Hintergrund der gesamten Impfthematik in Wahrheit gar kein medizinischer, sondern ein ganz anderer?

6.12 Absolute Kontraindikationen

Aus der homöopathischen Praxis wissen wir, daß Impfreaktionen und -schäden besonders dann auftreten, wenn in der Familie gehäuft chronische Erkrankungen vorliegen. Es ist also stets eine *Frage der persönlichen Vorgeschichte!* Darüber hinaus wissen wir, daß sich Impfungen immer auf das Gehirn auswirken, d. h. sie fördern den Demyelinisierungsprozeß, welcher schleichend vor sich gehen kann und deshalb i. d. R. erst sehr viel später bemerkt wird (und zwar indirekt durch entsprechende Beschwerden). Aber auch dann ist es äußerst selten, daß die durch Impfungen entstandenen chronischen Leiden in einen eventuellen Impfzusammenhang gebracht werden. *Impfungen richten aus diesem Grunde sehr viel mehr an, als bislang angenommen; ja sie sind durchaus mit als Hauptfeind unserer heutigen Gesellschaft zu betrachten.* (Bild 6.5)

Besonders deutlich wird dies immer wieder, wenn wir uns die zunehmende Sykotisierung der Menschheit* ansehen, welche bereits im Säuglingsalter evident ist, aber heutzutage von den meisten Kinderärzten als „normal" angesehen wird, weil sie nichts anderes mehr zu Gesicht bekommen und weil diese Zusammenhänge in der orthodoxen Medizin nicht bekannt sind. Oder kennen Sie (viele) Säuglinge, die nie mit sog. Blähungs- oder Nabelkoliken, wunden Popos (Windeldermatitis), eitrig verklebten Augen, Schlafschwierigkeiten, Säuglingsschnupfen, Vorhaut- oder Scheidenverklebungen bis hin zu Phimose oder Synechie zu tun hatten? Handelt es sich doch um die ersten Hinweise auf eine sehr tief liegende chronische Störung, die sich mit der Zeit immer weiter in den jungen Organismus

---

* Schon John Henry Allen hat bereits vor ca. 100 Jahren von der *Sykotisierung breiter Bevölkerungsschichten* gesprochen: „Impfung macht die ganze Rasse sykotisch . . . und ist besonders gefährlich für Kinder und ganz besonders für das tuberkulinische Kind." (da durch die zusätzliche Sykotisierung zwei sehr destruktive Miasmen im kindlichen Organismus zusammenkommen – Anmerk. des Verfassers)

- **"leichtere" Impfschäden**

  - Neigung zu Otitiden, Bronchitiden, Sinusitiden, Harnwegsinfekten, Fieberschüben (> 40°C), etc.
  - Pfeiffer'sches Drüsenfieber
  - Schlafprobleme; Bettnässen
  - Neurodermitis; allergisches Asthma, Heuschnupfen
  - Hyperaktivität, Aggressivität, Legasthenie
  - Konzentrationsstörungen, Aufmerksamkeitsdefizitsyndrom
  - rheumatische Beschwerden; Arthrose
  - *etc. pp.*

- **schwere Impfschäden**

  - Thrombozytopenie (Mangel an Blutplättchen, damit Blutungsneigung)
  - autoimmunhämolytische Anämie
  - Louis-Bar-Syndrom (progressive cerebelläre Ataxie, angeblich autosomal-rezessives Erbleiden)
  - metachromatische Leukodystrophie (Hirnsklerose)
  - Spastik der Extremitäten; Cerebralparesen
  - "Hirntumor"
  - Entwicklungsretardierung; Kleinwuchs; verzögerte Sprachentwicklung; Laufschwäche / Stolperneigung
  - schwerste Verhaltensstörungen
  - Mucopolysaccharidose
  - Tourette-Syndrom mit schwer ausgeprägten Zwängen (z.B. legt sich vor allen Leuten bäuchlings auf die [nasse] Straße und "rasselt Gelerntes aus der Schule herunter"; drückt andauernd mit dem Finger kraftvoll gegen Gegenstände; bückt sich [in der Praxis] immer wieder nieder und berührt den Boden mit den Fingern; beißt sich ständig mit aller Gewalt in die Zunge und Wangen; spuckt überall hin [auch in Wohnung] und schreibt dann mit dem Finger Wörter; etc. - "Ich kann nicht anders, ich muß das dann tun.")
  - paranoides Syndrom mit schlimmen Angstzuständen, Stimmenhören, Logorrhoe (Redesucht) etc. nach Tetanusimpfung
  - cerebrale/epileptische Krämpfe; Chorea (Veitstanz)
  - West-Syndrom (Hypsarrhythmie, BNS-Krämpfe, psychomotorische Entwicklungsstörungen)
  - Poliomyelitis nach Polio-Impfung; Diphtherie nach Diphtherie-Impfung
  - PPS - PostPolioSyndrom (erst nach 15 bis 20 Jahren!)
  - Friedreich'sche Ataxie (spinocerebelläre Heredoataxie, angeblich rezessiv vererbbar)
  - Diabetes mellitus (Typ I)
  - Lebersarkoidose
  - Amenorrhoe (Ausbleiben der Menstruation)
  - Lupus erythematodes (schwere Autoimmunkrankheit)
  - Depressionen, Psychose, Borderline-Syndrom, Suizidneigung
  - *etc. pp.*

Bild 6.5: Beispiele von Impfschäden aus meiner homöopathischen Praxis

vorfrißt. Später gibt es dann meistens Probleme im Urogenitaltrakt wie Pyelonephritiden oder Cystitiden (Nierenbecken- oder Blasenentzündungen), Harnleiterstrikturen, genitale Pilzinfektionen inclusive Trichomonaden, Chlamydien etc., Condylome und vieles mehr. Aber auch Stirn- und Nebenhöhlenvereiterungen, Heuschnupfen, Asthma*, Krankheiten des rheumatischen Formenkreises, Depressionen und Angstzustände gehören hierhin. Darüber hinaus die vielen Krankheiten, die mit unseren Reproduktionsorganen in direktem Zusammenhang stehen, wie Menstruationsbeschwerden aller Art, Eierstockentzündungen, Komplikationen während der Schwangerschaft, Eileiterschwangerschaften, Fehl- und Frühgeburten, Samenunbeweglichkeit sowie Sterilität. Das alles hat es in der letzten bzw. in der vorletzten Generation in diesem Ausmaß noch nicht gegeben! Die Impfungen forcieren dieses Szenario bis ins Unermeßliche, da sie zumeist die bereits vorhandene Sykosis, zu der diese Krankheiten allesamt gerechnet werden müssen, verschärfen. Das heißt im Klartext: *Wenn wir so weitermachen und unsere Kinder und Kindeskinder fleißig weiterimpfen, dann kommt es in Kürze zur allergrößten biologischen Katastrophe auf diesem Planeten, denn dann wird sich die Menschheit recht bald ihrer eigenen Fortpflanzungsfähigkeit berauben,* was schlimmer ist als alle Kriege zusammengenommen. Gemäß Aussage eines Gynäkologen einer meiner Patientinnen endet – statistisch gesehen – heute schon jede 14. Schwangerschaft mit einem Abort! Es geht also schon lange nicht mehr um den einzelnen Menschen, sondern es geht um uns alle hier auf dieser Welt; es geht ums Überleben der gesamten Menschheit. – Und das auch ohne gentechnisch manipulierte Impfstoffe! Nur daß mit der Gentechnik die Geschwindigkeit hin zu diesem Desaster progressiv zunimmt!

Aus diesem Grunde ist es wichtig zu wissen, wann auf gar keinen Fall geimpft werden darf, d. h. welche *absoluten Kontraindikationen* bestehen. Die folgende Liste soll dazu dienen, einen kleinen Anhalt dafür zu geben, auf was alles zu achten ist; sie erhebt jedoch keinen Anspruch auf Vollständigkeit.

- akute Erkrankungen incl. deren Inkubationsstadien
- Risikobelastung in der Schwangerschaft (z. B. Insemination, Hormonbehandlung, Fluor vaginalis [Ausfluß], Blutungen, vorzeitige Wehen, vaginale Pilzinfektionen, lang anhaltende Übelkeit und profuses Erbre-

---

* Gemäß den Angaben von Frau Dr. Milly Schär-Manzoli und Dr. Friedrich Graf leidet heutzutage schon jedes 15. Kind an Asthma bronchiale! Das Asthma ist heutzutage die häufigste chronische Kinderkrankheit auf der ganzen Welt! Und jedes 2. bis 3. Kind, das eingeschult wird, leidet an irgendwelchen Allergien.

chen, Placenta praevia, panische irrationale Ängste); schwierige Geburt; Sturzgeburt

- vorangegangene Fehl- und/oder Frühgeburten, Eileiter- oder Bauchhöhlenschwangerschaften
- Lageanomalien (z. B. Steißlage), Nabelschnurstrangulierung, Sauerstoffmangel während der Geburt (z. B. steckengeblieben)
- Frühgeburt, niedriges Geburtsgewicht (Mangelgeburt)
- Trinkschwäche, Soorstomatitis, Windeldermatitis, Trimenonkoliken (Blähungen)
- Atmungsprobleme im Säuglingsalter; später Neigung zu spastischer Bronchitis, Krupp, Asthma etc.
- Fußfehlstellungen, Hüftgelenksdysplasie
- Erkrankungen des Zentralen Nervensystems bzw. neurologische Auffälligkeiten
- Hydrocephalus (Wasserkopf), extrem große und sich spät schließende Fontanelle und andere rachitische Erscheinungen
- Konvulsionen, Epilepsie, Absencen, Fieberkrämpfe
- Allergien aller Art (incl. Milchunverträglichkeit)
- partielle und/oder generalisierte Schiefhaltungen (z. B. Schiefhals)
- motorische und/oder geistige Behinderungen
- Stolperneigung oder sonstige motorische Unsicherheiten bzw. Störungen
- Entwicklungsretardierung; Kleinwuchs, verzögerte Sprachentwicklung, spätes Laufenlernen
- Entwicklungsbeschleunigung; fehlendes Krabbelstadium
- Lähmungen, Hypotonie, Spastizität
- Hyperaktivität, Legasthenie, Autismus
- Reaktionen *auf vorausgegangene Impfungen*
  und vieles mehr.

Dies alles gilt selbstverständlich nicht nur für die betroffenen Impflinge selber, sondern auch für „nur" familiäre Belastungen! Es genügt also, daß beispielsweise der Bruder auf eine Impfung reagiert hat oder daß die Tante eine Fehlgeburt hatte. Warum? – Nun, weil diese Zeichen, Symptome und Zusammenhänge *Ausdruck schwerer miasmatischer Belastungen* sind sowie in den meisten Fällen auch Hinweise auf das Vorliegen einer zentralen Koordinationsstörung und es deshalb völlig irrelevat ist, wer wann wo etwas hatte. Es genügt, *daß* jemand es hatte, denn hier wird nur *das miasmatische Potential* abgeschätzt, *wie* ein Mensch reagieren kann und *ob* überhaupt mit Reaktionen und nachfolgenden Schädigungen zu rechnen ist und wenn ja, in welchem Rahmen sich diese bewegen werden.

Von der heutigen Ärzteschaft kann man das Wissen um diese Zusammen-hänge leider nicht erwarten, denn in punkto Impfungen werden die Ärzte von ihrer Ausbildung her (bewußt?) unwissend gehalten. Die einzige In-formation, welche ihnen zuteil wird, ist die von der Pharmaindustrie! Wenn sie zu einem unabhängigen eigenen Urteil kommen wollen, bleibt ihnen nichts anderes übrig, als sich selbständig um diese schwierige Thematik zu kümmern.

7. Entwicklungsgestörte und behinderte Kinder

Das Thema der entwicklungsgestörten und behinderten Kinder tritt seit ein paar Jahren zunehmend in das Bewußtsein der Öffentlichkeit. Ein Hauptgrund ist gewiß darin zu sehen, daß immer mehr Kinder unter diese bedauernswerte Kategorie fallen. Dies ist meiner Ansicht nach kein Zufall, denn es gibt *ganz klare Gesetzmäßigkeiten und eine strikte Logik für jeden einzelnen Fall.* Auch nur von Schicksal oder Umwelteinflüssen zu sprechen heißt, von den eigentlichen Tatsachen und Zusammenhängen abzulenken. – Dr. Eichelberger spricht bei ähnlich gelagerter Thematik häufig von gezielter „Volksverdummung". – Neben den bereits besprochenen *Ursachen für derlei Handicaps,* wie den zugrundeliegenden *hereditären (meist komplexen) Miasmen* und dem *Impfprogramm für Kinder,* stehen auch noch andere medizinische Eingriffe in dem dringenden Verdacht, derartige Schäden zu provozieren. Aus diesem Grunde ist es wichtig, diese Gefahren und Zusammenhänge in einem Buch, welches sich primär mit der homöopathischen Behandlung von Kindern und der jungen Familie befaßt, zu diskutieren und beim Namen zu nennen, um Schlimmeres präventiv zu verhüten und/oder gegebenenfalls kausal bzw. angemessen mit den adäquaten homöopathischen Mitteln darauf reagieren zu können.

7.1 Die normale Entwicklung eines Kindes

Die Entwicklung eines Kindes vollzieht sich unter natürlichen und rein biologischen Bedingungen völlig unauffällig und gibt keinerlei Anlaß zur Sorge. Aber wo treffen wir diese Bedingungen heutzutage noch an? Strenggenommen beginnt der Streß doch schon mit dem ersten Ultraschall im Mutterleib und geht weiter über die Geburt mit wehenfördernden Mitteln, Schmerzmitteln, PDA (Periduralanästhesie, sog. Rückenmarksspritze), Drücken und Stemmen auf den Unterleib*, Dammschnitt, Saugglocke und

---

* Mir ist ein Fall in guter Erinnerung, bei dem man annehmen könnte, der Herr Professor habe das Kind geboren und nicht die Kreißende. Auf jeden Fall handelte es sich um eine recht lange und schwere Geburt mit Wehenschwäche, Wehentropf und vielem mehr. Mit fortschreitender Zeit sah sich der Mediziner dann veranlaßt, aktiv mitzuhefen, indem er sich mit seinem ganzen Körpergewicht auf den Bauch der Gebärenden legte und bei jeder Wehe vehement drückte und – der werdenden Mutter dabei schließlich zwei Rippen brach!

vielem mehr. Später dann die mancherorts noch praktizierte sog. Credé-Prophylaxe mit Silbernitrattropfen in die Augen des Neugeborenen, der Guthrie-Test mit Blutabnahme aus der Ferse, sofortige „Antibioselenkung" (Antibiotikumgaben) bei frühen, teilweise sogar unspezifischen, nicht diagnostizierbaren Infekten, die „Lampe" im Falle von Gelbsucht, bei den U-Untersuchungen die Vitamin-K-Gaben, Vitamin-D- und Fluor-Prophylaxe, Impfungen etc. pp. Überhaupt das Vorgehen nur nach Werten, Kurven und Blutparametern! Des weiteren die „weisen" Ratschläge vieler Mediziner hinsichtlich Stillen, Zufüttern, Pflege, ohne jemals selber Mutter gewesen zu sein (meist kommen diese Ratschläge sogar von männlichem Personal, also von reinen Theoretikern!), und und und. Darüber hinaus wird die junge Mutter mit ihrem Kind aus der Klinik samt einer Unmenge Pharmaprodukte für die Babypflege entlassen, welche in den wenigsten Fällen wirklich guttun und natürlich sind (z. B. Einwegwindeln aus Kunststoff, Babycremes mit Zinkoxid* für den Windelbereich, Badezusätze, Öle, entblähende Tropfen für den Fall von Blähungskoliken, Gläschen mit Fertignahrung zzgl. [„wissenschaftlich untermauerten"] Hinweisen, wie lange gestillt werden sollte, und vieles mehr). Es wird also von allen Seiten versucht, Einfluß zu nehmen und die junge Mutter unter dem Deckmantel von Besorgtheit und Wissenschaftlichkeit zu verunsichern und sie von ihrem natürlichen Instinkt und dem Gebrauch ihres gesundem Menschenverstandes abzubringen. Dies grenzt im Extremfall fast schon an Entmündigung.

Der beste Rat ist immer noch derjenige: *Bewahren Sie sich Ihren natürlichen Mutterinstinkt und hören Sie auf Ihre innere Stimme.* Diese ist unbestechlich und lügt nicht. Hinter all den gut gemeinten Ratschlägen stehen häufig ganz andere Interessen; sehr häufig sind diese wirtschaftlicher Natur.

Soweit ist es schon gekommen. Die jungen Eltern waren ihm dann noch dankbar (auch heute noch, nach etwa 15 Jahren, sprechen sie von der „heroischen" Tat ihres Professors, so als ob er selber das Kind zur Welt gebracht hätte) in der Annahme, daß sie sonst nie zu ihrem Kind gekommen wären.

* Dr. Graf: „Der Säugling benötigt gar nichts für die Haut, keine Puder, keine Öle und keine Salben. Einfaches und regelmäßiges Spülen unter fließendem Wasser und regelmäßiges Windelwechseln reichen aus. Beginnende Wundheiten können mit zusätzlicher Belichtung, Belüftung, Calendula-Salben und schließlich mit Lehmauflagen (Heilerde) ausreichend und über lange Zeit gepflegt werden. Die kindliche Gesamtentwicklung wird sich völlig unbeeinträchtigt fortsetzen. – Die homöopathische Zinkumpathologie (Krankheit) ist oft Folge von Unterdrückung jeglicher Absonderung (...) mit der Folge von Nervensymptomen. Besserung setzt ein mit Wiederauftreten dieser Absonderungen."

Aber auch Macht und Manipulation sind leider nicht immer auszuschließen.*

Der beste Ratgeber ist immer noch „Mutter Natur". Wenn wir uns einmal
vergegenwärtigen, wie die Tiere mit ihren Neugeborenen umgehen, kann
man vieles lernen. Das beginnt schon mit dem ständigen Körperkontakt und
dem sensorischen Stimulieren der Haut durch Ablecken.** Darüber hinaus
werden wir nie beoachten können, daß eine Tiermutter ihr Junges alleine
läßt und schon gar nicht beim Schlafen. So wie es die meisten Menschen tun,
ihr Kind samt Bettchen in ein Kinderzimmer „abzuschieben", wäre es in der
Tierwelt gänzlich undenkbar! Kein Tier würde sein Junges in eine andere
Ecke der Höhle zum Schlafen legen, damit es selbst Ruhe hat! Das bedeutet,
auf uns Menschen übertragen, daß das Schlafen im elterlichen Bett absolut
nichts mit Verwöhnen zu tun hat, sondern im Grunde genommen *das biologisch Normale* ist! Das Neugeborene ist doch noch so schutzbedürftig;
jedenfalls weitaus mehr als vergleichbar neugeborene Tiere. Denken Sie
beispielsweise an ein Fohlen, welches ziemlich bald nach seiner Geburt
aufstehen und selbständig auf seinen vier wackeligen Beine laufen kann!
Der Mensch ist gewissermaßen „relativ" zu früh geboren, da er bei weiterer
intrauteriner Reifung (d. h. Reifung in der Gebärmutter) den Geburtskanal
nicht mehr passieren könnte. Er ist demnach um ein Vielfaches unselbstän-
diger und hilfloser als jedes neugeborene Tier und gehört in die schützenden
Arme der Mutter. Geborgenheit ist nach wie vor ein Zentralthema während
der nun extrauterinen Reifung (d. h. Reifung außerhalb der Gebärmutter).

Auch das Stillen gehört hierher. Stillen ist mehr als nur Ernähren mit
Muttermilch! Stillen bedeutet Liebe, Körperkontakt, Blickkontakt, Genießen, Geborgenheit, Wärme, Beruhigung, Erotik und vieles mehr. Dazu

---

* siehe beispielsweise Kapitel 5.3.5 *U-Untersuchungen*
** Wird Tieren das Neugeborene unmittelbar nach der Geburt abgenommen und eine halbe
oder ganze Stunde später wieder gebracht, dann ist ihr Mutterinstinkt erloschen! Sie
verstoßen ihren eigenen Nachwuchs. Und hindert man beispielsweise eine Katzenmutter
daran, ihre neugeborenen Jungen zu lecken, so sterben sie binnen kurzem an Darmver-
schluß! – Wie schlimm muß diese Trennung für neugeborene Menschenkinder sein,
insbesondere für sog. Frühchen, die meist auf der Kinderstation – weit weg von jeglichem
mütterlichen Kontakt – im Brutkasten liegen und dazu noch an alle möglichen Apparaturen angeschlossen sind in hellen, lauten und unpersönlichen Räumen, mutterseelen-
alleine! – Heidi Rinnhofer, Mutter eines Frühgeborenen in der 25. Schwangerschaftswoche, schreibt: „Heute weiß ich, wie wichtig und entscheidend dieses ‚Auf-die-Brust-
Legen' für Ingo, mich selbst und den Aufbau einer ungestörten, natürlichen und starken
Mutter-Kind-Beziehung war. … Mit diesem ersten Hautkontakt hatte ich ihn sozusagen
angenommen."

kommt, daß die Muttermilch niemals nachzuahmen ist, auch nicht durch noch so neue wissenschaftliche Erkenntnisse und Forschungsergebnisse. Es gibt keine echte Alternative!* Bezüglich der Diskussion, ob ein Kind mit Kuhmilch aufgezogen werden sollte oder nicht, hat mir eine Patientin einmal versichert: „Milch ist für kleine Kühe." Ich denke, sie hat den Nagel auf den Kopf getroffen. Kuhmilch hin und wieder ist ok; nur – Kuhmilch als Grundnahrungsmittel ist sicher nicht im Sinne der Schöpfung. Hans-Georg Müller, der sich auch mit dem Stillen sowie dem plötzlichen Kindstod eingehend beschäftigt hat, schreibt in seiner Dissertation bezüglich Kuhmilch als Babynahrung: „Ist es nicht absurd, ein neugeborenes Menschenkind, dessen Aufgabe es ganz besonders ist, ein im Vergleich zu allen anderen Spezies gewaltiges und hochdifferenziertes Gehirn aufzubauen, mit einer (leicht modifizierten) Milch zu füttern, welche eigentlich für die Nachkommen solcher Wesen gedacht ist, die weniger Gehirn als Gehörn mit sich herumtragen und im übrigen Gras fressen und wiederkäuen?" – Übrigens kommt die Stutenmilch der menschlichen Frauenmilch von ihrer Zusammensetzung her viel näher als die Kuhmilch.

„Junge Menschen brauchen von Geburt an die Stimulation ihrer Sinne, Tag und Nacht. Kinder, die bei ihrer Mutter schlafen, entwickeln sich sowohl körperlich als auch seelisch und geistig optimal. Zudem werden sie automatisch länger gestillt, weil das Stillen auf diese Art viel bequemer ist." (Dr. Colette Leick-Welter, Mutter von vier Kindern, die ihre Kinder sehr lange gestillt und nie geimpft hat) Es macht auch keinen Sinn, eine Zeit festzulegen, ab wann zugefüttert werden sollte. Das ist einzig und allein Sache zwischen Mutter und Kind. Hat das Kind auch noch nach einem Jahr Stillen keinerlei Interesse an anderer Nahrung, so wird es die Muttermilch sicherlich noch brauchen! Man kann immer wieder beobachten, daß Kinder aus ein und derselben Familie ganz unterschiedlich lange gestillt werden. Manche zeigen bereits mit den ersten Zähnchen Interesse am „Mitessen", also im Alter von etwa sechs Lebensmonaten, wohingegen ihre Geschwisterchen über ein Jahr voll gestillt werden. Ich betreue zur Zeit eine junge Mutter in meiner Praxis, die etwa zwei Jahre lang gestillt hat, bis sie wieder schwanger geworden ist. Mit circa dem dritten Schwangerschaftsmonat hat sie dann „abgestillt", um ihrer Erstgeborenen nach der Geburt des kleinen Geschwisterchens wieder „eine Brust zuzuteilen", wie sie sich ausdrückte.

---

* Die Hinweise der Industrie auf die angeblichen Belastungen heutiger Muttermilch entbehren jeglicher Grundlage, da unsere Nahrungsmittel vergleichsweise deutlich mehr belastet sind. Vielmehr dürfte es sich um eine bewußte und gezielte Verunsicherung handeln, um größere Umsätze mit Babynahrung zu erzielen.

Auf jeden Fall wollten es Mutter und Kind so, und beide, bzw. alle drei, waren sehr glücklich.

Die Menge der Milch ist eine Frage von Angebot und Nachfrage, sprich von Stimulation und häufigem Anlegen. „Ich hatte damals zuwenig Milch" kann in vielen Fällen ein psychologisches Problem gewesen sein, jedoch spielt hierbei auch immer wieder die miasmatische Prädisposition eine zentale Rolle. Analoges gilt auch für die so gefürchteten Mastitiden (Brustdrüsenentzündungen).

Die normale Entwicklung eines Säuglings und Kleinkindes kann man also selber sehr gut fördern; aber auch beurteilen, wenn man gelernt hat bzw. weiß, auf was alles zu achten ist und seinem natürlichen Instinkt folgt sowie seine Beobachtungsgabe und gesunden Menschenverstand einzusetzen vermag.

Mit dem Beginn des Lebens sind sowohl der Saug- als auch der Schluckreflex voll ausgereift vorhanden, so daß das Neugeborene sofort gestillt werden kann. Funktioniert dies nicht und kommt beispielsweise beim Schlucken die Milch wieder aus der Nase heraus, handelt es sich um gravierende Koordinationsstörungen*, die meist nicht singulär für sich alleine bestehen, sondern Hinweis für eine zentrale Grundstörung sind.

Gesunde Neugeborene, die wenig erblich belastet sind, haben i.d.R. keinerlei Probleme mit der Verdauung. Blähungskoliken (sog. Dreimonatskoliken) oder Stuhlunregelmäßigkeiten gibt es nicht. Die weitverbreitete Meinung, welche auch von vielen Hebammen immer wieder vertreten wird, es sei bei Stillkindern normal, nur alle 3–7 Tage Stuhlgang zu haben, ist falsch! Ein gesunder Säugling, auch wenn er voll gestillt wird, hat täglich mindestens ein- bis dreimal die Windel voll! Im Prinzip nach jeder Mahlzeit, denn mit dem Stillen reagiert immer der gesamte Magen-Darm-Trakt. Dies läßt sich nicht zuletzt deshalb so eindeutig sagen, da mit Hilfe der chronischen Homöopathie die Säuglingsverstopfung gut zu beheben ist. Und die Homöopathie kann nur das Pathologische zur Normalität zurückführen! Also kann es nicht normal sein, so selten die Windeln wechseln zu müssen. (Es ist höchstens recht bequem.) Der normale Stuhl von Säuglingen riecht relativ mild, und seine Konsistenz ist breiig. Ist der Geruch sehr intensiv, die Konsistenz deutlich fester (teilweise wird von kleinen Bollen berichtet) oder flüssiger (beispielsweise, daß der Stuhl ständig aus der Windel läuft) oder ist die Farbe auffallend dunkel, grün etc., so handelt es sich in den meisten Fällen um chronisch krankhafte Zeichen. Auch der Urin sollte relativ neutral

---

* Koordination: das Zusammenspiel zahlreicher, miteinander in Einklang gebrachter bzw. aufeinander abstimmter Einzelbewegungen zu einem Gesamtbewegungsablauf

riechen. Ein strenger Geruch, manchmal richtig stechend oder ammoniaka-lisch, ist dagegen auch wieder auffällig.

Mit etwa 6–8 Wochen sollte das Baby durchschlafen. Dazu sollte es auch noch am Tage für ein paar Stunden Schlaf finden. Ein gestörter Schlaf-rhythmus weist immer auf eine tiefgreifendere chronische Störung hin. Wie gesagt, der Schlaf ist eine vagotone Erholungsphase und für jegliche Ent-wicklung notwendig. Das – miasmatisch gesehen – gesunde Kind wacht i. d. R. zufrieden auf und ist ausgeschlafen; d. h., es wird sich zunächst durch ein wenig Lautieren bemerkbar machen und mit seinen Händchen her-umfingern und spielen. Wenn dann nach längerer Zeit immer noch keiner von ihm Notiz nimmt, wird es lauter werden bis es schließlich anfängt zu weinen, sofern der Hunger unerträglich wird. Kinder, die beim Erwachen sofort „brüllen" sind – homöopathisch gesehen – als auffällig zu betrach-ten.

Gesunde Säuglinge sind zufrieden und nehmen gerne Kontakt mit ihrer Umwelt auf. Sie machen einen freundlichen, wonnigen Eindruck und strah-len regelrecht. Ein Lächeln wird schnell beantwortet. Auch der Blickkontakt ist da und wird erwidert. – Kinder, bei denen der Blickkontakt fehlt, die immer wegschauen, vorbeischauen oder durch einen hindurchschauen, ha-ben meist auch andere größere Probleme, häufig Koordinationsprobleme und autistische Tendenzen. – Ein Fixieren mit den Augen erfolgt i. d. R. schon recht früh. Auch ein gewisses Fremdeln ist als normal anzusehen, denn das Kind vermag inzwischen vertraute Personen von fremden Gesich-tern zu unterscheiden. Eine mögliche „normale" Reaktion dieser Angst-phase könnte folgendermaßen ablaufen: Das Kind ist zunächst etwas skep-tisch und vergewissert sich bei der Mutter, wie diese reagiert; hat sie weiterhin ein Lächeln auf ihrem Gesicht, so ist's ok, ansonsten reagiert das Kind abweisend. Ist das Fremdeln dagegen nicht regelrecht und gibt es immer spontanes Schreien und „Gezeter", so handelt es sich um echte Symptome, welche behandlungsbedürftig sind.

Die normale Entwicklung verläuft ohne Verzögerung (z. B. späte Zah-nung, spätes Laufenlernen, verzögerte Sprachentwicklung), aber auch ohne Beschleunigung. So sollten Eltern auf ihren Sprößling nicht zu früh stolz sein, wenn dieser schon mit 9 Monaten läuft oder gar mit 3 Monaten den ersten Zahn bekommt. *Eine beschleunigte Entwicklung ist genauso zu wer-ten wie eine verzögerte – biologisch nicht normal!* Darüber hinaus darf kein Entwicklungsstadium übersprungen werden, wie dies heutzutage häufig beim Krabbeln der Fall ist. Das Krabbeln ist sowohl für die Koordination als auch für die Wahrnehmung von großer Bedeutung; ein Auslassen dieses Stadiums ist bereits ein deutlicher Hinweis auf das Vorliegen einer Koordinations- bzw. Wahrnehmungsstörung mit all ihren Folgeerscheinungen und kommt heutzutage gehäuft als „Nebenwirkung" nach Impfungen vor. In der homöopathischen Praxis läßt sich immer wieder beobachten, daß derartige Kinder bei entsprechend früher antimiasmatischer Behandlung dieses Stadium gewissermaßen nachholen, obwohl sie schon recht gut laufen können. Sie haben „auf einmal" viel mehr Interesse an Spielen wie Hund, Katze oder Pferd und bewegen sich unentwegt auf allen Vieren durch die Wohnung.

Darüber hinaus spielt der Zustand des Muskeltonus für die natürliche Entwicklung eine große Rolle. Je stärker der Muskeltonus von der Norm abweicht, desto weniger ist der Mensch in der Lage, seine wichtigen Körperfunktionen willentlich zu beeinflussen, da die gesamte Wahrnehmung sowie die stato-motorischen Antworten auf Reize ebenfalls gestört sind. Ein hypotoner (schlaffer) Muskeltonus oder das genaue Gegenteil, ein hypertoner Muskeltonus mit vermehrter Spannung der Muskeln, ist deshalb als auffällig zu betrachten. Beispielsweise sind beim Neugeborenen die Hände zunächst zu Fäustchen geschlossen und die Daumen eingeschlagen, was bis zu einem bestimmten Alter physiologisch, d. h. völlig normal, ist. Es kann weder die Hand willkürlich öffnen noch den Arm in einer bestimmten Richtung ausstrecken. Der Greifreflex, der diese Fauststellung bewirkt, verliert sich jedoch im Laufe der ersten drei Lebensmonate, wodurch die Entwicklung des eigentlichen Greifens erst möglich wird. Lassen sich die Hände dann immer noch nicht bewußt öffnen, so befindet sich das Kind mit großer Wahrscheinlichkeit in einem hypertonen Bewegungsmuster. Auch das sehr frühe Durchstrecken von Armen und Beinen ist Ausdruck für einen erhöhten Tonus im körperlichen Bereich. Ein Beispiel für extreme Hypotonie (z. B. „floppy infant") dagegen ist die fehlende oder schlecht ausgeprägte Kopfkontrolle, was besonders fatal ist, denn die Kopfkontrolle ist unabdingbare Voraussetzung für jegliche normale stato-motorische Entwicklung und damit auch für die Wahrnehmung. Sie ist der erste Schritt in der Entwicklung zur Aufrichtung aus der Horizontalen heraus in die Vertikale (posturale* Entwicklung). Eine weniger ausgeprägte Hypotonie kann sich auch dergestalt äußern, daß das Kind motorisch kaum Interesse zeigt und zu „bequem" ist, beispielsweise zu krabbeln oder zu laufen. Es sitzt viel lieber spielend in der Ecke, ist zufrieden und rührt sich nicht vom Fleck. Jegliche Bewegung bedeutet Anstrengung, und das mag es nicht. So ist es äußerst „pflegeleicht", da es für die Außenstehenden oft ruhig und kaum auffallend ist, wie das von den Eltern häufig bezeichnet wird.

* postural: die Körperaufrichtung betreffend; engl. posture – Körperhaltung

Die Entwicklung von Wahrnehmung und Auffassungsvermögen geht also Hand in Hand mit der stato-motorischen Entwicklung. Wahrnehmung, Körperhaltung und Bewegung lassen sich demnach nicht auseinanderdividieren, zumindest nicht zu Beginn des jungen Lebens. Nicht zu vergessen auch die Sprachentwicklung (Lautieren, Laut- und Silbenketten, Doppelsilben, Wortbildung, Zweiwortsätze, Dreiwortsätze etc.), welche im Sinne der Medizin unauffällig, d.h. ohne größere Probleme und Sprachfehler (wie Stottern, Lispeln, Auslassen von Buchstaben etc.) vonstatten gehen sollte, sowie das Sprachverständnis (Zuordnung von Wörtern und Begriffen).

Es ist sehr schwierig, genaue Zeitangaben für einzelne Entwicklungssequenzen anzugeben, da dies eine recht individuelle Sache ist und auch sehr viel mit der miasmatischen Prädisposition zu tun hat. Sicher ist jedoch eines: Jede Phase sollte der Reihe nach und vor allem gut ausgeprägt durchlaufen werden, denn diese bedeutet immer einen Lernprozeß und ist Basis für den nächstfolgenden Entwicklungsschritt. „Wenn Sie am Ihrem Kind nicht eindeutige Entwicklungsstörungen bemerken, brauchen Sie sich keine Gedanken darüber zu machen, wann es sitzt, steht, krabbelt oder läuft", so Dr. Robert Mendelsohn.

7.2 Die Bedeutung der posturalen Entwicklung für die Gesamtentwicklung

Im Säuglingsalter ist eine strikte Trennung von motorischer und geistiger Entwicklung kaum durchführbar. Die geistige Entwicklung des Säuglings und Kleinkindes während der ersten achtzehn Lebensmonate hängt im wesentlichen von der Fähigkeit ab, sich normal zu bewegen, und die normale motorische Entwicklung hat ihrerseits Rückwirkungen auf die Umwelt und stimuliert diese, angemessen zu reagieren. Aus diesem Wechselspiel von actio und reactio wächst der geistige und psychische Horizont des Kindes. Im wesentlichen geht es dabei um die Entwicklung der *Aufrichtung des Körpers gegen die Schwerkraft*, von der Horizontalen in die Vertikale, wofür der fachlicher Terminus *posturale Entwicklung und Reifung* geprägt wurde. Wenn die posturale Reifung nicht bis etwa zum 15. Lebensmonat erfolgt ist, wird das Kind auch später in gewissen Situationen so reagieren, wie Säuglinge in diesem Alter, denn primär bestimmend für die Aufrichtung ist die geistige Reife.

Voraussetzung für jegliche natürliche Weiterentwicklung koordinierter und differenzierter motorischer Fähigkeiten und damit auch der geistig-psychischen Entwicklung des Menschen ist die *Kopfkontrolle* (Anheben sowie freies Halten und Bewegen des Kopfes bzw. die korrekte Haltung des Kopfes senkrecht im Raum und zum Körper). *Ohne diesen ersten großen entscheidenden Entwicklungsschritt Richtung posturale Reifung kann es keine Gesamtaufrichtung geben.** „Wenn die Kopfkontrolle unvollendet ist, ist dies immer mit Störungen der Körperhaltung verbunden." (Dr. Pfeiffer, homöopathischer Kinderarzt) Ohne Kopfkontrolle also keine normale motorische Entwicklung! – Dies ist hinsichtlich der homöopathischen Behandlung motorisch und/oder geistig behinderter Kinder von ganz entscheidender Bedeutung, denn das erste Etappenziel muß stets eine Verbesserung der Kopfkontrolle sein, sofern diese noch zu wünschen übrig läßt. Alles andere geht an der natürlichen biologischen Entwicklungsrichtung und -sequenz vorbei.

In der stato-motorischen Entwicklung werden Gesetzmäßigkeiten sichtbar, welche eine Reihenfolge erkennen lassen, wie sich die einzelnen Hirnanteile entwickeln. So besteht anfangs noch eine stärkere Dominanz subcortikaler Kerne (Hirnkerne, welche unterhalb der Hirnrinde des Großhirns liegen), welche eher reifen als der Cortex selbst (Hirnrinde). Das Verhalten des Säuglings ist dementsprechend charakterisiert durch primitive oder primäre Bewegungsmuster. Mit zunehmendem Alter – und damit auch mit zunehmender Hirnreifung – werden diese Verhaltensmuster gehemmt und höherliegende, komplexe Reaktionen sind möglich. Es ist interessant festzustellen, daß sich die Entwicklung entsprechend der Ausreifung der motorischen Nervenbahnen dabei von oben nach unten vollzieht, d. h., vom Kopf zu den Extremitäten, was stark an die Hering'sche Regel** bzgl. des Heilungsverlaufes in der Homöopathie erinnert, welche sich demnach als wirkliches Naturgesetz bestätigt. Auf der anderen Seite läßt sich aber auch folgern, daß eine Aufrichtung durch die (therapeutisch gewaltsame) Bahnung niederer Reflexe unphysiologisch (entgegen den normalen Lebensvorgängen) ist, da ja eigentlich die cortikalen höheren Instanzen ihre vollständige Funktion aufnehmen müßten; somit bleibt die normale Ent-

---

* „Eine der ersten Haltereaktionen, für die ein normaler Haltungstonus die Voraussetzung ist, ist die Kopfkontrolle. Der Säugling beginnt innerhalb der ersten Monate aus dem in utero (Gebärmutter) erworbenen physiologischen Beugetonus heraus die Streckung und damit das Kopfheben zu entwickeln. Der Prozeß der Streckung in Bauchlage mit Kopfheben gegen die Schwerkraft beginnt und ist mit etwa sechs Monaten mit vollständiger Streckung aus der Hüfte heraus abgeschlossen; dann folgen höhere, differenziertere Haltereaktionen wie Gleichgewichts- und Körperstellreaktionen, die vorher vorbereitet wurden, damit Rotation und Abstützreaktionen wirksam werden." (Dr. Inge Flehmig, Fachärztin für Kinderkrankheiten)
** siehe Kapitel 1.8.2 *Die Hering'sche Regel*

wicklung der Wahrnehmung und des Erkennens auf der Strecke! Mit anderen Worten, das Kind wird trotz stimulierter Bewegungsmuster immer auffällig bleiben (im Sinne einer Wahrnehmungsstörung), da die Aufrichtung mit Hilfe primitiver – und fortan pathologischer – Haltungs- und Bewegungsmuster erkauft wurde.

Motorische und geistige Entwicklung beim Kleinkind sind also eng miteinander verknüpft und bilden eine Einheit. *Fehlentwicklungen im motorischen Bereich beruhen auf einer Unreife des Systems der Körperaufrichtung und implizieren i.d.R. auch psychische Störungen;* daher auch der häufig gebrauchte Begriff „psycho-motorische Behinderung".

7.3 Entwicklungsstörungen und Behinderungen

Zum besseren Verständnis der Entwicklungsstörungen und Behinderungen sei am Anfang dieses Kapitels aus dem Buch „Homöotherapie der Bewegungsstörungen im Kindesalter" des homöopathischen Kinderarztes Dr. Pfeiffer zitiert:

„Der engagierte Orthopäde Thom hat 1982 das Werk ‚Die infantilen Zerebralparesen‘* neu herausgegeben. In der Einführung von David lesen wir: ‚Die infantilen Zerebralparesen stellen Störungen des Bewegungsablaufes dar. Sie sind bedingt durch Läsionen des sich entwicklenden Gehirns bis zum Ende der Markreifung** im 4. Lebensjahr. Sie führen zu Tonusstörungen der Muskulatur, Haltungsanomalien, motorischen Deformationen und Störungen im Rahmen des Bewegungsablaufes, im Sinne einer spastischen Lähmung und/oder Athetose. *Ihre Behandlung stößt zum großen Teil auf Schwierigkeiten* und setzt eine genaue Kenntnis der Morphologie und Funktion des Bewegungsapparates sowie seiner Störungen voraus.‘ (Hervorhebung durch Pfeiffer)

Bewegungsstörungen sind gar nicht selten und für jedes Krankheitsgeschehen von großer Bedeutung. Häufig denken wir bei einer Bewegungsstörung zunächst an die schweren Bewegungsstörungen, wie Spastik oder Athetose, die ‚nur‘ 1–2 % der Kinder betreffen, und lassen zunächst die minimalen cerebralen Dysfunktionen (MCD)*** außer acht. *Die MCDs fin-*

---

   * infantile Zerebralparese: hirnorganisch bedingte Bewegungsstörung im Säuglingsalter
  ** siehe auch den Begriff des *Myelinisierungsprozesses im Gehirn* in Kapitel 6.6 *Demyelinisierende Encephalitis als Impfreaktion bei Säuglingen*
*** MCD: minimale cerebrale Dysfunktion (minimaler Hirnschaden, partielle Hirnreifungsstörung); in der Schweiz auch POS (frühkindliches bzw. infantiles psycho-organisches Syndrom) genannt; in der englischsprachigen Literatur als MCP (minimal cerebral

den sich aber bei einem nicht unbeträchtlichen Teil unserer Bevölkerung, der zahlenmäßig bisher noch nicht genau erfaßt ist.

Um die tatsächliche Verbreitung solcher Störungen sichtbar zu machen, genügt als erster Hinweis, daß *alle nur denkbaren sogenannten orthopädischen Leiden unmittelbare Folgen einer schon im frühen Kindesalter vorhandenen zentralen Koordinationsstörung* sind.

Eine leichte zerebrale Dysfunktion wird nicht immer gleich als Bewegungsstörung auffallen, sondern äußert sich in der sekundären Veränderung der Körperhaltung und des Verhaltens infolge der Tonus- und Koordinationsstörung.

Als Beispiel brauchen wir nur die Rückenbeschwerden zu betrachten, die in den Industriestaaten seit Ende der 50er Jahre enorm zugenommen haben, nach Angaben der Züricher Universitätsklinik Balgrist von 1959 bis 1979 um über 80 %. Im Röntgenbild sind bei 60 % aller Frauen und 80 % aller Männer über 50 Jahre degenerative Veränderungen der Wirbelsäule zu erkennen. Diese degenerativen Veränderungen sind unmittelbare Folge einer zentralen Koordinationsstörung. Der *kausale Zusammenhang zwischen Koordinationsstörung und Wirbelsäulenveränderungen* ist bisher nur von einzelnen neurophysiologisch orientierten Orthopäden gesehen worden.

Damit wird die *Dimension der Bedeutung einer guten Behandlung der Bewegungsstörungen im frühen Kindesalter* sichtbar. *Jede frühkindliche sensorische Störung führt später im Leben zu Folgeerkrankungen. Deshalb ist eine reine Bewegungsstörung im wesentlichen nur im Kindesalter sichtbar. Später ist sie häufig überlagert durch viele andere Symptome,* wie gerade schon bei den Rückenbeschwerden gezeigt wurde.

.... Das Vorliegen einer Bewegungsstörung ist eine *chronische Krankheit* und verursacht und unterhält *akute und chronische Symptome körperlicher, geistiger und seelischer Art.*" (Hervorhebungen durch den Verfasser)

Im Verlauf des ersten Lebensjahres umfaßt die Entwicklung des normalen Kindes im wesentlichen die Aufrichtung aus der Horizontalen in die Vertikale. Dies erfolgt weitgehend symmetrisch. Dazu bedarf es der Integration von freieren und diffenzierten Haltungs- und Bewegungsmustern, die ihm diese Position entgegen der Schwerkraft erlauben; weg von zufälligen, gröberen, totalen und hin zu willkürlichen Bewegungen. Aufgrund von

palsy) bezeichnet. Die heute international anerkannte, von der „Oxford Study Group on Child Neurology and Cerebral Palsy" gegebene Definition lautet: „Die ICP ist eine Störung sowohl der Haltung als auch der Bewegung des Kindes. Sie ist ein nicht fortschreitendes Leiden, das im Verlauf der frühen Hirnentwicklung erworben wurde." siehe auch Kapitel 6.5 *Impfreaktionen und -schäden*

Fehlentwicklungen dieser Bewegungsmuster, die sich fortlaufend, ineinandergreifend sowie überlappend aus dem jeweilig vorangehenden Stadium aufbauen, kommt es zu abnormen Bewegungsabläufen, an die sich das Kind mit der Zeit gewöhnt und die es daran hindern, eine natürliche Koordination und damit Wahrnehmung seiner Umwelt zu erlangen. *Falsche Bewegungsabläufe hindern es an einer normalen motorischen und geistigen Entwicklung.* Bewegungsstörungen sind also Entwicklungsstörungen und können – je nach Ausprägung und Schweregrad – auch schwere Behinderung bedeuten.

Bei einer *Spastik* liegt ein Hypertonus der Muskulatur vor, also ein Zuviel. Dadurch resultiert eine Fehlkoordination von Bewegung und Haltungsbewahrung samt ausgeprägter Bewegungseinschränkungen. Tonische Haltemuster bedingen stereotype Bewegungen und Steifigkeit der Extremitäten. Im Falle einer *Tetraparese* sind alle vier Gliedmaßen und damit der gesamte Körper gleichermaßen betroffen, wohingegen bei einer *Diplegie* die Beine stärker befallen sind als die oberen Extremitäten. *Hemiparese* bezieht sich auf die Spastizität nur einer Körperseite, während bei der *bilateralen Hemiparese* eine Körperseite stärker betroffen ist als die andere.

Die *Athetose* umschreibt eine Übersteuerung des Bewegungssystems. Es kommt zu ständigen ungesteuerten, sinnlosen und für den Betrachter oft bizarr wirkenden Bewegungen, wie zum Beispiel beim unkoordinierten Strampeln eines Säuglings.

Bei der *Ataxie* fehlt es an Gleichgewicht. Hier liegt eine Störung in der Bewegungskontrolle seitens des Kleinhirns und seiner Nervenbahnen vor. Typisch für die Ataxie ist der gestelzte, schwerfällige Gang mit Streckmustern in den oberen Extremitäten. Feine Bewegungen sind oft nicht koordiniert durchführbar und gekennzeichnet durch ausfahrende Zielbewegungen.

Eine *zentrale Hypotonie* imponiert durch die Unmöglichkeit einer koordinierten Steuerung der Willkürmotorik; bestenfalls kommt es zu überschießend-ausfahrenden Bewegungen, so daß die Wirkung extrem ist. Aufgrund des generalisierten, ausgeprägt hypotonen Muskeltonus ist das Einnehmen einer aufrechten Haltung oder einer Haltungsbewahrung gänzlich unmöglich. Das Kind liegt meist ruhig da, häufig apathisch auf dem Rücken oder Bauch; es gibt letztendlich auf, sich entgegen der Schwerkraft aufzurichten.

Darüber hinaus gibt es noch viele *Mischformen*, die mit Sicherheit den größten Anteil der bewegungsgestörten Kinder darstellen und relativ schwierig zu identifizieren sind. Frau Dr. Flehmig weist ausdrücklich darauf hin, daß *die Bewegungsstörung nur ein Teilaspekt einer Schädigung* ist. „Sie stellt fast immer, wenn auch in unterschiedlicher Ausprägung, eine *Mehrfachbehinderung des betroffenen Individuums* dar. Die Bewegungsstörung tritt nur am augenfälligsten in Erscheinung. Sie stellt quasi die Spitze des Eisberges dar. Nach den weiteren Schädigungen muß man oft länger suchen. *Vor allem im ersten Lebensjahr steht die Bewegungsstörung in den meisten Fällen im Vordergrund, da Bewegung in diesem Alter die Grundlage der Fähigkeit zum Wahrnehmen, Erkennen und zur Bedienung der integrierten Sinnesorgane ist.*" (Hervorhebungen durch den Verfasser)

Es gibt jedoch auch Fehlentwicklungen und/oder Behinderungen, die nichts mit Bewegungsstörungen zu tun haben. So kommt eine kleine Anzahl von Kindern bereits mit offensichtlichen Defekten zur Welt. Darunter versteht man solche Kinder, bei denen beispielweise einzelne Organe fehlen oder Teile davon fehlerhaft angelegt sind. Derartige Anomalien lassen immer auf schwere miasmatische Zusammenhänge in der Blutsverwandtschaft und/oder teratogene (schwer schädigende bis hin zu Mißbildungen verursachende) Arneimittelwirkungen während der Schwangerschaft schließen. Erinnert sei in diesem Zusammenhang an die damalige weltbekannte Conterganaffäre. Aber auch heutzutage kommt es nach wie vor zum Fehlen einzelner Nieren oder zu mehrfach angelegten Nieren, zu gänzlichem Fehlen des Uterus, zur Atresie der Urethra oder des Anus (zugewachsener Ausgang der Harnröhre oder des Darmes), zur Polydaktylie (zuviel angelegte Finger), Hypospadie (angeborene Mißbildung einer unteren Harnröhrenspalte), Ektopie der Blase (die Blase liegt außen und ist mit der Bauchdecke verwachsen) und vielem mehr. Andere Defekte betreffen Chromosomenaberrationen (z. B. das Down Syndrom [Mongolismus]), Enzymdefekte (z. B. Mukopolysaccharidose [MPS, Stoffwechselanomalie], Phenylketonurie [Stoffwechselanomalie] usw.), Mißbildungen, die jeden Teil des zentralen Nervensystems betreffen können (z. B. Spaltbildungen wie Spina bifida [sog. offener Rücken] oder Encephalocele [wenn das Gehirn betroffen ist], Hasenscharte und Wolfsrachen oder Hydrocephalus [Wasserkopf]), Epilepsie, BNS-Krämpfe, Absencen, Klumpfuß, Sichelfuß, Hüftgelenksdysplasie und vieles mehr. Auch irrationale panische Ängste, Autismus*, elek-

---

* Sehr lesenswerte Bücher, welche von Autisten selbst geschrieben wurden:
  • Grandin, T., Durch die gläserne Tür – Lebensbericht einer Autistin, 1994, Deutscher Taschenbuch Verlag, München
  • Sellin, B., ich will kein inmich mehr sein – botschaften aus einem autistischen kerker, 1993, Verlag Kiepenheuer & Witsch, Köln
  • Williams, D., Ich könnte verschwinden, wenn du mich berührst – Erinnerungen an eine autistische Kindheit, 1992, Hoffmann und Campe Verlag, Hamburg
  Alle drei Bücher enthalten viele Symptome und Zusammenhänge, die auch bei MCD-Kindern häufig auftreten und für den Homöotherapeuten interessant sein können, frei von jeglicher Interpretation der Psychotherapeuten!

tiver Mutismus und dergleichen gehören – im Sinne von geistigen Fehlentwicklungen – hierhin.

Darüber hinaus sind, strenggenommen, auch sämtliche Auswirkungen von MCDs in diese Betrachtungen miteinzubeziehen, wie z. B. vermindertes Auffassungsvermögen, verminderte Diskriminationsfähigkeit*, unreifes Abstraktionsvermögen, mangelhaftes Spielverhalten, verzögerte Sprachentwicklung, Lern- und Verhaltensstörungen, ausgeprägte Schreckhaftigkeit schon im Neugeborenenalter, Ablehnung von Nähe und Liebkosungen, verlangsamte Umstellungsfähigkeit**, Ambivalenz der Händigkeit (pseudoambidexter)***, motorische Ungeschicklichkeit (z. B. mit 6 Jahren erst Fahrradfahren gelernt), Stolperneigung mit der Neigung zu fallen, so daß das Kind häufig unglücklich mit dem Kopf aufschlägt und sich verletzt, da es sich nicht reflektorisch mit den Armen abstützten kann (bedingt durch das Persistieren tonischer Haltemuster im Sinne pathologischer Reflexe), mangelhafte Feinmotorik (z.B Schwierigkeiten beim Malen; der Stift wird falsch angefaßt [z. B. mit der Faust] und zu stark auf die Unterlage gedrückt), Wortfindungsstörungen, schlechtes Sprachgedächtnis, Rechtschreibschwäche, Legasthenie, Rechenschwäche (Dyskalkulie), Einschlafstörungen, Durchschlafschwierigkeiten, kein regelrechtes Fremdeln (entweder kommen die Kinder aus dem Fremdeln nicht mehr heraus, oder das Fremdeln beginnt erst viel später oder tritt überhaupt nicht auf), extremes Trotzen bis hin zu Kopfschlagen auf den Boden, Steigerung bzw. Enthemmung des Antriebes, Fehlen von Durchhaltevermögen, fehlendes Einfühlungsvermögen, Ablenkbarkeit, Bewegungsdrang bis hin zu Hyperaktivität, verminderte Streßtoleranz etc. pp.

* Die Kinder haben Mühe, zu bemerken, „was es geschlagen hat". Sie ersehen aus der Reaktion ihrer Mitmenschen nicht, wie ihr Verhalten auf die Umwelt wirkt. Eltern beschreiben dies häufig mit: „Man braucht die Holzhammermethode, damit das Kind merkt, wie etwas gemeint ist." (Dr. Lislott Ruf-Bächtiger)

** Solange alles seinen gewohnten Trott läuft, können sich die Kinder gut zurechtfinden und reagieren angepaßt. Wird jedoch ein rasches Umstellen verlangt und der gewohnte Tagesablauf dadurch unterbrochen (z.B. spontaner Besuch), sind sie überfordert und reagieren unangemessen. Typisch für Kinder derartiger Reaktionsweisen ist auch ihre Genauigkeit, ja geradezu Pingeligkeit. Alles muß peinlich genau aufgeräumt sein und hat seinen speziellen Platz. Manche Kinder sind sogar dermaßen pedantisch, daß sie jeglichen Kinderbesuch ablehnen – in ihrem Zimmer könnte ja etwas in Unordnung geraten –; sie lassen sich lieber zu ihren Freunden einladen.

*** Spätestens mit zwei Jahren sollte die Händigkeit ausgebildet sein. Ein unklares Verhalten seitens des Kindes kann Ausdruck einer Hirnunreife sein. Pseudoambidexter bedeutet soviel wie, daß das Kind zwei „linke" Hände hat, daß keine Hand die wirklich bessere ist.

7.3.1 Mögliche Ursachen aus schulmedizinischer Sicht

Gemäß schulmedizinischer Ansicht stellt die gravierendste Gefährdung für den Fetus bzw. das Neugeborene die verminderte Sauerstoffzufuhr dar. Schon kurzfristiger *Sauerstoffmangel* kann zu bleibenden Organschäden führen. Hiervon ist besonders das Gehirn betroffen. Weitere prä-, peri- und postnatale* MCD-Risikofaktoren gemäß Flemig, Vojta, Ruf-Bächtiger und Hauptmann sind:

- Cerebralparesen, degenerative Erkrankungen in der Familie
- Spätgravidität (zu hohes Alter der Mutter als Erst- bzw. Mehrgebärende)
- zu viele Schwangerschaften (über sechs)
- vorangegangene Aborte, Totgeburten, Frühgeburten
- psychischer Streß während der Schwangerschaft
- Krankheiten während der Schwangerschaft (Röteln, Lues, Toxoplasmose etc.)
- Medikamente während der Schwangerschaft (z. B. wg. Diabetes mellitus)
- Rauchen während der Schwangerschaft (wegen der Gefäßverengung durch Nikotin!)
- Psychosen der Mutter
- Erbrechen bis hin zum 6. Schwangerschaftsmonat
- Ängste während der Schwangerschaft (bes. vor Behinderung, Mißgeburt)
- pränataler oder perinataler Sauerstoffmangel
- intrauterine oder postnatale Infektionen
- intrauterine Mangelernährung
- intrauterine Hypoxie (Herztöne unter 100)
- Blutgruppenunverträglichkeit
- toxische Schädigungen (Medikamente, Drogen, Umweltgifte, Alkohol [sog. Alkoholembryopathie])
- Gestose (EPH-Gestose, HELLP-Syndrom) – sog. Schwangerschaftsvergiftung
- vorzeitige Wehen, Blutungen während der Schwangerschaft
- Röntgenuntersuchung des Bauchraumes während der Schwangerschaft
- Placenta praevia; Plazentainfarkt, Plazentainsuffizienz
- intrauterine Lagestörungen: Steißlage, Gesichtslage
- operative Entbindung (Sectio); Zangengeburt, Saugglocke
- Frühgeburt, Mangelgeburt (auch Zwillings- und Mehrlingsgeburten; zu niedriges Gewicht)
- Übertragung (meist bei niedrigem Muskeltonus; Kinder sind dann auch hypoton)

---

* vor der, um die und nach der Geburt auftretend

- zu lange Geburt; Sturzgeburt; verzögerte Geburt, Geburtsstillstand, Stekkenbleiben im Geburtskanal; Medikamente für die Mutter
- sog. Hirnblutung
- Asphyxie schweren Grades (Apgar-Wert < 7)
- Amnioninfektionssyndrom
- grünes Fruchtwasser
- Nabelschnurstrangulierung; Knoten in der Nabelschnur
- Ikterus neonatorum prolongatus oder gravis (schwere Gelbsucht), Blutaustausch
- postnatale schwere Ernährungsstörungen, Intoxikationen
- Meningitis (Hirnhautentzündung), Encephalitis (Gehirnentzündung)
- Wiederbelebung; Medikamente; Impfungen; Operationsfolgen
  und ähnliches

7.3.2 Früherkennung und Therapie gemäß orthodoxer Medizin

Seit dem Jahr 1971 gibt es in Deutschland ein System von Vorsorgeuntersuchungen im Kindesalter. „Der Sinn dieser Vorsorgeuntersuchungen* liegt darin, alle Kinder herauszufinden, die für Krankheiten verdächtig sind, und sie zunächst einer intensiven Diagnostik und – wenn diese den Krankheitsverdacht bestätigt – einer entsprechenden Behandlung zuzuführen. Krankheit schließt auch ‚Entwicklungskrankheit‘, d. h. eine Entwicklungsverzögerung oder Entwicklungsstörung mit ein." (Prof. Dr. Hellbrügge, einstiger Leiter des Kinderzentrums in München)

Für jede Vorsorgeuntersuchung gibt es ein Untersuchungsprogramm, das vorschreibt, worauf der Arzt bei seiner Untersuchung zu achten hat. Besteht der Verdacht, daß der Entwicklungszustand des Kindes auffällig ist, werden Mutter und Kind zur weiteren Diagnostik und Abklärung an Spezialkliniken verwiesen (z. B. Kinderzentrum in München). Dort wird gemäß den „neuesten wissenschaftlichen Erkenntnissen" untersucht und eine entsprechende Therapie eingeleitet (z. B. Krankengymnastik auf neurophysiologischer Grundlage nach Vojta oder Bobath, das Einstellen mit Antiepileptika etc. pp.). Das Ziel einer solchen sog. Frühförderung ist es, die Entwicklung falscher Bewegungsmuster zu verhindern (Hemmung pathologischer tonischer Haltemuster) bzw. durch normale Bewegungsmuster zu ersetzen („Bewegungsbahnung", d. h. Bahnung normaler Stell- und Gleichgewichts-

---

* vergl. hierzu die Ansichten von Dr. Buchwald und Dr. Graf in Kapitel 5.3.5
  U-Untersuchungen

reaktionen mit Hilfe niederer Reflexe), sowie Erfahrungen, die ein gesundes Kind fast automatisch macht, durch ständiges Training zu erwerben (z. B. Wahrnehmung der Umwelt, eigenes Körpergefühl, Orientierung im Raum, Hand-zu-Mund-Koordination etc. pp.) und so den Körper mit der Umwelt in Einklang zu bringen. Darüber hinaus wird dem normalen Muskeltonus sowie der Kopfkontrolle besondere Aufmerksamkeit gewidmet, da beide Grundvoraussetzung normaler Bewegungsabläufe sind. Diese Behandlung trainiert gewissermaßen von außen her normale Bewegungsmuster zu einer Zeit, bevor sich die krankhaften Bewegungsmuster in der Gehirnentwicklung eingeprägt haben. Die optimale Zeit der Therapie – so Prof. Hellbrügge – liege zwischen dem dritten und elften Lebensmonat, obwohl therapeutische Bemühungen auch später noch durchaus ihren Sinn haben. Vollständig und erfolgreich ist eine derartige Behandlung von bewegungsgestörten Kindern erst dann, wenn das Wahrnehmungssystem dauerhaft miteinbezogen werden kann.

Kriterien zur Früherkennung von Abweichungen sind nach Flehmig:

- Haltungs- bzw. Muskeltonusveränderungen
- mangelhafte bzw. fehlende Stellreaktionen
- mangelhafte bzw. fehlende Gleichgewichtsreaktionen
- persistierende tonische Haltemuster (ATNR, STNR, TLR)*, die die Bewegungskoordination verhindern
- Haltungsasymmetrien, die das physiologische Ausmaß überschreiten
- Entwicklungsverzögerungen
- Verdacht auf Störungen der Wahrnehmung im visuellen, auditiven und/oder taktil-kinästhetischen Bereich
- kein Blickkontakt, „weggetretener Blick"
- keine sichere Reaktion auf Geräusche oder überstarke Reaktion auf Geräusche (wie z. B. extreme Schreckhaftigkeit)
- überempfindliche Reaktionen auf Berührung, Verlagerung im Raum
- kaum Schmerzempfindungen
- meist schlaffer Grundtonus

Diese Abweichungen sind jedoch als Einzelsymptome nicht schon als Hinweis auf eine cerebrale Bewegungsstörung oder Hirnschaden zu werten. Ein einzelnes Symptom kann nicht Ausdruck eines so komplexen Geschehens sein! Ihm kommt nur die Bedeutung einer Warnung zu, welche Anlaß zu weiterer Beobachtung sein sollte.

Die Erfahrung zeigt, daß *extreme Frühgeburten und Kinder, die unter der*

---

* ATNR: asymmetrisch-tonischer Nackenreflex; STNR: symmetrisch-tonischer Nackenreflex; TLR: tonischer Labyrinthreflex

Geburt einen Sauerstoffmangel erlitten haben, hinsichtlich Entwicklungsstö-
rungen und Behinderungen besonders gefährdet sind. – Da in der orthodoxen Hochschulmedizin davon ausgegangen wird, daß die Lungenreifung
eines Frühchens meist noch unzureichend ist, wird der werdenden Mutter
bei drohender Frühgeburt in der Regel routinemäßig eine Frühreifungsspritze verabreicht. Nach der Geburt erfolgt dann die Betreuung auf der
Neonatologischen* Station (Neugeborenenstation, oft leider auch Frühge-
borenenintensivstation), häufig mit allem, was die moderne Geräte- und
Hochtechnologiemedizin aufzubieten hat: viele, viele Schläuche und Apparaturen, wie z. B. künstliche Beatmung mittels Tubus, der durch die Nase bis
in die Lunge führt, Sondenernährung mittels Tubus bis in den Magen hinun-
ter, ständiger venöser Zugang, um jederzeit alle erforderlichen Blutpara-
meter und sonstigen Laborwerte bestimmen zu können, welcher jedoch
recht häufig erneuert werden muß und demzufolge sehr viele „Pikser"
impliziert, manchmal auch mehrfache Bluttransfusionen wegen „schlechter
Blutwerte", häufig auch eine zentrale Leitung zum Herzen, damit die Medikamente direkt in den Blutkreislauf gelangen können, Beruhigungsmittel,
Ableitungen zur Kontrolle der Herztätigkeit, Inkubator, Wärmebettchen,
laut piepsende Geräte, grelles Licht, Sterilität, reges geschäftiges Klima auf
der gesamten Station sowie eine „ungemütliche Atmosphäre" und vieles
mehr. Darüber hinaus meist die strikte Trennung von den Eltern; ja diesen
wird häufig sogar nicht einmal gestattet, ihr Kind zu berühren oder mit ihm
in Kontakt zu treten, „um eine Hirnblutung zu vermeiden". Die Inten-
sivmediziner gehen nämlich davon aus, daß aufgrund der extremen Unreife
alle Gefäße schwach ausgebildet sind und diese deshalb bei jeglicher Aufregung rumpieren (platzen, zerreißen) können. Sollte eine Blutung im Gehirn
auftreten, würde dies mit Sicherheit zu einer Behinderung führen, so die
Lehrbuchmedizin.

Häufig gesellen sich mit der Zeit auch noch *Komplikationen* dazu, so daß
nicht selten zusätzliche Operationen unter Vollnarkose das junge Leben
belasten (z. B. Leistenbruch, Nabelbruch, Hodenhochstand etc.). Des weiteren müssen einige Kinder mit Antikonvulsiva (antiepileptische Medikamente) „eingestellt" werden, um ausgeprägter BNS-Krämpfe und Absencen
Herr zu werden. Bei anderen sind weitere Operationen oder auch „nur" ein
Gips notwendig, um extreme Sichel- oder Klumpfüßchen zu korrigieren.
Vielfach sind auch die Hüften so unreif, daß gezielte therapeutische Maßnahmen als notwendig erachtet werden. Darüber hinaus kommt es in nicht
wenigen Fällen – speziell bei Frühchen und traumatischen Geburten – zu

---

* Neonatologie: Medizin für Früh- und Neugeborene

einer fast obligatorischen Lungenentzündung des Neugeborenen, welche eine sofortige Antibioselenkung nach sich zieht. Auch auftretende Hautausschläge oder Wundheiten werden „brutal" mit cortisonhaltigen oder anderen unterdrückenden Salben bekämpft. Und und und. ... Parallel zu diesen intensivmedizinischen Maßnahmen werden die Kinder heutzutage auch krankengymnastisch betreut, wie z. B. mittels „Turnen" nach Vojta oder Bobath, was dann später, nach Entlassung aus der Klinik, oftmals noch monatelang weiterzuführen ist. In der Regel wird das Frühchen erst ab einem Körpergewicht von 2500 g aus der Obhut der Neonatologen entlassen, so daß es – je nach vorherigem Geburtsgewicht (viele Kinder wiegen ja nur um die 1000 g!) – zu Krankenhausaufenthalten von mehreren Monaten kommen kann.

7.3.3 Ursachen aus ganzheitlicher Sicht

Dr. Václav Vojta schreibt in seinem Buch „Die zerebralen Bewegungsstörungen im Säuglingsalter" einen bemerkenswerten Satz, den ich an den Anfang dieses Kapitels stellen möchte: „Die klinische Erfahrung, daß sich die einzelnen Symptome der cerebralparetischen Entwicklung summieren – in den ersten Wochen und Monaten –, bis sie von den Eltern oder vom Arzt wahrgenommen werden und somit zum Zeichen einer gestörten motorischen und/oder mentalen Entwicklung werden, spricht am deutlichsten gegen die Vorstellung: ‚Eine Cerebralparese ist und bleibt eine Cerebralparese.' Im Gegenteil: Das Kind *wird* (!) cerebralparetisch vor den Augen eines Arztes, der unfähig ist, bestimmte Symptome zu analysieren und zu deuten (Hervorhebung durch Vojta). Wird ein *Kind cerebralparetisch geboren – und das ist eine Ausnahme –*, dann sind die Symptome so auffällig, daß sie auch einem Laien nicht entgehen können" (Hervorhebung durch den Verfasser).

Hier haben wir einen – wohl unbeabsichtigten – dezenten Hinweis darauf, daß die Schulmedizin gar nicht merkt, geschweige denn mit ins Kalkül zieht, daß sie unter Umständen selbst Hauptverursacher von Behinderungen und sog. Entwicklungsstörungen ist. Lassen wir einmal die schädigende Wirkung von Medikamenten während der Schwangerschaft sowie die Impfungen außer Betracht, welche ja für derlei Schäden in den meisten Fällen mitverantwortlich sein können, so fällt das Augenmerk direkt auf die Risikoschwangerschaften und/oder entsprechende Geburt und die Zeit, die unmittelbar darauf folgt. „Bisher konnten sich die Neonatologen sehr einfach ‚herausreden', indem sie die Schädigungen jeweils auf den Sauerstoffmangel unter der Geburt zurückführten. Nie hat man auch nur darüber nachgedacht, ob nicht vielleicht die intensivmedizinischen Maßnahmen auf der neonatologischen Intensivstation schuld daran sind." – Frau Dr. Marina Marcovich 1995 in einem Vortrag in Lindau.

Marina Marcovich ist die über die Grenzen hinweg bekannt gewordene Wiener Kinderärztin und Neonatologin, die als Pionierin der *sanften Neonatologie** mit Sicherheit ein Stück Medizingeschichte geschrieben hat. Dank ihrer jahrelangen sorgfältigen Beobachtungen, dem minutiösen Sammeln von Erfahrungen auf der neonatologischen Intensivstation und dem Sichleitenlassen von den ihr anvertrauten betroffenen Frühchen, die, wie sie selber sagt, „ungeheuer viel Kompetenz besitzen, die wir ihnen nicht nehmen dürfen", hat sie einen Weg eingeschlagen, der aufzeigt, daß auf diesem Gebiet bislang sehr viel „falsch" gemacht wurde. Falsch, nicht im Sinne von fehlerhaft im Umgang mit Apparaturen und Geräten, sondern im Sinne von „gegen die Natur bzw. Biologie gerichtet". Laut Marcovich hat sich die rasante technische Entwicklung, die man im gesamten Bereich der Medizin über die letzten 20 bis 30 Jahre beobachten konnte, gerade im Bereich der Neonatologie besonders eklatant breitgemacht. „Dies ist möglicherweise darauf zurückzuführen, daß Frühgeborene und auch deren Eltern wahrscheinlich die hilfloseste Patientengruppe bilden, die es gibt." Ein frühgeborenes Kind kann sich weder körperlich noch verbal zur Wehr setzen. Es liegt da und schweigt. Es wird nie erzählen können, was man ihm angetan hat. Und die Eltern, allen voran die Mütter, sind von Schuldgefühlen geplagt und fragen sich immer wieder, was sie falsch gemacht haben, warum es gerade bei ihnen zu einer Frühgeburt kommen konnte. Darüber hinaus kommt noch die verzweifelte Sorge um das Leben des Kindes hinzu.

Die Idee der neuen sanften Intensivbehandlung bei Frühchen ist eine *ganzheitliche Behandlung,* bei der sich das Kind *wohl fühlen* und *ohne Streß entwickeln* kann. Sie besteht im wesentlichen aus Informationen, Reizreaktionen und maximaler menschlicher, liebevoller, zärtlicher Zuwendung, verbunden mit genauester klinischer Beobachtung, jedoch ohne die fast schon obligatorische künstliche Beatmung, die Unmengen an heroischen Medikamenten sowie sonstigen aggressiven und invasiven medizinischen Maßnahmen. Darüber hinaus sind die *Eltern des Kindes von vorneherein in die Therapie miteingebunden* und werden angehalten, möglichst vieles aktiv

---

* *Sanfte Neonatologie:* „Die Bezeichnung ‚sanft' haben wir nicht in Analogie zur ‚sanften Geburt' gewählt, sie entspringt vielmehr unserer Überzeugung, daß diese kleinen uns anvertrauten Wesen nicht nur ausgefeilter technischer und pharmakologisch-therapeutischer Schemata bedürfen, sondern daß wir ihnen auch ein hohes Maß an menschlicher Zuwendung und schonender Rücksichtnahme schulden. Diese Grundeinstellung war die Basis des von uns entwickelten Therapie-Konzeptes." Frau Dr. Marcovich begann mit ihrer sanften Neonatologie etwa im Jahre1987.

selbst zu übernehmen (beispielsweise die Pflege, wie Waschen, Baden, Wickeln, Füttern, Massage, Temperatur messen und last (but) not least die so wichtigen „Steicheleinheiten" und Liebe zu ihrem Kinde durch direkten Körperkontakt). Auf diese Weise ist es Frau Dr. Marcovich und ihrem Team gelungen, die *Überlebenschance von Frühgeborenen – teilweise mit einem Geburtsgewicht von nur 500 g (!) – ohne Folgeschäden extrem zu steigern* (96%) sowie die duchschnittliche Verweildauer im Krankenhaus um etwa ein Drittel zu verkürzen. Dazu kommt, daß diese sanfte Betreuung von Frühchen nur einen Bruchteil der herkömmlichen Intensivbetreuungskosten ausmacht, die Folgekosten für die Behandlung schwerer körperlicher Schäden, welche nicht selten nach einer maschinellen Intensivbehandlung auftreten, miteingerechnet.

Kein einziges Kind „hängt" an Schläuchen einer Beatmungsmaschine. Außer einem Digitalgerät, welches den Sauerstoffgehalt im Blut laufend anzeigt, und einem EKG-Oszillographen, der die Herztätigkeit samt Tiefenatmung protokolliert, ist nichts zu sehen. Die Kinder liegen ruhig und zufrieden in ihren Brutkästen in einer aus weichen Tüchern, Rollen und Fellen geformten Art Nestchen* und schlafen. Wenn sie zeitweise durch angedeutete Mundbewegungen nach Nahrung verlangen, werden sie gefüttert. Des weiteren werden sie täglich von ihren Eltern oder einer anderen positiv eingestellten Person für eine gewisse Zeit mit den Fingerspitzen entlang der Wirbelsäule zärtlich stimuliert. Darüber hinaus nehmen die Mütter ihre Kinder bis zu mehrere Stunden lang am Tag auf ihren nackten Oberkörper und übertragen so wichtige biologische Informationen mittels

---

* „Ein Kind im Mutterleib stößt immer an Grenzen, wohin es auch seine Hände und Füße ausstreckt. Seine Welt ist im wahrsten Sinne des Wortes begreifbar. Mit dem Moment der Geburt wird diese Begreifbarkeit der kindlichen Welt plötzlich ins Unbegreifbare weggerückt. Ein Neugeborenes – auch ein ganz gesundes – rudert nach der Geburt orientierungslos herum. Es versucht Grenzen zu tasten; es nimmt die Windel, auf der es liegt, mit hoch, einfach um sich irgendwo festhalten zu können; es versucht die Orientierung wiederzuerlangen. All diese Veränderungen der Lebensumstände erfordern eine hohe Anpassungsleistung; bereits für ein gesundes, reifes Neugeborenes eine schockartige Situation. Wie muß dies erst für ein Kind sein, das eine solche Anpassungsleistung viel früher als vorgesehen zu erbringen hat?" (Dr. Marcovich). Aus diesem Grunde ist die „Nestbildung" von so großer Bedeutung, um dem Kind wieder eine Begrenzung zu schaffen sowie den Kontakt zu einer weichen Umgebung zu vermitteln, und das Zudecken mit einem Tuch, um ihm das Geborgenheitsgefühl zurückzugeben. Und ganz besonders bei Kindern, die per Sectio (Kaiserschnitt) auf die Welt gekommen sind, denn ihnen fehlt das natürliche Geburtserlebnis samt gemeinsam zu leistender Geburtsarbeit inclusive der Enge und den Grenzen aufgrund der Geburtskanalpassage, so daß sie eher unter Verlasseneinsängsten leiden.

sanfter Berührung und Hautkontakt. – Die Erfahrung zeigt, daß Kinder, die nicht genug gestreichelt werden, häufiger Probleme haben! – Außerdem gibt es für jedes Kind ein individuelles Tonfrequenzprogramm, welches es über Miniaturlautsprecher oder kleine Kopfhörer in seinem „Brutkastennestchen" hört. Meist handelt es sich um den aufgezeichneten Herzschlag einer Mutter aus der Perspektive des Fetus in utero, einem auf den Grundlagen der Chaosphysik beruhenden Originalrhythmus des Fruchtwassers, der sich anhört wie langsames Rauschen. Dazu häufig noch klassische Musik (z. B. Mozart, Bach oder Händel), machmal auch Pop- oder Rockmusik, je nachdem, was sich die Mutter während ihrer Schwangerschaft immer wieder angehört hat. „Manchmal war ein Kind gemäß den Überwachungsgeräten völlig stabil und von einem Moment auf den anderen gingen plötzlich Herz- und Atemalarm; die nähere Überprüfung ergab dann, daß lediglich die Kassette am Ende war; hat man sie umgedreht und weitergespielt, stabilisierten sich die Werte sofort wieder."

Sollte doch eine künstliche Beatmung als notwendig erachtet werden, weil es beispielsweise gehäuft zu Atempausen kommt oder der Sauerstoffgehalt im Blut einen kritischen Wert erreicht, was bei der sanften Neonatologie wirklich selten der Fall ist, so wird auch diese Prozedur sehr schonend durchgeführt: Während der Beatmung liegt das Kind in den Armen seiner Mutter oder es wird von einer Kinderkrankenschwester sanft gehalten und gestreichelt, so daß die Beatmungsdauer derart minimiert werden kann, daß weder Augen- oder Lungenschäden noch Gehirnblutungen auftreten. „Die Kinder reagieren besonders sensibel auf die Ausstrahlung von Menschen und auf Tonfrequenzreizungen." (Dr. Marcovich)

Auch die vielen Untersuchungen der Problemkinder wurden reduziert, denn die Belastungen der Frühchen durch manche Untersuchungen sind enorm und bedeuten Schmerz und viel Streß, so daß sich die ohnehin bestehende Schocksituation dieser kleinen Patienten drastisch verschärft. Unnötige Reizungen werden auf diese Weise vermieden und Blutabnahmen sowie Röntgenbilder auf ein äußerstes Minimum beschränkt. „Die Kinder entgleisen nicht, wenn wir sie nicht durch häufige Blutabnahmen stressen; und weil die Kinder nicht entgleisen, bedarf es keiner häufigen Blutentnahmen." Und weiter: *„Ich frage mich überhaupt, woher wir bei so kleinen Kindern diese Sicherheit bezüglich Meßwertgrenzen nehmen. Letztendlich basieren sie auf Normwerten, die wir aus der Erwachsenenmedizin übernommen haben oder von größeren Kindern oder zumindest von gesunden Neugeborenen. Wer weiß denn, wie die Normalwerte eines Kindes in der 25. Schwangerschaftswoche aussehen?"* – Frau Dr. Marcovich.

Die Devise von Frau Marcovich lautet: „Als Kinderarzt mischt man sich in die Eintrittsphase des Kindes in das neue Leben am besten so wenig wie möglich ein. Je weniger Mediziner schon bei der Geburt präsent sind, desto besser und ungestörter läuft das Ganze ab." Dies gilt dann in besonderem Maße auch für die Zeit danach und ganz besonders für unsere Sorgenkinder, die Frühgeborenen. Die Erfahrung zeigt, „daß, wenn wir die Kinder in ein Wohlfühl-Klima bringen, ihren Sauerstoffbedarf möglichst niedrig halten und all jene Maßnahmen reduzieren, welche durch Streß und Schmerz den Sauerstoffbedarf steigern, die Kinder, auch wenn sie noch so unreif geboren wurden, in sehr vielen Fällen in der Lage sind, ihre vitalen Funktionen selbst aufrechtzuerhalten." So hat Marcovich entdeckt, daß *93% der Frühgeborenen absolut funktionstüchtige Lungen haben und vollkommen in der Lage sind, selbst zu atmen!** Die Lungenfunktion und die gegebene Fähigkeit der physiologisch ausreichenden Spontanatmung genügen im Normalfall – selbst bei extrem untergewichtigen Frühchen – für die Versorgung ihres winzigen Organismus. „Allein durch das Verstehen, daß man nach der Geburt Zeit braucht, um sich anzupassen, und nicht sofort beatmet werden muß und daß man, wenn man sich wohl fühlt, weniger Sauerstoff braucht, allein durch solch simple Überlegungen war es möglich, ungeheuer viel an Intensivmedizin einzusparen."

Darüber hinaus gibt es ähnliche Überlegungen hinsichtlich der Flüssigkeitszufuhr. „Wenn man die Natur beobachtet, sieht man, daß Kinder, die dystroph geboren wurden, die also im Mutterleib zu wenig Nährstoffe erhalten haben und im Verhältnis zu ihrer Unreife relativ wenig Körpermasse auf die Welt bringen, nie Probleme mit ihren Vitalfunktionen haben. Dies ist einfach zu erklären. Jede Körperzelle führt Stoffwechsel durch und braucht Energie. Je dicker ein Mensch ist, desto mehr Energie wird er brauchen. …Zu Beginn sind Frühgeborene wie Marathonläufer, sie brauchen weder breite Schultern noch dicke Oberschenkel oder pralle Popobacken. Das kriegen sie dann alles, wenn sie sich in dieser ersten Stabilisierungsphase bewährt haben. Wir haben versucht, sie eben in dieser Phase nicht zu sehr zu belasten, und das hat sich absolut bewährt." Ein kurzer Blick in die Tierwelt bestätigt diese Beobachtungen, denn kranke Tiere schränken zuallererst die Nahrungszufuhr ein. Aus diesem Grunde ist die Flüssigkeits- und Kalorienzufuhr der kleinen Frühgeborenen anfangs auf die Hälfte reduziert worden. Erst als sich die Kinder stabilisiert hatten, wurde langsam gesteigert. Auf

---

* „Die 24. Schwangerschaftswoche ist heute als Grenze der extrauterinen Überlebensfähigkeit anzusetzen. Dies hat einen anatomischen Grund: Es ist jene Phase, in der die Kapillaren der Lungen an die Alveolen heranwachsen, und erst wenn sie nahe genug aneinander sind, ist ein Gasaustausch möglich." (Dr. Marcovich)

diese Weise konnte auch auf sämtliche Diuretika (harntreibende Medikamente) verzichtet werden, da weniger Flüssigkeit im Gewebe eingelagert wird und die Kinder nicht mehr künstlich aufgeschwemmt wirken. Außerdem hat man die Erfahrung gemacht, daß die Kleinen selbständig trinken wollen (anfangs z. B. durch Träufeln von Flüssigkeit mit der Spritze auf die Zunge und später dann durch Stillen oder mit der Flasche), und konnte so auf die künstliche Ernährung per Magensonde* verzichten. Kinder, die selbst tranken, bestimmten auch die Anzahl ihrer Mahlzeiten selbst, unabhängig von ihrem Gewicht.

Auch die Förderung des Mutter-Kind-Kontaktes spielt bei der sanften Neonatologie eine zentrale Rolle. Früher wurden die Eltern aus angeblich hygienischen Gründen von den Intensivstationen verbannt; ihnen wurde ihr Kind nur durch eine Glasscheibe für einen kurzen Moment vom weitem gezeigt. Die biologische Bindung zwischen Mutter und Kind ist jedoch so stark und bringt beiden so viel, daß man grundsätzlich eine Chance vergeben würde, wenn man die Eltern nicht in die Betreuung der Kinder einbeziehen würde. So habe ich nicht nur einmal erlebt, wie sich alle Werte des Neugeborenen schlagartig verbesserten, als sich seine Mutter erstmalig dem Inkubator näherte und es mit ihrer Hand sanft berührte. Tage zuvor wurde dieser Mutter das Kind „gleich nach der Geburt weggenommen", um es in eine Kinderklinik zu verlegen. Sie selbst war dann aufgrund einer Infektion mit über 40 °C Fieber getrennt von ihrem Kind und hatte nur noch den einen sehnlichsten Wunsch, bei ihrem Kind zu sein. Mit der Berührung ihres Kindes gab es auch bei ihr eindeutige Heilreaktionen: Ihr Fieber sank innerhalb kurzer Zeit auf Normaltemperatur und sie fühlte sich fortan wieder gut und bei Kräften.

„Eines unserer Kinder – Geburtsgewicht 670 g – hatte eine angeborene Darmfehlbildung und mußte unmittelbar nach der Geburt operiert werden. Zwei Stunden später erwachte es bei seiner Mutter. Wenn Sie einem Kinderchirurgen sagen, daß Sie ein Kind dieser Gewichtsklasse zwei Stunden nach einer großen Bauchoperation der Mutter auf den Bauch legen, dann wird er einen mittleren Herzinfarkt kriegen. Tatsache ist, daß dieses Kind die postoperativen Stunden fröhlich, ruhig und ganz ohne jede schmerzstillenden Medikamente bei der Mutter verbracht hat." Frau Marcovich in Lindau, 1995.

Des weiteren gehört bei dieser intensivmedizinischen Vorgehensweise

---

* In neonatologischen Lehrbüchern steht, daß ein Kind unter 1600 g oder 1800 g nicht selber trinken kann – weder saugen noch schlucken – und daher per Magensonde ernährt werden muß. „Aus Angst, das Kind könnte sich verschlucken und daher Flüssigkeit in die Lunge

auch der normale Tag-Nacht-Rhythmus dazu. Die Kinder müssen auch in abgedunkelten Räumen, ohne das grelle Licht der Intensivstation, schlafen dürfen. Bedeutet doch Schlaf die natürliche vagotone Erholungsphase während der Eutonie, was wir uns mit Hilfe des Bildes der Zweiphasigkeit der Erkrankungen anschaulich in Erinnerung zurückrufen können. Die Kinder dieser Rückzugsmöglichkeit zu berauben wäre, die Heilungsphase zu verlangsamen.

Die Philosophie dieser sanften Neonatologie ist also: *„Wir lassen die Kinder sein."* Die Kinder werden als Menschen, als kleine Persönlichkeiten, angesehen und nicht in ein medizinisches Zwangsprogramm hineingepreßt. Im Gegenteil, es wird versucht, sich diesen kleinen Persönlichkeiten anzupassen, so daß sich deren Urvertrauen wieder entwickeln kann. Das medizinische Bemühen geht dahin, die Frühgeborenen in ihren physiologischen Bedürfnissen zu unterstützen und Defizite vorsichtig auszugleichen. Beispielsweise gilt die Gewichtsgrenze von 2500 g nicht mehr als magisches Zwangsziel, welches unbedingt zu halten ist. Wenn das Kind stabil und vital ist und die Eltern sich die selbständige Versorgung und Pflege ihres Kleinen zutrauen und darauf drängen, endlich nach Hause zu dürfen, werden sogar Kinder unter 1000 g (!) aus der Klinik entlassen. „Und es gab nie Probleme!" Die archaischen Formen zur Bekämpfung von Schmerz und Angst, wie Wärme, Geborgenheit, Hautkontakt, die Mutterbrust und jene natürliche Stimulation zu geben, für deren Freisetzung die Mütter in sich hineinhorchen und auf sich selber vertrauen können, sind mit die Grundpfeiler dieser sanften Intensivmedizin.

Durch die sanfte Neonatologie ist die Behinderungsrate ganz deutlich zurückgegangen! Dies gilt nicht nur für den motorischen und intellektuellen Bereich, sondern auch für einzelne Organe, wie beispielsweise die Lungen, die durch die Beatmung oft lebenslänglich geschädigt werden*, oder die Augen, bei denen es aufgrund der konservativ intensivmedizinischen Me-

kriegen, hat man es gar nicht erst probiert. Wir haben von den Kindern gelernt, daß sie trinken wollen und auch können." (Dr. Marcovich)

* *Die künstliche Beatmung ist widernatürlich!* Sie läuft genau umgekehrt zum natürlichen Atmungsvorgang ab. Normalerweise entsteht durch das Absenken des Zwerchfelles und Heben des Brustkorbes ein Unterdruck in den Lungen, so daß die Luft passiv von außen nach innen strömt. Bei künstlicher Beatmung durch eine Beatmungsmaschine dagegen wird die Luft aktiv in die Lungen gepreßt, und zwar mit einem Druck, der etwa 200mal so groß ist wie der bei einem normalen, natürlichen Atemzug! Die feinen Gefäße und Lungenbläschen werden bei dieser enormen Druckbelastung komprimiert, was sich kreislaufhemmend auswirkt und dazu noch sehr schädigend für die Lunge ist. Darüber hinaus sind Augenschäden sowie spätere motorische und/oder geistige Behinderungen nicht nur nicht

thode häufig zur Erblindung kommt. „Von den vor der 30. Woche und unter 1000 g geborenen Kindern, die auf der Station Dr. Marcovichs behandelt wurden, überlebten 80 %, und davon entwickelten sich 87 % völlig unauffällig." – Heidi Rinnhofer, die mit dieser sanften Methode als Mutter eines eigenen Frühchens Erfahrungen sammeln durfte, und Herausgeberin des lesenswerten Buches „Hoffnung für eine Handvoll Leben – Eltern von Frühgeborenen berichten" ist.

Wulf Schiefenhövel von der Forschungsstelle für Humanethologie in der Max-Planck-Gesellschaft, Andechs, äußert sich bzgl. der konservativen Praktiken an den Kliniken der westlichen Industrienationen wie folgt: „Intubation, forcierte Beatmung und Gabe von Surfactant (einem Mittel, das etwa wie ein Detergens beim Spülen die Oberflächenspannung herabsetzen und damit den Sauerstoffaustausch in den ‚unreifen' Lungenbläschen begünstigen soll), dazu die Lagerung des Kindes im Inkubator, vielfältige belastende Umweltreize wir Herzfrequenz- und Alarmtöne sowie häufige schmerzende Blutabnahmen. *Die massive Therapie und die Aufbewahrung der Frühgeborenen im Brutkasten bringen also schwere somatische und psychische Belastungen mit sich* und verhindern, daß die Kinder jenen geruchlichen, taktilen, thermischen, akustischen und visuellen Reizen ausgesetzt sind und jene emotionale Zuwendung erhalten, die für eine normale Entwicklung wichtig sind. ... Wie Hanni Vanhaiden in ihrem Film ‚Zu früh geboren – und dann?' dokumentiert hat, *leiden viele Inkubator- und Intubationskinder an den Spätfolgen der eingreifenden Therapie.* Etwa 30 % der Kinder in Zentren für Behinderte stammen mittlerweile aus dieser Gruppe. ... Hauptursache für diese ungewollten Nebenwirkungen der modernen Behandlungsmethoden sind Hirnblutungen, die bei den forciert beatmeten Frühgeborenen zu den oft bleibenden schweren Schäden führen." (Hervorhebungen durch den Verfasser)

Es wird also immer offensichtlicher, daß eine große Anzahl von Behinderungen und anderen bleibenden Schäden auf das Konto der heutigen High-Tech-Medizin geht. All dies nur unter dem Gesichtspunkt eines Sauerstoffmangels bei der Geburt sehen zu wollen, ist Ablenkung von den eigentlichen Zusammenhängen und Tatsachen! *Der Sauerstoffmangel unter der*

---

auszuschließen, sondern man muß damit sogar zu einem relativ hohen Prozentsatz rechnen! Außerdem besteht die Gefahr sog. Hirnblutungen, wohl aufgrund der Aufregung und Panik der Babys, denn diese erhalten meist Sedativa (Beruhigungsmittel), um derartige Vorgänge ruhig über sich ergehen zu lassen. – Die traurigen Erfahrungen einer jungen Mutter bestätigen diese Zusammenhänge: „Rückblickend müssen wir feststellen, daß Benjamin deutlich schlechter atmete als in den ersten Stunden nach seiner Geburt", Angelika Wruss, Mutter eines beinahe 9 Wochen lang beatmeten Frühchens (24. SSW).

Geburt als Idee ist bei weitem zu wenig; dasselbe gilt auch für die sog. Hirnblutung, mit der so vieles zu erklären versucht wird. In homöopathischen Anamnesen von Kindern, die beispielsweise während der Geburt „stecken geblieben" sind und auf diese Weise einen akuten Sauerstoffmangel erlitten haben, oder bei denen die Nabelschnur mehrfach um den Hals geschlungen war und die deshalb ganz blau auf die Welt gekommen sind, habe ich mehrfach extrem schlechte APGAR-Werte erlebt (deutlich unter 7!), wobei es jedoch weder zu sog. Gehirnblutungen noch zu Behinderungen gekommen ist, da man sich nicht der herkömmlichen Intensivmedizin anvertraut hat, sondern einen eigenen natürlichen Weg eingeschlagen hat, beispielsweise mit Hilfe der klassischen Homöopathie – im Sinne einer Akutbegleitung sowie einer chronischen antimiasmatischen Kur.

Wie schon in Kapitel 3.3.2 angesprochen, sind die sog. Gehirnblutungen überhaupt keine echten Blutungen. Seit es die Computertomographie des Schädels gibt, hat man die dunkel angefärbten Hirnareale, welche nach sehr schweren Geburten oder im Falle von Geburtstraumata und/oder -komplikationen im CCT sichtbar sind, als Hirnblutungen *gedeutet*. Der Hauptgrund ist wohl darin zu sehen, daß die moderne Medizin des 20. Jahrhunderts immer noch die Seele negiert und ausschließlich materialistisch ausgerichtet ist. Demzufolge wurden derartige, mittels Hochtechnologie sichtbar gemachte Phänomene schlichtweg dahingehend *interpretiert*, daß die Blutgefäße von Frühgeborenen oder von Neugeborenen nach sehr schweren Geburten angeblich noch sehr unreif und empfindlich sind und deshalb bevorzugt platzen, so daß es zu Spontanblutungen im Gehirn kommen kann. Doch *wirklich gesehen hat niemand so eine Blutung,* denn dazu hätte man den gesamten Schädel chirurgisch eröffnen müssen!

Gemäß der Neuen Medizin* handelt es sich jedoch bei diesen dunkel angefärbten Hirnarealen um einfache *Hirnödeme,* die in der vagotonen, konfliktgelösten Phase einer Erkrankung zwecks Ausheilung der dort „kurz geschlossenen" Gehirnnervenfasern auftreten *(generalisierte Heilungsphase im Gehirn).* Der Bereich dieser Ödeme ist bei weitem stoffwechselaktiver als das umliegende Gewebe und deshalb hyperdens (sozusagen dichter), so daß er sich im CCT gut darstellen läßt. Im Grunde genommen handelt es sich also um eine *erfreuliche und segensreiche Entwicklung in der dauervagotonen Heilungsphase,* beispielsweise nach einer schweren Geburt. Der oder *die biologischen Konflikte sind in Lösung* – z. B. die Schocksituation eines vorzeitigen Blasensprungs in der 27. SSW und der darauf folgende Notkaiserschnitt – und der Gesamtorganismus auf dem Wege der Besse-

---

* siehe hierzu Kapitel 3 *Neue allgemeinmedizinische Grundlagen*

rung. Und *Konflikte, die der Fetus in einer derartigen Situation erlitten hat, gibt es zuhauf!* Beispielsweise den „Konflikt-des-nicht-Entfliehen-könnens" sowie „Revierängste" (vorzeitig und mit Gewalt aus seiner geliebten und vertrauten Umgebung [Mutterleib] herausgerissen zu werden), später u. U. noch sog. „Angst-im-Nacken-Konflikte", „Verlassenseinsängste", „sensorische Trennungskonflikte", „Todesängste" (z. B. beim wiederholten Absaugen der Lunge*), „Zentralkonflikte"** und vieles mehr, je nachdem, mit welcher Vehemenz und Intensität auf der neonatologischen Station verfahren wird (künstliche Beatmung, Sondenernährung, häufige Blutabnahmen, ständiges grelles Licht, laute Pieptöne und viel Geschäftigkeit auf der Station, „steriles" „ungemütliches" Wärmebettchen, fehlende menschliche Zuwendung etc. pp.) und wie dominant und komplex die vererbte miasmatische Prädisposition ist. *Die gesamte Atmosphäre auf einer konservativ geführten Frühcheninтensivstation wird zu Recht von den kleinen Patienten als äußerst bedrohlich empfunden, so daß es nur natürlich ist, mit diversen allerschwersten, hochdramatischen und isolativen Erlebnisschockkonflikten von höchster Intensität und Dauer samt Panik zu reagieren.* Und wenn es ganz hart kommt, dann führt dies – neben motorischen und anderen Behinderungen – auch zu geistiger Behinderung.*** Der *Sauerstoffmangel* alleine kann demnach nur *vordergründiger Auslöser* sein; er an sich verursacht

---

* „Mehrmals am Tag wurde den Kindern Schleim aus den Lungen abgesaugt, ein Vorgang, der schrecklich anzusehen war, denn es mußte eine Lösung durch den Beatmungsschlauch in die Lunge gebracht werden, und alles wurde dann wieder herausgesaugt. Die Babys rangen nach Luft und sahen aus, als ob sie ertrinken würden. Wie würden sie diese Torturen nur überstehen? Es war furchtbar mitanzusehen." (Ellen von Hacht in „Hoffnung für eine Handvoll Leben – Eltern von Frühgeborenen berichten")

** Zentralkonflikt: *furchtbarer Schock-Konflikt, der die Gesamtpersönlichkeit in ihrem innerstem Mark trifft;* zugehöriger Konfliktinhalt: Angst/Panik, wobei der Hauptakzent verschieden sein kann, z. B. Frontalangst (Verstandesangst, Krebsangst etc.), Angst im Nacken (Gefahr kommt von hinten), Revierangst, *Totalangst* etc.; verläuft hirnorganisch durch mehrere Schichten hindurch (wie ein Zylinder) und führt in der Heilungsphase zu *epileptischen Krämpfen,* sofern der *Gyrus praecentralis,* das motorische Rindenzentrum, mitbetroffen ist.

*** Gemäß der Neuen Medizin ist die *geistige Behinderung* kein echter „Hirndefekt", der unabänderlich ist, sondern es handelt sich um eine *biologische Konfliktkonstellation,* bei welcher *mindestens zwei Konflikte auf unterschiedlichen Hemisphären des Großhirns „einschlagen" und aktiv* sind (siehe auch Kapitel 3.4 *Die Naturgesetze von Gemütserkrankungen).* Somit ist eine geistige Behinderung dauerhaft lösbar! Und zwar schon dann, wenn mindesens ein Konflikt in Lösung geht, so daß eine Hemisphäre wieder „frei" ist. Dann nämlich wird der kleine Patient sofort unauffällig! Dies bestätigen auch meine homöopathisch behandelten Fälle von beispielsweise West-Syndrom, einer psy-

keinerlei Schäden, sondern *der dabei empfundene Konflikt, keine Luft zu bekommen und deshalb ersticken zu müssen* „schlägt im Gehirn ein" (Schießscheibenkonfiguration). Bei adäquater Lösung dieses Konfliktes schwillt dann das betroffene Hirnareal in der vagotonen Heilungsphase mit peri- und intrafokalem Ödem an, so daß man bei Unkenntnis dieser Zusammenhänge eine Hirnblutung gemäß CCT diagnostiziert. Analog verhält es sich mit den fast obligatorischen Lungenentzündungen bei Frühchen, die eigentlich die Heilungsphasen von Revierkonflikten oder Todesangst-Lungenrundherden repräsentieren und auf die in der orthodoxen Medizin leider sofort mit Antibiotika reagiert wird. Auch die Blindheit ist mit dem so empfundenen „Angst-im-Nacken-Konflikt" erklärbar, einem Konflikt, bei dem die Angst von hinten kommt und welcher sein korrespondierendes Hirnareal in der Occipitalrinde des Großhirns (Sehrinde) hat.*

Diese biologischen Zusammenhänge beweisen glasklar, daß Marina Marcovich mit ihrer sanften Neonatologie recht hat. Aus diesem Grunde sollte das primäre Ziel stets darin bestehen, *die betroffenen Kinder panik- und konfliktfrei in einer liebevollen, biologisch natürlichen und Vertrauen erweckenden Umgebung zu betreuen und großzuziehen,* so daß sie ihre Urängste und Paniken hinter sich lassen können. Deshalb ist es nur logisch, daß es bei Frau Marcovichs Methode zu keinen „Hirnblutungen" (im Sinne von bleibenden Schädigungen) und Lungenschäden kommt und daß sie so gute Ergebnisse vorzuweisen hat.

Darüber hinaus bekommt der bislang eher „statisch" verwendete Begriff Hirnschaden ein ganz neues Gesicht und einen durchaus dynamischen Aspekt. Ist doch alles größtenteils reversibel, je nach Konstellation, Konfliktaktivität und Behandlung (Ausnahme: Hirnschaden infolge Verletzungen und Hirnoperationen). Somit sind derartige Schäden (zum großen Teil) auch homöopathisch lösbar und heilbar, denn die Gesetzmäßigkeiten der Neuen Medizin und Homöopathie lassen darauf schließen und die Praxis bestätigt dies.

Abschließend noch ein Zitat von Professor Hellbrügge, dem ehemaligen Leiter des Kinderzentrums in München: „Die Voraussetzung für die lebensentscheidende Sozialentwicklung beim Säugling und Kleinkind besteht dar-

cho-motorischen Behinderung im Kleinkindalter (meiner Erfahrung nach eindeutige Impffolgen), wobei das Kind sowohl BNS-Krämpfe und ein schwer pathologisches EEG (sog. Hypsarrhythmie) hat als auch geistig behindert ist und – laut klinischem Wörterbuch – bleiben wird. (siehe auch Kapitel 2.4.2.2 *Beispiel eines sykotischen Falles* und Band 2, Kapitel 3.1 *BNS-Krämpfe [West-Syndrom]*)

* vergleiche hierzu das Beispiel in Kapitel 3.3.1 *Progressive maligne Myopie – dramatischer Sehkraftverlust*

in, daß sich ein und dieselbe Person fünf bis sechs Stunden lang (über den ganzen Tag verteilt) intensiv dem Kind zuwenden kann und daß auch die Umgebung möglichst unverändert bleibt. – In der frühen Kindheit bedeutet jeglicher Wechsel in der Zuwendung eine Beeinträchtigung nicht nur der Sozialentwicklung, sondern auch der Sprache und des gesamten Spiel- und Leistungsverhaltens. Dies gilt vor allem, wenn mit dem Wechsel der Person auch ein Milieuwechsel verbunden ist. Der Säugling und das Kleinkind reagieren in der Regel sofort mit Verhaltensstörungen oder mit Rückfällen in der Entwicklung. – Das Beispiel der Naturvölker, deren Säuglinge sich in engem Kontakt mit der Mutter in der Regel besser entwickeln als die Säuglinge aus zivilisierten Ländern, beweist, daß die Mutter natürlicherweise alles geben kann, was der Säugling zu seiner gesunden Entwicklung benötigt."

Wenn sich dies schon bei gesunden Kindern so verhält, um wieviel sensibler müssen dann die Frühchen und sonstigen Risikokinder auf eine herkömmliche intensivmedizinische Betreuung reagieren?

Weitere Risikofaktoren für Behinderungen, insbesondere hinsichtlich der Gefahr von Fehl- und Mißbildungen, sind, wie bereits erwähnt, exzessive Ultraschalluntersuchungen* (hier ist ganz besonders der Vaginalultraschall zu nennen), unterdrückende Behandlungen von Infekten während der Schwangerschaft, Röntgenuntersuchungen**, herkömmliche Medikamente aller Art, Alkohol, Nikotin und Drogen während der Schwangerschaft sowie die weiter oben ausführlich besprochene Amniozentese, Chorionbiopsie und Impfungen während der Schwangerschaft. Darüber hinaus können aber auch Operationen im frühen Kindesalter schwerwiegende Folgen haben, ganz besonders neuropädiatrische Eingriffe (Hirnoperationen beim Kind).***

---

* Ultraschall kann, wenn er sehr frühzeitig erfolgt, zum Abort führen (siehe Kapitel 5.1.1.1 *Ultraschall*). Darüber hinaus besteht aber auch die große Gefahr von einzelnen Organschädigungen, sofern die Schallwellen gerade in der Entwicklungsphase, in welcher sich das Gewebe zu dem jeweiligen Organ differenziert (wenn dieses sozusagen gerade angelegt wird), den fetalen Körper treffen.

** Röntgenstrahlen, ionisierende Strahlen, haben eine Kumulationswirkung, d.h. sie werden vom Organismus quasi gespeichert. So kann es auch zu Mißbildungen und/oder geistiger Minderentwicklung kommen infolge übermäßiger Röntgenbestrahlungen, denen man sich im Laufe des Lebens ausgesetzt hat. Aber auch die Väter können an Mißbildungen schuld sein, wenn ihre Spermien durch Röntgenstrahlen geschädigt wurden. – Ein Beweis für die mit den medizinischen Bestrahlungen zusammenhängenden Gefahren ist der Umstand, daß das mit den Bestrahlungen beauftragte Personal immer als erstes Schäden davonträgt.

*** Ein kurz skizziertes Beispiel aus meiner Praxis: Ein fast einjähriges Mädchen leidet unter einer leichten einseitigen Spastik eines Armes und eines Beines. Die Eltern liefen

Ein anderes erhebliches Risiko hinsichtlich Mißbildungen oder Hirnschaden ergibt sich, wenn die Empfängnis zu knapp auf eine Menstruation folgt, in der noch die Pille eingenommen wurde. Frauen, die mittels Pille verhütet haben, sollten auf jeden Fall einige Monate verstreichen lassen, ehe sie sich aktiv um Familienzuwachs bemühen.

Aber auch eine ausgeprägt miasmatische Prädisposition der Mutter in Form von gynäkologischen Problemen führt nicht selten zu schwerwiegenden Folgen für die Kinder. Ganz besonders dann, wenn die Sykosis sehr stark vertreten ist und die Frauen eine sehr unregelmäßige und schmerzhafte Menstruation haben, häufig an Pilzinfektionen, Tubenverklebungen und Eierstockentzündungen leiden, oft auch schon eine oder mehrere Fehl- oder Frühgeburten hatten oder nicht auf natürlichem Wege schwanger werden können. Vielfach wird es dann mit Hormonen, Tubendurchblasungen oder Insemination (IVF – in vitro Fertilisation, künstlicher Befruchtung; GIFT – intratubarer Gametentransfer) versucht, um auf diese Art und Weise die Natur gewissermaßen zu überlisten. Nur – *die Natur läßt sich nicht (ungestraft) überlisten!* Es hat schon seinen Sinn, nicht schwanger werden zu können oder seine Schwangerschaft ständig mit einem Abort zu beenden. In diesen Fällen ist der Fetus aufgrund der miasmatisch ausgeprägten Verhältnisse nicht lebensfähig, nicht einmal in utero! Setzt man sich über

von Pontius zu Pilatus, um die Ursache dieses Leidens feststellen zu lassen. Ein jeder riet, nichts zu machen, das gebe sich wieder von selber. Doch die Eltern gaben keine Ruhe, bis „schließlich" ein Mediziner anhand einer Ultraschalluntersuchung den vagen Verdacht auf einen „Hirntumor" äußerte, welcher sich durch ein MRT (Magnetresonanztomogramm, Kernspintomogramm) erhärtete. Dieser wurde dann sofort herausoperiert mit dem Resultat, daß das kleine Mädchen fortan schwerst behindert war. Sie war völlig schlaff (floppy infant) – sogar die Kopfkontrolle war komplett aufgehoben –, sie wimmerte in einem fort, litt ununterbrochen an epileptischen Krämpfen und choreatrischen Bewegungen, war äußerst hypersensibel, konnte nicht mehr lautieren und war nun obendrein auch noch blind! Zuvor hatte sie noch mit Haaren und Ameisen daheim auf dem Boden gespielt, konnte schon Mama und Papa sagen und begann gerade, sich an Tisch- und Stuhlkanten hochzuziehen, um zu stehen! – Aufgrund einer eingehenden homöopathischen Anamnese konnten wir im nachhinein rekonstruieren, daß eine Impfung die wahre Ursache für die ursprüngliche Spastik war und der sog. „Hirntumor" eigentlich ein Hirnödem in der Heilungsphase dieses Prozesses gewesen sein muß, welches sich im MRT immer als kompakt darstellt, da es sehr stoffwechselaktiv ist. *Echte Hirntumoren kann es per definitionem gar nicht geben, denn Nervenzellen können sich nach der Geburt bekanntlich nicht mehr teilen* (siehe auch Kapitel 3 *Neue allgemeinmedizinische Grundlagen*). Demnach hat man dem Kind die Erscheinungen der Heilungsphase im Gehirn herausoperiert und aus einem relativ gesunden Kind einen absoluten Hirnkrüppel mit schwersten motorischen Behinderungen gemacht!

derartige natürliche Regulationen einfach hinweg und pfuscht der Natur ins Handwerk (z. B. durch grobstoffliche Manipulationen wie Hormongaben, Insemination, wehenhemmende Mittel, wie z. B. Partusisten, Cerclage* etc.), so kann sich dies bitter rächen. Komplikationen sind quasi vorprogrammiert und – wenn es noch krasser kommt – auch Behinderungen.** Viele werdende Mütter gehen also mit derlei Maßnahmen ein sehr großes und fast unkalkulierbares Risiko ein! Es kann gutgehen, es kann aber auch schiefgehen, und was dies heißt, ist kaum jemandem so recht bewußt. Häufig wird auf diese Weise ein natürlicher Abort im zweiten oder dritten Schwangerschaftsmonat künstlich nach hinten verschoben, so daß daraus eine extreme Frühgeburt wird mit all den beschriebenen Risiken sowie den grundlegenden miasmatischen Problemen in diesem zarten Alter. Und nicht zu vergessen die jahrelangen oder jahrzehntelangen Belastungen innerhalb der betroffenen Familie. Durch behinderte Kinder verändert sich nämlich schlagartig das gesamte Leben (und Familienleben). In nicht wenigen Fällen haben sie dazu beigetragen, daß zuvor intakte Familien auseinandergebrochen sind. Kaum jemand weiß, was es bedeutet, ein behindertes Kind großzuziehen! – Deshalb ist man in jedem Falle gut beraten, die Natur entscheiden zu lassen.

7.4 Die homöopathische Behandlung von Entwicklungsstörungen

„Die Homöopathie stellt in der Kinderheilkunde die grundlegende Arzneitherapie dar." und weiter „Die Homöopathie bietet die einzige und bewährte Arzneitherapie, die zur Behandlung von Bewegungsstörungen eingesetzt werden kann. Sie erfüllt alle Kriterien einer wissenschaftlichen Therapie, da sie sich auf die nachprüfbaren Krankendaten und auf die ebenso nachprüfbaren Arzneimitteldaten stützt. Durch die Anwendung homöopathischer

---

  * Frau Marcovichs Meinung zu Cerclage und wehenhemmenden Mitteln: „Ich halte zum Beispiel das Zubinden des Gebärmutterhalses für ein relativ untaugliches Mittel, das im Gegenteil durch diese Manipulation oft erst die Geburt auslöst. Auch Wehenhemmer haben wenig oder nur zeitlich begrenzte Wirksamkeit." (Lindau, 1995)

** Ich erinnere mich noch gut an einen – während der homöopathischen Anamnese berichteten – Fall von „erfolgreichem" intratubarem Gametentransfer (GIFT, einer Form der Insemination), bei dem der Fetus dann im 5. SSM durch eine Encephalocele auffiel und damit schwerst behindert und nicht weiter lebensfähig war. (Encephalocele – so etwas Ähnliches wie „offener Rücken", nur viel weiter oben, am Gehirn)

Arzneien können gerade in der Behandlung von Bewegungsstörungen die *großen therapeutischen Schwierigkeiten* verringert und sogar vermieden werden." Zwei an Eindeutigkeit nicht zu übertreffende Zitate des homöopathischen Kinderarztes Dr. Herbert Pfeiffer aus seiner Schrift „Homöotherapie der Bewegungsstörungen im Kindesalter".

Die homöopathische Behandlung von entwicklungsgestörten und/oder behinderten Kindern wird mit den Jahren einen zunehmend breiteren Raum in den Praxen einnehmen. Neben den in Deutschland jährlich 40 000 zu früh geborenen Kindern, allein 16 000 von ihnen mit einem Geburtsgewicht unter 1500 g (Stand 1995, Heidi Rinnhofer), und den beschriebenen Gefahren, resultierend aus dem intensivmedizinischen Umgang mit diesen Kindern, lauert ihnen heutzutage auch noch ein weiteres, nicht zu unterschätzendes Gefahrenpotential auf, welches den Kindern das Leben schwer macht. *Die Nummer Eins hierbei nehmen mit Abstand die Impfungen ein;* und es werden immer mehr! Dieser vor ein paar Jahren eher noch verhalten geäußerte Verdacht hat sich jedenfalls aus meiner homöopathischen Praxis heraus unzweifelhaft erhärtet, was mir mit der Zeit auch immer mehr Kollegen bestätigen. Was die herkömmliche Intensivmedizin nicht schafft, das vollenden die Impfungen; und dies immer häufiger auch bei Kindern, die völlig unauffällig und ohne Komplikationen auf die Welt gekommen sind! *Der Schlüssel liegt letztendlich in den zugrundeliegenden Miasmen, denn diese werden von Generation zu Generation weitergegeben und darüber hinaus durch die heroischen und immunsuppressiven Gaben der Hochschulmediziner (Impfungen, Antibiotika, Cortison, Operationen etc.) in ihrer Intensität verschärft.* Das bedeutet jedoch, und dies können wir schon seit längerem beobachten, daß sich unsere Volksgesundheit stetig bleibend verschlechtert, und zwar nicht linear, sondern eher exponentiell, was ziemlich bald in einem großen biologischen Fiasko enden kann.

Auf die Frage, warum es überhaupt zu Frühgeburten kommen kann, scheint keiner eine rechte Antwort zu haben, auch nicht Frau Dr. Marcovich (sie wurde auf dem Kongreß in Lindau diesbezüglich direkt gefragt). Das ist eben so, und es kann immer wieder vorkommen; man kann halt nichts machen. – Aber nein! Genau diese Ansicht ist verkehrt! *Es gibt doch einen tieferliegenden Sinn bzgl. aller Krankheitsgeschehen und damit auch bzgl. der Neigung zu Fehl- und/oder Frühgeburten!* Für jeden einzelnen Fall existiert immer eine knallharte Logik. Die Gesetzmäßigkeiten der klassischen Homöopathie lehren uns, daß die Miasmen, allen voran die *Sykosis,* dafür verantwortlich sind. Und diese werden – ganz besonders in diesem Jahrhundert – von Generation zu Generation exorbitant verschärft durch die modernen Errungenschaften der agnostischen Hochschulmedizin! Damit wird auch klar, daß sich *das Risiko von Schwangerschaft zu Schwanger-schaft nicht automatisch verringern kann! Das Damoklesschwert einer wei-teren Problemschwangerschaft, eines Abortes, einer Fehl- oder Frühgeburt schwebt so lange über einem, wie diese miasmatischen Verhältnisse noch nicht bereinigt sind.* Man hat gewissermaßen nur eine wirkliche Chance (im Sinne von echter und bleibender Ausheilung in seiner eigentlichen Bedeu-tung), indem man sich einer antimiasmatischen chronischen Behandlung unterzieht. Und diese Erfahrung aus der Praxis heraus kann einem niemand nehmen; sie ist einfach da! *Mit der lege artis praktizierten Homöopathie,* so kann man immer wieder feststellen, *verlaufen die Schwangerschaften pro-blemlos und – medizinisch gesehen – unauffällig.* So durfte ich recht häufig junge Mütter betreuen, die während ihrer ersten Gravidität als extreme Problemschwangerschaften galten und demzufolge auffällige Kinder zur Welt brachten (bis hin zu handfesten Behinderungen). Daß sie überhaupt den Mut hatten, nochmals schwanger zu werden, ist an sich schon be-achtenswert. Aber keine von ihnen hätte sich dies jemals wieder zugetraut, wenn sie nicht schon im Vorfeld, also vor der erneuten Schwangerschaft, Vertrauen und Zuversicht hätte sammeln dürfen aufgrund des guten Ver-laufs ihrer homöopathischen chronischen Kur.

Die homöopathische Vorgehensweise bei entwicklungsgestörten und/ oder behinderten Kindern oder im Falle einer Schwangerschaftsbegleitung bzw. -vorbereitung unterscheidet sich im Prinzip nicht grundlegend von der einer „normalen" chronischen antimiasmatischen Behandlung. Das heißt, der Therapeut hat eine *vollständige Anamnese, samt Schwangerschafts- und Familienanamnese* zu erheben und muß *über die Miasmen (miasmatische Zeichen und Symptome, relevante Rubriken etc.) genauestens Bescheid wis-sen.* Das Hierarchisieren, Repertorisieren und der sonstige Weg zum chroni-schen und/oder akuten Simile erfolgt dann nach denselben Kriterien wie bei den herkömmlichen Fällen. Des weiteren sollte der Homöotherapeut aber auch über Zusammenhänge von der normalen Entwicklung eines Kindes und deren Abweichungen bestens informiert sein, damit er auf sich neu einstellende Situationen mit den adäquaten homöopathischen Arzneimitteln angemessen reagieren kann. Darüber hinaus ist es aufgrund der oben be-schriebenen Zusammenhänge wichtig, Grundkenntnisse über die Gesetz-mäßigkeiten der Neuen Medizin zu haben; einerseits, um schulmedizinische Diagnosen hinterfragen zu können und nicht blindlings übernehmen zu müssen* bzw. um beim Absetzen oder Ausschleichen von Medikamenten

* Ein kurz skizziertes Beispiel aus meiner homöopathischen Praxis: Die schwerwiegende Diagnose eines 8jähriges Mädchens „Hemihydranencephalie links mit konsekutivem Ma-

mehr therapeutische Sicherheit zu erlangen, und andererseits, um kausale Zusammenhänge gezielter berücksichtigen zu können (z. B. Schreck/Angst/ Panik bei Tetraplegie und Epilepsie) sowie etwaig auftretende Heilungskomplikationen besser erkennen und abschätzen sowie gegebenfalls mit akuten Zwischenbehandlungen (im Tiefpotenzbereich) beantworten zu können.

Dafür, daß man mit der chronischen Homöopathie fast Berge versetzen kann, gibt es vielerlei Beweise (im Sinne von erfolgreich behandelten Fällen). So ist immer wieder zu beobachten, daß schulmedizinisch als therapieresistent klassifizierte Fälle auf einmal einen völlig atypischen Verlauf nehmen und es zu Veränderungen kommt, die es im Prinzip gar nicht geben dürfte. Oder daß einige schwere Fälle gänzlich ausheilen, „was eigentlich nicht sein kann", da – gemäß orthodoxer Lehrmeinung – so etwas nicht möglich ist. Derlei Phänomene verstoßen gegen alle Ansichten der modernen Hochschulmedizin. Ein Gendefekt ist ein Gendefekt und bleibt ein Gendefekt. Und ein Down Syndrom ist ein Down Syndrom, eine Mucopolysaccharidose eine Mucopolysaccharidose und ein West-Syndrom ein West-Syndrom. Ändert sich bei derartigen Krankheitsbildern doch etwas oder kann man unter Umständen sogar den einstigen Gendefekt mit einemmal nicht mehr nachweisen, so sind die Reaktionen der Mediziner in der Regel Desinteresse und: „Es handelt sich hier wohl um eine Spontanheilung*." oder „Wir hatten uns halt in der Diagnose geirrt." So einfach ist das. – Dennoch gibt es einige wenige Hochschulmediziner, wie z. B. einen Arzt im

krocephalus, …", was so viel bedeutet wie „das komplette Fehlen der linken Hirnhemisphäre", wurde zum einen wegen der relativ guten Verfassung des Kindes – es konnte laufen und relativ gut sprechen und entwickelte sich weiter, jedoch verzögert – und zum anderen aufgrund der vorliegenden Computer- bzw. Kernspintomogramme von mir zu Recht in Frage gestellt. Vielmehr handelte es sich um generalisierte Hirnödeme, welche die linke Hemisphäre buchstäblich ertränkten. Würde wirklich eine Gehirnhälfte komplett oder zu einem großen Anteil fehlen, so könnte das Kind niemals laufen oder sich entsprechend weiterentwickeln! So galt die Kleine bei den Hochschulprofessoren bislang als „medizinisches Wunder", aber nur deshalb, weil sich die Mutter erfolgreich geweigert hatte, ihr Kind zum „schulmedizinischen Versuchskaninchen" machen zu lassen, wie über sie einmal in einer Schweizer Zeitung berichtet wurde. Und unsere homöopathischen Bemühungen schienen dies zu bestätigen, denn es gab eine Logik zu ihrem Fall. Schon auf das erste chronische Mittel – Calcium carbonicum LM18 – reagierte sie hervorragend mit deutlichem Selbstbewußtsein und Entwicklungsschüben, die auch ihrer Lehrerin nicht verborgen blieben.

* sog. Spontanheilungen in der Universitätsmedizin, die man nicht erklären kann: … nur daß wir diese durch die Klassische Homöopathie *bewußt und gezielt* vorantreiben und „provozieren", streng nach den dargestellten Naturgesetzmäßigkeiten, und *es sich wohl eher um ganz natürliche Heilungen handelt.*

Kinderzentrum in München, der, als er bei einem Kind mit ursprünglichem Down Syndrom diesen Gendefekt eben nicht mehr nachweisen konnte, der behandelnden Homöopathin konstatierte: „Frau Kollegin, Sie werfen mit Ihrer Homöopathie meine ganze Ausbildung über den Haufen." Aber genau diese Phänomene sind immer wieder zu beobachten. *Die Homöopathie kennt keine Grenzen, nur die Menschen, die versuchen, sie anzuwenden.* So hat Herr Dr. Eichelberger in seinen Kolloquien immer wieder darauf hingewiesen, daß die Information in die Zelle gelangt sein muß und es aus diesem Grunde keinen Sinn hat, sich mit dieser Zelle zu beschäftigen; es sei viel wichtiger, *den Informanten aufzusuchen,* um mit der Zeit *die Zellen wieder mit den richtigen Informationen versorgen zu können.* Und *genau da setzt die klassische Homöopathie an!* Sie agiert im nichteuklidischen Raum, jenseits von Raum und Zeit, nur aufgrund von entmaterialisierten Arzneimitteln, von *Informationen!*

Es ist immer wieder aufs Neue faszinierend, wenn man von überglücklichen Eltern erfährt, daß ihr Kind mit einemmal anfängt zu krabbeln und versucht, sich an Gegenständen hochzuziehen. Kinder, deren Prognose es war, niemals sitzen, krabbeln und laufen zu können, Kinder mit spastischen Lähmungen, Kinder mit schweren epileptischen Krampfanfällen und psychomotorischen Entwicklungsstörungen. Also Kinder, die häufig unter dem Begriff West-Syndrom zusammengefaßt werden. „Frau A., Sie müssen sich damit abfinden, daß Ihr Kind nie krabbeln und laufen können wird. Da kann auch die Homöopathie nichts daran ändern, glauben Sie mir. Bei so schweren Krankheitsbildern kann man mit Homöopathie bestimmt nichts ausrichten! Wenn das helfen sollte, dann würde ich es ja auch längst tun", so ein Arzt mit wissendem Blick und einem eher geringschätzenden Lächeln zu einer besorgten Mutter, die es ablehnte, ihr Kind weiter mit Antiepileptika „vollzustopfen". Diese ließ sich jedoch nicht beirren, ihren eingeschlagenen Weg weiterzuverfolgen, und dies auch trotz aller Bedenken ihres Ehemannes. Doch der Erfolg gab ihr schließlich Recht. Man muß eben nicht daran glauben (der Vater des Kindes tat es ja auch nicht und das Kind – es war motorisch behindert und hatte deutliche autistische Züge – selber sowieso nicht!), sondern die miasmatischen Zusammenhänge und relevanten Symptome weisen den rechten Weg zum Simile. Derartige Meldungen machen auch den Homöotherapeuten immer wieder sehr glücklich. Sind dies doch die schönsten Momente während der alltäglichen Praxis, die durch nichts aufzuwiegen sind!

Abschließend nun noch eine kleine Auswahl von Symptomen und Rubriken, welche für die Behandlung von entwicklungsgestörten und/oder behinderten Kindern relevant sind:

- Neigung zu Abort
- sykotische Konstitution
- Ängste während der Schwangerschaft (z. B. irrationale Ängste vor Behinderung / Mißbildung)
- Angstträume während der Schwangerschaft (z. B. von Toten, von Mißbildung, von Schlangen)
- Frühgeburt
- Arzneimittelabusus (z. B. Narkosenachsorge)
- Cyanose des Neugeborenen
- Asphyxie der Neugeborenen / Atelektase
- Cephalhämatom (als Ausdruck einer Störung)
- Ikterus neonatorum (Neugeborenengelbsucht)
- Hydrocephalus (auch bei Sonnenuntergangsphänomen)
- Spina bifida
- Folgen von Schreck
- Impffolgen
- Unterdrückung (z. B. von Hautausschlägen)
- überempfindlich gegen Geräusche (z. B. Staubsauger) und / oder Gerüche
- unerklärliche Ängste und Panik (z. B. vor Wasserrauschen, Insekten, Kloloch)
- unmotiviertes häufiges Schreien; Schreikrämpfe
- Schreckhaftigkeit
- Reizbarkeit
- Entwicklungsverzögerung, Entwicklungsstillstand
- lernt spät gehen
- lernt spät sprechen
- Stottern, Lispeln, sonstige Sprachschwierigkeiten
- Hypotonie (Erschlaffung der Muskeln)
- Zucken, Zittern
- Absencen
- Ataxie
- Gesicht, Ausdruck albern / einfältig / kindlich / dumm
- Langsamkeit (auch der Bewegungen)
- Fehler beim Rechnen / Schreiben / Sprechen
- lernt schwer
- Konzentration fällt schwer (beim Lernen, Spielen)
- Gedächtnisschwäche
- Faulheit (bei Kindern)
- geistige Arbeit unmöglich
- Perfektionismus; ertragen es nicht, wenn etwas „unvollkommen" ist

- Kontaktschwierigkeiten und Angst vor neuen Situationen
- Angst- und Alpträume
- Kleinwuchs (Zwergwuchs)
- Bewegung bessert/verschlechtert
- faltige Stirn (Greisengesicht)
- Kopfschweiß
- kann Kopf nicht aufrecht halten (Fallen des Kopfes nach ...)
- Kopfrollen
- schlägt mit Kopf gegen Bett / Wand / Boden
- Encephalitis, Meningitis
- Erkältungsneigung
- Schlafstörungen aller Art
- Knie-Ellenbogenlage
- Opisthotonus / Emprosthotonus
- im Schlaf Kopf nach hinten (in den Nacken) gezogen
- Nystagmus (Augen, Bewegungen...)
- Strabismus (Schielen) divergierend/konvergierend
- beißt sich in Wange / Zunge
- Karies, sehr schlechte Zähne
- Heißhunger bei Abmagerung
- Züngeln
- Zunge herausgestreckt
- exzessiver Speichelfluß
- Zupfen (Nase / Mund / Lippen)
- Atmung angehalten (im Schlaf), unterbrochen
- stertoröse Atmung
- Stridor (Laryngismus stridulus)
- Kontrolle über die Bewegungen verloren
- konvulsivische Bewegungen
- Stolperneigung
- feinmotorische Störungen (mag z.B. nicht malen)
- Lähmung nach Apoplexie
- Schwitzefüßchen
- eingewachsene Fußnägel; Löffelnägel; Panaritien
- unwillkürlicher Harnabgang
- *große Rubriken:* Ruhelosigkeit/Unruhe, Reaktionsmangel, Apoplexie, Konvulsionen, Lähmung Extremitäten, Schreck/Angst, Schlucken behindert/erschwert, Hernien (Brüche), Stuhl hart bzw. trocken, Obstipation, Atmung behindert, Lähmung – Verschlucken von Flüssigkeiten (laufen aus der Nase beim Versuch zu schlucken) etc. pp.

Für weitere Rubriken aus dem Kent-Repertorium sei der Interessierte auf die im Anhang A.4 angeführten *Symptome für die Repertorisation bei (MCD-)Kindern (Kent/SR)* verwiesen.

7.5 Neonatologie heute – ein Beispiel aus der Praxis

Zu guter Letzt noch ein kleines Beispiel aus der homöopathischen Praxis, an dem ganz deutlich wird, wie heutzutage behinderte Kinder buchstäblich „künstlich gezüchtet" werden. Die Gepflogenheiten auf heutigen neonatologischen Intensivstationen sind nämlich leider noch ganz andere als die zuvor propagierten! So kommt es zum Beispiel immer wieder vor, daß Frühchen ohne Wissen ihrer Eltern routinemäßig geimpft werden. Kinder, die noch völlig unreif sind und alles andere gebrauchen können als so schwerschädigende Eingriffe in das noch im Werden begriffene Immunsystem!

Beispielsweise hat mir unlängst eine Mutter eines 3 Monate zu früh geborenen Kindes berichtet, daß sie erst bei Einsicht in die klinischen Unterlagen gewahr wurde, daß man ihrem kleinen Bub „einfach eine Fünffachimpfung verabreicht hatte", ohne sie vorher gefragt zu haben! Ebenso war dort vermerkt, daß man diese demnächst wiederholen wollte! – Kann man so etwas überhaupt noch fassen? Haben denn die Herren Mediziner überhaupt keine Skrupel mehr? Ein unschuldiges hilfloses Frühchen einfach zu impfen und so der immens großen Gefahr einer manifesten Behinderung oder gar Mehrfachbehinderung auszusetzen! – Darüber hinaus entdeckte sie eine weitere „Lüge". In den Akten war nämlich nur der „Verdacht auf eine Infektion" vermerkt; deshalb hatte es von Anfang an Antibiotika erhalten. Den Eltern wurde aber damals mitgeteilt, die Antibioselenkung sei notwendig wegen einer „bestehenden Infektion"! – Man wird also immer wieder überrumpelt und vor vollendete und/oder falsche Tatsachen gestellt! – Die ersten Lebenstage dieses gestreßten Frühchens fanden „natürlich" auch an der Beatmungsmaschine statt. Darüber hinaus gab es eine fortlaufende Cortisontherapie „wegen der Unreife der Lungen". Und nun drängte man die Eltern dazu, noch die Hüfte des Kleinen, wegen einer bestehenden Hüftdysplasie, unter Narkose einzugipsen, was u. U. wieder eine weitere künstliche Beatmung zur Folge hätte! Und und und...

Aufgrund der zuvor erarbeiteten Zusammenhänge läßt sich unschwer erkennen, daß hier permanent eklatante Fehler gemacht werden, die nicht selten zu organischen Schädigungen und/oder psychischen Störungen führen. Die Erfahrung mit der homöopathischen Behandlung von behinderten und entwicklungsgestörten Kindern lehrt uns, daß durch derartige Konstellationen und Traumatisierungen – Intubation, Impfungen, künstliche Sondenernährung, wenig/kein Körperkontakt, immunsuppressive Behandlungen etc. pp. – nicht selten schwerste Tetraspastiken (spastische Lähmungen aller vier Gliedmaßen), Neigung zu Epilepsie, Autismus, geistige Behinderung und ähnliches mehr entstehen können.

Kann man da noch annähernd Vertrauen in die heutige Hochschulmedizin haben? Ist das nicht ein Verbrechen an unseren Kindern und an ihren besorgten jungen Eltern? Der gut Informierte weiß, daß durch derartige Machenschaften – neonatologische Intensivmedizin mit ihren hochtechnisierten Geräten und dem schnellen Einsatz von immunsuppressiven Medikamenten zzgl. den Impfgepflogenheiten, welche immer hirnaktiv sind und bleibende Schäden im Sinne einer postvaccinalen Encephalopathie verursachen – behinderte Kinder im wahrsten Sinne des Wortes erst „erzeugt" werden! Diese Torturen würde ja kaum ein gesundes Kind aushalten! Wie sollen dann Frühchen, denen ja eigentlich noch die Reife zum extrauterinen Leben fehlt, damit zurechtkommen? – Von Gesundheit bzw. Therapie kann hier eigentlich überhaupt keine Rede mehr sein!

Der beste Schutz, aus so einer Maschinerie herauszukommen, oder besser noch, überhaupt nicht erst in ihren Strudel zu geraten, ist, *gut informiert und damit mündig zu sein (im Sinne von Prof. Hackethals GIMPs – gut informierte mündige Patienten)! Gut über die biologischen Zusammenhänge – und eventuell über die homöopathischen Möglichkeiten – Bescheid zu wissen!* Und last (but) not least – *eine homöopathische antimiasmatische Behandlung der jungen Eltern,* am besten schon *vor Gründung einer Familie.* Denn dann können solche Konstellationen, wie Risikoschwangerschaft und Frühgeburt sowie alles, was damit zusammenhängt, i. d. R. nicht vorkommen, da die Schwangerschaft biologisch normal verläuft und damit völlig unauffällig ist. Und das impliziert wiederum gesunde Kinder von Anfang an und legt den Grundstein für gesunde spätere Generationen!

Epilog

„Man muß das Wahre immer wiederholen, weil auch der Irrtum um uns her immer wieder gepredigt wird; und zwar nicht nur von einzelnen, sondern von der Masse. In Zeitungen und Enzyklopädien, auf Schulen und Universitäten – überall ist der Irrtum obenauf! Und es ist ihm wohl und behaglich – im Gefühl der Majorität, die auf seiner Seite ist." – ein Zitat von Johann Wolfgang von Goethe, dem nichts hinzuzufügen ist.

Aus diesem Grunde wollen wir die präsentierten Gesetzmäßigkeiten und Zusammenhänge anhand von ausgewählter Kasuistik verifizieren und vertiefen. Ein *gelebtes Wissen* kann uns niemand mehr nehmen, denn wir haben *seine Echtheit in der Praxis erfahren!* – Lesen Sie also auch den Kasuistikteil dieses Werkes, *„Band 2 – Fallbeispiele aus der Praxis",* in seinem vollen Umfang! Er umfaßt lehrreiche und einprägsame Fallbeispiele aus meiner homöopathischen Praxis, welche allesamt mit den Kenntnissen der Klassischen Homöopathie, insbesondere der Miasmenlehre, und den sonstigen besprochenen Überlegungen für jedermann gut nachvollziehbar sind. Es lohnt sich – gleichermaßen für Homöotherapeut und medizinischen und/ oder homöopathischen Laien –, diese zu studieren; sie sind allgemeinverständlich und sehr übersichtlich verfaßt. Vor allem aber *zeigen sie die Richtigkeit der erläuterten Zusammenhänge und Gedankengänge in bestechender Klarheit auf,* so daß auch der gestandene Praktiker therapeutischen Nutzen daraus ziehen kann.

Anhang

A.1 Typische miasmatische Symptome

Im folgenden seien ein paar typische miasmatische Symptome und Hinweise sowie Beschwerden zusammengestellt, die bei der antimiasmatischen Behandlung chronischer Erkrankungen immer wieder vorkommen. Die Listen sind nur als Auszug anzusehen und erheben keinen Anspruch auf Vollständigkeit.

A.1.1 Sykotische Zeichen

- *chronisches Trippersiechtum*, sog. *Feigwarzenkrankheit*
- Folge von unterdrückter Gonorrhoe (Tripper) oder ähnlichem
- durch heutige **Impfungen!**
- auf dem Geschlechtswege übertragen oder – im Sinne einer Reinfektion – über die Muttermilch; auch vererbt (hereditär)!
- *Nicht jeder Sykotiker muß eine akute Gonorrhoe gehabt haben. – Nicht jede Gonorrhoe macht sykotisch. – Auch nicht jeder sykotische Patient (oder jemand aus dessen Blutsverwandtschaft) muß eine echte Gonorrhoe gehabt haben.*
- *„Die Gonorrhoe ist die Mutter des Katarrhs."* – Burnett, zitiert bei Wheeler
- *Qualität des katarrhalischen Ausflusses:* oft stark oder widerlich riechend, meist muffig, säuerlich oder nach altem Fisch (Fischlake); schmutzig gefärbt (gelblichgrün bis braun); häufig scharf und wundmachend, begleitet von starkem Pruritus (Juckreiz); zäh, klebrig (wie Uhu), schleimig-eitrig; Auftreten: After, Scheide, Ohr, Nabel etc.
- *Fischgeruch überall:* Fluor vaginalis (Ausfluß), Hautausschlag, Speichel, Hals, Windelbereich trotz Waschens, Windeleimer etc. (sogar bei Säuglingen!)
- *hartnäckige Mikroben:* Chlamydien, Trichomonaden, Mycoplasmen, Herpes genitalis oder ähnliches, HPV (Humanes Papillom Virus), rezidivierender Herpes labialis, Herpes zoster (nach Burnett Folge von Vaccinose)
- *Urogenitaltrakt betroffen, d. h. die Sexualorgane und ableitenden Harnwege:* häufige Blasen-, Nieren-, Nierenbecken- oder Eierstockentzündun-

gen, Eileiterverklebungen, Eileiterentzündungen, Zysten, zystische Degeneration (Ovarien, Zervix), Abszesse der Tuben, Menstruationsprobleme aller Art, Eileiterschwangerschaften, Fehl- und Frühgeburten, Unfruchtbarkeit, genitale Pilzinfektionen, Feigwarzen im Genitalbereich und/oder Uterus, Gebärmutterentzündungen und vieles mehr; quasi die *chirurgischen Krankheiten der Frau!*

- *Schwangerschaft etc.*: Ausfluß / Pilzinfektionen während der Schwangerschaft; exzessives Schwangerschaftserbrechen; Unfruchtbarkeit, Sterilität; Früh- und Fehlgeburten; Abtreibungen; Sterilisation; Pille; Spirale; Unverträglichkeit der Pille bzw. Spirale
- *Mann:* Hämorrhoiden, Proktitis, rektale Eitertaschen, Prostatitis, Orchitis oder Epididymitis (Hoden- oder Nebenhodenentzündung), perianale Hautausschläge etc.
- Appendicitis (sog. Blinddarmentzündung); Peritonitis (Bauchfellentzündung)
- Unterleibs- und Bauchfelladhäsionen; Verwachsungen im Bauchraum
- Unverträglichkeit von manuellen/instrumentellen Eingriffen (Operationen); Komplikationen bei invasiven Eingriffen (z. B. endoskopische Eingriffe)
- nach Operationen regelmäßig Komplikationen: Wunde heilt schlecht, Abszeß (z. B. Eiterung nach Appendektomie, Cystitis nach Katheter, Nahtabszesse)
- *Die moderne Chirurgie ist oft Quelle der Unterdrückung der Sykosis!*
- chronische Neben- und Stirnhöhlenentzündungen und -vereiterungen, Heuschnupfen, eine Form des Asthmas, Krankheiten des rheumatischen Formenkreises, chronische Polyarthritis, Gicht, Arthrose, Reaktionsschwäche, juveniler Diabetes (Typ I), Diabetes (bösartig, wenn Tuberkulinie mit dabei), Migräne, Depressionen, panische Ängste und psychotische Zustände
- *Merkmale des Tertiärstadiums:*
  - warzenförmige Gebilde (Papillome); Warzen in jeder Form (nie lokal wegmachen, auch nicht besprechen lassen!); Hautwärzchen am Hals; Feigwarzen, Condylome; brustwarzenähnliche Warzen
  - red moles – rote Muttermale (kleine blutrote, glatte, glänzende, blanke, stecknadelkopfgroße bis erbsengroße Leberflecke; häufig im Brustbereich oder auf der Vorderseite des Körpers)
  - spider naevi – Sternnaevus, Spinnennaevus (eine Art spinnennetzförmiger Gefäßerweiterungen in der Gegend des Jochbeins unter den Augen)
  - sog. Nickelallergie, wenn Ohrringe nicht vertragen werden und eitern

(z.B. Modeschmuckunverträglichkeit); auch spontanes Nässen ohne Ohrringe; weigert sich, Ohrringe zu tragen; Ohrringlöcher wachsen schnell zu

- besondere Form der Akne, meist um die Menstruationszeit; nichteiternde große, rote, sehr schmerzhafte Papeln, die nicht in Gruppen auftreten, sondern einzeln
- Flechten; Bartflechte, kahle Stellen im Bart (gilt auch für andere Hautstellen); Ringelflechte
- kreisrundes Ekzem; am Rand wie von einem Wall umgeben; heutzutage oft als Pilz diagnostiziert
- kreisrunder Haarausfall
- Gicht, Steinleiden (Nieren-, Gallensteine), rheumatische Beschwerden, welche sich meist bei feuchtkalter Witterung (hydrogenoide Verschlechterung) oder Wetterwechsel verschlimmern; Harnsäurediathese
- Nieren- und Blasenleiden
- Neigung zu Bronchitis, Sinusitis (Stirn- und Nebenhöhlenentzündungen) und „Kopfgrippen"; Asthma
- Neigung zu Anämie (häufig Eisenmangel)
- Haltung, den „Geist an den erkrankten Punkt zu heften", gleichgültig, wie leicht die Krankheit sein mag; hypochondrisch; untersuchen sich und ihre Organe minutiös und sehr häufig; rennen von Pontius zu Pilatus, um alles abklären zu lassen, sind dann aber immer noch beunruhigt
- Hysterische Zustände, irrationale Ängste, Schuldbewußtsein, Verlustängste Panikattacken, Phobien und Todesängste sowie Depressionen, Verwirrungszustände bis hin zu schwerer akuter Manie und echtem Wahnsinn, aber auch Übersteigerung, Exzeß und Fanatismus; Unehrlichkeit; Kriminalität; Selbstmord (aus unbekannter Ursache)

- *Sykotisierung durch:*
  - **Impfungen!** (incl. sog. nicht angegangener Impfungen)
  - Unterdrückung von Gonorrhoe-artigem Fluor (Ausfluß)
  - Unterdrückung von Condylomen (Feigwarzen)
  - Bluttransfusionen
  - parenterale Eiweiß-Injektionen etc. (d.h. durch fast alle Prozeduren, welche die heutige Medizin am menschlichen Körper unter Umgehung seiner natürlichen Schutzvorrichtungen vornimmt)
  - Arzneimittel-Abusus (Mißbrauch) / Schlaftabletten-Abusus / schwere Drogen
  - Operationen/Eingriffe wie Abtreibung, Ausschabung, Sterilisation,

Entfernen von Fisteln, Adhäsionen und mucösen Cysten an den Bekkenorganen

o Entfernung eines Organs (z. B. Uterus, Eierstöcke, Eileiter, „Blinddarm")

o Bestrahlungen

o Menstruation, Schwangerschaft, Geburten, Fehlgeburt, Frühgeburt

• *Säuglinge/Kinder sykotischer Eltern:*

o Ophthalmia neonatorum (Gonoblennorrhoe, „Augentripper" der Neugeborenen); katarrhalische Konjunktivitis (eitrige Bindehautentzündung), häufig mit verklebten Lidern, sog. „Schmierauge"

o Nabelkoliken, Dreimonatskoliken oder Blähungen bzw. Blähungskoliken (sehr häufiges, stundenlanges Schreien; durch fast nichts zu beruhigen; sich Krümmen und Winden vor Schmerz, Anziehen der Beinchen oder Überstrecken; anfallsweise; Druck bessert (Reiben, über der Schulter Tragen, auf den Bauch Legen etc.); passive Bewegung bessert (Herumtragen, im Kinderwagen oder Auto Spazierenfahren); Wärme tut gut; Nahrungsaufnahme – selbst Muttermilch – bringt Verschlechterung; Ausstoßen von Gasen mit großer Kraft und lautem Ton); Knie-Ellenbogenlage (Knie-Brustlage) im Schlaf (Bauchlage mit angezogenen Beinen, Po in die Höhe)

o Verdauungsstörungen, Probleme mit Bäuerchen, Milch wird teilweise wieder erbrochen (Speikinder) ohne ersichtliche Übelkeit; Pylorusspasmus, Pylorusstenose; sauer riechende und scharfe Stühle; Wundheit im Windelbereich (Windeldermatitis, teilweise bis zu rohem Fleisch); grüne Diarrhoe

o Wundheit von Scheide, After, Harnröhre; Blasen- und Harnröhrenentzündung in Kindheit

o Kinder selbst riechen sauer, trotz Badens; „Stinke-" oder „Schwitzefüßchen"

o Säuglingsschnupfen (*„Die Gonorrhoe ist die Mutter des Katarrhs."*), sog. snuffles, „Schniefeln", „Schnorcheln"

o Tag-/Nachtrhythmus auf den Kopf gestellt; schlechtes Schlafen und Einschlafen; häufiges nächtliches Erwachen

o Kränkeln aufgrund des geringsten Kältereizes (grippale Infekte, Neigung zu Bronchitis etc.), ganz besonders bei Naßkälte

o gichtige Ablagerungen bei Neugeborenen in Mund, Nase, Ohren, Rektum und Urethra; uretrale Stenosen

o Neigung zu Cholera infantum (Brechdurchfälle der Säuglinge), Gefahr der Austrocknung (Exsikkose)

o Neigung zu lienterischen Stühlen (Durchfälle mit unverdauten Speiseteilen)

- Tendenz zu Marasmus, verwelktem Aussehen und äußerst zierlicher Erscheinung (bei großen Eltern); schlechtes Gedeihen des Kindes (häufig schon im Mutterleib); „Zwergwuchs"; Kind wächst nicht recht (auch in utero)
  - wächsernes, anämisches Aussehen
  - von Geburt an Warzen, Mollusken (Dellwarzen)
  - Löffelnägel (nach oben gebogene Nägel)
  - Storchenbiß (Naevus teleangiectaticus, blasses Feuermal; Lokalisation: Nacken, Nasenwurzel, Augenlider)
  - Vorhautverklebungen, Phimose
  - Scheidenverklebungen, Synechie
  - Ausfluß bei kleinen Mädchen (vor der Menarche, d. h. der ersten Monatsblutung)
- *weitere Kennzeichen:*
  - Besserung am Meer; hydrogenoide Verschlechterung (Wetterwechsel zu naßkalt; Nässe, Kälte)
  - exzessives Nägelkauen, auch der Fußnägel
  - geistig und körperlich zurückgebliebene Kinder
  - maligne Hauterkrankungen; chronische Furunkel
  - einzelne Haare an unorthodoxen Körperstellen
  - schwarz unter Ringen (Gold, Silber)
  - Pocken, Mumps, Windpocken (auch Dreitagefieber lt. eigenen Beobachtungen)
  - echte Grippe, mit viel Schnupfen/Katarrh; chronische Bronchitis; Erkältungsneigung
  - Gelenkentzündungen schon in frühester Kindheit (Rheuma)
  - Neuralgie; Ischias
  - Bällchenstuhl
  - anfällig für Brechdurchfälle
  - Träume von Toten und Leichen
  - sexuelle Perversion
  - Gedächtnisschwäche; Konzentrationsschwäche; Hyperaktivität; Legasthenie
  - Tierquälerei; militante Tierschützer; übertriebene Tierliebe
  - Suchtbeschwerden

A.1.2 Syphilitische Zeichen

- *Reaktionsweise gekennzeichnet durch:* Destruktion; umfaßt vor allem *Geschwüre jeglicher Art* (z. B. Magengeschwür, Ulcus cruris – offenes Bein);

besonders betroffen auch die *harten Gewebe* (Knochen samt Knochenhaut), *Nerven* (incl. Gehirn und Hirnhäute), *Kehlkopf* und *Hals im allgemeinen* sowie *Sinnesorgane;* auch viele *Symptome und Beschwerden an den Reproduktionsorganen; Mißbildungen* aller Art und *schwere psychische Störungen*

- *Ursprung:* Vorkommen einer *Syphilis in der Blutsverwandtschaft*
- Die Syphilis ist der „Affe unter den Krankheiten", da sie alles nachäffen kann.
- nächtliche Verschlimmerung; schlimmer von Sonnenuntergang bis Sonnenaufgang; Furcht vor der Nacht
- schlimmer durch Hitze, Bettwärme sowie Wetterwechsel und feuchtkalte Witterung
- kupferfarbene Hautausschläge (kupferrot oder rohem Schinken ähnliche Farbe); nichtjuckende Hautausschläge; schmerzlose Lymphknotenschwellungen
- *Syphilitische Exantheme jucken nicht, sind jedoch auf Sondendruck schmerzhaft!*
- Gummen (auf Haut und an Organen)
- Geschwüre aller Art (auch Ulcus cruris); Eiterungen aller Art (Abszesse, Furunkel, Zähne); Furunkulose, geschwürige Hauterkrankungen; Geschwüre glänzend; Gangrän; M. Crohn, Colitis ulcerosa
- alle Krankheiten des zentralen Nervensystems (z. B.: MS [multiple Sklerose], M. Recklinghausen, Parkinson, Demenz, Alzheimer, M. Raynaud, M. Ménière)
- mürrisch, eigensinnig, widerspenstig, verschlossen, mißtrauisch; „Mit einem Syphilitiker kann man nicht reden!" (er hört gar nicht zu); fixierte Gemütslage: „Das ist mein Standpunkt, davon gehe ich nicht runter!"; geistige Hartnäckigkeit; Suizidneigung (ohne Vorwarnung)
- Tendenz zur Zerstörung und/oder Selbstzerstörung bis hin zum Drang zu töten
- Depressionen, Neurosen, Hysterie und andere schwere psychische Störungen
- Bewußtseinseintrübung; Delirien; Größenwahn; Affektivität; Rededrang
- Zwanghaftigkeit, Waschzwang; Bakterienangst
- Haarausfall eher diffus, mottenfraßähnlich
- eitrige Mandelentzündungen, rezidivierende Anginen; Scharlach
- starker, zäher, metallischer Speichelfluß; besonders nächtlicher Speichelfluß
- Diphtherie
- Pfeiffer'sches Drüsenfieber

- Psoriasis (Schuppenflechte)
- *Knochen:* Klumpfuß, Hasenscharte, Sichelfüße, Exostosen (Überbein), Knochenverbildungen; Schmerzen in Röhrenknochen (stechend, schießend, lanzinierend); Schmerzen in der Knochenhaut; auch sog. Wachstumsschmerzen, bes. abends im Bett; Knocheneiterungen (Osteomyelitis)
- *Schwangerschaft etc.:* Unfruchtbarkeit, Sterilität, Eileiterverklebung; Frühgeburt, Todgeburt, Abortus gehäuft (en série); Zwillings- bzw. Mehrlingsschwangerschaft (kann syphilischer Genese sein); Sterilität bei Männern (oft syphilitisch)
- plötzlicher Tod eines Babys
- angeborener Schiefhals
- Ausfluß bei kleinen Mädchen (vor der Menarche); Phimose
- *Störung in Entwicklung/Wachstum von Kindern* (ganzer Organismus oder einzelne Organe): z.B. Zwergwuchs, Infantilismus; ein Organ unterentwickelt; sehr kleine Hoden bei Kindern (rudimentär); spärlicher oder spät auftretender Bartwuchs; Brüste spät entwickelt; späte Menarche; späte Schambehaarung oder gar nicht (auch Vaccinose); spätes Gehenlernen
- Gigantismus
- enorme Vergrößerung der Milz
- biparietale Kopfschmerzen
- verrutschte Kniescheibe (Chondropathia patellae)
- Geschmack süßlich; Schweiß süßlich
- dorsale Rückgratverkrümmung
- Sklerodermie; Ichtyosis (Fischschuppenerkrankung)
- Vitiligo (sog. Weißfleckenkrankheit, depigmentierte Hautareale)
- Toxoplasmose
- Hämorrhoiden (sehr schmerzhaft)
- Augen
  - Sehnervatrophie; Nachtblindheit
  - interstitielle Keratitis; Iritis
  - Myopie (Kurzsichtigkeit); Astigmatismus (Hornhautverkrümmung)
  - Iris unterschiedlich gefärbt
  - entrundete Pupillen; eine Pupille groß, die andere klein; Anisokorie; Kolobom (Spaltbildung)
  - Strabismus convergens (Schielen); Nystagmus
  - Ptosis, Lidlähmung
- Zähne
  - furchenförmige Erosionen (Querrillen, oft schmutziggrau); Stufenzahn (mehrere Furchen übereinander); Grübchen (punktförmig oder breit)

- durchgehende schwärzliche Linie über alle Zähne; Zähne von Geburt an braun, „vergammelt"
- gezähnelte Schneiden der Schneidezähne, wie bei einem Messer mit Säge *(auch sykotisch)*
- ungleichmäßiger Zahnstand, Zahnfehlstellung; Zähne weit auseinander; große Zähne mit großer Lücke vorne; Unregelmäßigkeiten (schief, quer)
- keulenförmige Zähne; kleine, unterentwickelte Zähne (Mausezähne)
- Hutchinson-Zähne (Tonnenzähne; halbmondförmige Ausbuchtung an den Schneideflächen und Tonnenform der beiden oberen mittleren Schneidezähne des bleibenden Gebisses), Schraubenzieherzähne (oben verjüngt)
- Persistieren der Milchzähne (operativ entfernen, müssen gezogen werden, fallen nicht von alleine heraus)
- Zahnwurzelabszesse
- Schädel
  - kugelig nach vorne vorgewölbt („olympische Stirn"); Acrocephalus (Schädel in Höhe gezogen, Turmschädel); Caput quadratum (sog. Quadratschädel, auch bei Rachitis vorzufinden)
  - Asymmetrie
- Nase
  - Sattelnase
  - Schwere Nasenerkrankungen mit/ohne Läsionen
  - Nasenwandverkrümmungen
  - Ozaena
- Extremitäten / Knochen
  - Säbelbein (Tibiamißbildungen)
  - angeborene Hüftluxation infolge mangelnder Ausbildung der Pfanne; besonders ausgeprägt, wenn Alkoholismus in der Familie
  - Exostosen
  - Rheumatismus deformans
  - partieller Riesenwuchs (kurzer Rumpf und lange Beine bzw. umgekehrt)
  - Trichterform des Sternums (Brustbein)
  - Xiphoid nach vorne gewachsen
  - infantile Adipositas
  - Dupuytren-Kontrakturen
- Nervensystem
  - Konvulsionen; Epilepsie; Chorea (Veitstanz); Spasmophilie
  - Stottern

- ○ Tic nerveux
- ○ Schwerhörigkeit mit chronischer Absonderung aus Ohr; zentrale Schwerhörigkeit ohne organische Befunde (Atrophie des Hörnervs)
- ○ Ausfall des Pupillenreflexes
- ○ geistige Zurückgebliebenheit; Schwachsinn; Gedächtnisstörungen
- ○ Legasthenie
- ○ Meningitis (Hirnhautentzündung)
- ○ Hemiplegie (Halbseitenlähmungen) mit und ohne Apoplex (Schlaganfall); juvenile Paralyse
- • innere Organe
  - ○ Herzmißbildungen (z. B. Septumdefekt)
  - ○ Aortenaneurysma
  - ○ Neigung zu Hernien (Nabelbruch, Leistenbruch)
- • Mißbildungen (Teratologie)
  - ○ Mißbildungen des Gaumens (Gaumenspalte, Wolfsrachen, Hasenscharte)
  - ○ Spina bifida („offener Rücken")
  - ○ Atresia ani (Anus zugewachsen); Atresie der Urethra
  - ○ Uterus nicht vorhanden; Fehlen gewisser Knochen oder eines Stückes; Fehlen von Fingern; Polydaktylie (Vielfingerigkeit, Verdoppelung eines Fingerstrahls); Epiphysen fehlen (z. B. Handgelenk); angeborenes Fehlen gewisser Zähne
  - ○ Verwachsung von Fingern/Zehen (zusammengewachsen); gestümmelte Extremitäten
  - ○ großer, meist behaarter Naevus (behaartes Muttermal, Tierfellnaevus)
  - ○ X-Beine, O-Beine; Plattfüße; Klumpfuß; Krallenzehen
  - ○ Hypospadie (Fissura urethrae inferior; untere Harnröhrenspalte)

A.1.3 Tuberkulinische Zeichen

- • Pseudo-Psora: *aktive Psora mit latent vorhandener Sphilinie*
- • häufig *Tuberkulose als familiäre Vorbelastung (Prädisposition)*
- • Manifestationen hauptsächlich *im oberen und unteren Respirationstrakt* (Atmungtrakt): Neigung zu häufigen *Mandelentzündungen, Mittelohrentzündungen, Mittelohreiterungen, Erkältungen, Bronchitis, incl. chronische Bronchitis, Krupp und Pseudokrupp; Lungenentzündung, Rippenfellentzündung, Asthma* und ähnliches mehr; sog. *Polypen* (adenoide Wucherungen in der Nase); jedes feuchtkalte Wetter, jeder Luftzug verursacht Bronchitis/Erkältung
- • Lymphdrüsenschwellungen, perlschnurartige Drüsenschwellungen (Nak-

ken- und Halsbereich) bei jeder Erkältung; chronisch vergrößerte Mandeln; rachitische Erscheinungen, Struma (Kropf)

- Krankheitsmanifestationen mit Vorliebe auch der *Sinnesorgane* (Augen samt Bindehaut und Ziliarkörper; Mittelohr; Nase; Lippen, Mundschleimhäute und Hals) und des *Knochengewebes* (Karies der Knochen und Zähne, Rachitis, weiche Knochen und weiches Knorpelgewebe, Knochenhautentzündungen)
- *Das Ohr ist das Ventil des Tuberkulinikers (Eliminationskrise in Form von Mittelohreiterungen/Mittelohrentzündungen)!*
- *Haut:* ähnlich wie bei der Syphilis, oft mit nichtjuckenden, vielgestaltigen Hautausschlägen (Knötchen, Papeln, mit/ohne Juckreiz, Urtikaria, sog. Neurodermitis etc.).
- *Reifestörungen:* z. B. Hodenhochstand (Maldescensus testis), Descensus erst durch Hormonspritze; verzögertes Knochenwachstum; lange Zeit große offene Fontanelle; verzögerte und/oder erschwerte Zahnung (Durchfälle, Fieberschübe, Krämpfe, Konvulsionen, Hirnhautreizungen, Meningitis); Hernien (Nabelbruch, Leistenbruch); zurückgebliebene Kinder (späte stato-motorische Entwicklung [z. B. spätes Laufenlernen]; stumpfsinnig, verstehen langsam; unsozial; mißmutig; mürrisch; etc.)
- Wachstumsschmerzen; unvollkommen vorgewölbte Brust (eingesunken, Trichterbrust), Hühnerbrust; „verrutschte Kniescheibe" (Chondropathia patellae); große vorgewölbte Stirn („olympische Stirn"); pyramidenförmiges Gesicht (umgekehrte Pyramide); kräftige Wangenknochen
- *Kinder:* häufige Fieberzustände (>40 °C), oft ganz plötzlich hohes Fieber ohne andere Symptome, am nächsten Tag alles vorbei; aber auch andauernd subfebrile Temperaturen; Delirien; Fieberkrämpfe; Magenstörungen, Erbrechen, Durchfall mit erschöpfenden, reichlichen Stühlen; Säuglingsdurchfälle; zahlreiche Erkrankungen (Schwere und Häufigkeit); übelriechende Nabeleiterungen mit gelblicher Absonderung oder sog. Nabelgranulom; Kopfschweiß, vor allem beim Schlafen oder Stillen
- Hydrocephalus (Wasserkopf)
- Meningitis, meningitische Reizungen (Meningismus); Kopfschlagen gegen das Bett oder Hämmern mit den Fäusten auf den Kopf (aufgrund von Kopfschmerzen oder Hirnreizungen?)
- Nachtschweiße; reichlich Schweiß, Schweißperlen; stark stinkende Ausdünstungen
- verminderte Vitalität des Patienten, so daß keine Kraft vorhanden, einen Ausschlag hervorzubringen
- vererbt und durch vielerlei Impfungen verursacht (ganz besonders durch

die BCG- und die Pertussis-Impfung); auch durch den Tine-Test erwerbbar

- *Impfungen bei Tuberkulinikern sind besonders gefährlich wegen der Gefahr der Bösartigkeit (Aufpfropfung einer Sykosis)!*
- *weitere typische Kennzeichen:*
  - immer wiederkehrender Herpes labialis; Herpes zoster (Gürtelrose)
  - Absonderungen riechen wie alter Käse
  - Schweißdrüsenabszesse; Abszesse; Fisteln
  - schwerwiegende Folgen von Insektenstichen („süßes Blut")
  - pustelartige Kopfausschläge mit dickem, reichlichem Eiter; „Milchschorf"; Haare kleben zusammen, dick, fettig; riechen wie altes Heu (Hühnerstall), muffig
  - häufiges Nasenbluten; Besserung durch Nasenbluten; Hämorrhagien; Blutgerinnungsstörungen; blutiger Geschmack, eitrig, faulig; Zahnfleischbluten
  - M. Boeck (Lymphogranulomatosis benigna, Sarkoidose)
  - familiäres Vorkommen von Hüftgelenksarthrose (Coxarthrose)
  - wandernde Gliederschmerzen; Knarren der Gelenke
  - Niednägel, Löffelnägel, eingewachsene Fußnägel, Panaritium, Nägelkauen; Popelessen
  - Masern, Keuchhusten, Röteln
  - eine Form der Migräne
  - große Appetitlosigkeit; Heißhunger (großer Appetit), nimmt aber nicht zu
  - Verlangen nach Speck, Fett, Eiscreme, Süßigkeiten; Verlangen nach kalter Milch
  - Milchunverträglichkeit; chronische Dyspepsie; Galleerbrechen
  - Hämorrhoiden; Bluten bei Stuhlabwischen; Würmer
  - Diabetes
  - große Mattigkeit
  - wechselnde Zustände
  - Zähneknirschen im Schlaf
  - Akne rosacea; Herpes circinatus (kreisrundes Ekzem, am Rand wie Wälle aufgebaut; häufig als Pilz diagnostiziert); Borreliose; chronische Furunkel
  - starke Blässe; umschriebene rote Flecken auf Wangen; durchscheinende Adern; ausgeprägte Sommersprossen
  - reist gerne, ist gerne unterwegs („Reiseonkel")
  - Angst vor Tieren und großen Hunden
  - Bösartigkeit; Nein-Sager („Nein" zu allem)

- Gedächtnisschwäche; Idiotie; Epilepsie; Hysterie; Eigensinn
- Bettnässen; unfreiwilliger Stuhlabgang
- leicht Gänsehaut; helle weiche Haut, wachsartig; seidige lange Wimpern oder krumm, abgebrochen
- Verbesserung im Gebirge
- Astigmatismus (Hornhautverkrümmung); Brechungsabweichungen; Gerstenkörner
- „Steckdosennase" (Skrofelnase); Nasenbluten bei geringstem Anlaß
- Zähne kariös bei Erscheinen; Querstand, Zahnfehlstellungen – deshalb Zahnspangen notwendig; Zahnsteinbildung
- eingezogene Brustwarzen (bei jungen Mädchen); Absonderung aus Brustwarze

A.2 Symptome des sykotischen Säuglings gemäß John H. Allen

Aufstellung aus dem Kent-Repertorium gemäß den Angaben von John H. Allen. – Synonyma sind nicht berücksichtigt und können ergänzt werden.

- augen – entzündung – gonorrhoisch
- augen – absonderung von schleim oder eiter
- augen – lider – verklebt – morgens
- augen – entzündung – lider
- schnupfen – schniefen der kinder
- schnupfen – schnupfen
- schnupfen – schnupfen – absonderung, mit (fließschnupfen)
- schnupfen – verstopfung der nase
- schnupfen – verstopfung – choanen
- schnupfen – verstopfung – wurzel
- magen – auftreibung, ausdehnung
- magen – aufstoßen – aufstoßen (nicht näher bezeichneter art)
- bauchschmerzen/m – diarrhoe – während d. (kolik)
- rectum – diarrhoe – cholera – chl. infantum
- anus – haut, feuchtigkeit
- anus – haut – hautausschläge um den anus
- anus – haut – feuchtigkeit – heringslake, riecht wie
- stuhl – konsistenz – geronnen, wie
- stuhl – konsistenz – wäßrig – grün
- stuhl – schleimig – grün

- genitalien/m – hoden – kryptorchismus (leistenhoden)
- genitalien/m – eichel – phimose
- genitalien/w – fluor – mädchen, bei kleinen

A.3 Unterdrückungsrubriken des Kent-Repertorium

Nachfolgend alle Rubriken bzgl. der Unterdrückungsproblematik des Kent-Repertoriums, Band1–3. Anzahl der Rubriken: 218. - *Anzahl AM* bedeutet die Anzahl der Arzneimittel, die in der jeweiligen Rubrik enthalten sind. Die Zentralrubrik wurde durch Fettdruck gekennzeichnet.

Rubrik	*Anzahl AM*
• gemüt – benommenheit – hautausschläge, durch unterdrückte	1
• gemüt – bewußtlosigkeit – hautausschläge – nach unterdrückung von	1
• gemüt – bewußtlosigkeit – menses – unterdrückten, bei	8
• gemüt – gedächtnis – unterdrückung der sexuellen regungen, durch	1
• gemüt – geisteskrankheit – menses – bei unterdrückten	2
• gemüt – geisteskrankheit – unterdrückten hautausschlägen, nach	5
• gemüt – hysterie – unterdrückten absonderungen, nach	2
• gemüt – mannstoll – menses – bei unterdrückten	13
• gemüt – ruhelosigkeit – menses – bei unterdrückten	8
• gemüt – schlafwandeln – unterdrückten gemütsbewegungen, nach	1
• gemüt – schwermut – menses – unterdrückung, bei u. der menses	17
• gemüt – verzweiflung – religiöse – unterdrückter menstruation, während	1
• gemüt – wahnsinn – unterdrückten hautausschlägen, nach	1
• gemüt – wahnsinn – unterdrückten – menses	1
• gemüt – zorn – unterdrückten z., beschwerden durch	5
• schwindel – hautausschlägen – bei unterdrückten	11
• schwindel – menses – unterdrückten, bei	18
• kopf – blutandrang – menses – unterdrückte, durch	21
• kopf – blutandrang – unterdrückten ausscheidungen oder plötzlich aufhörendem schmerz, bei	1
• kopf – blutandrang – wochenfluß, durch unterdrückten	4
• kopf – pulsieren – menses – unterdrückten, bei	1

302

304

A.4 Symptome für die Repertorisation bei (MCD-)Kindern (Kent/SR)

Untenstehende Liste beinhaltet eine Auswahl von recht wichtigen Symptomen, die bei der Behandlung von entwicklungsgestörten und behinderten Kindern relevant sind. – Selbstverständlich können diese Symptome auch bei recht unauffälligen Kindern oder Erwachsenen vorkommen. (Quelle: Kent-Repertorium und Synthetisches Repertorium)

- gemüt – angefaßt werden, will nicht
- gemüt – angesehen werden, will nicht
- gemüt – auffahren – schlaf – beim einschlafen
- gemüt – auffahren – schlaf – aus dem schlaf
- gemüt – ausdauer, hat keine
- gemüt – beißen, neigung zum
- gemüt – boshaft (heimtückisch, mutwillig, rachsüchtig)
- gemüt – delirium
- gemüt – empfindlich – geräusch, gegen
- gemüt – empfindungslos, regungslos, topor

- gemüt – fehler – lesen, beim
- gemüt – fehler – rechnen, beim
- gemüt – fehler – schreiben, beim
- gemüt – fehler – sprechen, beim
- gemüt – furcht – dunkelheit, vor
- gemüt – furcht – nähern, vor personen, die sich ihm
- gemüt – furcht – wasser, vor
- gemüt – gebärden, macht
- gemüt – geisteskrankheit, verrücktheit
- gemüt – geisteskrankheit – onanie
- gemüt – idiotie
- gemüt – imbezillität
- gemüt – langsamkeit
- gemüt – monomanie
- gemüt – mutwillig, boshaft
- gemüt – raserei, wut
- gemüt – reden – lernt langsam sprechen
- gemüt – reißt, zerreißt sachen
- gemüt – reißt – sich selbst, an
- gemüt – schreck, beschwerden durch
- gemüt – schreien
- gemüt – schreien – cri encephalique
- gemüt – singen
- gemüt – sinne – abgestumpft
- gemüt – spielerisch – unfähig zum spielen, kinder
- gemüt – sprache – unsinn
- gemüt – sprache – unverständlich
- gemüt – sprache – unzusammenhängend
- gemüt – sprache – verwirrt
- gemüt – spuckt den leuten ins gesicht
- gemüt – stimmung – abwechselnd
- gemüt – stimmung – beeinflußbar, veränderlich, unbeständig
- gemüt – teilnahmslosigkeit, apathie, gleichgültigkeit, indifferenz usw.
- gemüt – teilnahmslosigkeit – klagt nicht
- gemüt – teilnahmslosigkeit – leiden, gegen
- gemüt – traum, wie im
- gemüt – ungeduld
- gemüt – verwirrung – identität, über seine
- gemüt – wildheit
- gemüt – zerstörungssucht

- gemüt – ziehen, haaren, verlangen, sich an den h. zu
- gemüt – wahnideen – gesichter, sieht
- gemüt – wahnideen – gesichter – augenschließen, beim – Dunkeln, im

- kopf – bewegungen – rollt den kopf
- kopf – bohrt den kopf in die kissen
- kopf – empfindlichkeit des gehirns
- kopf – empfindlichkeit – haarbürsten, durch
- kopf – fallen des kopfes nach hinten
- kopf – fallen des kopfes – vorwärts
- kopf – fontanellen, offene
- kopf – gehirnblutung
- kopf – gehirnentzündung
- kopf – gehirnentzündung – gehirnhäute
- kopf – gehirnentzündung – tuberkulös
- kopf – gezogen nach hinten, kopf wird
- kopf – hochhalten, kann kopf nicht
- kopf – hydrocephalus
- kopf – kopfheben – unmöglich
- kopf – kopfschweiß
- kopf – schwere
- kopf – werfen, rucken des kopfes

- schlaf – komatös
- schlaf – schlaflosigkeit – schläfrigkeit mit
- schlaf – lage – knie-ellenbogen-lage

- allgemeines – abmagerung
- allgemeines – abmagerung – kinder (marasmus)
- allgemeines – anämie
- allgemeines – chorea
- allgemeines – cyanose
- allgemeines – cyanose – neugeborenen, bei
- allgemeines – erschlaffung der muskeln
- allgemeines – knochen – caries
- allgemeines – knochen – erweichung
- allgemeines – konvulsionen (anfallsweise, tonisch-klonische krämpfe)
- allgemeines – konvulsionen – epileptiform
- allgemeines – konvulsionen – epileptisch
- allgemeines – krampfartige bewegungen

- allgemeines – reaktionsmangel
- allgemeines – widerspruchsvolle und einander abwechselnde zustände
- allgemeines – zittern, äußerlich
- allgemeines – zwergwuchs

- empfindungen – analgesie
- empfindungen – lebenswärme, mangel an (kälteempfindlich, dauerndes frieren)

- modalitäten – periodizität
- modalitäten – abwärtsgehen verschlechtert
- modalitäten – bewegung – bessert
- modalitäten – fahren im wagen oder in der bahn verschlechtert
- modalitäten – haare, berühren der h. verschlechtert
- modalitäten – impfung, nach
- modalitäten – kälte – neigung zu erkältung
- modalitäten – kälte – wetter, naßkaltes verschlechtert
- modalitäten – kleidung wird nicht ertragen
- modalitäten – luft – seeluft – bessert
- modalitäten – mond – vollmond
- modalitäten – narkotika verschlechtern
- modalitäten – wetter – feuchtes – am.

- fieber/o – innerliche hitze

- gesicht – ausdruck – offener mund (herabfallen des unterkiefers durch schwäche)
- gesicht – farbe – kränklich
- gesicht – kiefer – kaubewegungen des kiefers
- gesicht – konvulsionen
- gesicht – zucken

- haut – blutung, ecchymosen
- haut – farbe – bläulich – flecke
- haut – farbe – grüne flecke
- haut – farbe – marmoriert

- rücken – abmagerung – cervicalregion
- rücken – krampf – opisthotonus
- rücken – krampf – zurückziehen, spasmodisches z. des kopfes

- rücken – wirbelsäule – entzündung des rückenmarks
- rücken – wirbelsäule – entzündung – meningitis spinalis
- rücken – wirbelsäule – rückgratverkrümmung
- rücken – wirbelsäule – spina bifida

- extremitäten – abmagerung – die erkrankte extremität
- extremitäten – bewegungen – konvulsivische
- extremitäten – haltung – einwärts, daumen e. gezogen
- extremitäten – haltung – faust, finger krampfhaft zur f. gebeugt
- extremitäten – knochen – gehen lernen, spät
- extremitäten – knochen – hüftgelenkentzündung
- extremitäten – krampf – kontraktion von muskeln und sehnen
- extremitäten – krampf – konvulsionen
- extremitäten – lähmung – ataxie
- extremitäten – lähmung – inkoordination
- extremitäten – lähmung – muskellähmung
- extremitäten – lähmung – ungeschicklichkeit
- extremitäten – modalitäten – empfindlich – fuß – sohle
- extremitäten – modalitäten – entblößen – neigung zu e. – füße
- extremitäten – nägel – löffelnägel (= „hohl" kombiniert mit „bei tbc")
- extremitäten – unruhe – beine
- extremitäten – zittern
- extremitäten – zittern – hand – halten von gegenständen, beim

- augen – aussehen – stieren, starren
- augen – bewegungen – pendel, wie ein, bewegung der augen von einer
  seite zur anderen
- augen – lähmung – einfache – oberlider
- augen – lähmung – einfache – sehnerv (erblindung)
- augen – lähmung – strabismus
- augen – lider – verklebt – morgens
- augen – linse, astigmatismus
- augen – pupillen eng

- ohren – ohrschmalz – fehlt
- ohren – ohrschmalz – vermehrt

- hören – schwerhörig – stimme, für die menschliche
- hören – überempfindlichkeit – geräusche, gegen

- nase – modalitäten – zupfen an der nase
- nase – modalitäten – zupfen an nase – dauerndes verlangen – bei ge-hirnerkrankungen

- mund – modalitäten – beißt sich in – zunge
- mund – modalitäten – offen
- mund – modalitäten – schaum vor dem mund
- mund – modalitäten – speisen laufen aus dem mund beim kauen
- mund – modalitäten – zunge – hängt aus dem mund
- mund – modalitäten – zunge – herausgestreckt
- mund – modalitäten – zunge – wird bewegt – hin und her (seitlich)
- mund – modalitäten – zunge – wird bewegt – vor und zurück
- mund – modalitäten – zunge – wird bewegt – züngeln (wie eine schlange)
- mund – speichelfluß
- mund – speichelfluß – nachts
- mund – sprache, verlust der sp.
- mund – sprache – schwierig
- mund – sprache – stotternd

- zähne – farbe – gelb
- zähne – farbe – schwarz
- zähne – form, gezähnelte schneiden
- zähne – form – unterentwickelt, klein
- zähne – modalitäten – beißt das glas beim trinken
- zähne – modalitäten – zähneknirschen – schlaf, im

- zunge – lähmung – bewegung erschwert
- zunge – zittern
- zunge – zittern – herausstrecken, beim

- innerer hals – lähmung – verschlucken – flüssigkeiten laufen aus der nase beim versuch zu schlucken
- innerer hals – schlucken – behindert – flüssigkeiten – feste speisen errei-chen einen gewissen punkt und werden heftig wieder ausgestoßen

- äußerer hals – muskeln – torticollis
- äußerer hals – modalitäten, berührung, empfindlich gegen leiseste
- äußerer hals – modalitäten – kragen, kleidung verschlechtert

- kehlkopf/trachea – kehlkopf – laryngismus stridulus
- kehlkopf/trachea – stimme – nicht modulationsfähig

- atmung – behindert
- atmung – geräusche – stertorös (z. b. bei schlaganfällen)
- atmung – geräusche – stertorös – blasendem ausatmen, mit
- atmung – geräusche – stertorös – konvulsionen, nach
- atmung – geräusche – stertorös – schlaf, im
- atmung – unterbrochen, angehalten
- atmung – unterbrochen – asphyxie
- atmung – unterbrochen – plötzlich angehalten wie durch schreck
- atmung – unterbrochen – plötzlich – nachts

- magen – abneigung gegen – süßigkeiten
- magen – appetit – heißhunger – abmagerung, bei
- magen – appetit – heißhunger – abmagerung – marasmus, bei
- magen – appetit – heißhunger – essen – nach e., bald
- magen – verlangen nach – apfelsinen
- magen – verlangen nach – salzigen sachen
- magen – verlangen nach – saurem
- magen – verlangen nach – scharfen sachen
- magen – verlangen nach – süßigkeiten

- abdomen – bauchdecken – hernie, leistenhernie
- abdomen – darm – ileus, invagination
- abdomen – nabel, absonderung
- abdomen – nabel – hernie

- bauchschmerzen/m – diarrhoe – während d. (kolik)

- rectum – diarrhoe – cholera – chl. infantum

- anus – haut, feuchtigkeit
- anus – haut – feuchtigkeit – heringslake, riecht wie
- anus – haut – hautausschläge um den anus
- anus – haut – wundheit

- stuhl – form – bällchen
- stuhl – form – schafkot, wie
- stuhl – konsistenz – dünn, flüssig

- harnblase – entleerung – unwillkürlich – nachts (bettnässen)
- harnblase – entleerung – verzögert – pressen, muß lange p., bis es beginnt
- harnblase – lähmung, harnverhaltung

- urin – aussehen – milchig
- urin – aussehen – wäßrig, wasserklar
- urin – eigenschaften – scharf, wundmachend
- urin – geruch, ammoniak, wie
- urin – geruch – übelriechend

- genitalien/m – eichel – phimose
- genitalien/m – hoden – atrophie
- genitalien/m – hoden – schwellung
- genitalien/m – hoden – zurückgezogen
- genitalien/m – modalitäten – spielt mit den genitalien
- genitalien/m – samenstränge – hydrocele
- genitalien/m – sexualtrieb – onanie, neigung zur

- genitalien/w – fluor – mädchen, bei kleinen
- genitalien/w – menses – verzögerte menarche
- genitalien/w – menses – vorzeitig, vor dem richtigen alter

Anmerkung:
Obige Liste ist eine Auswahl. Es können selbstverständlich nicht alle relevanten Rubriken genannt werden. Beachte auch Synonyma, sinnverwandte Rubriken sowie Unterrubriken! Siehe auch Angaben und Repertorium von Dr. Hauptmann und Ausführungen von Dr. Pfeiffer insbesondere hinsichtlich MCD-Kindern:

- Hauptmann, H., „Homöopathie in der kinderärztlichen Praxis", Haug Verlag, Heidelberg
- Pfeiffer, H., „Homöotherapie der Bewegungsstörungen im Kindesalter – Infantile Zerebralparese, zentrale Koordinations- und Tonusstörungen", Verlag Wilhelm Maudrich, Wien

A.5 Fragebogen für die Anamnese

Das Ziel der homöopathischen Krankenbefragung ist nicht der Name der Krankheit und das Jagen nach Endresultaten – den Folgen der Krankheit –, sondern das Auffinden des Simile. Die Arzneimitteldiagnose – die spezielle Diagnose eines bestimmten Kranken – sowie die Miasmendiagnose stehen im Vordergrund der homöopathischen Befragung. Die klinische Diagnose im herkömmlichen Sinne spielt demgegenüber nur eine relativ untergeordnete Rolle. Der Erfolg einer chronischen homöopathischen Behandlung steht und fällt mit einer gekonnten Anamnese.

Schon hier werden die ersten Weichen für einen positiven Therapieverlauf gestellt. Wird bei der Anamnese nicht das Wesentliche erfaßt, werden Weichenstellungen im Leben eines Patienten übersehen oder falsch bewertet, so ist die darauf aufbauende Therapie zum Scheitern verurteilt. Homöopathie ist eine kausale Behandlungsmethode! Geht man an den eigentlichen Ursachen vorbei, so wirken auch keinerlei Potenzen.

In der Anamnese geht es darum, die Daten, Fakten und Zusammenhänge des gesamten Lebens eines Patienten zu eruieren. Dabei müssen auch alle früheren Behandlungsversuche gewissenhaft beurteilt werden, so daß der Behandler schließlich erkennt, ab wann was im Leben dieses Patienten anders oder falsch gelaufen ist. Darüber hinaus ist das *Erfassen der zugrundeliegenden Miasmen* sowie das *Herausarbeiten des zur Zeit aktiven Miasmas* von zentraler Bedeutung.

Dies erfordert in der Regel ein gehöriges Maß an Aufwand und Zeit. Setzt man für die chronische Aufnahme eines Erwachsenen im Schnitt ungefähr 2 Stunden Gespräch an, so wird man auch bei Kindern – je nach Alter – mit circa 1 bis $1\frac{1}{2}$ Stunden rechnen müssen. Es sind ja *nicht nur die aktuellen Symptome und Zeichen* für den Homöotherapeuten von großer Wichtigkeit, *sondern auch alle früher dagewesenen Krankheiten, Höhepunkte und Tiefpunkte im Leben dieses Menschen mit allen nur möglichen Interaktionen zu seiner Umwelt und Familie.* Weiterhin spielen aber auch die *Belastungen seiner gesamten Blutsverwandtschaft* eine wesentliche – oft sogar zentrale – Rolle, denn „Tatsache ist, daß wir das allerähnlichste Mittel nicht auswählen können, wenn wir die Phänomene der wirkenden und zugrundeliegenden Miasmen nicht kennen" (J. H. Allen, „Die Chronischen Krankheiten – die Miasmen").

Aus diesem Grunde sind von verschiedenen Seiten Fragebögen entwickelt worden, die es dem Homöopathen erleichtern sollen, einen Überblick über den Patienten zu erhalten. Der Fragebogen soll nicht direkt auf das Simile führen – wer bislang gedacht hat, mit der Auswertung eines „rohen"

Fragebogens sei das ähnliche Arzneimittel gefunden, ist einem Trugbild erlegen –, sondern er soll helfen, daß bei der chronischen Anamnese nichts übersehen wird. Er erfüllt einzig und allein den §7 des Organon (Gesamtheit aller Symptome).

Demzufolge bleibt das Gespräch nach wie vor der zentrale Bestandteil der Anamnese.

Außerdem läßt sich nicht alles schriftlich fixieren und erfassen! Mit Hilfe eines Fragebogens wird der Behandler in die Lage versetzt, nach dem Spontanbericht des Patienten gezielter nach bestimmten Zusammenhängen und/oder Begebenheiten zu forschen und nicht unvorbereitet in ein Anamnesegespräch zu gehen, sofern es sich um schwerer zu therapierende Erkrankungen handelt.

Darüber hinaus ermöglicht eine Fragebogenaktion dem Patienten, vorab sein gesamtes Leben retrospektiv zu betrachten und gegebenenfalls selbst Zusammenhänge zu erkennen und darzustellen. Dies gilt ganz besonders für das Erstellen seiner Familienanamnese.

Die Auswertung des Anamesegesprächs zusammen mit dem Fragebogen, der in Gegenwart des Patienten in allen relevanten Punkten durchgesprochen wird und mit dessen Hilfe Schwerpunkte herausgearbeitet werden können, bildet die Basis zum Herausziehen der für die Arzneimittelwahl wichtigeren Symptome, was wiederum Voraussetzung für das spätere Hierarchisieren (§ 153 Organon) ist.

Das *Ziel einer Fragebogenaktion* ist also primär, *daß keinerlei Information verlorengeht* und auch wirklich alles mögliche von Interesse angesprochen wird (Totalität der Symptome).

Fragebogen:
- Plattner, I., Grätz, J.-F., „Homöopathische Behandlung Ihres Kindes – Fragebogen", 4. Auflage 2000, 16 Seiten DIN A4; DM 5,– bzw. Euro 2,60 zzgl. Versandkosten
- Grätz, J.-F., „Fragebogen für Ihre homöopathische antimiasmatische Behandlung", 4. Auflage 2001, 32 Seiten DIN A4; DM 8,– bzw. Euro 4,20 zzgl. Versandkosten
- Grätz, J.-F., „Klassische Homöopathie – ein Naturgesetz", Patienteninfo, 6seitiges Faltblatt DIN A4, 4. Auflage 2001; DM 1,50 bzw. Euro 0,80 zzgl. Versandkosten *(sehr gut geeignet als Beilage zum Fragebogen)*

Bezugsadresse: Andrea Grätz, Eyacher Straße 33, D-82386 Oberhausen i. Obb., Tel.: 08802/90 78 86, Fax: 08802/90 79 73

A.5.1 Auszug aus dem Kinderfragebogen

...

3. Neugeborenenperiode

3.1 Geburtsgewicht / Länge / Kopfumfang
3.2 Sofort geschrien? / Atemstörungen? / blau / gekrampft?
3.3 Geburtsgeschwulst / Hirnblutung?
3.4 Nabelschnurstrangulierung?
3.5 Schlüsselbeinbruch? – links / rechts?
3.6 Gelbsucht (wie lange, wie stark?) – Brutkasten / Wärmebettchen?
3.7 Nabelbruch? / Leistenbruch? – angeboren / erworben?
3.8 Nabelentzündung? – Absonderung?
3.9 Schiefhals? – links / rechts?
3.10 War Ihr Säugling apathisch / hat er ständig geschrien?
3.11 Wie lange haben Sie Ihr Kind voll gestillt? Wie lange teils? – Gab es Probleme beim Stillen?
3.12 Trinken unauffällig / schlechter Trinker / Speikind?
3.13 Gab es in den ersten 4 Wochen akute Erkrankungen?
3.14 Wurde Ihr Kind in den ersten Lebenswochen geimpft? – Gab es da auffällige Über- oder Unterreaktionen?
3.15 Bluttransfusion als Säugling?
3.16 Haben Sie als stillende Mutter im Wochenbett Medikamente erhalten? – Wenn ja, welche? / weshalb?
3.17 Wurden Sie als stillende Mutter geimpft? – Wenn ja, wann? / wogegen?
3.18 Sonstige Auffälligkeiten während dieser Zeit?

4. Geistige/körperliche/statomotorische Entwickung

4.1 Liegt eine angeborene / erworbene Behinderung vor? – Bitte genaue Angaben.
4.2 Wann reagierte Ihr Kind zum ersten Mal auf Ansprache?
4.3 Wann sinnvolles Sprechen?
4.4 Stottert / lispelt es? – Seit wann?
4.5 Wann Fontanellenschluß?
4.6 Wann erste Zähne? / Erschwerte Zahnung?
4.7 Wann Aufstützen auf die Hände / Drehen vom Bauch auf den Rücken / Drehen vom Rücken auf den Bauch / Sitzen / koordiniertes Krabbeln / Stehen / freies Laufen?
4.8 Größenwachstum normal / verzögert / beschleunigt?
4.9 Wann ist Ihr Kind sauber geworden?
4.10 Wirkt Ihr Kind altersgemäß?

...

A.5.2 Auszug aus dem Erwachsenenfragebogen

...

3. Allgemeines

3.1 Klatschen Sie bitte einmal ganz spontan in Ihre Hände (wie beim Applaudieren im Theater). Welche Hand liegt oben und ist die schlagende?

3.2 Sind Sie Rechts- / Linkshänder / mit beiden Händen gleich geschickt (ambidexter) / weder noch, d. h. keine Hand fühlt sich richtig an (pseudoambidexter)?

3.3 Fühlen Sie sich zu schlank? – Trotz guten Appetits? – An welchen Stellen besonders (z. B. Hals, Beine etc.)?

3.4 Fühlen Sie sich zu stabil, gar zu gewichtig? An welchen Körperregionen besonders?

3.5 Frieren Sie sehr leicht oder sind Sie ein ausgesprochen warmer Typ?

3.6 Wie vertragen Sie Hitze / Kälte?

3.7 Leiden Sie unter Hitzewallungen (u. U. durch die Wechseljahre bedingt)?

3.8 Wie ist Ihr Verhältnis zu frischer Luft? – Auffallend lufthungrig, sogar bekannt als Frischluftfanatiker / Abneigung gegen frische Luft?

3.9 Gab es schon einmal Ohnmachten oder ähnliche Erscheinungen? – Bei welchen Gelegenheiten?

3.10 Wie vertragen Sie See-, Auto-, Flug- und Bahnreisen?

3.11 Sind Sie geräuschempfindlich? – Bei welcher Gelegenheit?

3.12 Empfindlich gegen Gerüche? – Gegen welche?

3.13 Haben Sie bei Ihnen selbst schon einmal einen besonderen Geruch wahrgenommen, mit oder ohne Absonderungen (z. B. muffig, sauer, fischelig, faulig, nach Stuhl)? – Wann? / Trotz Waschens oder Badens? / Wo am Körper?

3.14 Wie vertragen Sie enganliegende Kragen, Ketten oder enge Gürtel? – Wie steht es mit Berührung am Hals?

3.15 Wie vertragen Sie Wolle auf der Haut?

3.16 Gibt es Symptome / Beschwerden, die immer wieder auftreten (stundenweise, tageweise, alle paar Monate, Jahreszeiten)?

3.17 Gibt es Krankheitszeichen, die durch bzw. nach der Behandlung eines anderen Krankheitsbildes entstanden sind?

3.18 Seit wann bestehen Ihre Krankheitserscheinungen? – Seit einer bestimmten Erkrankung / seit einer Impfung / seit einer bestimmten Behandlung / seit einem Schreck- bzw. Schockerlebnis / Was sonst?

3.19 Gibt es eine auffallende Seitenbetonung? – Vorwiegend linksseitige /

rechtsseitige Symptome / von links nach rechts wandernd / von rechts nach links wandernd / von einer Seite zur anderen (hin und her) / Was sonst?

3.20 Sind Sie sehr berührungsempfindlich? – Sehr kitzelig? Wo besonders (z. B. an der Wirbelsäule, an den Fußsohlen)?

3.21 Besteht ein Widerwillen gegen Angefaßt- / Angesehenwerden?

3.22 Besteht eine verstärkte Sensibilität gegenüber Schmerzen? – Oder sind Sie auffallend unempfindlich?

3.23 Gibt/gab es auffallende oder eigentümliche Empfindungen in einem Körperbereich? – Bitte genau beschreiben.

3.24 Welchen Einfluß hat körperliche oder geistige Anstrengung auf Sie?

3.25 Gab es Unfälle / Knochenbrüche / Gehirnerschütterungen / Operationen / Krankenhausaufenthalte aus anderen Gründen?

3.26 Nennen Sie alle Medikamente, die Sie zur Zeit einnehmen bzw. früher erhalten haben (ggf. weiter auf Seite 30).

3.27 Was war vor der Medikamenteneinnahme?

3.28 Haben Sie schon einmal Chemotherapie / Bestrahlung erhalten? – Wann? / Weshalb?

3.29 Welche Fremdkörper / Implantate befinden sich in Ihrem Körper? – Nägel / Schrauben / Herzschrittmacher / künstliches Hüftgelenk / Spirale / Paukenröhrchen / Zahnspange oder -prothese / Was sonst?

3.30 Gibt es Organbereiche, die von Geburt an fehlerhaft oder gar nicht angelegt waren?

4. Witterungs- und Mondeinflüsse

4.1 Welches Wetter lieben Sie besonders? Welches überhaupt nicht? – Hat Sonne, Regen, feuchtes Wetter einen Einfluß auf Ihr Wohlbefinden?

4.2 Sind Sie anfällig für Zugluft / Schneeluft / starken Wind / Nebel / bei bzw. vor Gewitter / bei bzw. vor Sturm / Wetterwechsel / Kälte / naßkaltes Wetter / Hitze / Föhn / Vollmond / Neumond / zu- oder abnehmendem Mond?

4.3 Wie reagieren Sie auf Temperaturextreme / Temperaturwechsel?

4.4 Wie geht es Ihnen am Meer / im Gebirge?

4.5 Wie vertragen Sie den Aufenthalt in feuchten Gegenden?

4.6 Was gibt es sonst noch für Einflüsse?

...

A.5.3 Auszug aus dem Erwachsenenfragebogen bzgl. der Familienanamnese

III. Ihre Blutsverwandtschaft:

Bitte kurze Angaben über alle Erkrankungen und Operationen Ihrer Bluts-
verwandtschaft (vor allem über auffällige, schwere, immer wiederkehrende
und chronische Erkrankungen, auch Tuberkulose, Geschlechtskrankheiten,
Sucht- und Geisteskrankheiten). Darüber hinaus sind z. B. eiternde und/oder
zugewachsene Ohrringlöcher, eingewachsene Zehennägel, nächtlicher Spei-
chelfluß, Impffolgen, nicht angegangene Impfungen (incl. Tuberkulinproben
*und Tub.-Impfungen [BCG]) und ähnliches von Interesse. – **Bitte so genau***
wie möglich nachforschen.
Bedenken Sie, daß zwei Miasmen venerischen Ursprungs sind, d. h., auf sog.
Geschlechtskrankheiten zurückgehen, ganz gleich, wie lange diese zeitlich
bzw. erblich zurückliegen. Deshalb sollte in Ihrem eigenen Interesse kein
Thema tabu sein. (siehe hierzu: Patienteninfo „Klassische Homöopathie –
ein Naturgesetz", S. 4ff)

Geben Sie auch Vergangenes mit an. Es interessieren vor allem:

- Erbleiden
- chronische, immer wiederkehrende, sehr hartnäckige und/oder schwere Erkrankungen
- Impfreaktionen / nicht angegangene Impfungen / Tuberkulinproben, Tub.-Impfungen (BCG)
- angeborene Defekte / Mißbildungen / Anomalien
- neurologische Erkrankungen
- Epilepsie / Krampfneigung / Parkinson / Multiple Sklerose / Lähmungen
- Alkoholismus / Suchtleiden
- Geistes- und Gemütskrankheiten / M. Alzheimer
- Todesursachen / Selbstmord
- Migräne / Meningitis (Hirnhautentzündung) / Encephalitis (Gehirnentzündung)
- Augenleiden / Astigmatismus (Hornhautverkrümmung)
- Ohrerkrankungen / eiternde Ohrläppchen beim Tragen von Ohrringen (z. B. Modeschmuck) / zugewachsene Ohrringlöcher
- Kropf / Schilddrüsenbeschwerden
- Herzkrankheiten / Gefäßkrankheiten / Venenleiden / Bluthochdruck / Schlaganfall / Arteriosklerose
- Lungenkrankheiten / Bronchitis / Asthma / Tuberkulose / Diphtherie
- Leberkrankheiten / Darmerkrankungen / Magenkrankheiten / Nieren-

320

krankheiten / Neigung zu sog. Magendarminfektionen (z. B. Brechdurchfälle)
- Rheumatismus / Gicht / Steinleiden (Galle, Niere, Blase) / erhöhte Harnsäure
- Hüftgelenkarthrose / Hüftdysplasie
- Krebserkrankungen, welche?
- Allergieneigung
- Hautkrankheiten
- Diabetes mellitus (Zuckerkrankheit)
- Übergewicht
- Geschlechtskrankheiten / urologische Behandlungen (u. U. des/der Intimpartner?) / genitale Pilzinfektionen (mit/ohne Ausfluß)
- nächtlicher Speichelfluß
- Zähneknirschen im Schlaf
- eingewachsene Zehennägel / nach oben gewölbte Nägel (Löffelnägel)
- Operationen / Klinik-Aufenthalte
- Malaria / Typhus / Tropenreisen / Reisen nach Fernost

etc. pp.

36. Ihre nächsten Angehörigen
36.1   Mutter:
36.2   Vater:

36.3   Geschwister:

36.4   Großeltern (mütterlicherseits):
36.5   Großeltern (väterlicherseits):

36.6   Onkel, Tanten (mütterlicherseits):
36.7   Onkel, Tanten (väterlicherseits):

36.8   Kinder:

36.9   Welche weiteren Erkrankungen der Blutsverwandtschaft (Urgroßeltern etc.) sind bekannt? – Bitte Verwandtschaftsgrad angeben.

36.10 Bitte nennen Sie alle gynäkologischen (frauenheilkundlichen) oder geburtshilflichen Probleme der Frauen Ihrer Blutsverwandtschaft (Mutter, Großmütter, Schwestern, Tanten, Cousinen etc.). – *z. B.: Menstruationsbeschwerden, Kinderlosigkeit, Fehl-, Früh- und Totgeburten, Abtreibungen, Eileiterschwangerschaften, Placenta praevia (tiefliegende Placenta), Lageanomalien (z. B. Steißlage), operative Entfernung der Placenta (Nachgeburt), Kaiserschnitte, Ausfluß, genitale Pilzinfektionen, Herpes genitalis, Condylome, Feigwarzen, sonstige Warzen, Eierstockentzündungen, Zysten, Eileiterverklebungen, Gebärmutterentzündungen, Myome, Krebs, Operationen etc.*

A.6 Neue Arbeitstechniken via CAR – Computer-Aided-Repertorizing

Anhand des CAR-Systems* – SAMUEL-Serie®** – wird eine neue, elegante Arbeitstechnik für die homöopathische Simile-Bestimmung vorgestellt, bei der dem Computer mehr Bedeutung zukommt als nur der reinen Substitution von Buch-Repertorium, Papier und Bleistift durch die Elektronik. – (Auszüge aus einer Veröffentlichung samt einigen Erweiterungen)

Das übliche Handwerkszeug eines Homöotherapeuten sind die Unterlagen zur Repertorisation (Repertorium, Repertorisationsschema) sowie einige gute Arzneimittellehren zum Nachschlagen (lt. Dr. Eichelberger mindestens ein Dutzend gute Arzneimittellehren).

Jeder, der schon einmal eine chronische Anamnese per manum repertorisiert hat, weiß, wie mühsam dieses Geschäft sein kann! Häufig werden etliche Stunden damit verbracht, die Arzneimittel der entsprechenden Rubriken aus dem Repertorium herauszuschreiben – eine recht stupide Arbeit! Liegen nun darüber hinaus keine eindeutigen Leitsymptome oder andere herausragende Symptome nach § 153-Qualität vor, kann diese Arbeit ins Uferlose ausarten!

Rechnerunterstützung

Ein PC (personal computer) – sinnvoll eingesetzt – kann einem dieses Mengenproblem elegant abnehmen. Das Zusammenstellen der relevanten Symptome*** und die daraus abgeleitete automatische Auflistung der Arz-

---

* CAR – Computer-Aided-Repertorizing (rechnerunterstütztes Repertorisieren), meist auch Computer-Repertorisation genannt.

** SAMUEL-Serie Computer-Repertorisation. Ab dem Jahr 2000 Weiterentwicklung und Vertrieb unter dem Namen *ComRep*. Entwicklung/Vertrieb: Franz Simbürger, Viecht, Bussardstraße 7, D-84174 Eching, Tel.: 08709/16 91, Internet: www.comrep.de

*** Nicht jede Frage bzw. Antwort (beispielsweise aus einem Fragebogen) ist direkt in Symptome übersetzbar! Man muß auch „zwischen den Zeilen lesen können" und echte Symptome von unwichtigen unterscheiden können.

neimittel-Matrix geschieht ohne größeren Aufwand. Der Therapeut braucht nur noch „seinen" Kent – die entsprechenden Rubriken daraus – zu kennen (und einzugeben); alles andere erledigt der Computer.

Alles andere? Wirklich alles? – Nein, so dürfen wir dies nicht verstehen! Der Computer kann uns nur das *Mengenproblem* abnehmen; d. h., er hilft uns bei der Aufstellung der Medikamentenmatrix. Den Menschen, den denkenden Homöopathen, kann er jedoch nicht ersetzen und wird dies auch nie tun können! Der Computer leistet nur die Vorarbeit im Zusammenstellen der relevanten Daten für die Simile-Findung, ist quasi degradiert zum einfachen „Rechenknecht". Das an erster Stelle ausgedruckte Arzneimittel ist nämlich in den wenigsten Fällen auch das gefundene Simile!

Die eigentliche Arbeit des Homöopathen fängt mit dem Computerausdruck erst richtig an! Der Rechner entlastet den Therapeuten nur hinsichtlich der *Quantität* der Daten; die *Qualität* der Symptome, das Hierarchisieren, das Erfassen der *Idee des Falles* und das *Überprüfen dieser Idee mit dem Geist des zu wählenden Arzneimittels* – das kann einem keine Software abnehmen!

Der Computer kann die „Logik" eines Falles, d. h. die Gesetze der Homöopathie, angewandt auf ein Individuum, nicht beherrschen! Er ist vielmehr nur Hilfsmittel zu einer übersichtlichen Synopsis der relevanten Symptome und Daten.

Funktionalität von CAR-Software
Wenn wir nun schon einem Rechner die Mengenarbeit des Repertorisationsvorganges übertragen, dann sollten wir diese Software auch möglichst ergonomisch einsetzen können! Das heißt, wir begnügen uns nicht mit der 1:1-Übertragung der manuellen Repertorisation auf den Computer, sondern fordern noch weitere Schritte der Arbeitserleichterung. *Die Software sollte also auch optimal auf die neue Arbeitstechnik des Homöotherapeuten zugeschnitten sein.*

Grundgedanke hierbei ist eine *leicht veränderte Vorgehensweise des Homöopathen.* Unter dem Aspekt, daß der Computer eine Arbeitserleichterung schafft, können wir *schneller, sicherer und effektvoller zum gewünschten Arzneimittel kommen*, so daß wir *mehr Zeit haben für die eigentliche Gedankenarbeit, insbesondere für gedankliche Variationen.*

Voraussetzung hierfür ist allerdings immer, daß das Repertorium – meist handelt es sich um den Kent – vollständig von der Software im Rechner abgebildet ist und nicht etwa bestimmte Rubriken modifiziert wurden, wie das bei einigen Systemen leider durchaus üblich ist!

Am Beispiel des Computer-Aided-Repertorizing-Systems der Neuen Generation, SAMUEL-Serie®, soll die Vorgehensweise im folgenden demonstriert werden. Benötigt wird zunächst eine gewisse Grundfunktionalität, wie Eingabe der Rubriken über Wortindex, Hierarchie, Code-Nummern und Stichwortverzeichnis.

Über die Eingabe mittels Wortindex und Hierarchie brauchen wir an dieser Stelle keine großen Worte zu verlieren; sie ist fast selbsterklärend. Nur soviel sei vielleicht gesagt, daß sie graphisch interaktiv erfolgt und äußerst ergonomisch ist. Und die Code-Nummern sind insofern erwähnenswert, als daß sich der Anwender im Falle von SAMUEL-Serie® keine eigenständigen Zahlen zu merken braucht. Als Code-Nummern fungieren die Seitennummern des Kent. Auf diese Weise ist immer der Zusammenhang zum gebundenen Nachschlagewerk gegeben und darüber hinaus sind auch all diejenigen Fragebögen verwendbar, welche die Seitenangabe des Kent vermerken, um schneller repertorisieren zu können.

Hinsichtlich der Realisierung des Stichwortverzeichnisses ist ein x-beliebiger String (Zeichenkette) suchbar, so daß dem Anwender keinerlei Einschränkungen auferlegt und seiner Phantasie keine Grenzen gesetzt sind! – Einige andere Systeme können leider nur nach ganz bestimmten codierten Begriffen suchen.

Stichworte sind auch einschränkbar, wie z. B. „liste alle Rubriken mit der Zeichenfolge 'Heißhunger' unter dem Kapitel ‚Magen' auf", so daß nicht der gesamte Kent durchsucht zu werden braucht, was eine enorme Zeitersparnis zur Folge hat. Auch die Angabe mehrerer Stichworte zur Spezifikation der gewünschten Rubrik wird unterstützt. So erzwingt beispielsweise die Eingabe von ‚Heißh Abm', die Ausgabe der beiden Rubriken „Heißhunger – Abmagerung" und „Heißhunger – Abmagerung – Marasmus". Außerdem können Synonyme optional als Stichworte angeführt werden. Dies ist immer dann von Vorteil, wenn der Anwender die genaue Bezeichnung der entsprechenden Rubrik nicht in Erinnerung hat oder wenn er ähnliche Rubriken gleichen Sinns sucht.

Eine besondere Spezifität ist die Eingabe mittels Thesaurus, ganz besonders für denjenigen, der noch nicht so viel Erfahrung mitbringt und sich erst in die Sprache des Repertoriums einarbeiten muß. Hierbei handelt es sich um die effiziente Eingabe von klinischen Symptomen und Krankheitsnamen, von denen man keine genauere Vorstellung hat, *ob*, und wenn überhaupt, *wie* diese im Repertorium zu finden sind. Anhand einer langen alphabetischen Liste kann man den entsprechenden Begriff direkt oder mittels Anfangsbuchstaben auswählen, damit in einem sekundären Fenster dann angegeben wird, welche Synonyme mit diesem Begriff verbunden sind und unter welchen Rubriken im Repertorium zu suchen ist, was SAMUEL-

Serie® dann in Sekundenschnelle automatisch erledigt, wenn dies gewünscht wird. Wird beispielsweise der Begriff ‚Adipositas' gewählt, so erscheinen im Fenster Synonyma ‚Fettsucht' (quasi als Übersetzung) und im Repertoriumsfenster die beiden Einträge ‚Fettleibigkeit' (unter dem Kapitel ‚Allgemeines' mit insgesamt drei Rubriken) und ‚adipös' (unter dem Kapitel ‚Abdomen' mit lediglich einer Rubrik), so daß der Zugriff auf diese Rubriken direkt erfolgen kann. Auch der Begriff ‚Adnexitis' existiert nicht direkt im Kent'schen Repertorium. Der Homöopathieneuling wird in diesem Fall wiederum schnell zu den korrekten Rubrikenbezeichnungen geführt. Als Synonym wird ‚Eierstock- und Eileiterentzündung' angegeben, und in die Sprache des Repertoriums übersetzt, meldet SAMUEL-Serie® 16 Rubriken, welche gleichermaßen etwas zu tun haben mit ‚Ovarien und Entzündung'.

Um eine gewisse Übersichtlichkeit zu erhalten, bietet SAMUEL-Serie® die Option, alle gespeicherten Symptome zu ordnen. Dies kann zum Beispiel nach dem bewährten Kopf-zu-Fuß-Schema automatisch erfolgen. Eine derartige Hilfe ist nicht zu unterschätzen, denn mit jeglicher Übersichtlichkeit gewinnt der Fall an Transparenz und Lesbarkeit!

Das Löschen, Verknüpfen und Einfügen von Symptomen ist auf einfache Weise praktizierbar, wobei das System selbständig erkennt, ob ein Symptom beispielsweise doppelt vorhanden ist und die erneute Eingabe dann automatisch verweigert. Die Verknüpfungsfunktion ist unter dem Aspekt von zu verwendenden Synonyma von sehr großem Wert. SAMUEL-Serie® unterstützt hierbei wahlweise die beiden Alternativen einer logischen Und- und Oder-Verknüpfung.

Häufig spielen die Nosoden in der Homöopathie eine zentrale Rolle. Nur rangieren diese in der Gesamtsymptomatik der Repertorisation meist relativ weit hinten, so daß man bei vielen Systemen i.d.R. gezwungen ist, die Arzneimittelmatrix mit bis zu ca. 50 Arzneimitteln auszudrucken, obwohl eigentlich nur die ersten 20 Mittel wirklich interessant sind. SAMUEL-Serie® bietet hierfür die sog. Nosodenfunktion, mittels derer man an den aktuellen Ausdruck der Mittelmatrix die Nosodenauswertungen anhängen kann und so zu einem übersichtlichen abschließenden Gesamtbild des Falles beiträgt, ohne mehr als 20 Mittel ausgeben zu müssen.

Eine weitere Funktion, die ihresgleichen sucht, ist die Nugget-Funktion. Hierbei handelt es sich um ein rein informatives Hilfsmittel (Lernfunktion), wobei zu einem vorgegebenen Arzneimittel alle „Goldkörner" auf dem Bildschirm aufgelistet werden. Dies erfolgt wahlweise über das gewünschte Kapitel oder den gesamten Kent. Mit anderen Worten, der Anwender erhält alle Symptome, bei denen es nur ein Mittel gibt und dieses dann auch noch höherwertig (z. B. 3wertig) vertreten ist. – Das Erstellen eines Medikamentenbildes ist dagegen schon lange Stand der Technik.

Neue Arbeitstechnik des Homöotherapeuten mit CAR
Der grundsätzliche Vorteil der Computer-Repertorisation liegt im „Durchspielen von Varianten". Hier zeigt sich im wesentlichen die gezieltere und vor allem elegantere Vorgehensweise eines zeitgemäß arbeitenden Homöopathen.

Dazu wird zunächst die Gesamtheit aller echten Symptome in den Rechner aufgenommen – das sind bei einem chronischen Fall i. d. R. bis zu 30 Symptomen – und ein Referenzausdruck samt Mittelmatrix für die Unterlagen erzeugt (Organon § 7, Gesamtheit der Symptome).

Zur eigentlichen Prozedur der Arzneimittelfindung erstellt der Homöotherapeut im Anschluß daran eine oder mehrere „scharfe Repertorisationen", welche Basis für seine eigentliche Gedankenarbeit sind – das Hierarchisieren, das Entdecken der *Idee des Falles.* Dazu „bricht er das Symptomenbild auf nur einige wenige Symptome herunter"; das heißt, all diejenigen Symptome werden eliminiert, die von geringerer Bedeutung sind und keinen echten Beitrag zur Simile-Wahl beisteuern – allerhöchstens hinter dem Komma eine Rolle spielen, um das Mittel zu bestätigen. Auf diese Weise erhält man kleine überschaubare Mittelmatrizen (mit bis zu ca. 20 Symptomen) und kann darüber hinaus verschiedene Varianten unter unterschiedlichen Gesichtspunkten durchspielen.

Hierbei kommen hauptsächlich Funktionen wie
- automatische Auflistung aller Synonyma zu einem bestimmten Symptom
- Verknüpfen von Symptomen zu einem gemeinsamen Symptom
  (Mehrere einzelne Synonym-Rubriken werden zu einem gemeinsamen Hauptsymptom zusammengefaßt [logische „Oder-Verknüpfung"]; d. h., die höchste Einzelwertigkeit aus den ursprünglichen Rubriken bleibt erhalten. Wertigkeiten werden also nicht addiert!)
- stärkere Wichtung eines Symptoms gegenüber anderen
- Herausfiltern aller Arzneimittel, welche nicht in einer bestimmten Anzahl definierter Leitsymptome vorkommen
- Löschen bzw. Ausblenden von einzelnen für die Arzneimittelwahl irrelevanten Symptomen; Wiedereinblenden von ausgeblendeten Symptomen
- gezieltes Suchen von Rubriken bzgl. des Vorhandenseins eines oder mehrerer bestimmter Begriffe
- gezieltes Suchen von Rubriken bzgl. des Vorhandenseins eines oder mehrerer bestimmter Arzneimittel

- gezieltes Suchen von Rubriken bzgl. des Vorhandenseins eines oder mehrerer bestimmter Begriffe und Arzneimittel gleichzeitig

zum Tragen.

Aufgrund der hervorragenden Benutzeroberfläche von SAMUEL-Serie® (Windows-Oberfläche und interaktive Maus-Bedienung zzgl. Pop-up-Menüs und hierarchischer Bildschirmmenüs) ist es darüber hinaus sogar möglich, stets von der Gesamtheit der Symptome des Falles ausgehen zu können. Dabei markiert der Anwender für seine neue Variante nur die zu übernehmenden Symptome mit der Maus am Bildschirm; d. h. er *„aktiviert" nur diese Symptome, während alle restlichen quasi unsichtbar gespeichert bleiben – also nicht gelöscht werden –*, so daß zu keiner Zeit Information verlorengeht. Auf diese Weise behält der Anwender immer den Überblick von den zur Simile-Findung herangezogenen Symptomen (§ 153-Qualität) in bezug auf die Gesamtsymptomatik des Falles (§ 7), ohne weitere Repertorisationsdateien erstellen zu müssen. Es gibt immer nur *eine* aktuelle zentrale Datei, in der die verschiedenen Symptome aktiviert oder deaktiviert (bzw. ein- oder ausgeblendet) vorliegen.

Mit Hilfe einer solchen Systemfunktionalität läßt sich der Fall von allen Seiten eingehend und transparent beleuchten und die dahinterstehende *Idee* besser erkennen. Außerdem hat der Therapeut immer noch die Möglichkeit zur Beurteilung der Restsymptomatik bezüglich der getroffenen Simile-Wahl (Bestätigung des Mittels), da keinerlei Information zu irgendeiner Zeit verloren ist.

Eine derartige Vorgehensweise kann man verständlicherweise nur mit dem Computer erreichen, und zwar auch nur dann, wenn die Software dies hinreichend gut unterstützt und es zu keinem Medienbruch – dem wiederholten Wechsel zwischen Vorgehen per manum und via Computer – kommt. Warum also noch vor der Eingabe der Symptome in den Rechner hierarchisieren und sich von vorneherein auf nur ganz wenige Symptome beschränken, wo man doch mit dem Rechner einen schnelleren und umfassenderen Überblick unter ganz verschieden Aspekten bekommen kann? Es liegt auf der Hand, daß man mit der neuen rechnerunterstützten Methode schneller, ergonomischer und vor allem auch sicherer arbeiten kann. Nur – das Hierarchisieren und das Entdecken der *Idee des Falles* nimmt einem keine Maschine ab!

Lernfähiges Programmsystem
Ein weiteres wichtiges Merkmal hinsichtlich der Funktionalität eines zeitgemäßen Repertorisationssystems ist die Erweiterbarkeit durch den An-

wender. Das heißt, der Anwender wird in die Lage versetzt, bewährte Arzmittel aus seinem eigenen Erfahrungsschatz beliebigen Rubriken anhängen zu können, oder aber er kann gänzlich neue Arzneimittel mitaufnehmen oder andere in ihrer Wertigkeit verändern. Auch das Definieren eigener, gänzlich neuer Rubriken wird unterstützt. Auf diese Art kann das Repertorisationssystem „lernen"; es entwickelt sich zu einem auf den Anwender maßgeschneiderten System! – SAMUEL-Serie® ist demnach ein „offenes System", wie das im Fachjargon heißt.

State-of-the-art – Benutzeroberfläche
Das System der Neuen Generation wird auch hinsichtlich des User-interfaces – das ist die Benutzeroberfläche – seinem Namen voll gerecht, denn es arbeitet nach der gängigen Stand-der-Technik-Oberfläche unter Windows: Fenstertechnik, interaktive Maus-Bedienung, Auswahl durch Anklicken, Selektionsmengen, graphische Eingabetechnik, Icontechnik (Eingabe über Ikonen), Pop-up-Menüs und vieles mehr. Alle Funktionen können jederzeit – ohne ständig in einer Menü-Hierarchie blättern zu müssen – angesprochen werden mittels einfacher Maus-Clicks (Tastenbedienung an der Maus und Auswahl am eingeblendeten Bildschirm-Menü bzw. Auswahl über die entsprechende Ikone oder mittels Click in der angebotenen Graphik). Außer dem eleganten Erscheinungsbild dieser Benutzerführung sind auch die bessere Erlernbarkeit sowie das übersichtlichere und schnellere Arbeiten an dieser Stelle zu nennen. Nicht unerwähnt bleiben sollte das hierarchische Help-System, welches jederzeit aktiviert werden kann. Auch sind vom Hersteller diverse Funktionen für den Benutzer derart anwenderfreundlicher realisierbar.

Fazit
Die von vielen Homöopathen häufig hervorgebrachte Behauptung, der Computer würde keinen Sinn machen in der „göttlichen Heilkunst" oder „man dürfe nicht einer Maschine das Herausfinden des Similes überlassen", ist falsch. Diese Leute sprechen abwertend von Computerhomöopathie*, was meines Erachtens ein völlig falscher und irreführender Begriff ist, und verleihen wohl eher ihrer unterschwelligen Angst Ausdruck, sich in eine maschinelle Abhängigkeit zu begeben, da sie noch nie so recht mit einem PC gearbeitet haben. So zeugt dies wohl eher von technischem – aber auch homöopatischem – Unverständnis und beweist, daß derartige Therapeuten

* Computerhomöopathie – ein irreführender Begriff, da hiermit suggeriert wird, der PC würde einem alles abnehmen

überhaupt keine Vorstellung davon haben, *wie* man einen PC sinnvoll einsetzt und welchen Gewinn er – besonders bei der Bearbeitung chronischer Fälle – bringt. Abgesehen von der Arbeitsgeschwindigkeit – *der Rechner kann einem ja hauptsächlich nur die stupide Arbeit des Aufstellens der Arzneimittelmatrix abnehmen!* – sind vor allem eine höhere Transparenz und Treffsicherheit zu nennen! Man befindet sich also mit solchen Arbeitstechniken – sinnvoll und fachkundig eingesetzt – automatisch auf der sichereren Seite. Besonders ist an dieser Stelle auch die Handhabbarkeit der großen Rubriken zu nennen, die „zu Fuß" niemals richtig zu Rate gezogen werden können. CAR – Computer-Aided-Repertorizing – also rechnerunterstütztes Repertorisieren wäre der richtige Begriff. Denn mehr ist dies nicht. *Die Gedankenarbeit des Homöotherapeuten wird nach wie vor immer erforderlich bleiben!*

A.7 Hinweise für eine gesunde, vitalstoffreiche Ernährung

„Unsere Lebensmittel sollen in der Verfassung sein, in der sie in der Natur angetroffen werden oder wenigstens in einem naturnahen Zustand." – *Hippokrates*

„Ernährung ist nicht alles, aber ohne Ernährung ist alles nichts!" – *N. N.*

„Essen und trinken Sie vor allen Dingen nichts, wofür Werbung gemacht wird!" – *Dr. med. M.O. Bruker*

Mikrowelle:
- *absolut denaturierte* und *tote* Nahrung, wie sie in der Natur nicht vorkommt!!
- der Hb-Wert sinkt!
- Literaturhinweis: Wild, M., „Gefahrenherd Mikrowellenofen?", The Journal of Natural Science, Heft 2/1998, Bern

Buchtips:
- Bruker, M. O., „Unsere Nahrung – unser Schicksal", Emu Verlag, Lahnstein
- Bruker, M. O., „Diabetes und seine biologische Behandlung", Emu Verlag, Lahnstein

- Bruker, M. O., Gutjahr, I., „Biologischer Ratgeber für Mutter und Kind", Emu Verlag, Lahnstein
- Günter, E., „Lebendige Nahrung", Verlag Ernst Günter, Thörigen
- Klammrodt, F., „Unkonzentriert, aggressiv, überaktiv – Ein Problem der Erziehung oder der Ernährung?", Verlag Grundlagen und Praxis, Leer
- Kupfer-Koberwitz, E. / Marc, F., „Die Tierbrüder", Hirthammer Verlag, München
- Kurz, M., „Vollwertkost, die Kindern schmeckt", Gräfe & Unzer Verlag
- Sandler, B., „Vollwerternährung schützt vor Kinderlähmung und anderen Viruserkrankungen", Emu Verlag, Lahnstein

Buchtip für Kinder:
- Steinbicker, M., „Lisa und ihre Stowis – Die Geschichte der Stoffwechselwichtel", Mühlberger & Schoch Verlag, Halblech-Trauchgau

zu meidende Nahrungsmittel:
- **Auszugsmehle** und Produkte daraus (Weißmehl [Weizen], Graumehl [Roggen]).
  je niedriger die Typenzahl, desto minderwertiger!
  – Typ 405 enthält nur noch 405 mg Mineralstoffe auf 100 g Trockensubstanz
  – auch Typ 1700 und 1800 sind haltbare Mehle!
  Kennzeichen eines vollwertigen Mehls: Verderblichkeit! (bei längerer Lagerung: ranzig, Geschmacksverlust, Kornkäfer, Milben, Mehlmotten)
- geschälter Reis
- **Fabrikzucker** *(größter Kalk- und Vitaminräuber!)* und damit gesüßte Nahrungsmittel: Haushaltszucker, brauner Zucker, Fruchtzucker, Traubenzucker, Milchzucker, Malzzucker, sog. Vollrohrzucker, Sucanat, Ur-Süße, Ur-Zucker, Rapadura, Demerara, Panelista, Melasse, Rübensirup, Ahornsirup, Apfeldicksaft, Birnendicksaft, Frutilose, Maltodextrin, Reismalz, Gerstenmalz, Glucosesirup, Leucrose, Mascob(v)ado u. a. m.
- gewöhnliche Fabrikfette: Margarine, spezielle Bratfette, raffinierte Öle
- Säfte, gekochtes Obst (bei Magen-, Leber-, Galle-, Darmempfindlichen)
- Fleisch, Wurst etc. *Der Mensch ist von Natur aus kein Fleischesser.*

sehr zu empfehlende *Lebens*mittel:
- **Vollkornprodukte** aller Art (Vollwertprodukte):
  Vollkornbrot, -semmeln, -gebäck, -nudeln, ungeschälter Reis
  Das volle Korn enthält alle Vitalstoffe und somit auch den wichtigen Vitamin-B-Komplex und Vitamin D.

- täglich frisches Getreide als *Frischkornbrei* oder ein Frischkorngericht
- **Frischkost** (Salate aus rohem Obst und rohem Gemüse)
  Etwa ein Drittel der Gesamtnahrung in frischer, unerhitzter Form als rohes Obst und Gemüse. Kranke: Frischkostanteil erhöhen!
  Faustregel: täglich zwei über und zwei unter der Erde gewachsene Gemüsesorten ($\frac{2}{3}$) sowie Getreide und frisches Obst ($\frac{1}{3}$) zusammenstellen!
- **naturbelassene Fette** (haben *hochungesättigte* Fettsäuren!): Butter, Sahne, kaltgepreßte (unraffinierte) Öle
- tierisches Eiweiß in geringem Maße (oder gar nicht, je nach Beschwerden): Milch, Quark, Käse, Eier
- *zum Süßen:* Honig (kaltgeschleudert) – ist eine natürliche Komposition!
- *zu trinken:* Wasser! – am besten frisches Quellwasser.

Literatur

Alexander, M., Raettig, H., Infektionskrankheiten – Epidemiologie – Klinik – Immunprophylaxe, 1968, Thieme Verlag, Stuttgart

Allen, H. C., Nosoden, 2. Auflage 1992, Barthel&Barthel Verlag, Berg/ Starnberger See

Allen, J. H., Die chronischen Krankheiten – die Miasmen, 1987, Verlag Renée von Schlick, Aachen

Ant, C., Die Krebsmafia/2 – Eine Krebskranke klagt an, 1993, Edition Tomek, Weingarten

Appell, R. G., Homöopathie, Psychotherapie & Psychiatrie, 1993, Haug Verlag, Heidelberg

Axline, V., Dibs – Die wunderbare Entfaltung eines menschlichen Wesens, 9. Auflage 1991, Scherz Verlag, Bern

Bachmann, C., Die Krebsmafia – Intrigen und Millionengeschäfte mit einer Krankheit, 1983, Fischer Taschenbuch Verlag, Frankfurt/Main (vergriffen)

Bernhardt, C., Grundlagen und Prinzipien der klassischen Homöopathie – Wegweiser zu echtem Heilen, 2000, Hirthammer Verlag, München

Buchwald, G., Impfen – Das Geschäft mit der Angst, 1994, Emu Verlag, Lahnstein

Buchwald, G., Impfungen und ihre Schäden am Beispiel der Pockenimpfung, Medizinpolitischer Verlag Hilchenbach

Burnett, J. C., Die Heilbarkeit von Tumoren durch Arzneimittel, 1991, Verlag Müller & Steinicke, München

Burnett, J. C., Tumoren der Brust, 1991, Verlag Müller & Steinicke, München

Burnett, J. C., Vakzinose und ihre Heilung mit Thuja, 1991, Verlag Müller & Steinicke, München

Clarke, J. H., Die Heilung von Tumoren durch Arzneimittel, 1991, Verlag Müller & Steinicke, München

Conrad, J., Geistige Ursachen von Krebs? – Die „Neue Medizin", CO'Med, Nr. 10 10/98, Sulzbach

Coulter, H. L., Impfungen – der Großangriff auf Gehirn und Seele, 4. Auflage 2000, Hirthammer Verlag, München

Coulter, H. L., Fisher, B.L., Dreifach-Impfung – Ein Schuß ins Dunkle, 1991, Barthel&Barthel Verlag, Berg/Starnberger See

Cournoyer, C., Impfen – ja oder nein? – Impftheorie nicht mehr haltbar, 1994, Waldthausen Verlag, Ritterhude

Delarue, F. u. S., Impfungen – der unglaubliche Irrtum, 7. Auflage 1998, Hirthammer Verlag, München

Delarue, S., Impfschutz – Irrtum oder Lüge?, 3. Auflage 1997, Hirthammer Verlag, München

Dingler, W., Hierarchisierung und Repertorisation in der Homöopathie, Vortrag beim Therapeutengesprächskreis der DGKH 1997, Moos

Eichelberger, O., Kent Praktikum, 2. Auflage 1986, Haug Verlag, Heidelberg

Eichelberger, O., Klassische Homöopathie, 4 Bände, Haug Verlag, Heidelberg

Eisenmann, R., Repertorisationsbeispiele mit Lochkarten und kritische Bemerkungen über die „kleinen" Rubriken in Kent's Repertorium, Naturheilpraxis 10/96, Pflaum Verlag, München

Enderlein, G., Akmon – Bausteine zur Vollgesundheit und Akmosophie, 3 Bände, 1955–59, Ibica Verlag, Aumühle

Enderlein, G., Bakterien-Cyclogenie, 2. Auflage 1981, Semmelweis Verlag, Hoya

Enders, N., Bedrohte Kindheit – Verhaltensstörungen, Impfungen, Therapieschäden, 1995, Haug Verlag, Heidelberg

Flehmig, I., Normale Entwicklung des Säuglings und ihre Abweichungen, 4. Auflage 1990, Thieme Verlag, Stuttgart

Gaublomme, K., Internationale Impfnachrichten, Magazin, Genk, Belgien

Graf, F. P., Die Impfentscheidungen, 1994, Eigenverlag, Plön

Graf, F. P., Kritik der Arzneiroutine bei Schwangeren und Kindern, 1996, Eigenverlag, Plön

Graf, F. P., Start ins Leben. Ärztlicher Schematismus kontra kindliche Selbstheilungsfähigkeit, Deutsche Hebammen Zeitschrift 4/96, 1996

Grandin, T., Durch die gläserne Tür – Lebensbericht einer Autistin, 1994, Deutscher Taschenbuch Verlag, München

Grätz, J.-F., „Absolute Sterilität" – unabdingbare Realität?, Naturheilpraxis, Heft 10/95, Pflaum Verlag, München

Grätz, J.-F., Akute Lungenentzündung eines Kleinkindes, Naturheilpraxis, Heft 12/93, Pflaum Verlag, München

Grätz, J.-F., BNS-Krämpfe – homöopathisch behandelt, Naturheilpraxis, Heft 12/97, Pflaum Verlag, München

Grätz, J.-F., Computerrepertorisation – Vergleich zweier Softwaresysteme, Allgemeine Homöopathische Zeitung 4/92, Haug Verlag, Heidelberg

Grätz, J.-F., Das entwicklungsgestörte Kind in der homöopathischen Praxis, Naturheilpraxis, Heft 2/94, Pflaum Verlag, München

Grätz, J.-F., Das „Zappelphilipp-Syndrom" – Hyperaktivität – eine ganze Familie, Homöopathie Zeitschrift, Heft 1/94, Gauting

Grätz, J.-F., Impfen – Ein Affront gegen Naturgesetze. Betrachtungen aus Sicht der Klassischen Homöopathie und anderer Naturgesetzmäßigkeiten, Impfkritiker-Konferenz, April 1997, Augsburg

Grätz, J.-F., Impfen – Eine Gefahr für die Gesundheit, 4. Internationaler Kongreß „Neuer Wissenschaftlicher Ausblick", Oktober 1995, Lindau

Grätz, J.-F., Impfen – eine Gefahr für das Leben, Soul – Magazin für Lebensfreude, 11/1995, Bergheim b. Salzburg

Grätz, J.-F., Impfen – Gefahr für die Volksgesundheit, MenschSein, Heft 3/97, Augsburg

Grätz, J.-F., Impfen: Ja oder Nein? – Aspekte aus Sicht der Neuen Medizin und Klassischen Homöopathie, 2. Congress „Medizin im Wandel", April 1995, Hamburg

Grätz, J.-F., Impfung aktiviert tuberkulinisches Miasma, Naturheilpraxis, Heft 9/94, Pflaum Verlag, München

Grätz, J.-F., Krebs und Klassische Homöopathie, Naturheilpraxis, Heft 2/92, Pflaum Verlag, München

Grätz, J.-F., Maligne Dysmenorrhoe, Naturheilpraxis, Heft 11/94, Pflaum Verlag, München

Grätz, J.-F., Neue Arbeitstechniken via CAR – Computer-Aided-Repertorizing, Naturheilpraxis, Heft 10/92, Pflaum Verlag, München

Grätz, J.-F., Schwangerschafts-Begleitung – Kleinkindbetreuung – Impfungen, Zweitägiges homöopathisches Seminar, 1/1996, Archäus, Hamburg

Grätz, J.-F., Schwangerschafts-Begleitung – Kleinkindbetreuung – Impfungen anhand ausgewählter Kasuistik sowie Integration neuer Aspekte bei der Behandlung schwerer Erkrankungen, Zweitägiges homöopathisches Seminar, 6/96, Chiron, Berlin

Grätz, J.-F., Sind Impfungen sinnvoll? – Ein Ratgeber aus der homöopathischen Praxis, 5. Auflage 1998, Hirthammer Verlag, München

Grätz, J.-F., Status epilepticus – ein Teil der Heilungsphase, Naturheilpraxis, Heft 11/96, Pflaum Verlag, München

Grätz, J.-F., Wie harmlos ist Holundersaft?, Hebammeninfo 3/93, Bund freiberuflicher Hebammen Deutschlands, Heistenbach

Grätz, J.-F., Wie sicher ist der neue Pertussis-Impfstoff?, Naturheilpraxis, Heft 9/96, Pflaum Verlag, München

Grätz, J.-F., Wie sicher ist die Intensivmedizin? – Gedanken aus Sicht der Homöopathie anhand eines Beispiels aus der Praxis, CO'Med, Nr. 8 10/98, Sulzbach

Gunn, T., Über Gesundheit und Krankheit, Internationale Impfnachrichten 1/96, Genk, Belgien

Hackethal, J., Der Meineid des Hippokrates – Von der Verschwörung der Ärzte zur Selbstbestimmung des Patienten, 1992, Lübbe Verlag, Bergisch Gladbach

Hackethal, J., Der Wahn, der mich beglückt – Karriere und Ketzerei eines Arztes, 1995, Lübbe Verlag, Bergisch Gladbach

Hahnemann, S., Die chronischen Krankheiten, 2. Auflage 1835, Haug Verlag, Heidelberg

Hahnemann, S., Organon der Heilkunst, 6. Auflage 1921, Haug Verlag, Heidelberg

Hamer, R. G., Krebs – Krankheit der Seele, 3. Auflage 1989, Amici di Dirk Verlagsgesellschaft, Köln

Hamer, R. G., Kurzfassung der Neuen Medizin (Stand 1994), 2. Auflage 1994, Amici di Dirk Verlagsgesellschaft, Köln

Hamer, R. G., Celler Dokumentation, eine Dokumentation von acht vorwiegend urologischen und nephrologischen Krankengeschichten (Komplement zu Kurzfassung der Neuen Medizin), 1994, Amici di Dirk Verlagsgesellschaft, Köln

Hamer, R. G., Vermächtnis einer Neuen Medizin, 3. Auflage 1991, Amici di Dirk Verlagsgesellschaft, Köln

Hauptmann, H., Homöopathie in der kinderärztlichen Praxis, 1991, Haug Verlag, Heidelberg

Heede, K.-O., Millionen könnten geheilt werden, 1985, Verlag Mehr Wissen, Düsseldorf

Hellbrügge, T., Wimpffen, v., H., Die ersten 365 Tage im Leben eines Kindes, – Die Entwicklung des Säuglings, 1973, Knaur, München

Herscu, P., Die homöopathische Behandlung der Kinder, 1993, Kai Kröger Verlag, Groß Wittensee

Imhäuser, H., Homöopathie in der Kinderheilkunde, 8. Auflage 1987, Haug Verlag, Heidelberg

Kent, J. T., New Remedies – Clinical Cases – Lesser Writings – Aphorisms and Predepts, B. Jain Publishers Pvt. Ltd., 1990, New Delhi

Kent, J. T., Geist und Homöopathie – Aphorismen, 1984, Verlag Volksheilkunde, Bochum

Kent, J. T., Repertorium, Vorwort zur 1. Auflage

Kent, J. T., Use of the Repertory, B. Jain Publishers (P) Ltd., New Delhi

Kents Repertorium der homöopathischen Arzneimittel, übersetzt von Dr. Georg v. Keller und Dr. Künzli v. Fimmelsberg, 11. Auflage 1989, Haug Verlag, Heidelberg

Kneißl, G., Impfratgeber aus ganzheitlicher Sicht – Schulmedizin – Naturheilkunde, speziell Homöopathie und TCM (Traditionelle Chinesische Medizin), 2000, Hirthammer Verlag, München

Knieriemen, H., Impfen – dogmatisierter Irrweg, Natürlich, Heft 4/1993

Körbler, E., Wie man Frühgeburten mit Liebe und Frequenzen am Leben erhält, raum&zeit, Heft 58, 1992, Sauerlach

Lanka, S., Genverkrüppelte Zusätze jetzt sogar in Impfstoffen!, raum&zeit, Heft 96, 1998, Sauerlach

Lazarowicz, D., Eine Ärztin, die aufs Ganze geht, Interview in Cosmopolitan, Heft 12/97

Leick-Welter, C., Auf der Suche nach dem verlorenen Instinkt..., Mensch-Sein, Heft 3/97, Augsburg

Leick-Welter, C., Der plötzliche Kindstod ist kein Schicksal, raum&zeit, Heft 71, 1994, Sauerlach

Marcovich, M., Dem Menschen durch einen natürlichen Eintritt ins Leben eine Chance geben, 4. Internationaler Kongreß „Neuer Wissenschaftlicher Ausblick", Oktober 1995, Lindau

Marcovich, M., Vom sanften Umgang mit Frühgeborenen. Neue Wege in der Neonatologie, in: Rinnhofer, H. (Hrsg.), Hoffnung für eine Handvoll Leben. Eltern von Frühgeborenen berichten, 1995, Harald Fischer Verlag, Erlangen

Mendelsohn, R. S., Trau keinem Doktor: Bekenntnisse eines medizinischen Ketzers – Über die enormen Gefahren der modernen Medizin und wie man sich davor schützen kann, 3. Auflage 1993, Verlag Mahajiva, Holthausen/ü. Münster

Mendelsohn, R. S., Wie Ihr Kind gesund aufwachsen kann ... auch ohne Doktor, 2. Auflage 1995, Verlag Mahajiva, Holthausen/ü. Münster

Mühlpfordt, E., Erkrankungen im Kindesalter aus Sicht der Neuen Medizin, 2. Congress „Medizin im Wandel", April 1995, Hamburg

N.N., Die Ultraschall-Reinigung, KKS Keller H. P., Steinen

N.N., Die sanfte Methode hat immer mehr Anhänger – Marina Marcovich in Wien „strafgelagert" – in Deutschland anerkannt, Kurier, 2. 7. 1996

N.N., Ein als Starrkrampf-Serum ausgegebenes Abtreibungsmittel wurde auf Millionen von Frauen ohne deren Wissen ausprobiert!, Orizzonti Mitteilungen, Nr. 67, 6/1996, Arbedo

N.N., Eine Einführung in die Neue Medizin des Dr. med. Ryke Geerd Hamer, 1997, Patienten-Verlag Südeifel, Orsfeld

N.N., In der Konservenbüchse, in: Süddeutsche Zeitung, 18. 2. 1993, Ressort Wissenschaft, München

N.N., Massenimpfungen in Albanien – Resultat: Polio-Epidemie mit Todesfällen!, Orizzonti Mitteilungen, Nr. 69, 12/1996, Arbedo

N.N., MSD-Manual der Diagnostik und Therapie, 4. Auflage 1988, Verlag Urban & Schwarzenberg, München

N.N., Pschyrembel – Klinisches Wörterbuch, 255. Auflage 1986, Walter de Gruyter, Berlin

N.N., Roche Lexikon der Medizin, 2. Auflage 1987, Verlag Urban & Schwarzenberg, München

N.N., Todesursache: Nebenwirkungen – Gefahren durch unerwünschte Effekte von Arzneien unterschätzt, Südddeutsche Zeitung, 24. 4. 1998, Titelseite, München

N.N., Vom Scheinfundament der konservativen Mikrobenlehre – Aufgedeckter Schwindel erzeugt Anschauungswandel, Sanum-Post 29/94, Hoya

Ostwald, G., Von Pasteur hinters Licht geführt, in: Der Tagesspiegel, 19.2.1993, Forschung & Technik, Berlin

Pfeiffer, H., Homöotherapie der Bewegungsstörungen im Kindesalter – Infantile Zerebralparesen, zentrale Koordinations- und Tonusstörungen, 1991, Verlag Maudrich, Wien

Pilhar, H., Olivia – Tagebuch eines Schicksals, 1996, Amici di Dirk Verlagsgesellschaft, Köln

Plattner, I., Das behinderte Kind in der homöopathischen Praxis, Naturheilpraxis, Heft 4/93, Pflaum Verlag, München

Rinnhofer, H. (Hrsg.), Hoffnung für eine Handvoll Leben. Eltern von Frühgeborenen berichten, 1995, Harald Fischer Verlag, Erlangen

Risch, G., Die Anfänge der Miasmen-Lehre Hahnemanns, Naturheilpraxis, Heft 2/1995, Pflaum Verlag, München

Risch, G., Die hereditär-chronischen Miasmen, Naturheilpraxis, Heft 12/1996, Pflaum Verlag, München

Risch, G., Homöopathik – Die Heilmethode Hahnemanns, 1985, Pflaum Verlag, München

Roy, R. u. C., Selbstheilung durch Homöopathie, 1988, Droemer Verlag, München

Ruesch, H., Die Fälscher der Wissenschaft – Technischer Rapport, 4. Auflage 1995, Hirthammer Verlag, München

Ruesch, H., Die Pharma Story – Der große Schwindel, 6. Auflage 1998, Hirthammer Verlag, München

Ruesch, H., Nackte Herrscherin – Entkleidung der medizinischen Wissenschaft, 2. Auflage 1985, Civis Verlag, Klosters, Schweiz

Ruf-Bächtiger, L., Das frühkindliche psychoorganische Syndrom – Minimale zerebrale Dysfunktion, 2. Auflage 1991, Thieme Verlag, Stuttgart

Rusch, R., Zappelhannes, 1988, Anrich Verlag, Kevelaer

Schär-Manzoli, M., Das Tabu der Impfungen, 2. Auflage 1991, AG STG, Schweiz

Schär-Manzoli, M., Golf-Krankheit – Jene kleinen, unschuldigen Opfer, Orizzonti Mitteilungen, Nr. 68, 9/1996, Arbedo

Scheibner, V., Impfungen, Immunschwäche und Plötzlicher Kindstod – 100 Jahre Impfforschung zeigt, dass Impfstoffe ein medizinischer Angriff auf das Immunsystem sind, 2000, Hirthammer Verlag, München

Schindele, E., Pfusch an der Frau: Krankmachende Normen – Überflüssige Operationen – Lukrative Geschäfte, 1993, Rasch und Röhrig Verlag, Hamburg

Sellin, B., ich will kein inmich mehr sein – botschaften aus einem autistischen kerker, 1993, Verlag Kiepenheuer & Witsch, Köln

Smrz, P., Homöopathie + Umwelt, Naturheilpraxis 9/95, Pflaum Verlag, München

Tietze, H. G., Botschaften aus dem Mutterleib – Pränatale Eindrücke und deren Folgen, 2. Auflage 1984, Ariston Verlag, Genf

Ungern-Sternberg, Freiherr von, M., Homöopathisch behandelte Scharlachfälle, 1992, editio astramonte, Detmold

Vermeulen, F., Kindertypen in der Homöopathie, 1992, Sonntag Verlag, Stuttgart

Verny, T., Kelly, J., Das Seelenleben des Ungeborenen, 9. Auflage 1991, Ullstein Verlag, Frankfurt

Voegeli, A., Der programmierte Selbstmord, 1990, Burgdorf Verlag, Göttingen

Voegeli, A., Homöopathische Therapie der Kinderkrankheiten, 5. Auflage 1989, Haug Verlag, Heidelberg

Vojta, V., Die zerebralen Bewegungstörungen im Säuglingsalter, 5. Auflage 1988, Enke Verlag, Stuttgart

Williams, D., Ich könnte verschwinden, wenn du mich berührst – Erinnerungen an eine autistische Kindheit, 1992, Hoffmann und Campe Verlag, Hamburg

Wipp, B., Homöopathie in Psychiatrie und Neurologie, 2. Auflage 1984, Haug Verlag, Heidelberg

Zycha, H., Organon der Ganzheit – Die Überwindung des reduktionistischen Denkens in Naturwissenschaft und Medizin durch die Kybernetik, 1996, Haug Verlag, Heidelberg

Im gleichen Verlag sind erschienen

H.K. Challoner
Der Pfad der Heilung
Die Ursachen der Krankheit und echtes Heilen
2o5 S., geb, 2. Aufl. DM 28.--

Unzufriedenheit, Konflikte, Bitterkeit, Depressionen, Ängste und schließlich körperliche Krankheiten hatten die Patientin von Arzt zu Arzt geführt. Als sie keinen Ausweg mehr wußte, übernahm ein hoher Eingeweihter die Behandlung - zum Wohle der Patientin und - mit der Verpflichtung zur Weitergabe - der Kranken. Es wird der Weg gezeigt, auf dem eine echte und bleibende Heilung erreicht werden konnte.

H.K. Challoner
Das Rad der Wiedergeburt
Bericht über Karma und frühere Inkarnationen
285 S., Leinen, 4. Aufl. DM 32.--

Ein hoher Eingeweihter zeigt der Autorin eine Reihe von Leben, ihre Schicksale und erläutert die Gesetze von Karma und Wiedergeburt. Denn jedes Ereignis hat seine Ursache, nichts geschieht ohne Grund. Dadurch lernen wir, unsere Beziehungen liebevoller zu machen, unsere Schulden zu begleichen und böse Ursachen, wie wir vielleicht gesetzt hätten, zu vermeiden.

Inge von Wegemeyer
Zarathustra - Heiler des Lebens
Leben, Legende und Lehre
252 S., geb. DM 29.8o

Ein lebendiges, gegenwartsnahes Buch über Zarathustra: Reinheit im Denken, Sprechen und Handeln - das ist die wichtige Botschaft für heute. Die Autorin skizziert Leben und Legende des großen Propheten und die Essenz der Botschaft. Sie beleuchtet das Leben nach dem Tod, Glaubensbekenntnis der Zarathustrier, Kult und Rituale, Gebete und Symbole.

Cyril Scott
Musik - ihr geheimer Einfluss durch die Jahrhunderte
275 S., 2. Aufl., geb. DM 24.--

Ein bahnbrechendes Werk über die Einflüsse der Musik: Musik als Mittel, um die Zukunft zu formen. Nach der Lektüre dieses Buches werden Sie Musik anders hören und viel mehr genießen als vorher.